全国第四批名老中医药专家学术经验继承丛书

谭远超接骨疗伤经验

——脊柱脊髓伤病篇

谭远超　名誉主编

杨永军　周纪平　聂伟志　隋显玉　主编

北京科学技术出版社

图书在版编目(CIP)数据

谭远超接骨疗伤经验·脊柱脊髓伤病篇/谭远超主编. —北京:北京
科学技术出版社,2013.4

(全国第四批名老中医药专家学术经验继承丛书)

ISBN 978 - 7 - 5304 - 6024 - 5

Ⅰ.①谭… Ⅱ.①谭… Ⅲ.①脊柱损伤 – 正骨疗法 – 经验
②脊髓疾病 – 正骨疗法 – 经验 Ⅳ. R274.2

中国版本图书馆 CIP 数据核字(2012)第 174634 号

谭远超接骨疗伤经验——脊柱脊髓伤病篇

名誉主编:谭远超
主　编:杨永军　周纪平　聂伟志　隋显玉
责任编辑:尤玉琢
责任校对:黄立辉
责任印制:张　良
封面设计:耕者设计工作室
出 版 人:张敬德
出版发行:北京科学技术出版社
社　　址:北京西直门南大街 16 号
邮政编码:100035
电话传真:0086-10-66161951(总编室)
　　　　　0086-10-66113227(发行部)
　　　　　0086-10-66161952(发行部传真)
电子信箱:bjkjpress@163.com
网　　址:www.bkjpress.com
经　　销:新华书店
印　　刷:三河国新印装有限公司
开　　本:787mm×1092mm　　1/16
字　　数:300 千
印　　张:21.5
版　　次:2013 年 4 月第 1 版
印　　次:2013 年 4 月第 1 次印刷
ISBN 978 - 7 - 5304 - 6024 - 5/R · 1514

定　价:60.00 元

内容简介

  全国老中医药专家学术经验继承工作是继承和发扬祖国传统医药学、培养造就高层次中医临床人才的重要途径，是实施中医药继续教育的重要形式。全国闻名的中医骨伤科专家谭远超主任医师被遴选为全国第四批名老中医药专家学术经验继承工作指导老师，谭远超教授作为文登整骨医院和中医骨伤科的优秀代表，从事骨伤工作30余年，在长期的临床、教学和科研工作中积累了丰富的骨伤科理论和实践经验，本书是他的学生在3年的师承工作中总结其临床经验编著而成，全书共30万字，分为科研创新篇、经验精华篇两部分，重点介绍其在治疗脊柱脊髓疾病方面的科研创新及临证经验，科研创新篇解决了很多临床上亟待解决的疑难课题，科研来自临床又应用于临床，为此形成了一种"临床难题－科研解决－临床实践"良性循环的新模式。经验精华篇总结了谭远超教授30多年的临床实践经验，尤其是在脊柱脊髓伤病方面独到的学术思想及临证经验。

谭远超简介

谭远超,男,生于1953年12月,主任医师,博士研究生导师,"泰山学者"岗位特聘专家,享受国务院特殊津贴。兼任中华中医药学会理事、中华中医药学会骨伤分会副主任委员、山东省中医药学会副会长、山东省中医骨伤学会会长、中国康复医学会脊柱脊髓损伤专业委员会常务委员、山东省骨科学会副主任委员、山东省脊柱脊髓损伤专业委员会副主任委员。

谭远超教授从事骨伤科工作30余年,在四肢骨伤、骨显微外科、骨结核、骨肿瘤等方面具有较深的造诣,尤精于脊柱脊髓疾病。作为全国重点专科、重点学科带头人,他坚持走中医骨伤科现代化道路,使该学科达到国内先进水平。在担任文登整骨医院院长的十年间,带领医护人员使文登整骨医院发展成为拥有病床上千张的大型现代化中医骨伤专科医院。

先后发表论文50余篇,专著6部。曾荣获国家、省部级科学技术进步奖10项,其中国家科学技术进步二等奖1项,国家科学技术进步三等奖1项,省科学技术进步一等奖1项,省科学技术进步二等奖6项,国家中医药管理局科学技术进步一等奖1项、三等奖1项。

1998年2月被国务院批准享受"政府特殊津贴",2002年8月被卫生部评为"全国有突出贡献的中青年专家",2003年10月山东省人事厅、卫生厅授予其"山东省名中医药专家"称号,2003年11月被评为百名"山东省有突出贡献的中青年专家",2001年4月被评为"威海市劳动模范",2003年5月被评为"山东省劳动模范",2003年10月被山东省人事厅、卫生厅荣记二等功,2004年4月被全国总工会授予"全国五一劳动奖章",2005年4月被评为"全国先进工作者"。历任威海市第七、八、九、十届政协委员,第十一、十二届政协常委。

主编简介

杨永军,男,生于 1966 年 5 月,医学硕士,副主任医师,全国名老中医药专家学术经验继承人,福建中医药大学、泰山医学院硕士生导师,山东中医药大学兼职副教授,现任山东省文登整骨医院脊柱脊髓一科主任、威海市政协委员、国际脊髓学会中国脊髓损伤学会委员、中国残疾人康复协会脊髓损伤康复专业委员会委员、中国康复医学会脊柱脊髓专业委员会青年委员、山东省中医骨伤学会脊柱脊髓分会副主任委员、山东省医学会中医骨伤分会委员、威海市发明协会理事。

2008 年被国家中医药管理局遴选为全国第四批名老中医药专家学术继承人,师从谭远超主任医师。多年来在谭远超教授的悉心指导下,对各种脊柱脊髓疾病有着深厚的理论基础和丰富的临床经验,尤其擅长上颈椎先天畸形、骨折脱位、中上胸椎骨折脱位、胸椎黄韧带骨化、特发性脊柱侧弯等高难度手术。在国内率先开展寰枕固定植骨融合治疗创伤性寰枕关节脱位术,达到国际先进水平。相继开展新技术、新项目 10 余项。先后荣获山东省科学技术进步二等奖 3 项、三等奖 1 项、威海市科学技术进步一等奖 1 项。现承担省级科研课题 1 项、市级科研课题 2 项。拥有自主知识产权发明专利 4 项,多项研究成果经专家鉴定为国内首创,在国内广泛推广。2009 年被授予"威海市发明创造先进个人",2011 年被评为"文登市十佳医师"。先后在核心期刊发表论文 30 余篇,主编《现代临床骨创伤诊治》,参编《骨伤整复术》《特色骨伤科》两部专著。

周纪平,男,生于1975年2月,医学硕士,主治医师,国际脊髓学会中国脊髓损伤学会委员、中国残疾人康复协会脊髓损伤康复专业委员会委员、山东省医学会中医骨伤分会委员、威海市发明协会理事。

2006年师从谭远超主任医师攻读医学硕士,攻读硕士期间在谭远超教授指导下完成的"通用脊柱椎弓根钉棒矫形固定系统的设计研究与临床应用"项目2009年获得山东省研究生优秀科学技术创新成果三等奖。曾荣获山东省科学技术进步一等奖1项,威海市科学技术进步一等奖1项、文登市科学技术进步一等奖1项、二等奖1项。拥有自主知识产权的发明专利8项,2011～2012年度荣获第二届"威海市十大发明家"称号。现承担国家科研课题1项,省级科研课题2项,市级科研课题2项。在核心期刊发表论文20余篇,参编著作2部。

聂伟志,男,生于1970年5月,医学博士,硕士研究生导师。全国名老中医药专家学术经验继承人。现任山东省文登整骨医院创伤整复科主任,兼任中华中医药学会骨伤分会委员、中国老年学会骨质疏松委员会常务委员、《中国骨质疏松杂志》常务编委、山东省中医骨伤学会创伤整复委员会委员、威海市中医骨伤学会委员、威海市发明协会常务理事。

2008年被国家中医药管理局遴选为全国第四批名老中医药专家学术继承人,师从谭远超主任医师,擅长骨与关节损伤的微创手术,骨质疏松、骨不连的综合治疗,颈肩臂腰腿痛的中医疗法及骨伤科疑难杂症的诊疗。主持"十五"国家科学技术攻关计划等科研课题多项,在核心期刊发表论文20余篇,主编著作2部,副主编著作1部,参编著作3部,曾荣获国家发明专利2项。

隋显玉,女,生于1973年10月,主管护师,护士长,兼任威海市发明协会理事。擅长中医骨伤科护理。曾荣获国家发明专利2项,实用新型专利8项,文登市科学技术二等奖1项。在核心期刊发表论文10余篇,副主编著作1部,参编著作2部。

目 录

科研创新篇

经验精华篇

科研创新篇

第一章 "应力滑移率"在腰椎峡部裂并滑脱症中的诊疗价值

【研究背景】

　　腰椎峡部裂并滑脱(lumbar isthmic spondylolisthesis, LIS):是指椎弓连续性中断椎体间移位所致的脊柱滑脱。Wiltse 报道有11%下腰痛的患者被发现有峡部裂,在成人中的发病率高达5%~8%,成为21世纪发病率最高的疾病之一。91%的患者出现程度不一的腰背痛,50%的患者每天都出现疼痛,10%~15%的患者出现严重和残废性的疼痛症状。美国国立健康统计中心(national center for health statistics)报告美国治疗费用每年达140亿美元。腰椎峡部裂并滑脱症已经成为严重危害人民健康、影响劳动能力和对社会发展造成巨大经济负担的疾病之一。

　　腰椎峡部裂并滑脱症的临床评估方法有多种,如骶骨倾斜角、滑脱角、滑脱椎体楔形变、Meyerding 分度法及滑脱率等。但这些指标都属于静态指标,有时与临床症状并不相符,并且这些指标只能描述腰椎滑脱的程度,不能判断腰椎的稳定性,也不能预测手术复位效果和预后,更不能用于指导临床选择治疗方案。经生物力学研究及临床观察得知:临床症状与滑脱椎体间的稳定性有紧密联系。故先后有学者提出利用动力位X线片来判断滑脱椎体的稳定性。如洪天禄等首先采用过屈—过伸位摄片来判断脊柱节段活动范围,从而推断脊柱滑脱节段的稳定性。Friberg 在临床观察研究中发现:即使常规的前屈—过伸X线检查未能显示任何不稳定的有症状的退行性变脊椎滑脱症患者,通过动态的牵引—负重X线检查,都可显示出节段性不稳定征象。动力位摄片判断椎体间稳定性为临床诊断治疗相关疾病提供了一种较为科学的方法。对于腰椎滑脱的分级方法有:Meyerding 分级系统、改良的 Newman 评分系统及 Edmonson 法,但这些方法都只考虑滑脱程度,而没有考虑滑脱与临床症状间的关系,故在临床应用中存在有一定的局限性。

　　因此研究一种能够指导临床选择最佳治疗方案的无创动态新指标,建立疗效显著的腰椎峡部裂并滑脱症诊治新技术,大幅降低患者痛苦,最大程度的恢复患者劳动能力,极大减少不必要的创伤手术是临床亟待解决的突出问题。

【总体思路】

　　在国家中医药管理局重大项目支持下,课题组经过5年潜心研究和创新实践,将我国传统的中医辨病论治与现代医学巧妙结合起来,在动力位摄片基础上,对腰椎峡部裂并滑脱症发病机制及生物力学进行了比较全面和系统地研究攻关,首创了"应力滑移率"(stress slip rate,SSR)。通过收集整理大量临床病例及其相关临床指标,采用统计学分析处理,对 SSR、向前滑移率(anterior slippage rate, ASR)与日本骨科学会下腰痛(japanese orthopaedic association,JOA）临床诊疗评分标准的相关性作对比，探讨 SSR 是否能真正反映腰椎峡部裂并滑脱症临床症状严重程度，为临床采用此标准进行诊治此类疾病提供依据。对手术病例的手术复位率（ORR）与 SSR 的相关性进行统计学分析，探讨 SSR 指标是否可反映手术复位情况，为术前预测手术复位程度及评估术后复位效果提供依据。对腰椎峡部裂并滑脱症的诊断、选择治疗方法、预测手术复位程度及评估手术效果创造了一种无创的定量新技术，填补了腰椎滑脱症定量诊治指标的空白，对该类疾病的诊治做出创新性贡献。

【技术方案】

（一）应力滑移率的理论基础

《黄帝内经》曰："筋为纲"、"骨为干"、"宗筋主束骨而利关节也"。LIS 其主导病机是"骨为干"的功能失常，"筋为纲"的"束骨"功能无法正常发挥。

Nachemson A. 提出椎体间相互水平位移大于 3mm 或角度位移大于 10° 为腰椎失稳。洪天禄等首先采用过屈—过伸位摄片，通过测量滑脱节段的活动范围来推断滑脱节段的稳定性。在临床实践中我们发现脊柱侧位、站立位和牵引位摄片更符合 LIS 的椎间失稳特点，因此改用站立位、牵引位摄片，我们称为应力位摄片（图 1-1-1）。在此基础上，为了更准确的表达失稳的椎间隙的应力活动情况，我们提出了 SSR 这一概念。

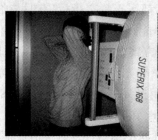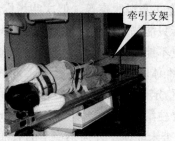

图 1-1-1 应力位摄片

牵引重量为 300N，牵引持续时间为 120 秒

（二）应力滑移率的概念及其计算方法

根据中医辨证论治的原则，结合腰椎的生物力学和该疾病的病理解剖特点，通过对该类疾病应力位片的研究，结合现代科学技术提出了 SSR 的概念和计算方法。（图 1-1-2）

$$\text{ASR} = \frac{BC}{AB} \times 100\%$$

$$\text{SSR} = \left(1 - \frac{\text{拉伸位向前滑移率}}{\text{站立位向前滑移率}}\right) \times 100\% = \frac{\text{站立位向前滑移率} - \text{拉伸位向前滑移率}}{\text{站立位向前滑移率}} \times 100\%$$

$$= \frac{\dfrac{BC'}{AB} - \dfrac{BC}{AB}}{\dfrac{BC'}{AB}} \times 100\% = \frac{BC' - BC}{BC'}$$

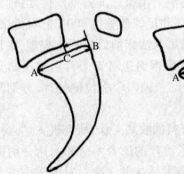 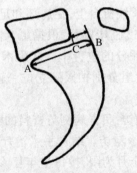 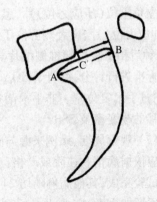

A 向前滑移率测定　　　　B 站立位向前滑移率测定　　　　C 拉伸位向前滑移率测定

图 1 -1 -2　SSR 测定图解

(三)验证应力滑移率的有效性

1. 材料与方法

(1)病例纳入标准:符合 L_3、L_4、L_5 的 LIS 是纳入标准的唯一适应证,其诊断标准:①临床症状:有下腰痛或伴有下肢放射痛,间歇性跛行或大、小便失禁。②体征:棘突压痛、推挤痛、后伸腰痛的部位以及下肢神经功能障碍的定位与峡部裂和椎体滑脱部位相一致,依此确定腰腿痛系腰椎峡部裂性滑脱所致。③腰椎正侧位及斜位片显示峡部断裂并向前滑脱。

(2)病例排除标准:①18 周岁以下的青少年骨骼发育尚不成熟,60 岁以上的老年人骨骼退行性变严重,对 ASR 的测量存在较多干扰因素,排除在纳入标准以外。②妊娠或哺乳期妇女因不能接受 X 线检查和韧带松弛,排除在纳入标准以外。③合并腰椎肿瘤、任何腰椎韧带损伤排除在纳入标准以外。④严重或危及患者生命难以接受检查者排除在纳入标准以外。⑤非椎弓崩裂及滑脱患者排除在纳入标准以外。

(3)实验样本数估算:依计数资料样本的估算方法,对样本 ASR 和 SSR 进行测量,并采用 JOA 评分标准对患者进行功能评定,分别评价 ASR、SSR 与临床表现的相关性。临床观察对照组临床相关性为 45%,实验组较对照组相关性提高 35%,即 $\delta = 35$,确定 $\alpha = 0.05$,$1 - \beta = 0.90$,查单向试验用表得 $n = 60$,则两组共需病例数为 120 例。

(4)随机化:本实验中与患者预后有关的重要因素包括年龄和性别。故可作如下分层,年龄:18 ~ 30 岁,31 ~ 45 岁,46 ~ 60 岁;性别:男,女。计 3 × 2 = 6 层,每 1 层次内再作区组含量为 4 的区组随机化。

(5)双盲法:在研究过程中放射检查和术后患者功能评定为双盲,患者在研究过程中只与临床医生(实施者)进行交流;记录者如实收集资料,送交评价者(不知情)进行统计学处理。

(6)诊疗措施:①对纳入标准的患者,采用 800mA Computed radiolograph X 线机对患者进行摄片,由于采用的测量与计算全部为百分比,因此对物距和象距也不需进行特别需求,只要所摄 X 线片比较清晰,便于对 ASR 的测量。分别摄腰椎正侧位、左右斜位片,以确定患者的腰椎峡部裂并滑脱的明确诊断。再摄应力位 X 线片,均拍摄侧位片。首先摄站立负重位(压应力位)片,患者站立在 X 线机足板上拍摄标准腰椎侧位片;轴向牵引位(伸应力位)片,患者侧卧位于 X 线机台上,在肩部和足踝部施加 300N 的对抗牵引力,10 分钟后拍摄标准腰椎侧位片。②临床资料:根据患者治疗前后的临床表现,采用 JOA 评分标准进行评分,并计算 JOA 评分的改善率。③手术组患者 1 个月后拍摄站立侧位片,测量手术复位率。非手术治疗组分别拍摄站立位－轴向牵引位侧位片,分别测量向前滑移的改变率及 SSR。

（7）观察周期、病例来源与随访:负责病例与资料的收集工作,所有进入纳入标准的患者应依据病情收住院或严格门诊随访。纳入手术治疗的患者术前和术后分别摄片一次则试验完成,其他病例随访 24 个月为限,按每半年复诊摄片 1 次。对于随访患者临床表现逐渐加重者,需要更换组别可随时复诊更换,但必须进行 X 线和临床检查、计算、填表。

（8）观察指标:

1)一般项目:年龄、性别、身高、体重、体温、呼吸、心率。

2)主要指标:

a. ASR 是站立侧位 X 线片上上位椎体相对于下位椎体向前滑移的百分比,是判断腰椎在标准站立位片上向前滑移程度的一项影像学指标。本组的 ASR 测量方法(图 1-1-2):首先确定滑脱椎体的后下缘及下位椎体后上缘,过滑脱椎体后下缘作下位椎体上平面垂线与椎体上平面交点与椎体后上缘连线间的距离与下位椎体上表面矢状径的百分比。由于腰椎生理前凸,椎间隙呈现前宽后窄,上位椎体下表面与下位椎体上表面间并非平行,所以我们采用过滑脱椎体后下缘作下位椎体上平面垂线与椎体上平面交点与椎体后上缘连线间的距离作为椎体滑移的长度,另外,对于 ASR 的准确测量,确定滑脱椎体后下缘是关键。

b. SSR 是建立在站立负重位—轴向牵引位摄片基础上用来判断 LIS 患者腰椎稳定性的一项指标,也能反映手术中复位的难易程度。在站立侧位片及轴位牵引侧位片上分别测量轴向牵引位向前滑移率、站立位向前滑移率,根据公式计算 SSR:SSR =（1－轴向牵引位向前滑移率/站立位向前滑移率）×100%。

c. ORR 是判断腰椎滑脱手术复位效果的一项指标,其计算方法为:

$$ORR = \frac{\text{术前侧位 X 线片向前滑移位移}－\text{术后侧位 X 线片向前滑移位移}}{\text{术前侧位 X 线片向前滑移位移}} \times 100\%$$

d. 临床按 JOA 评分标准检查、记录,治疗前 JOA 评分以首诊记录的病史进行评分,治疗后 JOA 评分依各组不同,评定时间不同,手术组患者依术后一个月为准,非手术组(观察组及保守治疗组)以治疗后 24 个月时进行评分。并根据各自治疗前后 JOA 评分标准计算 JOA 评分的改善率。

e. 向前滑移的改变率:是判断腰椎滑脱进展性的指标,是指在特定时间内腰椎向前滑移的变化量。本组采用观察 24 个月后的向前滑移率－治疗前的向前滑移率来计算。

3)次要指标:发病时间、加重时间、手术所见。

（9）实施或试验路线及步骤

1)临床资料收集工作:自 2003 年 10 月以来,我们共收集了 132 例腰椎峡部裂并滑脱患者的临床资料。对每一病例均详细纪录如下指标:一般项目:年龄、性别、身高、体重、体温、呼吸、心率。主要指标:X线检查,各应力位X线片,并测量ASR、SSR。采用JOA评分标准对患者检查、记录的临床症状和体征进行评分。次要指标:发病时间、加重时间、手术所见。填写病例报告表(case report formats,CRF)。

2)对临床资料整理成表。

3)运用SPSS统计学软件对临床考察指标进行分析,得出结论。

(10)分组标准及治疗方法:分别测量患者站立侧位片和轴向牵引侧位片的ASR,计算出SSR。按照SSR的大小分组:Ⅰ组:SSR≥30%的LIS,采用手术复位内固定治疗;Ⅱ组:30%>SSR≥25%的LIS,采用严格临床观察,若患者的SSR≥30%或ASR急剧增加,即转入Ⅰ组,按Ⅰ组方法处理;Ⅲ组:SSR<25%的LIS,采用对症处理或不处理。

治疗方法:Ⅱ组:在动静结合、筋骨并重、内外兼治原则指导下,辨证施治结合功能锻炼治疗,并密切观察病情进展,定期随访,随访时间分别为初诊后1个月、3个月、6个月、12个月、18个月、24个月。随访时若发现SSR大于30%时,即转入Ⅰ组,行手术治疗。对于手术组患者,1个月后拍摄腰椎站立侧位片评估患者ORR,并详细记录患者临床症状的改善情况,根据JOA评分标准进行评分,计算改善率。

手术复位融合内固定方法:采用硬膜外麻醉,患者俯卧于脊柱手术支架上。取腰骶部后正中纵切口,显露上下各1~2个椎节的椎板及关节突。确定滑脱椎体,以横突中轴线与上关节外侧缘延伸的交点为进钉点;咬平皮质骨,钻出钉道,分别于滑脱椎体两侧安放椎弓根螺钉。咬除滑脱椎体的棘突、椎板、黄韧带,将椎管和神经根管彻底减压;置入钢板前,根据尾柱置入的部位调整尾柱和尾翼角度。如果尾钉置入骶骨,可仍保持板钉夹角120°,如置入L_5椎弓根,其角度可弯至90°~100°,尾翼调整至与置入尾钉的椎骨椎板平行,以保证复位后能与椎板紧密接触,先在尾柱打入处钻孔,把沟槽钢板平行于滑脱椎体椎板套在椎弓根钉尾上,将尾柱逐渐打入。然后同时拧紧两侧螺帽,即可顺利复位。C型臂X线机透视证实钢板位置正确、滑脱椎体复位良好后,牵开保护硬膜囊和神经根,分别于后纵韧带切开处用铰刀扩孔;再用合适的丝锥进行攻丝;把咬下的椎板、棘突咬碎填入选好的脊柱滑脱整复固定器加文登型螺纹式笼装椎间融合固定器(wendeng fusion cage,WDFC)内,并适度压紧,将WDFC拧入椎间,至其尾部低于椎体后缘3~4mm。另一侧以相同方式安装好单钉-沟槽柱翼钢板后行后外侧植骨。

(11)统计学分析:①应用SPSS 11.5中的皮尔逊相关系数(pearson correlation coefficients)分别对SSR、ASR与JOA的相关性进行分析;分析影响JOA下腰痛评价标准评分的因素,从而为临床提供一种较客观的影像学指标。②对根据SSR的大小进行分组比较三组间的JOA评分情况,采用单因素方差分析进行统计学分析,比较三组间治疗前JOA评分是否存在显著差异,从而推断我们临床采用的SSR标准是否具有统计学意义。③应用SPSS 12.0中的Pearson partial correlation coefficients对SSR、ASR与ORR的相关性进行分析,从而推断出影响手术复位的因素。

2. 治疗结果

(1)常见临床症状及其发生率:成人LIS的最常见主诉是下腰痛,其阳性率为98.3%,站立过久出现临床症状或临床症状加重的阳性率为74.2%,下腰部或单、双侧下肢感觉异常的阳性率为63.6%,肢体疼痛、麻木的阳性率为47.7%、前倾实验阳性率为50.8%,直腿抬高试验阳性率为51.5%,举重实验阳性率为40.9%,行走实验阳性率为34.8%。

(2)132例LIS患者的Meyerding分度法(meyerding graduation, MG)情况:Ⅰ°、Ⅱ°滑脱患者占绝大多数(95.5%),极少数呈现Ⅲ°滑脱(4.5%)。Ⅰ°组、Ⅱ°组及Ⅲ°组的SSR分别为27.98% ±5.36%、40.36% ±4.11%、38.61% ±2.14%。行单因素方差分析,三组SSR差异有统计学意义(F =8.125,P =0.037),再行两两间LSD比较:Ⅰ°组与Ⅱ°组、Ⅲ°组间差异均有统计学意义(PⅠ°,Ⅱ° =0.001,PⅠ°,Ⅲ° =0.043);而Ⅱ°组与Ⅲ°组之间SSR率的差异无统计学意义(PⅠ°,Ⅲ° =0.186)。Ⅰ°组、Ⅱ°组及Ⅲ°组的治疗前JOA评分分别为21.78±4.36分,15.10±3.72分,17.15±1.23分。单因素方差分析,三组治疗前JOA评分差异有统计学意义(F =7.451,P =0.003),再行两两间LSD比较:Ⅰ°组与Ⅱ°组、Ⅲ°组间差异均有统计学意义(PⅠ°,Ⅱ° =0,PⅠ°,Ⅲ° =0.038);而Ⅱ°组与Ⅲ°组之间SSR的差异无统计学意义(PⅡ°,Ⅲ° =0.056)。

LIS患者以Ⅰ°、Ⅱ°滑脱多见,极少数为Ⅲ°滑脱;在临床症状严重程度表现上以Ⅱ°滑脱最重,治疗前JOA评分最低,而Ⅰ°滑脱最轻,治疗前JOA评分最高。SSR呈现与治疗前JOA评分相反的变化曲线:即SSR越小,评分越高;SSR越大,评分越低。

(3)132例中,45岁以下为104例(78.8%),45～60岁28例(21.2%);男性80例(60.6%),女性52例(39.4%)。按照患者年龄大小分为三组:18～30岁组(A组)、31～45岁组(B组)及46～60岁组(C组)。A、B、C三组的ASR分别为26.4% ±1.76%、27.2% ±3.63%、34.1% ±2.75%,单因素方差分析,三组ASR差异有统计学意义(F =5.326,P =0.039),再行两两间LSD比较:C组与A组、B组间差异均有统计学意义(PA,C =0.001,PB,C =0.046);而A组与B组之间ASR差异无统计学意义(PA,B =0.244)。三组的SSR分别为28.1% ±1.89%、31.0% ±2.23%、39.5% ±5.12%,单因素方差分析,三组SSR差异有统计学意义(F =4.151,P =0.027),再行两两间LSD比较:C组与A组、B组间差异均有统计学意义(PA,C =0.036,PB,C =0.040);而A组与B组之间SSR差异无统计学意义(PA,B =0.387)。

(4)132例LIS患者中,L_5峡部裂并滑脱患者76例,L_3或L_4峡部裂并滑脱患者45例,两组的ASR分别为26.8% ±3.34%,27.3% ±4.75%,经t检验无统计学意义(P =0.102)。两组的SSR分别为30.5% ±1.34%、36.3% ±2.75%,经t检验有统计学意义(P =0)。

(5)132例LIS患者的ASR为26.99% ±10.359%,SSR为30.67% ±10.998%,治疗前JOA评分为6.81±2.799分。ASR及SSR与治疗前JOA评分都有相关性。ASR与治疗前JOA评分呈负相关,其pearson相关系数为 -0.223(P =0.013);SSR与治疗前JOA评分呈负相关,其Pearson相关系数为 -0.622(P =0),比ASR与治疗前JOA评分的相关系数高出0.399。说明SSR比ASR更能反映腰椎峡部裂并滑脱的临床症状严重程度。

(6)132例均获随访,随访时间Ⅰ组1个月,非手术治疗组(Ⅱ组、Ⅲ组)随访时间均为24个月。两组患者的疗效结果根据JOA评分标准进行评定,计算改善率,其改善率三组分别为56.3% ±2.30%(Ⅰ组)、18.7% ±2.15%(Ⅱ组)、54.6% ±2.47%(Ⅲ组)(表

1-1-1)。经单因素方差分析,三组间 JOA 评分改善率差异有统计学意义($F = 4.781$,$P = 0.047$),行两两间 LSD 分析Ⅲ组与Ⅰ组间差异无统计学意义($P = 0.56$),Ⅰ组、Ⅲ组与Ⅱ组间差异有统计学意义($P_{Ⅱ,Ⅲ} = 0.000$,$P_{Ⅰ,Ⅱ} = 0.010$)。Ⅱ组与Ⅲ组 ASR 改变率分别为 $0.95\% \pm 0.19\%$、$0.25\% \pm 0.08\%$,两组间 ASR 改变率的差异经 t 检验有统计学意义($t = 2.573$,$P = 0.011$),说明Ⅱ组患者向前滑移相对明显,而Ⅲ组患者向前滑移相对静止。

表 1-1-1　Ⅱ、Ⅲ组 ASR 改变率、三组 JOA 评分及其改善率情况

分组	JOA 评分			ASR 改变率
	治疗前	末次随访	改善率	
Ⅰ	5.30 ± 1.43	12.43 ± 0.79	$56.3\% \pm 2.30\%$	
Ⅱ	8.23 ± 2.52	8.13 ± 1.30	$18.7\% \pm 2.15\%$	$0.95\% \pm 0.19\%$
Ⅲ	10.21 ± 1.93	13.19 ± 1.08	$54.6\% \pm 2.47\%$	$0.25\% \pm 0.08\%$

(7)80 例Ⅰ组患者采用后路彻底减压复位单钉-沟槽柱翼钢板固定术治疗。若患者伴有椎间盘退行性变突出,则行椎间盘摘除并行椎间融合术。术后两周患者戴腰围下地活动,1 个月后随访,评价治疗后 JOA 评分及摄站立位侧位 X 线片,根据术后及术前侧位 X 线片滑脱复位情况计算 ORR。将 SSR、ASR 与 ORR 作相关性分析,其结果见表 1-1-2。

表 1-1-2　80 例 LIS 的 SSR、ASR 与手术复位率相关性分析

	SSR 与 ORR	ASR 与 ORR
N	80	80
Pearson Correlation	$+0.706$	-0.023
Sig. (2-tailed)	0.01	0.817

注:经 Pearson 偏相关分析,ORR 与 SSR 呈明显的正相关($r = 0.706$,$P = 0.01$),具有统计学意义,ASR 与 ORR 之间不具有相关性($r = -0.023$,$P = 0.817$)。

3. 结论　SSR 不仅可以作为 LIS 椎间稳定性的量化指标,而且能对 LIS 的诊断、治疗方法选择、手术复位程度及预后评估起到重要指导作用。

(1)SSR 数值大小与 LIS 患者的临床表现严重程度呈明显正相关,SSR 对 LIS 椎间的稳定性进行量化。通过多中心随机对照研究证实 SSR 大小与椎体间稳定程度成反比。当 SSR ≥ 30%,滑脱椎体间稳定性较差,病情成进行性发展;当 SSR < 30%,滑脱椎体间稳定性较好,病情较为稳定。

(2)可用于指导临床选择最佳治疗方案,极大减少不必要的创伤手术。①SSR ≥ 30% 只有采用手术复位融合内固定治疗才能获得满意效果。②25% ≤ SSR < 30% 者给予非手术治疗,并动态观察,如病情加重,则给予手术治疗。③SSR < 25% 者则只需采用保守治疗即可获得满意效果。

(3)SSR 可评估术中复位程度和预测复位效果。SSR 越大,术中复位越容易,复位效果越好,手术复位率越高。对于需手术治疗者,如 SSR 较小,表明滑脱椎体较稳定,复位相对困难,术中应进行广泛性减压,为获得滑脱椎体的良好复位奠定基础。

在上述理论的基础上,自主研制了 WDFC,用于治疗 SSR≥30% 的患者。

脊柱滑脱整复固定器设计特点:①椎弓根螺钉进入椎弓根部分直径 6.8mm,螺纹较深 1.1mm,以加大椎体和椎弓根对钉的把持力。②尾柱与钢板体部夹角 90°～120°,尾翼可根据术中需要调整角度。③尾翼紧贴椎板,与尾柱形成叉形稳定结构。

文登型椎间融合器设计特点有:①改进融合器侧壁设计,增加融合面积,提高融合率。②底部设计安装接口,植入操作程序化。③规格符合国人的解剖特点,价格低廉,为国外同类器械的 1/10。(图 1 - 1 - 3)

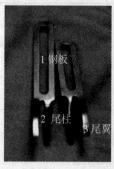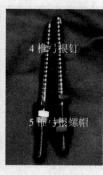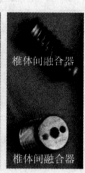

图 1 - 1 - 3　器械组图

该器械组合具有如下优点:①脊柱滑脱整复固定器的复位、固定作用与 WDFC 的支撑、融合有协同作用,优势互补,达到复位、固定、支撑、融合的良好效果。②该方法减少了椎弓根钉的植入数量,具有操作简便、安全,达到可靠的三维固定的作用。

【述评】

LIS 的临床评估方法有多种,如骶骨倾斜角、滑脱角、滑脱椎体楔形变、Meyerding 分度法及滑脱率等。这些指标都属于静态指标,只能描述腰椎滑脱的程度,不能判断腰椎的稳定性,也不能预测手术复位效果和预后。SSR 是对滑脱腰椎稳定性的动态测定和描述。由于临床表现与 SSR 的大小成正相关,因此本指标可准确评估滑脱腰椎的稳定性、手术复位程度及预后。方法简单,术前即可完成无创性测量。

有学者提出采用动力位摄片,通过测量椎体间滑移位移量来判断脊柱稳定性大小。如洪天禄等首先采用过屈 - 过伸位摄片来判断脊柱节段活动范围,从而推断脊柱滑脱节段的稳定性。Friberg 在临床观察研究发现:即使常规的前屈 - 过伸 X 线检查未能显示任何不稳定的有症状的退行性变脊椎滑脱症患者,通过动态的牵引 - 负重 X 线检查,都可显示出节段性不稳定征象。动力位摄片判断椎体间稳定性为临床诊断治疗相关疾病提供了一种较为科学的方法。但判断的标准各异,缺乏统一的量化标准。

SSR 是建立在应力位摄片(站立负重 - 轴向牵引位)的基础上,通过对腰椎峡部裂并滑脱患者分别测量站立位、牵引位 X 线片的 ASR 发现:(1- 轴向牵引向前滑移率)/站立位向前滑移率的数值大小与腰椎峡部裂并滑脱患者的临床表现严重程度呈明显正相关,因此提出了 SSR 的概念,并根据临床观察发现 SSR 与 LIS 的滑脱进展性之间存在一定数量关系,即:SSR≥30%,则滑脱呈现进展性,临床症状一般也表现为进展性,而 SSR <

25%者,滑脱较为稳定,无进展,患者临床症状一般也较为稳定,相对较轻。故提出SSR≥30%只有采用手术复位融和内固定治疗才能获得满意效果,而对于SSR<25%者则只需采用保守治疗即可获得满意效果。应用SSR来判断LIS的椎间稳定性的大小,从而为临床选择治疗方法提供了一种可量化的标准。

SSR是采用比值的方式,测量时不受相片放大比例的限制,所以,摄片要求相对简单,只需采用在应力位标准侧位摄片即可,无需考虑X线的物距与像距的影响,而通过动力位滑移位移来判断椎间稳定性的方法,测量的准确性对于摄片要求较高,要求所有摄片具有同一像物距,而且相片不同放大率也影响测量的结果,从而为临床确定同一标准带来一定困难,应用也受到一定的限制。

美国最新研制的脊柱稳定性测量系统(spinal stiffness gauge,SSG)只能在术中有创测量出脊椎关节的稳定性,SSG受脊柱节段、患者性别、年龄和腰椎间盘退行性变程度等多种不利因素的影响,并且设备昂贵,不适合广泛推广应用。SSR根据数值的大小于术前就可对椎间的稳定性进行量化,并且可评估术中复位程度和预测复位效果。既SSR越大,术中复位越容易,复位效果越好,ORR越高。对于需手术治疗者,如SSR较小,表明滑脱椎体较稳定,复位相对困难,术中应进行广泛性减压,为获得滑脱椎体的良好复位奠定基础。并且具有一般医疗设备的医院和有一定脊柱外科手术经验的医师即可利用该研究成果,符合中国国情,便于广泛推广应用。

“应力滑移率在成人腰椎峡部裂并滑脱症中的诊疗价值”2009年被国家中医药管理局列为第三批中医临床适宜技术推广计划项目在全国广泛推广应用,2010年获山东省科学技术进步一等奖。

【鉴定意见】

国家中医药管理局中医临床诊疗技术整理与研究项目课题专家鉴定意见

该项目在计划周期内,采用随机方法纳入132例受试者,对SSR、ASR与JOA评分以及SSR与ORR的相关性进行了临床研究。结果显示,SSR与JOA评分的相关系数高于ASR,为LIS诊断和治疗方法选择提供了一种新的定量技术。

SSR是一种动态的腰椎滑脱椎体间活动度指标,患者临床症状轻重与SSR的大小成正比。SSR不仅可以对LIS椎间的稳定性进行量化处理,而且对LIS的诊断、治疗方法选择、手术复位程度及预后评估创造了一种无创的定量新技术,极大减少了不必要的手术创伤,填补了腰椎滑脱症定量诊治指标的空白。比国外应用的术中放置SSG测量脊柱失稳程度,具有更好的可重复性,能更好的反映腰椎滑脱症临床表现的严重程度,可为患者提供客观的量化指标。同时避免了SSG受脊柱节段、患者性别、年龄和腰椎间盘退行性变程度等多种不利因素的影响。达到国际先进水平。

研究过程未见不良反应,研究资料完整,分析方法恰当,结论可信。建立了较为规范的技术操作文本,易学易用,符合推广要求。

同意通过鉴定。建议在特定条件的医疗机构推广。

【典型病案】

梁某,女,45岁,腰部疼痛3年,加重半年来诊。查体:腰椎曲度变大,L_5、S_1间可触及明显台阶感,双侧股四头肌、胫前肌肌力Ⅳ级、臀大肌肌力Ⅳ级,双下肢感觉未有明显异常,鞍区感觉减退,左膝跟腱反射(+),右侧(++),病理性反射未引出。治疗前JOA评分:8分。影像学检查:X线示L_5双侧椎弓崩裂并滑脱(图1-1-4),椎管造影片示:椎管狭窄不明显(图1-1-5)。诊断:L_5椎体滑脱症。该患者治疗前X片测量并计算出:ASR为23%,SSR为28%,故不需手术治疗,予以保守治疗1个月后,患者腰椎生理曲度恢复,股四头肌肌力Ⅳ级、臀大肌肌力Ⅳ级,鞍区感觉恢复。1个月后摄片示:从侧位片见患者滑脱程度没有明显改变,SSR为26%,无明显增大(图1-1-6)。治疗后JOA评分:14分。

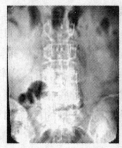 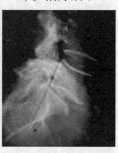

A 正位片　　　　　　B 侧位片　　　　　　C 牵引位片

图1-1-4　治疗前X线片

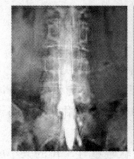 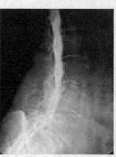 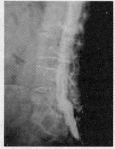 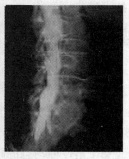

A　　　　　　　B　　　　　　　C　　　　　　　D

图1-1-5　治疗前椎管造影片

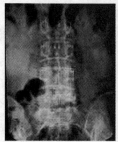 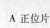 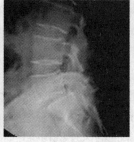 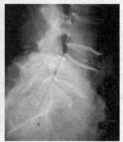

A 正位片　　　　　　B 侧位片　　　　　　C 牵引位片

图1-1-6　治疗后X线片

杨某,男,47岁,腰部疼痛4年,伴左下肢疼痛2个月。查体:腰部生理曲度变直,$L_{3~4}$棘间触及台阶感,压痛(+),无放射痛,左胫前肌及足背伸肌肌力Ⅳ级,双下肢皮肤感觉无异常,双下肢腱反射减弱。治疗前JOA评分:8分。影像学检查:X线示L_4双侧椎弓崩裂并滑脱(图1-1-7)。诊断:L_4椎弓崩裂并滑脱症Ⅱ°。从上片中测量计算出:ASR为29%,SSR为39%,故需手术治疗,于全麻下行后路切开复位单钉沟槽柱翼钢板固定WDFC椎间融合术。术后愈后情况:患者生理曲度出现,双下肢感觉肌力正常。病理性反射未引出。JOA评分:13分。术后1个月摄片评价ORR为93%(图1-1-8);术后6个月摄片示:手术复位丢失率少。(图1-1-9)

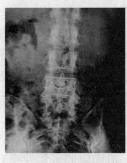 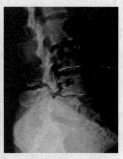

A 正位片   B 站立位片   C 牵引位片

图1-1-7 治疗前X线片

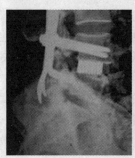 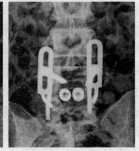

A   B

图1-1-8 术后1个月X线片

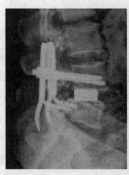 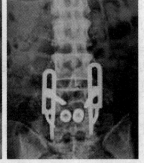

A   B

图1-1-9 术后6个月X线片

第二章 通用脊柱椎弓根钉棒矫形固定系统
的设计研究与临床应用

【研究背景】

目前市场上的脊柱矫形内固定系统以进口的器械为主,占据了国内市场的大部分。进口器械主要来源于欧美,欧美人体形较大,其解剖数据大于国人,且器械价格昂贵,操作也是按西方人的操作习惯设计的。目前市场上最流行的是"枢法模·丹历"脊柱内固定矫形系统,其代表器械 TSRH 是脊柱矫形的常用系统。近几年推出的新产品 CD – two以及 AO 公司的脊柱通用系统(GSS)主要用于脊柱骨折的固定。以上系统均在广泛应用,各有不同的特点。TSRH 是钉、钩、棒合用系统,主要用于脊柱侧弯矫形,其钉棒连接的眼螺栓为一个螺钉侧顶固定,虽然其固定操作较简单,但固定的可靠性受到置疑,其结构难以抵抗轴向力、扭力和弯曲力;CD – two 为后操作系统,虽然万向节螺钉对于棒的安装有一定的优势,但其固定力较小,容易松动;GSS 为长钉尾设计,带有可调角度轴套,结构复杂,并且需要点螺丝固定钉与杆的连接,操作更为复杂。

为了设计出适合国人使用、方便于国内医师操作、固定可靠的生物学内固定器械,我院自 2003 年成立了课题组,进行了大量相关研究。确定必需解决以下问题:①固定设计:固定可靠,矫形力强,容易掌握,适用范围广。②稳定性设计:各个部件之间必须结合牢固,各部件之间互相自锁。③对金属材料的要求:高弹性、无金属过敏反应、良好的骨金属界面、良好的组织相容性及 MRI、CT 相容性。④操作简便,适合推广应用。解决好以上问题,经椎弓根矫形器械和治疗方法才可能达到理想的临床效应,也是从机械固定向生物学固定转化的重要条件。

【总体思路】

我们根据 CO 理论结合现代科学技术和材料学知识,对该类疾病从治疗到矫形固定的基础与临床应用进行研究。首先通过对国外该项目的研究,认真领会其原理,目前的西医固定、矫形原理是"以结构决定功能",在分析了 TSRH、CD – two、GSS、Dick 等器械的设计时,其结构决定功能本身偏离了实际情况,使操作者必须根据它的结构进行多方面的调整,往往达不到良好的固定,而且操作复杂,复位力小,固定不可靠。我们采用中医理论"功能决定结构",将中医的整体观念指导器械的设计,把材料本身的特性应用到器械设计中,从而把脊柱的功能与内固定器械有机的结合在一起,采用了全新的设计理念。因此其思路和设计要点与其他类似器械不同,并且进行了相应的基础研究,以证明其可行性和科学性,进一步进行了临床研究和推广应用。

【技术方案】

本研究共分为三个部分:①通用脊柱椎弓根钉棒矫形固定系统的设计研制:综合国内外脊柱内固定器械各自的特点,吸收了各器械的优点,改进了不足之处,按国人的解剖数据设计和制造了通用脊柱椎弓根钉棒矫形固定系统。②生物力学测试:根据实际应用情况设计了测试方法及步骤,进行了系统固定的轴向加载实验、整体器械的弯曲扭转实验、固定棒从弹性夹座中拔出力实验、螺钉自椎弓根拔出力比较实验、固定棒弯曲和直式的有限元分析、螺钉弯曲实验以及整体疲劳实验等。根据测试数据对上述实验模型进行了综合力学分析。③临床应用:2003 年 10 月~2008 年 10 月临床应用通用脊柱椎弓根钉棒矫形固定系统治疗脊柱相关性疾患 1320 例,得到完整随访且随访时间达 12 个月以上的 786 例。

(一)通用脊柱椎弓根钉棒矫形固定系统的设计

1. 目前椎弓根矫形系统存在的问题 目前市场上的脊柱矫形内固定系统进口的器械占主导地位,它占据了国内市场的很大部分。国外器械主要来源于欧美,欧美人体形较大,其解剖数据大于国人,且器械价格昂贵,操作也是按西方人的操作习惯设计的。目前市场上最流行的的是“枢法模·丹历”脊柱内固定矫形系统,其代表器械 TSRH 是脊柱矫形的常用系统。近几年推出的新产品 CD‐two 及 AO 公司的 GSS 等国际品牌主要用于脊柱骨折的固定。在临床应用中,虽有较多的椎弓根内固定系统,但各有其优缺点。例如 TSRH 是钉、钩、棒合用系统,主要用于脊柱侧弯的矫形,其钉棒连接的眼螺栓为一个螺钉侧顶固定,虽然其固定操作较简单,但固定的可靠性受到怀疑,其结构难以抵抗轴向力、扭力和弯曲力;CD‐two 为后操作系统,虽然万向节螺钉对于棒的安装有一定的优势,但其固定力较小,容易松动且与 TSRH 一样没有使滑脱椎体复位功能;GSS 为长钉尾设计,带有可调角度轴套,结构复杂,并且为点螺丝固定钉与杆的连接,固定的可靠性值得怀疑。Steffee 虽能复位,但通常需固定 3 个节段,且螺钉植入技术要求高;RF 虽然能提供较好的复位,但螺钉设计(特别是角度螺钉)存在易致应力集中的结构,术后易发生断钉,且为侧方锁紧,安装较为烦琐。SOCON 被认为是治疗腰椎滑脱的较好的器械,但也有不足之处,由于器械设计为侧方锁紧使得安装费时费力,手术暴露广泛,创伤大;其复位器设计原理十分合理但连接部过细,因而强度较差复位力不足。而我们自行设计的 GOSS 则结合了目前常用的多种先进脊柱内固定系统的优点,尽量避免上述器械的缺点。

2. 理想椎弓根矫形固定系统需要解决的问题 我院自 2003 年为了设计出适合国人使用、方便于国内矫形医师操作、固定可靠的生物学内固定器械进行了大量相关研究,确定必需解决以下问题。

(1)固定设计:手术操作简单,固定可靠,矫形力强,容易掌握,适用范围广。

(2)稳定性设计:各个部件之间必须结合牢固,各部件之间互相自锁。

(3)对金属材料的要求:高弹性低模量、无金属过敏反应、良好的骨金属界面、良好的组织相容性及 MRI、CT 相容性。

(4)对椎弓根螺钉的要求:钉尾与螺杆连接的附近,或椎弓根与椎体后缘交界处螺钉易折处应加强。

（5）操作简便,适合推广应用。

解决好以上问题,经椎弓根矫形器械和治疗方法才可能达到理想的临床效应,也是从机械固定向生物学固定转化的重要条件。

3. 通用脊柱椎弓根钉棒矫形固定系统的设计特点　我们综合了以上器械各自的特点,吸收了各器械的优点,改进了不足之处,按国人的解剖数据设计和制造了通用脊柱椎弓根钉棒矫形固定系统。在设计中充分应用了钛合金的高弹性特点,发挥了纹牙锁紧的优势,改造了椎弓根钉,将其钉螺纹改为半锥形,加强了抗疲劳强度,在国际上首次应用了弓根钉尾向内倾斜的特点,抵消了椎弓根的外倾角。提拉钉尾部设计了可折断工艺特点,方便了手术操作,提高了固定的可靠性,并可实行全方位矫形。以下按部件介绍其设计特点。

（1）材料选择:Ti6Al4V 有着良好的组织相容性,较高的内弹性,同时对 MRI 和 CT 有很好的相容性,是完成本设计要求较理想的材料,并且符合 GB13810-2003 标准。

（2）钉体的设计:按松质骨与皮质骨的均数设计螺距,螺纹后半部内芯设计为锥形,因此我们称之为半锥螺纹。设计的依据为椎弓根钉越向后应力越大,并且后半部可活动的因素增加,需要增加抗疲劳强度。新的设计使抗疲劳强度成倍的增加,可以更好的矫形,并且减少断钉。钉尖设计为半弧头并带自攻,以防刺伤椎体前缘的重要结构,同时不需要锥丝即能一次性拧入。（图 1-2-1）

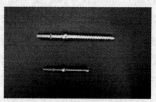

图 1-2-1　弓根钉钉体

（3）钉尾的设计有四种基本形式:①标准钉　钉尾与钉体连接处设计呈向钉尾方向呈半球形,与弹簧夹座下方相容,可以在脊柱纵轴上调节钉杆角(±15°)。尾部的螺纹两侧各有一平面,可以限制在脊柱水平面上的活动。②提拉钉　在普通钉的基础上加长钉尾,并且刻有可折断口,其内连接为纵行,可加强在操作过程中的刚性,又不影响其折断效能。③中空钉　普通钉与提拉钉都设计了专用于微创手术的中空钉,其中空内径为2.1mm,可使用2.0mm 的导针进行微创固定。④中间钉　中间钉钉尾采用"U"形开口,并且带有纹牙,可与纹牙锁片结合固定,钉尾根据用于不同部位的弓根钉有不同的内倾角,胸腰段使用的为 5°、7.5°、10°、12.5°。颈椎侧块用的为30°内倾角,弓根用钉为40°内倾角。其他与标准钉一致。（图 1-2-2）

（4）钉棒连接固定系统:①弹簧垫座　配套的弹簧垫座是与标准钉、提拉钉、中空钉的连接结构。弹簧垫座的设计应用了钛合金高弹性特点,在棒通过的孔道侧块上切一楔形缺口,其缺口位于螺钉尾通过的侧块中间,侧块底部留有与螺钉半球相配合的球窝,其顶部有可在 ±15°以内调节的弧形纹牙,弧形纹牙可与纹牙锁片相配合,锁紧钉杆角,使之不再活动(图 1-2-3、1-2-4)。②眼螺栓　眼螺栓是与中间钉配合的钉杆锁紧结

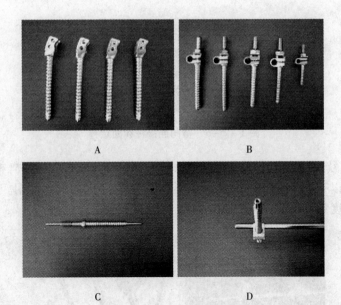

A B

C D

图 1 - 2 - 2 弓根钉钉尾

A. 中间钉;B. 提拉钉;C、D 均为中空钉。

构,内端有通过固定棒的圆孔,向外为带限制旋转的螺杆,通过螺帽固定钉杆。螺杆有可折断口,螺母有锁紧装置,使固定更加可靠和方便(图 1 - 2 - 5)。③固定棒 为高精度 Ti6Al4V 光棒。胸腰椎直径为 6mm,颈椎直径为 3.5mm,可以根据固定的不同部位的生理曲度弯成不同的曲度,详见有限元分析部分。④横向连接杆 横向连接杆为连接两侧固定杆的装置,在短节段矫形固定中较少使用。主要在长节段脊柱矫形中使用,以达到更可靠的固定(图 1 - 2 - 6)。

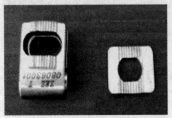

图 1 - 2 - 3 带弧形纹牙的弹簧垫座和纹牙锁片

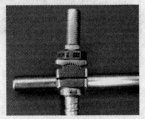

图 1 - 2 - 4 锁紧钉杆角

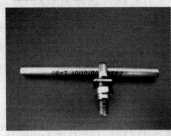

A

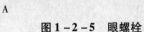

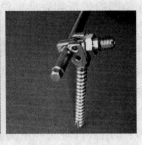

B

图 1 - 2 - 5 眼螺栓

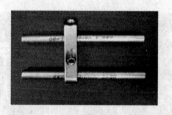

图1-2-6　横向连接杆和固定棒

（5）规格型号：通用脊柱椎弓根钉棒矫形固定系统应用面广，各椎体、椎弓根各异，尺寸差别很大，所以有许多不同的规格，可供不同的体形、不同的部位使用。固定棒由于固定节段不同，长度和直径也各异。如图1-2-7、1-2-8。

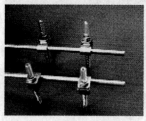　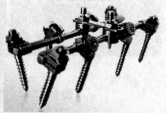

图1-2-7　颈椎用　　　　图1-2-8　胸腰椎用

（6）专用工具：如图1-2-9。

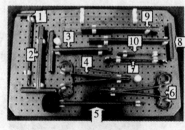　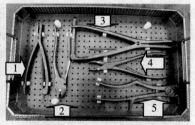

A　　　　　　　　　　　　B

图1-2-9　专用工具

A　1.开路锥子；2.内六角扳手；3.中间钉上钉器；4.持棒器；5.椎弓根探路器；6.持夹座器；7.扳手；8.拧钉器；9.拧螺帽器；10.椎弓根探子　B　1.持棒器；2.锁扣器；3.撑开器；4.合拢器；5.折弯器。

（二）生物力学测试试验

对该器械治疗胸腰椎骨折和脊柱失稳的力学特点和受力分析、器械的性能及其连接的可靠性进行生物力学研究，根据实际应用情况设计了测试方法及步骤，进行了系统固定的弯曲实验、整体器械的扭转实验等，还进行了固定棒从弹性夹块中拔出力实验、对器械固定进行了有限元分析。根据测试数据对上述试验模型进行了综合力学分析。

1.实验材料与试件制作

（1）实验材料

1）内固定器械：采用自行研制并由文登整骨科技开发有限公司生产的通用脊柱椎弓根钉棒矫形固定系统，如图1-2-10。

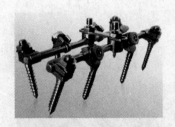

图 1 - 2 - 10　通用脊柱椎弓根钉棒矫形固定系统实物

2) 实验标本:取 8 具新鲜猪的胸腰段脊柱标本($T_{10} \sim L_3$),每组 2 具,分别标记为 I A、I B、I C、I D、II A、II B、II C、II D。剔除所有肌肉组织,保留韧带、小关节及完整椎骨。 $-20℃$ 冰箱中塑料袋密封保存,测试前室温下自然解冻。

3) 电阻应变片:选用由黄岩测试仪器厂生产的 BX350 - 1AA 电阻应变片,灵敏度 $K = 2.14$,电阻值为 350Ω。

(2) 试件制作

1) 造模方法:切除 L_{1-2} 间关节突关节,造成腰椎失稳性疾病模型,共 4 具;参照王向阳法,在 L_1 椎体前做"V"形切除,高度为椎体前缘中 1/3,深度为椎体前后径的 2/3,制成胸腰段椎体骨折模型,共 4 具。

2) 布电阻应变片:安装时分别在连接棒中部的腹向和背向侧各纵向贴一电阻应变片;在连接棒中部的两侧与棒成 45°角各贴一电阻应变片(图 1 - 2 - 11)。右侧连接棒背侧应变片为 1 号,腹侧应变片为 2 号,右侧斜向 45°角应变片为 3 号,左斜向 45°角应变片为 4 号;左侧连接棒背侧应变片为 5 号,腹侧应变片为 6 号,右侧斜向 45°角应变片为 7 号,左斜向 45°角应变片为 8 号。

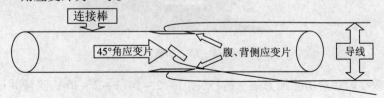

图 1 - 2 - 11　应变片分布示意图

3) 置入内固定器械:按照临床实际应用方法置入通用脊柱椎弓根钉棒矫形固定系统的弓根螺钉,并安装固定棒。腰椎失稳性疾病模型固定 L_{1-2} 节段,固定节段椎体间置入两枚规格为(直径)12mm ×(长度)21mm 的 WDFC;L_1 骨折模型椎弓根螺钉固定于 T_{12} 和 L_2 两侧椎弓根。

4) 牙槽粉包埋:将通用脊柱椎弓根钉棒矫形固定系统固定模型的头、尾端椎体分别用牙槽粉包埋,如图 1 - 2 - 12。

5) 静态应变测试仪的接桥方式:采用方式二桥接,电阻片一对一进行补偿。

2. 实验方法

(1) 轴向加载实验:在试件的顶部共选择五个加力点(图 1 - 2 - 13):中心位、左偏心位、右偏心位、前偏心位、后偏心位。加力点之间的间距为 2cm。测量时按 150N 逐级递增加载,最大负荷为 600N。每种模型试件各 4 个,每一点逐级加载至最大载荷后完全卸载,每个

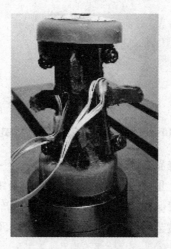

图 1 - 2 - 12　牙槽粉包埋好的试验模型

试件用同样方法共重复加载 3 次。分别记录各测试点在每一个加载点的应变数值。

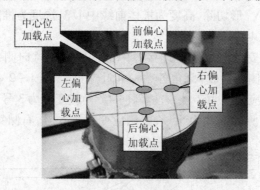

图 1 - 2 - 13　加载点

　　轴向加载实验在多功能加力架上进行(图 1 - 2 - 14、1 - 2 - 15),测量并记录各个加载点的负荷及应变数值,通过计算机及绘图软件给出钢板应变与外负荷的关系曲线。

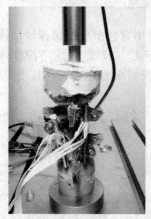

图 1 - 2 - 14　腰椎失稳轴向加载实验

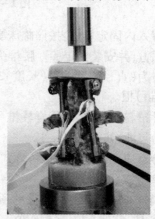

图 1 - 2 - 15　腰椎骨折轴向加载实验

(2)弯曲扭转实验:将试件尾端固定在加力架上,在头端施加弯扭负荷(图1－2－16)。加载点距椎体中心距离为3.4cm。加载端每扭转1°,记录一次弯扭负荷,直至扭转达到6°停止继续加载。完全卸载后按前法重复加载,每个试件共3次。

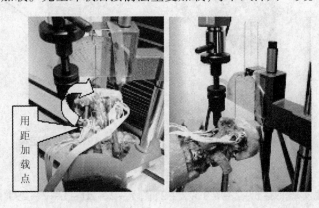

用距加载点

A   B

图1－2－16　弯曲扭转加载实验

(3)固定棒从弹性夹座中拔出力实验:按手术实际固定方法,将通用脊柱椎弓根钉棒矫形固定系统的连接棒和椎弓根螺钉通过弹性夹块固定牢固,连接棒的一端超出弹性夹块1cm。把固定后的钉棒试件放于弯曲扭转实验的加载台下方,连接棒通过加载台的圆孔伸出至加载台上方,用加载机的夹具固定连接棒的上端。按照0.5mm/min的速度进行轴向拉伸加载,测定连接棒从弹性夹块中的最小及最大拔出力(图1－2－17)。实验共制备5个试件,分别标记为Ⅰ~Ⅴ。每个试件加载测试1次。

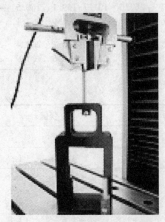

图1－2－17　固定棒拔出力实验

(4)固定棒弯曲和直式的有限元分析:用ANSYS 10.0建立两种不同的模型如下图所示:根据模型的对称特点,为更好满足有限元分析的精度要求,采用半体建模。图1－2－18固定棒为直式,图1－2－19固定棒为预弯10°式。对上部椎体施加25kg力,模型为整体的一半。

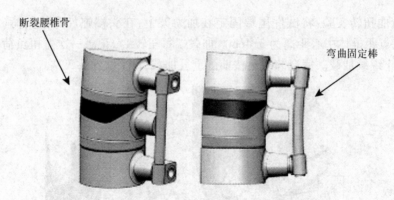

断裂腰椎骨

弯曲固定棒

图 1 - 2 - 18　直线固定棒　　图 1 - 2 - 19　弯曲固定棒

3. 结果

（1）轴向加载实验（表 1 - 2 - 1、1 - 2 - 2,图 1 - 2 - 20 ~ 1 - 2 - 29）

表 1 - 2 - 1　腰椎失稳模型各加载点分级加载负荷应变数据（$n = 12$）

负荷(N)	应变值 $\bar{x} \pm s$											
	中心位加载				前偏心加载				后偏心加载			
	1	2	3	4	1	2	3	4	1	2	3	4
150	-15.9 ±1.3	53.4 ±1.3	71.5 ±1.6	-70.3 ±1.5	-23.2 ±1.8	59.5 ±1.4	68.5 ±1.7	-73.6 ±1.8	-90.8 ±1.6	50.5 ±1.2	71.1 ±1.3	-140.3 ±0.8
300	-53.2 ±2.3	108.9 ±1.5	163.5 ±2.1	-156.2 ±1.9	-54.1 ±1.7	117.9 ±1.8	122.4 ±1.7	-125.3 ±1.9	-157.5 ±1.7	157.3 ±1.2	188.3 ±1.4	-242.3 ±1.2
450	-134.4 ±2.1	135.2 ±1.7	200.7 ±1.6	-267.6 ±1.8	-101.7 ±1.8	159.1 ±1.9	160.5 ±2.1	-192.3 ±2.2	-248.9 ±1.7	206.3 ±1.2	259.8 ±1.5	-399.3 ±1.2
600	-168.3 ±2.3	258.5 ±2.1	315.5 ±2.1	-338.7 ±2.3	-144.3 ±1.9	210.2 ±1.6	203.4 ±1.9	-251.7 ±1.8	-305.6 ±1.9	281.9 ±1.6	369.4 ±1.5	-537.1 ±1.3

续表

负荷(N)	应变值 $\bar{x} \pm s$							
	左偏心加载				右偏心加载			
	1	2	3	4	1	2	3	4
150	-31.3 ±1.6	54.3 ±1.5	25.6 ±1.7	-52.1 ±1.3	-16.6 ±1.6	50.8 ±1.6	93.8 ±1.6	-98.5 ±1.5
300	-81.2 ±1.8	141.6 ±1.9	64.1 ±1.8	-93.3 ±1.6	-79.3 ±1.8	77.9 ±1.7	194.9 ±1.7	-247.1 ±1.5
450	-150.9 ±1.9	227.5 ±1.8	97.3 ±2.1	-109.4 ±1.6	-124.6 ±1.8	127.7 ±1.9	315.8 ±2.1	-383.0 ±1.8
600	-194.5 ±1.9	338.9 ±2.2	151.2 ±1.9	-112.5 ±2.1	-187.7 ±2.1	170.8 ±1.9	472.9 ±2.0	-582.5 ±2.1

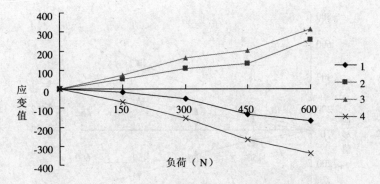

图 1－2－20　腰椎失稳模型中心位加载负荷应变曲线

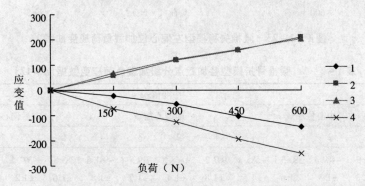

图 1－2－21　腰椎失稳模型前偏心位加载负荷应变曲线

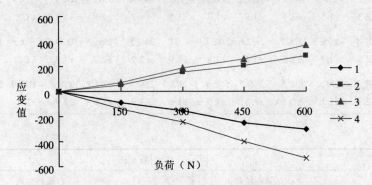

图 1－2－22　腰椎失稳模型后偏心位加载负荷应变曲线

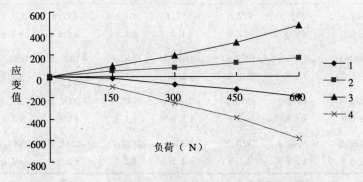

图 1－2－24　腰椎失稳模型右偏心位加载负荷应变曲线

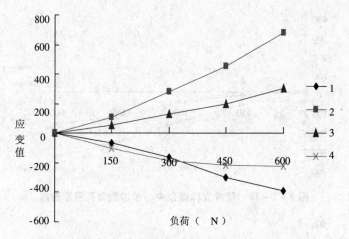

图1-2-23 腰椎失稳模型左偏心位加载负荷应变曲线

表1-2-2 腰椎骨折模型各加载点分级加载负荷应变数据($n=12$)

负荷(N)	应变值$\bar{x} \pm s$											
	中心位加载				前偏心加载				后偏心加载			
	1	2	3	4	1	2	3	4	1	2	3	4
150	466.9 ±2.3	-489.4 ±1.3	380.5 ±1.6	-585.3 ±1.5	907.2 ±1.8	-868.5 ±1.4	719.5 ±1.7	-941.6 ±1.8	385.8 ±1.6	-392.5 ±1.2	347.1 ±1.3	-575.3 ±0.8
300	927.2 ±2.3	-959.9 ±1.5	869.5 ±2.1	-1177.2 ±1.9	1870.1 ±1.7	-1890.9 ±1.8	1524.4 ±1.7	-1945.3 ±1.9	664.5 ±1.7	-729.3 ±1.2	596.3 ±1.4	-1053.3 ±1.2
450	1621.4 ±2.1	-1675.2 ±1.7	1378.7 ±1.6	-2112.6 ±1.8	2487.7 ±1.8	-2407 ±1.9	2049.5 ±2.1	-2586.3 ±2.2	906.9 ±1.7	-979.3 ±1.2	814.8 ±1.5	-1440.3 ±1.2
600	1892.3 ±2.3	-1980.5 ±2.1	1612.5 ±2.1	-2529.7 ±2.3	2888.3 ±1.9	-2813.2 ±1.6	2399.4 ±1.9	-3017.7 ±1.8	1080.6 ±1.9	-1187.9 ±1.6	995.4 ±1.5	-1817.1 ±1.3

续表

负荷(N)	应变值$\bar{x} \pm s$							
	左偏心加载				右偏心加载			
	1	2	3	4	1	2	3	4
150	548.3 ±1.6	-573.3 ±1.5	477.6 ±1.7	-758.1 ±1.3	801.6 ±1.6	-817.8 ±1.6	591.8 ±1.6	-731.5 ±1.5
300	1144.2 ±1.8	-1175.6 ±1.9	1022.1 ±1.8	-1607.3 ±1.6	1446.3 ±1.8	-1448.9 ±1.7	1081.9 ±1.7	-1317.1 ±1.5
450	1671.9 ±1.9	-1692.5 ±1.8	1515.3 ±2.1	-2368.4 ±1.6	1997.6 ±1.8	-2007.7 ±1.9	1507.8 ±2.1	-1832.0 ±1.8
600	2131.5 ±1.9	-2148.9 ±2.2	1960.2 ±1.9	-3052.5 ±2.1	2520.7 ±2.1	-2514.8 ±1.9	1889.9 ±2.0	-2227.5 ±2.1

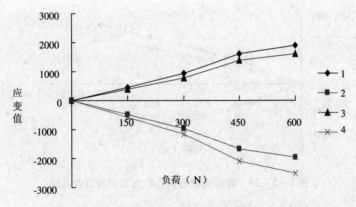

图 1 - 2 - 25　骨折模型中心位加载负荷应变曲线

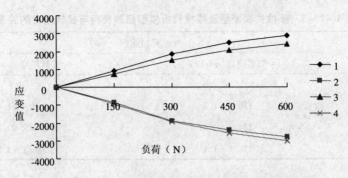

图 1 - 2 - 26　骨折模型前偏心位加载负荷应变曲线

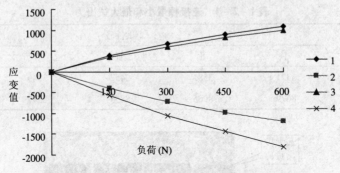

图 1 - 2 - 27　骨折模型后偏心位加载负荷应变曲线

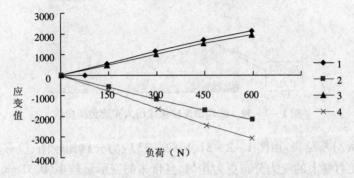

图 1 - 2 - 28　骨折模型左偏心位加载负荷应变曲线

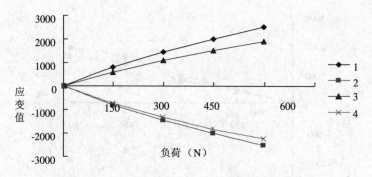

图 1 - 2 - 29　骨折模型右偏心位加载负荷应变曲线

（2）弯曲扭转实验（表1 - 2 - 3）

表 1 - 2 - 3　腰椎失稳模型及腰椎骨折模型扭转负荷与扭转角度的关系

角度(°)	弯扭距(N·cm)	
	失稳模型($n = 12$)	骨折模型($n = 12$)
0°	0	0
2°	130.5 ± 1.3	137.0 ± 1.4
4°	224.7 ± 2.2	249.2 ± 2.1
6°	328.1 ± 3.1	386.1 ± 2.5

（3）固定棒从弹性夹座中拔出力实验（表1 - 2 - 4、图1 - 2 - 30）

表 1 - 2 - 4　连接棒最小和最大拔出力

拔出力(N)	试件号				
	I	II	III	IV	V
最小值	3371	3581	3457	3349	3483
最大值	8679	8905	8858	8597	8921

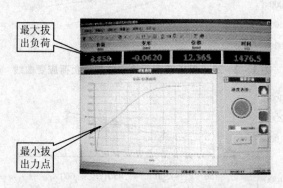

图 1 - 2 - 30　试件Ⅲ连接棒拔出力实验负荷曲线

（4）有限元分析结果：由图1 - 2 - 31、1 - 2 - 32应力分解比较图、位移图上可见预弯10°的固定棒在力柱上的应力分布更为均匀，且带来的变形量较小（0.31mm < 0.35mm）。

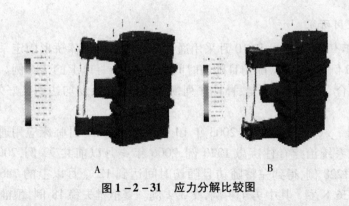

图 1 - 2 - 31 应力分解比较图

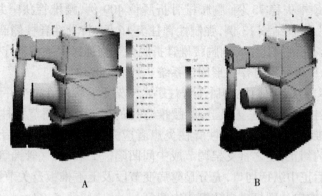

图 1 - 2 - 32 位移图解

4. 结论

（1）轴向加载实验：在各加力点轴向加载时，其负荷与应变值呈线性关系。当负荷达到 600N 时，各应变点的应变值仍呈线性变化，表明模型的整体结构仍处于稳定状态，显示出模型的高弹性。

（2）弯曲扭转实验：弯扭距与试件两端之间相对扭转角呈线性关系。弯扭距达到 300 N·cm 时，扭转角 <6°，试件整体结构无任何破坏的迹象，说明试件结构有良好的抗弯扭能力。

（3）固定棒从弹性夹座中拔出力实验：实验显示固定棒最小拔出力，即固定棒开始在弹性夹座中滑动时的负荷均 >3300N；最大拔出力，即最大滑动摩擦力均 >8500N。实验数据说明，采用弹性夹座固定钉棒具有很高的可靠性。另外，固定棒松动到完成拔出有 >5000N 的力学梯度，显示出弹性夹座高度的安全性与高弹性。

（4）固定棒弯曲和直式的有限元分析试验：按照脊柱生理曲度预弯固定棒在力柱上的应力分布更为均匀，且带来的变形量较小，更接近生物学固定。

总之，本实验模拟通用脊柱椎弓根钉棒矫形固定系统治疗胸腰椎失稳性伤病的模型在加载过程中，通用脊柱椎弓根钉棒矫形固定系统的各点应变值在一定轴向负荷和弯扭距负荷内呈线性变化，并且表现出高弹性，模型结构无明显破坏迹象。说明使用通用脊柱椎弓根钉棒矫形固定系统内固定，完全满足了脊柱胸腰段生物力学的要求。

（三）临床应用研究

我院 2003 年 10 月 ~2008 年 10 月采用通用脊柱椎弓根钉棒矫形固定系统治疗脊柱相关性疾病 1320 例,得到完整随访且随访时间达到 12 个月以上的 786 例。随访结果显示损伤椎骨的愈合、椎间高度恢复、脊柱序列恢复、神经的恢复均达到良好效果,无固定螺钉松动断裂。

1. 临床资料　一般资料:本院 2003 年 10 月 ~2008 年 10 月临床应用通用脊柱椎弓根钉棒矫形固定系统治疗脊柱疾患 1320 例,2006 年 4 月以前共 92 例,2006 年 4 月 ~2008 年 10 月共 1228 例,得到完整随访且随访时间达到 12 个月以上的 786 例,年龄 18 岁 ~69 岁,平均 36.8 岁。其中男 414 例,女 372 例。寰枢椎失稳 18 例,颈椎骨折脱位 23 例,颈椎管狭窄并颈椎失稳 73 例,胸腰椎骨折脱位 409 例,腰椎管狭窄并腰椎失稳 195 例,腰椎滑脱 17 例,脊柱结核 13 例,强制性脊柱炎 16 例,特发性脊柱侧凸畸形 12 例,先天性脊柱侧凸畸形 10 例。其中 8 例胸腰椎骨折脱位于当地医院手术治疗复位差,一年后来我院采用通用脊柱椎弓根钉棒矫形固定系统达到解剖复位。

2. 方法　手术方法:①体位:俯卧于脊柱手术支架上。腰椎管狭窄并腰椎失稳、腰椎滑脱的患者俯卧在拱起的脊柱支架上;胸腰椎骨折的患者则应调节脊柱支架成中间凹陷,以便恢复骨折椎体的高度;强直性脊柱炎患者应先拱起支架,严重者腹下加垫海绵垫,术中随着畸形的纠正,遂之将支架调节成中间凹陷。②麻醉:气管插管全麻。③以病变节段为中心,行后正中纵行切口,充分显露病变节段及上下椎板及关节突,根据术前计划于两侧沿椎弓根方向分别打入提拉钉或中间钉。

1) 寰枢椎失稳的患者:取颈后正中入路,显露枕骨隆凸、寰椎后弓、枢椎棘突及椎板。①寰椎椎弓根钉的置入:寰椎椎弓根钉进钉点,早期参照谭明生等介绍的进钉方法,最近 4 例参照马向阳等介绍的进钉方法。在进钉点处以开路锥钻开骨皮质,先以特制 φ2.0mm 的椎弓根锥小心沿椎弓根锥入,以 φ1.5mm 克氏针探查钉道无误后,再以 φ2.5mm 的椎弓根锥扩大通道,选取 φ3.5mm 的椎弓根螺钉拧入。②枢椎椎弓根钉的置入:在枢椎侧块的内上象限以手锥锥开皮质骨,用神经剥离子探查枢椎椎弓根的上缘和内缘,然后以 φ2.5mm 的手锥顺椎弓根内上缘的方向钻入,以 φ1.5mm 克氏针探查钉道无误后取 φ3.5mm 的螺钉拧入。装好弹簧底座及连接杆后,先拧紧枢椎的螺帽将提拉杆固定,然后旋紧寰椎的螺帽,提拉寰椎复位固定。用尖嘴咬骨钳或磨钻在寰椎后弓、枢椎椎板和枢椎棘突的上缘去除皮质,准备好植骨床;同时取自体髂骨两片(半板髂骨)及部分髂骨松质骨,先将松质骨粒铺于植骨床上,髂骨片置于棘突两侧,皮质面朝外,以 10 – 0 丝线通过两侧的钢板固定骨片。

2) 颈椎失稳并颈椎管狭窄、颈椎骨折脱位的患者:置钉方法采用"管道输通法"。①进钉点的选择:$C_{3~6}$ 椎弓根进钉点为侧块背面的中上 1/4 水平线与中外 1/4 垂直线的交点;C_7 椎弓根的进钉点为侧块垂直线中线与中上 1/4 水平线交点偏上方。②进钉方法:先用一锐利手锥开口,扩大皮质后,以刮匙刮除侧块内松质骨,寻找到椭圆形椎弓根入口,换用小刮匙沿椎弓根松质骨向深层搔刮,然后以直径 2mm 手锥在 C 型臂 X 线机监视下,小心锥入椎弓根内。③进钉角度为:$C_{3~6}$ 与矢状面呈 40° ~45°,水平与上下终板平行;C_7 与矢状面呈 30° ~40°,水平面与上下终板平行;确定无误后置入椎弓根钉。

失稳合并椎管狭窄者:切除 $C_{3\sim5}$ 棘突的后 1/3,$C_{6\sim7}$ 棘突的后 3/5 及 T_1 棘突的后 1/2,修成骨条留作植骨用,于 $C_{3\sim7}$ 棘突基底打空备用。先行单开门手术的第一步——于一侧突间关节内缘打一 V 型骨槽,保留前侧椎板皮质骨,于另一侧突间关节内缘打一宽约 2mm 骨槽,深达椎管,然后于失稳节段椎体的椎弓根内置入椎弓根钉。对单节段固定者四枚椎弓根钉均选用提拉钉;对多节段固定者,中间椎体上选用中间钉。进钉后先用骨刀切除需融合节段的双侧突间关节面,于侧块表面上制造粗糙面,装好预弯后的钛合金棒,行椎弓根钉系统内固定。将切除的一部分棘突修成骨条植于门轴侧不稳节段的关节突间关节中、侧块间及椎弓根钉周围骨缺损处,然后将 $C_{3\sim7}$ 椎板向一侧掀开,开门宽度 1.5~2cm,以双 10-0 丝线固定于对侧相应椎弓根钉和关节囊及附近筋膜上,开门侧植骨同对侧。

3)腰椎管狭窄并腰椎失稳的患者:若椎体间无明显脱位,先行椎管减压,切除髓核,刮除终板,选取合适大小的两枚 WDFC,内填充局部所取的骨屑,平行拧入椎间隙;然后于相邻椎体的椎弓根内打入标准钉,行短节段通用脊柱椎弓根钉棒固定系统固定,侧后方加强植骨融合。

4)腰椎滑脱或椎间失稳伴有明显脱位患者:则于正常椎体的椎弓根内置入标准钉,向前脱位椎的椎弓根内置入提拉钉,安装弹簧夹座,将预弯的钛合金棒通过弹簧夹座,依次安装纹牙锁片和螺帽。先拧紧正常椎的螺帽,再两侧交替拧紧提拉钉的螺帽复位滑椎,行通用脊柱椎弓根钉棒矫形固定系统复位固定。复位后再行椎间 WDFC 植入融合。

5)单节段脊柱骨折、结核等患者:于伤椎相邻椎体的椎弓根内打入标准钉,根据脊柱的生理曲度预弯棒,安装弹簧底座和预弯后的棒,安装纹牙锁片和螺帽,先固定一个螺钉,术中根据需要用撑开器适当撑开,然后拧紧另一个螺帽复位固定。结核患者彻底清除死骨后取髂骨块植骨;椎体骨折患者减压时以自制的钳子将骨块向前打入椎体,这样即解除了对神经的压迫,又减轻椎体的空壳效应;然后切除突间关节面,将骨条植入双侧突间关节及横突间,行侧后方植骨融合。

6)多节段跳跃骨折、脊柱侧弯患者:对多节段跳跃骨折,强直性脊柱炎伴脊柱侧弯等一侧需要植入三枚以上椎弓根钉的患者,安置椎弓根钉前对钉的选择需要进行总体评估,一般情况下两头安放标准钉或提拉钉,中间安置中间钉。若中间有前脱位的椎体,也可以在中间使用提拉钉,两头使用中间钉,术中可灵活应用,以方便手术操作及提高疗效。然后根据脊柱生理曲度预弯钛合金棒安装固定。安装时于提拉钉上依次安放弹簧夹座、纹牙锁片,预弯的钛合金棒通过眼螺栓与中间钉连接,通过弹簧夹座与标准钉或提拉钉相连;在多节段固定时,根据需要,分段进行撑开或加压固定。脊柱侧弯矫形时,凸侧行加压固定,凹侧行撑开固定,依靠中间钉和眼螺栓的水平拉力可矫正脊柱侧弯及旋转畸形。在脊柱侧弯矫形中,中间钉的长眼螺栓在拧紧过程中拉动椎体矫正侧弯和旋转畸形,不需进行棒旋转,可以得到良好的矫形。在棒的内侧进行植骨融合。

3. 结果 对本组 786 例患者均进行了随访,时间 12~30 个月,平均 16 个月,各病种随访结果如下。

(1)寰枢椎失稳、颈椎骨折脱位:23 例 24 个压缩椎体高度术前为 76.6%±12.3%,术后为 93.5%±14.3%,术后 3 个月为 90.1%±11.3%,提示压缩椎体高度明显恢复,但术后 3 个月有小部分丢失。颈椎骨折脱位的 23 例,椎间隙高度术前平均 (5.0 ± 1.2)mm,术后平均为(8.8 ± 2.1)mm,术后较术前平均增加(3.8 ± 0.9)mm。16 例滑脱复位满意,未出现滑脱纠正度的丢失。20 例伴有脊髓神经损伤的患者术后都有不同程度的恢复。

(2)颈椎管狭窄并颈椎失稳 73 例疗效观察:术中及术后摄颈椎 X 线侧位片,显示椎弓根钉位置好,固定可靠;随访时间 12 ~ 14 个月,平均 12.8 个月,X 线片见椎弓根钉固定牢固,无松动。神经功能恢复情况,如表 1 - 2 - 5。

表 1 - 2 - 5　颈椎管狭窄并颈椎失稳患者手术前后 FRANKLE 标准比较

分级	术前	手术后神经功能转变情况(例)				
		A	B	C	D	E
A	0	0	0	0	0	0
B	12	0	0	11	1	0
C	26	0	0	0	23	3
D	35	0	0	0	0	35
合计	73	0	0	11	24	38

(3)腰椎管狭窄并腰椎失稳 195 例,腰椎滑脱 17 例,脊柱结核 13 例,术后随诊 12 ~ 18 个月,平均 13 个月,术后 4 ~ 6 个月时均达到骨性愈合。无固定螺钉松动断裂及再滑脱征象。随访结果显示:患者腰痛、下肢疼痛症状均明显缓解,绝大多数患者恢复原工作和正常生活。

手术前后的疼痛评估采用 VAS(visual analogue scale)疼痛评估量表,术前平均 7.3 分,术后下降至 3.0 分。

依据术后功能评定标准:优——症状消失,神经功能恢复正常,恢复原来工作生活。良——术前症状基本缓解,腰及双下肢活动及神经功能大部分恢复,基本恢复正常工作及生活。可——术前症状部分缓解,腰及双下肢活动及神经功能部分恢复,不能坚持正常工作。差——治疗无效或症状加重。

本组优 198 例,良 14 例,可 13 例,差 0 例,优良率 94.2%。

(4)胸腰椎骨折脱位 409 例,随诊 12 ~ 16 个月,平均 12.6 个月,X 线片示椎体前缘高度、椎体后缘高度分别由术前平均压缩剩余高度的 30%(25% ~ 70%)和 64%(40% ~ 90%)恢复至术后的 92%(80% ~ 100%)和 95%(87% ~ 100%),胸腰段椎体前后缘负重力线及曲度均恢复良好。术后随访 9 个月以上,均已获得骨性愈合。无断钉及后凸畸形发生,无高度丢失,如表 1 - 2 - 6。

表 1 - 2 - 6　伤椎不同指标在各时期的测量值

观测指标	术前	术后即刻	取内置物前	最后一次随访
椎体前缘高度(%)	47.3 ± 12.4	92.8 ± 5.6	90.7 ± 5.7	87.9 ± 6.2
椎体后缘高度(%)	92.2 ± 5.7	98.1 ± 1.1	98.1 ± 1.2	96.8 ± 1.9
椎体楔变角(°)	22.4 ± 7.5	7.2 ± 4.1	8.8 ± 4.9	10.4 ± 5.2
后凸畸形角(°)	22.9 ± 9.1	7.7 ± 4.2	10.8 ± 5.5	12.6 ± 6.1

（5）脊柱侧弯22例：单主弯患者术前胸腰段－腰段弯曲平均58°（47°~75°），双主弯患者平均值68°（56°~90°），术后分别矫正至10°（矫正83%）和15°（矫正77%）。在器械固定水平上，单主弯患者总体弯曲矫正率为86%，双主弯患者为82%。术后近侧代偿弯曲自动矫正，单主弯矫正至17°（矫正47%）。双主弯矫正至20°（矫正66.7%）。如表1-2-7。

表1-2-7 特发性脊柱侧弯冠状面弯曲的矫形术后结果

		术前	术后	矫正率
胸腰段	上位代偿弯曲	32°	17°	47%
腰椎单	弯曲度	58°	10°	83%
弯曲*	装置器械区	50°	7°	86%
	上位主弯曲度	60°	20°	66%
双弯*	主弯曲度	68°	15°	77%
	装置器械区	58°	10°	82%

注：*用通用脊柱椎弓根钉棒矫形固定系统。

（6）16例强直性脊柱炎：多节段倒V型截骨矫形术后随访12~16个月，平均14.6个月。器械固定区的前凸达46°±13°，身高增加（10±5）cm。只要器械固定在病理后凸节段上，矫正度可达90%以上，结果如表1-2-8。

表1-2-8 强直性脊柱炎多节段倒V型截骨矫形固定术后结果

随访时间	身高(cm)	器械部位(°)	总后凸(°)	侧弯(°)
术前	158±10	K*14±15	75±16	10±5
术后	170±8	L*32±15	40±15	5±4
术后10个月	168±8	L30±12	40±15	5±4
最后对照#	168±8	L28±12	42±15	5±4
获得矫正	12	46	55	5.6
丢失矫正	2(17%)	4(18%)	2(5.7%)	0.4(7%)

注：*K，后凸；L，前凸。

#随诊12~16个月结果，平均14.6个月。

【述评】

经椎弓根内固定技术起源于欧洲，自从 Roy-Camill 报告应用椎弓根内固定技术治疗脊柱骨折的临床效果后，其研究与应用发展迅速，目前市场上的脊柱矫形内固定系统以进口的器械占主导地位。国外器械主要来源于欧美，欧美人体形较大，其解剖数据大于国人，且器械价格昂贵，操作也是按西方人的操作习惯设计的。目前市场上最流行的的是"枢法模·丹历"脊柱内固定矫形系统，其代表器械 TSRH 是脊柱矫形的常用系统。近几年推出的新产品 CD-two 主要用于脊柱骨折的固定，如 AO 公司的脊柱通用系统（GSS）等国际品牌。以上系统均有广泛应用，且各有不同的特点。TSRH 是钉、钩、棒合用系统，主要用于脊柱侧弯的矫形，其钉棒连接的眼螺栓为一个螺钉侧顶固定，虽然其固定操作较简单，但固定的可靠性受到怀疑，其结构难以抵抗轴向力、扭力和弯曲力；CD-two 为后操作系统，虽然万向节螺钉对于棒的安装有一定的优势，但其固定力较小，容易松动；GSS 为长钉尾设计，带有可调角度轴套，结构复杂，并且需要点螺丝固定钉与杆的连接，操作更为复杂。并且屡见有关螺钉松动、断钉等并发症的报告。为此，我院于 2003 年设计了通用脊柱椎弓根钉棒矫形固定系统。通用脊柱椎弓根钉棒矫形固定系统是在中医骨伤 CO 理论倡导的"功能决定结构"核心思想的指导下，依照生物力学的要求，采用钛合金做材料，由传统的坚强内固定转化为生物学固定，与国内外市场目前最流行的 TSRH、CD - two 以及 GSS 等国际品牌比较具有以下特点：①钉棒之间应用弹簧夹座连接，充分运用了钛合金的高弹性，发挥了纹牙锁紧的优势，提高了钉棒之间的把持力，使固定更为可靠，提高了矫形效果，我们随访 786 例患者，未见矫形丢失。②设计了中间钉，并且首次应用了椎弓根钉钉尾向内倾斜的特点，抵消了椎弓根的外倾角，使操作更为方便；中间钉与连杆之间通过带锁紧装置的眼螺栓连接，通过中间钉的水平拉力可以纠正脊柱侧凸畸形和旋转畸形。③钉体设计为半锥螺丝，增加了椎弓根钉抗疲劳强度，可以更好的矫形，并且减少断钉的可能；钉头设计为半弧头带自攻，钉道不带攻丝，因为攻丝会使螺钉拔出力下降，从而减少了螺钉松动。④通用脊柱椎弓根钉棒矫形固定系统适用范围进一步扩大，通过对不同直径和长度椎弓根的选择，可用于颈椎、胸椎及腰椎腰骶部矫形内固定，例如脊柱骨折、脊柱失稳及腰椎滑脱的复位固定，特别是复杂脊柱疾病如多发脊柱骨折合并脱位、特发性脊柱侧弯等的治疗中，根据需要选择提拉钉与普通钉联合使用，可获得多维纠正畸形的效果。综上所述通用脊柱椎弓根钉棒固定系统的设计研究达到国内外先进水平。

【推广应用】

（1）通用脊柱椎弓根钉棒矫形固定系统与 TSRH、CD - two 及 GSS 等内固定器械相比，具有安装简便，固定可靠，复位矫形力强等特点。目前进口同类脊柱固定器械每套价格为 28000 元左右，通用脊柱矫形固定系统的价格为 4020 元，每例患者可少支出内固定器材费用约 24000 元，我院治疗 1320 例患者共节约 3168 万元。据有关资料统计，我国每年约有三百万脊柱疾病患者需要手术固定治疗，据此计算，该技术推广应用将带来巨大的社会效益和经济效益。

（2）通用脊柱椎弓根钉棒矫形固定系统操作简便、固定可靠，一般设备的医院和有一定脊柱手术经验的外科医师即可利用这一技术，便于推广，适合于各层次医院开展，具有广阔的应用前景。

（3）通用脊柱椎弓根钉棒矫形固定系统可有效地矫正脊柱脱位、畸形，尽可能恢复患者的劳动力，提高了患者的生活质量，由此带来的社会效益更是难以估算。

（4）目前已经通过进修函授、手术指导、举办学习班、参加学术交流会等方法向全国百余家医院推广了该项技术，治疗患者 5000 余例，取得了良好的效果。

（5）该器械已由山东省文登市整骨科技开发公司注册〔注册号：国食药药监械（准）字 2004 第 346004 号〕生产；并在全国 12 个省、市推广应用，取得了良好的社会、经济效益。2009 年获山东省科学技术进步三等奖。

通过上述分析，通用脊柱椎弓根钉棒矫形固定系统的研究设计与临床应用成果在全国的推广,既提高了治疗脊柱疾病的临床疗效,又减轻了患者的经济负担,同时为国家节省了大量的医疗支出,具有巨大的社会和经济效益。

【典型病案】

于某,女,44 岁,因摔伤后颈部,疼痛伴活动受限 4 小时于 2007 年 9 月 8 日入院。查体:以颈部 C_1 为中心局部压痛,四肢皮肤感觉及肌力正常,四肢腱反射正常,病理反射未引出。诊断:1. C_2 齿状突骨折 2. C_{1-2} 脱位。于 2007 年 9 月 23 日行后路切开复位通用脊柱椎弓根钉棒矫形固定系统内固定并寰枢椎融合手术。术后随访 12 个月,结果示:颈部轻度僵硬不适,四肢感觉与肌力正常。X 线片及 CT 片显示齿状突骨折脱位复位良好,内固定可靠,无断钉,如图 1 - 2 - 33 ~ 1 - 2 - 35。

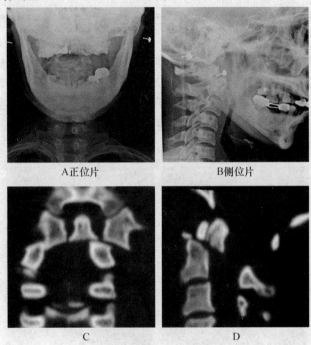

A正位片　　　　　　　　B侧位片

C　　　　　　　　D

图 1 - 2 - 33　术前 X 线片及 CT 片

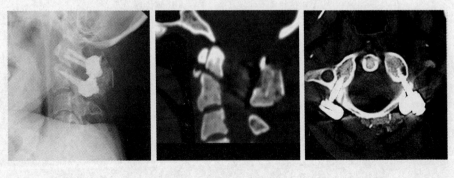

A　　　　　　　　B　　　　　　　　C

图 1 - 2 - 34　术后 X 线片及 CT 片

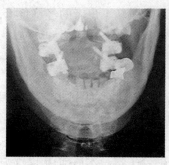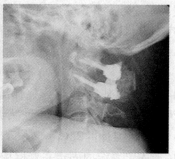

A 正位片　　　　　　　　B 侧位片

图 1 - 2 - 35　随访 X 线片

孙某,男,28 岁,因绞伤颈部及左腕部,肿痛、活动受限 6 天于 2005 年 8 月 11 日入院。查体:$C_{6\sim7}$ 压痛(+),叩击痛(+),向右上肢放射,右前臂尺侧及左前臂感觉减退,右上肢握力差,左前臂石膏夹外固定,左手末梢循环正常,腱反射减退,病理反射未引出。头部有颅骨牵引弓一枚。X 线片示如图 1 - 2 - 36。诊断:C_6 脱位。于 2005 年 8 月 17 日行颈后路切开复位通用脊柱椎弓根钉棒矫形固定系统内固定术。术后随访 36 个月,结果示:颈部轻度僵硬不适,上肢麻木较术前明显减轻,恢复轻体力劳动。X 线片示内固定无松动,无断钉。如图 1 - 2 - 37、1 - 2 - 38。

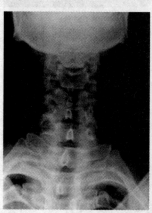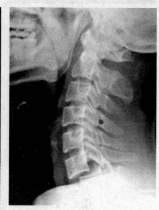

A 正位片　　　　　　　　B 侧位片

图 1 - 2 - 36　术前 X 线片

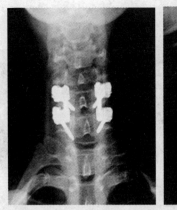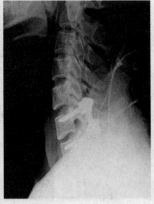

A 正位片   B 侧位片

图 1-2-37　术后 X 线片

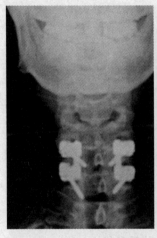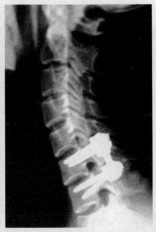

A 正位片   B 侧位片

图 1-2-38　术后随访 X 线片

　　徐某,男,42 岁,因跌伤胸部疼痛双下肢瘫痪 2 天于 2007 年 9 月 19 日入院。查体:胸廓挤压征(+),右胸部带有胸腔闭式引流管,$T_{6\sim7}$ 棘突为中心后凸畸形,压痛(+),自剑突平面以下皮肤感觉减退,脐以下皮肤感觉消失;双下肢肌力 0 级,腱反射消失,病理反射未引出。X 线片及 CT 示,如图 1-2-39。诊断:T_{10} 骨折,T_9 脱位伴截瘫。于 2007 年 9 月 24 日行后路切开复位减压,通用脊柱椎弓根钉棒矫形固定系统内固定手术。术后 X 线片如图 1-2-40,术后随访 12 个月,结果示:胸部无不适,感觉平面向下恢复至脐水面,双下肢肌力 0 级。X 线片示胸椎生理曲度明显恢复,内固定无松动,如图 1-2-41。

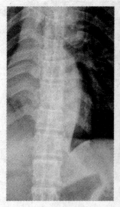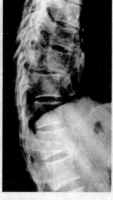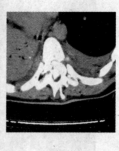

A 正位片　　　　　　　B 侧位片　　　　　　C CT 片

图 1 - 2 - 39　术前 X 线片及 CT 片

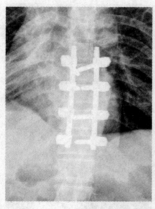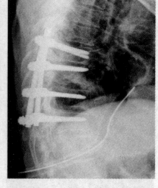

A 正位片　　　　　　　　　　B 侧位片

图 1 - 2 - 40　术后 X 线片

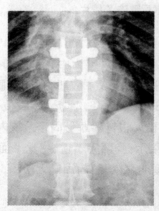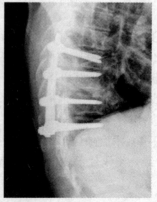

A 正位片　　　　　　　　　　B 侧位片

图 1 - 2 - 41　术后随访 X 线片

邵某,女,12 岁,因脊柱侧凸畸形 2 年于 2007 年 7 月 8 日入院。查体:脊柱以 T_{12} 为中心向左凸畸形,双下肢感觉及肌力未见明显异常,病理反射未引出。X 线及 CT 示如图 1 - 2 - 42。诊断: T_{12} 半椎体畸形。于 2007 年 7 月 13 日行后路半椎体切除矫形,通用脊柱椎弓根钉棒矫形固定系统内固定并植骨融合手术。术后 X 线如图 1 - 2 - 43。术后随访 15 个月,结果示:背部无不适,双下肢感觉及肌力正常。患者可参加正常活动。X 线片示半椎体切除较完全,畸形矫正明显,内固定无松动,无断钉。如图 1 - 2 - 44。

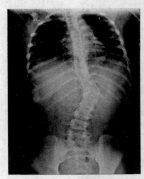 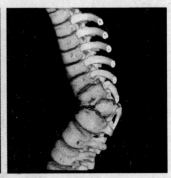

A 正位片　　　　　　　B 侧位片　　　　　　　C CT 片

图 1 - 2 - 42　术前 X 线片、CT 三维重建

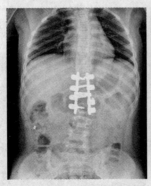 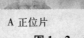 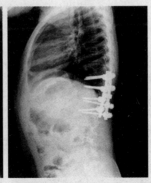

A 正位片　　　　　　　B 侧位片

图 1 - 2 - 43　术后 X 线片

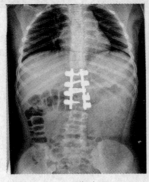 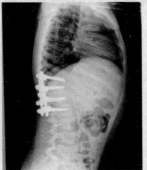

A 正位片　　　　　　　B 侧位片

图 1 - 2 - 44　随访 X 线片

温某,女,70 岁,因跌伤腰部,疼痛活动受限 6 小时于 2007 年 6 月 6 日入院。查体:脊柱生理弯曲消失,以 L_2 为中心后凸畸形,L_2 棘旁及周围压痛(+),双下肢肌力未见明显异常,腱反射存在。病理反射未引出。X 线片如图 1 - 2 - 45。诊断:L_2 爆裂性骨折。于 2007 年 6 月 13 日行后路切开复位减压,通用脊柱椎弓根钉棒矫形固定系统内固定术。术后 X 线片如图 1 - 2 - 46。术后随访 15 个月,结果示:腰部无不适,双下肢感觉及肌力正常。患者恢复正常活动。X 线片示骨折椎体高度恢复理想,内固定无松动,如图1 - 2 - 47。

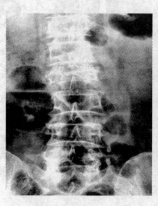 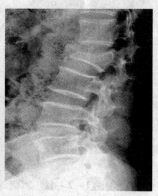

A 正位片　　　　　　　　B 侧位片

图 1 - 2 - 45　术前 X 线片

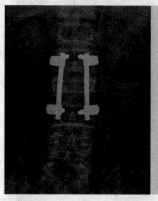 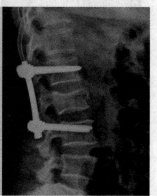

A 正位片　　　　　　　　B 侧位片

图 1 - 2 - 46　术后 X 线片

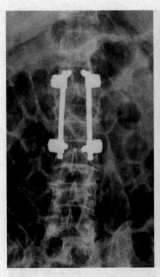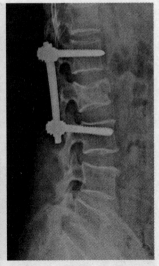

A 正位片   B 侧位片

图 1-2-47 随访 X 线片

丁某,男,56 岁,活动后腰痛伴双下肢活动受限 6 年余加重 1 年于 2007 年 9 月 12 月入院。查体:腰椎曲度变直,叩击痛(+),左踇伸肌肌力Ⅳ级,右踇伸肌肌力Ⅲ级,余肌力正常,双膝以下皮肤感觉减退,腱反射减弱。X 线片示如图 1-2-48。诊断:腰椎管狭窄症并失稳。于 2007 年 9 月 15 日行后路节段减压,通用脊柱椎弓根钉棒矫形固定系统内固定并椎间 WDFC 植入融合手术。术后 X 线片如图 1-2-49。术后随访 12 个月,结果示:腰部无明显疼痛,左踇伸肌肌力Ⅴ级,右踇伸肌肌力Ⅳ级,余肌力正常,双膝以下皮肤感觉较前好转,可下地活动,并参加体力劳动。X 线片示内固定位置好,固定可靠,无断钉,如图 1-2-50。

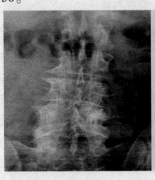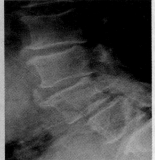

A 正位片   B 侧位片

图 1-2-48 术前 X 线片

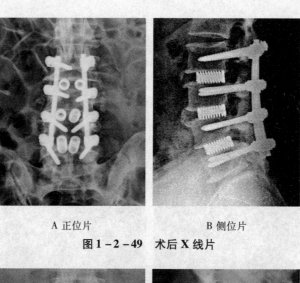

| A 正位片 | B 侧位片 |

图 1 - 2 - 49　术后 X 线片

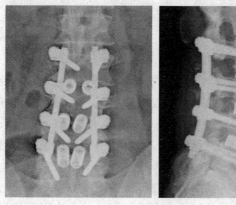

| A 正位片 | B 侧位片 |

图 1 - 2 - 50　随访 X 线片

刘某,女,26 岁,因撞伤腰部,疼痛活动受限 5 天于 2007 年 7 月 8 日入院。查体:脊柱生理弯曲消失,L_{4-5}棘间可扪及台阶感,L_{4-5}棘间、右臀部及周围压痛、叩击痛,双下肢感觉及肌力未见明显异常。双膝反射(+ +),双踝反射(+),病理反射未引出。X 线片示如图 1 - 2 - 51。诊断:L_5 椎弓根峡部崩裂并滑脱症。于 2007 年 7 月 13 日行后路切开复位减压,通用脊柱椎弓根钉棒矫形固定系统内固定并椎间 WDFC 植入融合术。术后随访 15 个月,结果示:腰部无不适,双下肢感觉及肌力正常,可参加正常工作。X 线片示内固定无松动,如图 1 - 2 - 52、1 - 2 - 53。

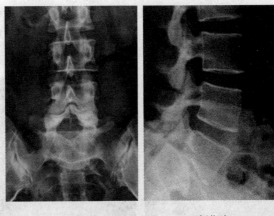

A 正位片　　　　　　　B 侧位片

图 1 - 2 - 51　术前 X 线片

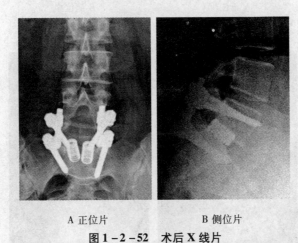

A 正位片　　　　　　　B 侧位片

图 1 - 2 - 52　术后 X 线片

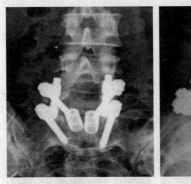

A 正位片　　　　　　　B 侧位片

图 1 - 2 - 53　随访 X 线片

崔某,女,14 岁,因脊柱侧弯畸形 1 年于 2007 年 9 月 10 日入院。查体:背部呈剃刀背畸形,脊柱胸段向右凸畸形,双下肢感觉及肌力正常,病理反射未引出。X 线片示如图 1 - 2 - 54。诊断:特发脊柱侧弯。于 2007 年 9 月 15 日行后路切开,通用脊柱椎弓根钉棒矫形固定系统矫形内固定并融合术。术后 X 线片如图 1-2-55。术后随访 13 个月,结果示:背部无明显不适,双下肢感觉及肌力正常。以恢复正常活动。X 线片示脊柱畸形得到明显矫正,内固定无松动,无断钉,如图 1-2-56。

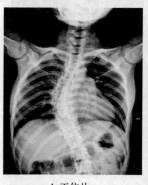
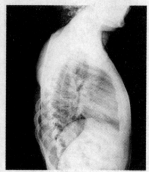

A 正位片　　　　　　　　　　B 侧位片

图 1-2-54　术前 X 线片

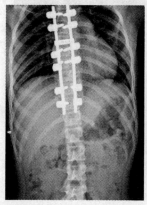
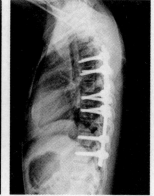

A 正位片　　　　　　　　　　B 侧位片

图 1-2-55　术后 X 线片

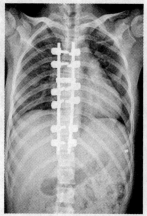
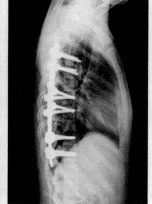

A 正位片　　　　　　　　　　B 侧位片

图 1-2-56　随访 X 线片

温某,男,34 岁,因腰骶部疼痛伴腰部后凸畸形 8 年,只能看前方 2m 处,于 2005 年 3 月 24 日入院。查体:脊柱胸腰段以 L_2 为中心后凸、右凸畸形严重,后凸约 80°,右凸约 20°,无压痛及叩击痛,腰椎各方向活动受限,双下肢感觉及肌力正常,腱反射正常,病理反射未引出。X 线片示如图 1-2-57。诊断:强直性脊柱炎。于 2005 年 3 月 31 日行后路椎板倒 V 形截骨并全椎体截骨矫形,通用脊柱椎弓根钉棒矫形固定系统内固定并植骨融合术。术后随访 42 个月,结果示:恢复直立行走,能平视前方,双下肢活动自如,生活质量明显提高。X 线片示腰椎生理曲度正常,内固定无松动,如图 1-2-58、1-2-59。

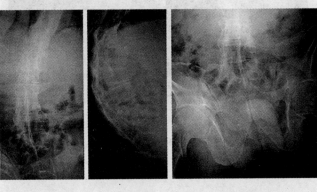

A 正位片　　　　B 侧位片　　　　C 骨盆平片

图 1-2-57　术前 X 线片

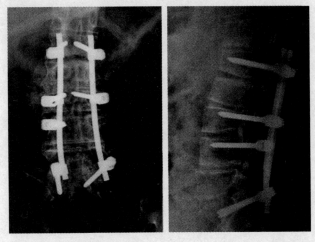

A 正位片　　　　　　B 侧位片

图 1-2-58　术后 X 线片

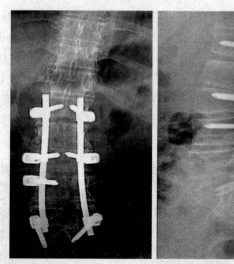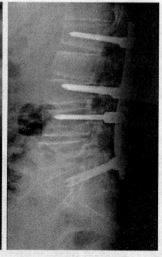

A 正位片   B 侧位片

图 1 - 2 - 59　随访 X 线片

第三章 单钉 – 沟槽柱翼钢板加 WDFC 治疗
腰椎滑脱症的基础与临床应用研究

【研究背景】

腰椎滑脱症是腰腿痛常见的病因之一,其治疗方法很多。以往采用减压后植骨融合术及手术复位内固定后路植骨融合术治疗,经远期观察,疗效不甚理想,发现存在植骨不融合、钢板松动、复发椎体滑脱等。近年来,脊柱外科医师经观察研究总结发现,其复发原因在于滑脱节段的椎间盘均有破坏、萎缩,复位后其椎间隙高度均有恢复,从而形成了一定的"空壳",如果仅于后侧固定、植骨融合,当长期下床活动时,其空壳反应则表现更加明显,而易致钢板松动乃至断裂或植骨断裂而发生椎体滑脱复发,需要再行椎体复位后行椎间融合术。腰椎滑脱的治疗目的是:减压、复位内固定、椎间融合,以达到恢复脊柱的生理功能,确保脊柱永久性稳定,有利于神经功能的恢复。既往对腰椎滑脱是否需要复位争议很多。现在大多数学者认为脊柱不稳是此症的主要病理解剖基础,特别是对重度滑脱的患者而言,如果滑脱的椎体不能复位,则无法解除因矢状径减小所致的椎管狭窄,也不能重建脊柱的正常序列和恢复其基本功能。因此,复位是治疗腰椎滑脱症的基础。前路手术只能行椎间融合,而不能使滑脱椎体复位,故易出现相应问题。

前路手术切口长,创伤大,出血多,解剖比较复杂,技术要求比较高,易损伤大血管、周围脏器及脊髓与神经根而出现较严重的并发症,因此不易在基层医院开展。

后路手术内固定及植骨融合术远期发现存在植骨不融合、钢板松动、复发椎体滑脱等问题。其原因在于空壳反应则表现更加明显,而出现上述问题。即使植骨已勉强融合,在长期反复剪切应力作用下,也可出现融合区拉长或疲劳骨折,使腰椎滑脱加重。通过临床实践,我们认为目前临床手术治疗腰椎滑脱症,还需要解决以下问题:①首先要认识滑脱患者的临床表现与椎体滑脱本身的关系,椎管减压与复位本身的关系。②设计器械要求复位固定器械无自身干扰现象、操作技术容易掌握、复位完全、固定可靠;使用的材料组织相容性好,与骨融合快,可以与 MRI、CT 有较好的相容性。

【总体思路】

为解决以上治疗腰椎滑脱症所存在的问题,我们初步拟定以下几条解决措施:①采用后正中切口能充分显示双侧椎板及突间关节,手术视野清晰。②自行设计了单钉 – 沟槽柱翼钢板及文登型螺纹式笼状椎体间融合固定器(WDFC)(图 1 – 3 – 1),具有操作简便、安装方便。应用有限弹性固定原则,无应力遮挡效应,符合生物学固定原则。③单钉 – 沟槽柱翼钢板与 WDFC 在治疗过程中为协同作用。1999 年 3 月成立课题组后我们进行了系统的研究。

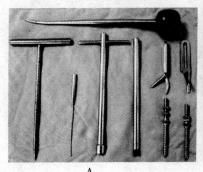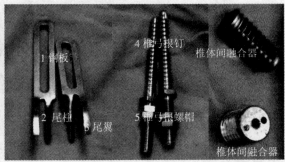

图 1-3-1　器械组图

【技术方案】

（一）应用解剖研究

（1）材料：取 25 具经福尔马林处理后的成人尸体，全部是汉族，不分性别、年龄、死亡原因和居住地。

（2）测量内容：测量 25 具尸体的 L_4、L_5、S_1 左右椎弓根的长、高、宽，同一序数椎弓根两侧间距，同侧椎弓根的 L_{4-5}、$L_5 \sim S_1$、$L_4 \sim S_1$ 轴向距离。

（3）方法：将每具尸体标本腰骶部背侧肌肉、肌腱、棘突全部切除，并且剥除椎弓根外侧及椎间孔的软组织，充分显露 L_4、L_5、S_1 椎弓根的背侧和外侧。观察各骨性标志完整、无畸形，再切除 L_4、L_5、S_1 的椎板，以备测量各种数据。

（4）结果：椎弓根长度是在矢状面上附突与乳突之间至椎体后缘的距离，宽度是椎弓根内外缘在额状面上的距离，高度是同一椎弓根上下切迹之间的距离（表 1-3-1）。同一椎体两椎弓根间距是左侧椎弓根内侧缘至右侧椎弓根外侧缘之间的距离。相邻两椎体同侧椎弓根间距是从一个椎弓根的上缘到另一椎弓根上缘的距离。测量数据采用 PEMS 统计软件包进行处理。（表 1-3-2,1-3-3）

为设计钢板尾柱的长度，对 S_1 椎弓根背侧到骶骨前缘进行了钻孔以测量总深度，钻孔时尾偏角为 16°，左侧深（31.8 ± 4.59）mm，右侧深（32.74 ± 4.95）mm。

表 1-3-1　腰骶段椎弓根长、宽、高数据表（$\bar{x} \pm s$）

椎弓根	左			右		
	长（mm）	宽（mm）	高（mm）	长（mm）	宽（mm）	高（mm）
L_4	13.34 ± 0.54	13.26 ± 1.72	9.06 ± 1.11	13.36 ± 0.28	13.94 ± 1.92	9.84 ± 0.46
L_5	13.59 ± 0.98	14.0 ± 2.02	10.72 ± 1.62	11.82 ± 0.61	13.98 ± 1.65	10.35 ± 1.09
S_1	10.2 ± 1.38	16.9 ± 2.65	14.94 ± 1.98	10.38 ± 1.44	16.94 ± 2.37	14.96 ± 0.95

表 1 - 3 - 2 椎弓根间距($\bar{x} \pm s$)		表 1 - 3 - 3 邻椎同侧椎弓根间距($\bar{x} \pm S$)	
椎弓根	间距(mm)	椎弓根	左(mm)	右(mm)
L_4	22.42 ± 4.74	$L_{4 \sim 5}$	29.52 ± 2.85	29.04 ± 3.35
L_5	25.54 ± 5.36	$L_5 - S_1$	31.04 ± 3.56	31.42 ± 1.26
S_1	29.18 ± 6.30	$L_4 - S_1$	59.92 ± 2.56	60.60 ± 2.55

（二）器械组成

（1）材料：ATI 型医用纯钛由北京有色金属研究总院提供,符合国家标准 GB3620、3621、2965 和国际标准 ISO5832 - 2。

（2）部件和结构：单钉 - 沟槽柱翼钢板的椎弓根螺钉进入椎弓根部分直径 6.8mm,螺纹较深 1.1mm,以加大椎体和椎弓根对钉的握持力;进入椎弓根和椎体部分的有效长度为 40 ~ 45mm,螺帽两枚;尾柱与钢板体部夹角 90° ~ 120°,尾翼可根据术中需要调整角度,钢板长 50 ~ 70mm,宽 13mm,槽宽 6mm;为加强钛钢表面强度,增加了氮化钛镀层。

（3）专用手术器械：手钻 1 支,为适应较粗椎弓根钉,后半部分直径 6.8mm。钢板折弯器 1 付,术中用于对尾柱或尾翼调整角度或弯曲钢板。钢板夹持器 1 件,用于安放钢板时夹持钢板。尾柱打入器 1 件,安放好钢板后用于将尾柱打入骶骨或 L_5 椎弓根。垂直六角扳手 2 件与螺帽配套。

（三）生物力学基础

脊柱的运动中轴在椎体和椎间盘的中部。站立时,躯干的负重力线在中轴的腹侧。对腰椎滑脱进行后侧入路椎体间固定融合,由于内固定物正处于脊柱的承重轴线上,因而可较好地恢复脊柱的承重功能。脊柱由椎骨构成的节段性功能单元组成,无论是在椎体还是在椎弓根行螺丝钉固定,其固定作用都是暂时的,均是以达到复位后骨性融合为目的。腰椎滑脱经后路复位植骨融合治疗后,在术后随访中未发现二次滑脱情况,而椎体间植骨融合固定则很少发生椎间失稳情况。Benzdl 指出,由于脊柱的瞬时旋转轴移向背侧,后路固定植骨处产生张力而影响愈合。Goldeman 认为,后路内固定器在脊柱直立位时只吸收部分轴向压缩负荷,并向背侧偏离负重力线。椎体间植骨固定的固定物位于运动节段的负重轴线上,恢复了脊柱的中柱、前柱功能,防止了再次滑脱。

我们与清华大学工程力学系合作对单钉 - 沟槽柱翼钢板加 WDFC 进行了生物力学实验,通过实验证明单钉 - 沟槽柱翼钢板加 WDFC 治疗腰椎滑脱复位固定后有着良好的稳定性,在各种加载过程中,应力与应变值在大于人体行走的负荷状态下均呈线性分布。中心加载达到 800N·cm 仍为线性,偏心加压达到 800N·cm 时仍为线性,已超过人体直立时腰骶部的受力,因此中止加载。临床上患者在骨性愈合之前禁止进行腰骶部大范围活动,该加载方法是模拟术后患者带腰围下地活动的状态。同时,通过实验也证明单节段固定较跨节段固定稳定性高。

生物力学实验是采用奔腾 3.0 计算机在 GRAFTOOL 软件下进行试验数据处理,首先求出各点进行了两个挂件的各个加载的均值,然后对各个点进行了线性回归分析,求出线性方程及线性相关系数 γ,γ 均在 0.99 以上。

（1）非破坏性压缩实验，如图1-3-2、1-3-3。

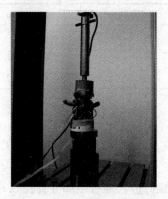

图1-3-2 非破坏性压缩实验
现场（单节段固定）

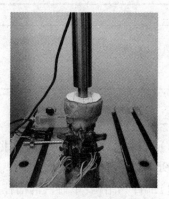

图1-3-3 非破坏性压缩实验
现场（跨节段固定）

1）单节段非破坏性压缩实验，如表1-3-4、图1-3-4～1-3-8。

表1-3-4 非破坏性压缩实验各测点应变值与负荷的关系（单节段）

负荷(N)	应变值($\bar{x} \pm s$)											
	中心位加载				前偏心加载				后偏心加载			
	1	2	3	4	1	2	3	4	1	2	3	4
150	88.1 ±1.6	26.9 ±1.4	56.2 ±1.2	48.1 ±1.2	-50.1 ±1.5	-25.1 ±1.3	123.1 ±1.8	140.3 ±1.8	-52.9 ±1.4	-11.1 ±1.2	163.2 ±1.7	-35.7 ±1.9
300	155.7 ±2.1	49.2 ±1.2	100.3 ±2.1	90.2 ±1.3	-75.1 ±1.6	-69.7 ±1.8	180.3 ±1.8	200.1 ±1.9	-80.3 ±1.7	-22.6 ±1.3	192.8 ±1.9	-62.2 ±1.7
450	233.2 ±2.4	73.1 ±1.1	180.2 ±1.7	165.3 ±1.2	-106.1 ±1.8	-113.8 ±2.0	192.2 ±2.1	255.3 ±2.1	-115.7 ±1.9	-44.3 ±1.2	220.7 ±1.8	-97.8 ±1.8
600	312.8 ±2.0	120.4 ±1.4	240.3 ±1.5	298.1 ±1.3	-135.1 ±1.3	-172.2 ±2.3	201.7 ±2.4	301.2 ±2.4	-145.8 ±2.1	-67.1 ±1.3	249.8 ±2.4	-122.6 ±2.0
750	388.6 ±1.9	208.9 ±1.2	370.2 ±1.7	480.3 ±1.6	-160.2 ±1.5	-210.3 ±2.5	210.8 ±1.9	345.7 ±2.1	-170.9 ±1.9	-86.7 ±1.5	280.9 ±2.1	-151.7 ±1.9

续表

负荷(N)	应变值($\bar{x} \pm s$)							
	左偏心加载				右偏心加载			
	1	2	3	4	1	2	3	4
150	-43.8 ±1.3	30.5 ±1.8	50.1 ±1.3	-20.0 ±1.7	-165.5 ±1.8	-55.1 ±1.7	52.9 ±1.7	43.8 ±1.5
300	-60.7 ±2.1	57.2 ±1.6	116.8 ±1.7	-39.2 ±1.8	-285.1 ±1.7	-100.7 ±1.6	89.2 ±1.5	80.7 ±1.9
450	-79.3 ±1.9	80.7 ±2.0	170.9 ±1.9	-56.7 ±1.7	-398.7 ±1.9	-152.8 ±1.9	132.7 ±1.8	139.8 ±1.8
600	-98.4 ±1.7	-112.5 ±1.8	232.5 ±1.8	-80.9 ±1.8	-527.9 ±2.4	-205.3 ±2.1	187.8 ±1.9	198.9 ±1.7
750	-120.5 ±1.7	-145.9 ±1.9	327.2 ±2.4	-101.2 ±1.9	-657.8 ±2.1	-260.7 ±1.9	239.9 ±2.1	250.6 ±1.9

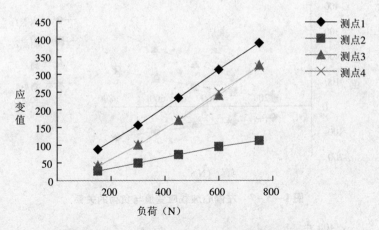

图 1 − 3 − 4　中心位加载应变值与负荷的关系

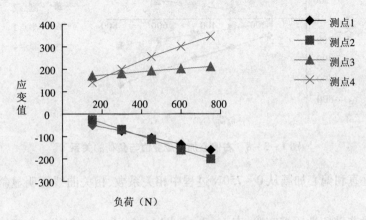

图 1 − 3 − 5　前偏心加载应变值与负荷的关系

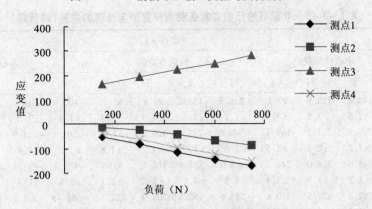

图 1 − 3 − 6　后偏心加载应变值与负荷的关系

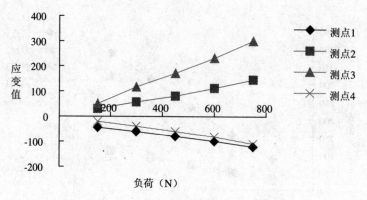

图 1 - 3 - 7　左偏心加载应变值与负荷的关系

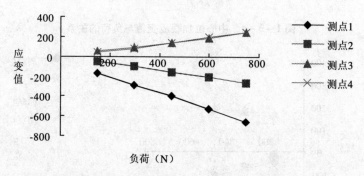

图 1 - 3 - 8　右偏心加载应变值与负荷的关系

在中心垂直和偏心加载从 0 ~ 750N 过程中相关系数、相关曲线无明显斜率变化。如上述图表示。

2）跨节段非破坏性压缩实验，表 1 - 3 - 5、图 1 - 3 - 9 ~ 1 - 3 - 13。

表 1 - 3 - 5　非破坏性压缩实验各测点应变值与负荷的关系（跨节段）

负荷（N）	应变值（$\bar{x} \pm s$）											
	中心位加载				前偏心加载				后偏心加载			
	1	2	3	4	1	2	3	4	1	2	3	4
150	79.5 ±1.5	146.6 ±1.5	128.9 ±1.5	99.3 ±1.3	-228.3 ±1.7	-151.2 ±1.4	90.8 ±1.9	65.3 ±1.7	-100.9 ±1.4	-90.1 ±1.2	241.4 ±1.8	-128.3 ±1.7
300	271.9 ±1.8	293.1 ±1.2	227.1 ±2.3	169.4 ±1.5	-349.6 ±1.6	-252.1 ±1.9	129.2 ±1.7	87.9 ±1.8	-262.1 ±1.8	-251.9 ±1.4	26106 ±2.0	-168.9 ±1.6
450	439.3 ±2.1	444.6 ±1.5	328.0 ±1.8	240.1 ±1.4	-469.0 ±1.9	-351.8 ±2.1	168.1 ±2.0	100.6 ±2.1	-422.9 ±1.9	-411.3 ±1.3	282.9 ±1.7	-208.4 ±1.7
600	600.3 ±1.8	592.3 ±1.4	427.5 ±1.6	310.6 ±1.3	-588.6 ±1.3	-452.9 ±2.2	208.9 ±2.3	122.3 ±2.3	-583.48 ±2.1	-572.2 ±1.4	303.8 ±2.2	-249.1 ±1.9
750	748.6 ±2.0	742.5 ±1.5	528.7 ±1.9	372.5 ±1.8	-708.0 ±1.8	-553.0 ±2.3	241.2 ±1.9	144.6 ±1.9	-723.6 ±1.9	-712.8 ±1.6	323.9 ±1.9	-290.9 ±1.9

负荷	应变值($\bar{x} \pm s$)							
(N)	左偏心加载				右偏心加载			
	1	2	3	4	1	2	3	4
150	−124.1 ±1.4	96.1 ±1.7	72.1 ±1.2	−47.3 ±1.7	−169.9 ±1.8	−801 ±1.7	56.3 ±1.7	52.8 ±1.6
300	−222.4 ±2.1	185.9 ±1.7	102.9 ±1.8	−87.9 ±1.8	−270.1 ±1.7	−180.2 ±1.6	106.5 ±1.5	103.9 ±1.9
450	−324.6 ±1.9	275.9 ±2.1	133.5 ±1.9	−127.9 ±1.7	−369.9 ±1.9	−279.9 ±2.0	156.5 ±1.8	152.8 ±1.9
600	−422.4 ±1.7	366.4 ±1.8	163.4 ±1.8	−167.8 ±1.8	−470.9 ±2.4	−380.3 ±2.1	206.3 ±1.9	203.9 ±1.8
750	−523.5 ±1.6	456.8 ±1.9	193.5 ±2.4	−207.5 ±1.9	−572.8 ±2.1	−481.2 ±1.9	256.3 ±2.1	252.6 ±1.9

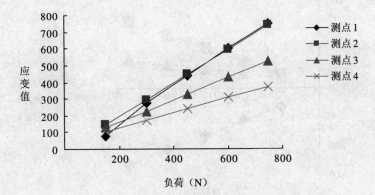

图 1 – 3 – 9   中心位加载应变值与负荷的关系

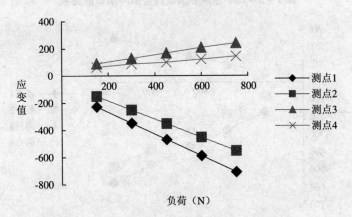

图 1 – 3 – 10   前偏心加载应变值与负荷的关系

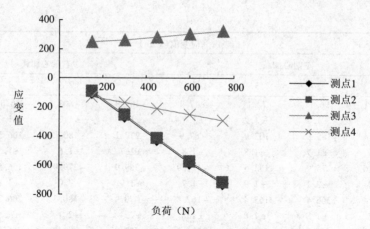

图 1 - 3 - 11   后偏心加载应变值与负荷的关系

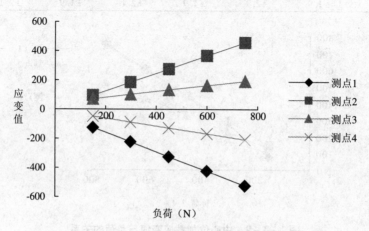

图 1 - 3 - 12   左偏心加载应变值与负荷的关系

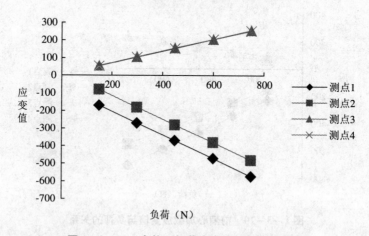

图 1 - 3 - 13   右偏心加载应变值与负荷的关系

在中心垂直和偏心加载实验中,负荷从 0 ~ 750N 过程中相关系数、相关曲线无明显斜率变化。如上述图表示。

（2）弯扭组合实验

1）单节段弯扭实验，如表1-3-6、图1-3-14。

表1-3-6　单节段弯扭距与相对扭转角的关系

弯扭距（N·cm）	相对扭转角（°）
0	0
100.0±0.02	1
282.1±0.03	2
306.3±0.07	3
415.3±0.06	4
539.6±0.08	5
585.9±0.07	6
750.2±0.01	7
810.8±0.07	8

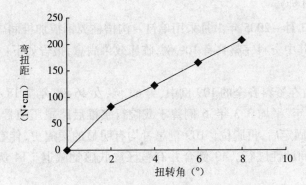

图1-3-14　单节段弯扭距与相对扭转角的关系

在单节段弯扭组合试验中试件既受弯矩M=PL、又受扭距MK=PI的综合作用，故所测应变值为两种受力的组合。两侧钢板所测各点应力均大致呈线性增长。如上述图表。

2）跨节段弯扭实验，如表1-3-6、图1-3-15。

表1-3-7　跨节段弯扭距与相对扭转角的关系

弯扭距（N·cm）	相对扭转角（°）
0	0
295.0±0.02	2
439.2±0.03	4
594.0±0.07	6
748.8±0.06	8

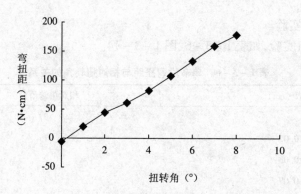

图 1 - 3 - 15 跨节段弯扭距与相对扭转角的关系

在跨节段弯扭实验中,当扭距和弯矩持续加大,则导致离加载点远的一侧钢板的应力增加加快,斜率变大,出现两侧对应点不对称斜率,这一现象从扭距295N·cm开始表现突出,此时扭转角读数为2°,失去稳定状态。

(四)临床应用研究

我院1999年3月~2005年1月采用单钉-沟槽柱翼钢板加椎间融合器治疗腰椎滑脱症共有132例,其中资料完整共有109例,临床效果满意,报告如下:

1. 临床资料

(1)一般资料:在资料齐全的109例中,男63例,女46例,年龄18~68岁,平均39.7岁,病程5天~23年,平均3.3年,6例曾于我院行腰椎后路减压植骨术,术后植骨未愈合。2例手术钢板固定后,再脱位。109例患者均有明显的腰痛史,伴有一侧或双侧下肢麻痛,均有跛行或间歇性跛行。49例合并有鞍区皮肤感觉减退。14例有大小便控制能力受影响。

(2)影像学资料:所有病例均摄腰椎正侧位、左右斜位及应力位片,测量椎体ASR和SSR。

2. 方法

(1)手术方法:①麻醉方法:可采用硬膜外麻醉或气管插管全身麻醉方法。②手术过程:患者俯卧于脊柱手术支架上,在腰部后正中作一纵形切口,显露椎板、关节突关节及横突。确定滑脱节段,自滑脱椎体的两侧椎弓根部按照Weinstein法定位,用椎弓根探子沿椎弓根纵轴探入,将椎弓根钉置入,将钢板的尾钉置入滑脱椎体的下位椎体的椎弓根内,同时将沟槽钢板套在滑脱椎的椎弓根钉的尾部。然后同时拧紧两侧的螺帽,向后提拉滑脱椎体,即可使滑脱椎体复位。C型臂X线机透视证实钢板位置正确,复位满意。行椎管、神经根管扩大减压,分别拉开硬膜囊及神经根,显露椎间隙,切开后纵韧带,摘除髓核,用铰刀扩孔,去除部分软骨板,用丝椎进行攻丝,将填满碎骨的WDFC拧入椎间。WDFC的尾部低于椎体后缘约3mm。WDFC的置入有两种形式:一种是用2枚WDFC从后向前垂直置入,另一种是用1枚WDFC从后向前斜形置入,向后倾斜角45°为宜。③术后处理:术后24~48小时拔除引流管,一周后拍X线片,两周拆线,术后卧床4~6周后,可带腰围下床活动。

（2）疗效评价方法：术前、术后和随诊时摄腰骶部正侧位片及屈伸位片。根据赵杰等的标准判定椎间融合情况，观察固定节段的椎体间有无位移，滑脱有无复发，其椎间高度有无明显变化等，疗效评定参照邹德威等制定的标准。

3. 结果　手术时间 2～3 小时，平均 2.4 小时，出血量约 200～600ml，平均随诊 26 个月，109 例均无断钉现象，WDFC 无下沉、脱出现象发生，术中并发神经根牵拉损伤 4 例，其中术后用药治疗后神经症状完全恢复者 3 例，有 1 例留有轻度皮肤感觉障碍。

【述评】

单钉－沟槽柱翼钢板加 WDFC 治疗腰椎滑脱症的特点：①减压彻底、复位优良、固定可靠、方法简单、易掌握推广，本手术采用后路正中切口，能充分显露双侧椎板及突间关节，利用单钉－沟槽柱翼钢板将滑脱椎体彻底复位，可在直视下切除椎管内的致压物并安放 WDFC，可靠固定。②对脊柱的稳定性破坏小，在减压时，我们仅切除部分椎板，保留了双侧的突间关节，可恢复脊柱正常关系，改善外观，更能满足腰骶部的生物力学，有利于脊柱的远期稳定性。该固定方法手术时间短，破坏性小，出血少，较以往其他固定复位效果好。③符合有限、弹性内固定的生物学固定原则，单钉－沟槽柱翼钢板加 WDFC 固定无应力遮挡效应，有利于腰椎滑脱的愈合，是符合 BO 理论的内固定方法。具有可信的强度，理想的三维固定优点，术后不会出现内固定松动及脱落，椎体不易滑动。④单钉－沟槽柱翼钢板及 WDFC 具有优良的金属性能。单钉－沟槽柱翼钢板及 WDFC 采用 Ti6AL4V 制成，无过敏反应，具有良好的组织相容性，避免了在体内发生电解反应。同时还有良好的 MRI、CT 相容性，术后可进行各种影像学检查，以观察脊髓及椎管内的情况。钛具有诱导骨形态发生蛋白的作用，可以提高骨形态发生蛋白的生物活性。⑤促进椎间骨融合。

【鉴定意见】

山东省科技厅组织专家鉴定意见

"单钉－沟槽柱翼钢板加 WDFC 治疗腰椎滑脱症的基础与临床应用研究"是山东省文登整骨医院在国内外应用椎弓根钉系统及 TFC 基础上，根据国人的脊柱腰骶段的解剖特点，设计出的单钉－沟槽柱翼钢板和 WDFC 结合治疗腰椎滑脱症。为治疗腰椎滑脱症提供了一种新的器械组合，是一种新的治疗方法。具有如下特点：①将单钉－沟槽柱翼钢板的复位、固定作用与 WDFC 的支撑、融合作用协同起来，优势互补，起到复位、固定、支撑、融合的良好效果。②采用后入路，复位理想，减压彻底，可同时进行前中柱椎体减压固定融合术。③该方法减少了椎弓根钉的植入数量，并具有操作简便、安全的特点，达到可靠的三维固定。④价格低廉的优势。

经临床 132 例应用，其中 109 例平均随访 26 个月，优良率达到 94.5%，恢复了脊柱的生理序列，为脊髓神经功能恢复创造良好条件。

该课题设计有创新性，科学性强，资料齐全，数据可靠，临床效果优良。该研究为国内首创，在椎弓根钉系统设计方面达到了国内领先水平。建议广泛推广应用。

该科研课题 2008 年获山东省科学技术进步二等奖。

【典型病案】

毕某,男,48岁,腰痛1年伴右下肢放射痛3个月于2004年8月24日入院。查体:腰骶部前凸增大,L_5棘突可扪及台阶感,压痛(+),叩击痛(+),并向右下肢放射,双下肢诸肌肌力Ⅳ级,皮肤感觉未见明显异常。下肢腱反射正常,病理反射未引出。诊断:L_5滑脱症。如图1-3-16。于2004年8月28日行单钉-沟槽柱翼钢板内固定手术。术后X线片如图1-3-17。随访结果示:患者双下肢及腰部感觉及活动良好,肌力恢复正常,可以从事正常体力劳动。

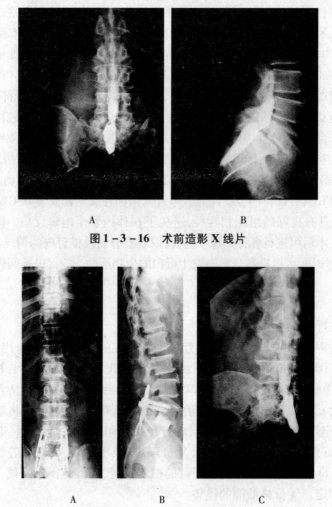

A   B

图1-3-16 术前造影X线片

A   B   C

图1-3-17 术后X线片

隋某,男,43岁,腰痛伴左下肢麻痛2个月于2005年3月11日入院。查体:腰椎曲度变直,$L_{4\sim5}$间扪及台阶感,压痛(+),无放射痛,右腘肌、髂腰肌肌力Ⅳ级,左小腿外侧皮肤感觉减退,腱反射减弱,病理反射未引出。术前椎管造影如图1-3-18。诊断:L_4椎弓崩裂并滑脱症(Ⅱ度)。于2005年3月15日行单钉-沟槽柱翼钢板内固定手术治疗。

术后 X 线片如图 1-3-19。术后随访结果示:患者双下肢感觉及活动良好,可以从事正常体力劳动。

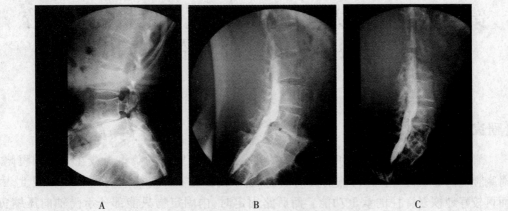

A   B   C

图 1-3-18　术前椎管造影片

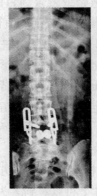

A 正位片   B 侧位片

图 1-3-19　术后 X 线片

第四章　侧前方减压植骨双凤尾钢板固定治疗
胸腰椎爆裂骨折的基础与临床应用研究

【研究背景】

脊柱的运动中轴在椎体和椎间盘的中部。站立时,躯干的负重力线在中轴的腹侧。对胸腰椎的爆裂性骨折进行侧前方内固定,由于内固定物正处于脊柱的承重轴线上,因而可较好地恢复脊柱的承重功能。而后路固定时,内固定物只能部分承受轴向压缩负荷。脊柱是由节段椎骨构成的节段性活动单元组成,无论是在椎体还是在椎弓根行螺丝钉固定,其固定作用都是暂时的,以达到骨性愈合或融合为目的。爆裂骨折经后路复位固定植骨融合后,在术后随访中可发现撑开的椎体前缘高度有部分丢失、后凸成角畸形。而椎体间植骨固定则很少发生再成角。Benzel 指出,由于脊柱的瞬时旋转轴移向背侧,后路固定植骨处产生张力而影响愈合,不能完全防止后凸畸形发生。Goldeman 认为,后路内固定器在脊柱站立位时只吸收部分轴向压缩负荷,并向背侧偏离负重力线,因此不能完全防止后凸畸形的发生。椎体间植骨固定在生物力学上正好固定于运动节段的负重部分,恢复了脊柱的中柱、前柱功能,即使后路固定的强度和刚度与前路植骨固定相同,椎体间植骨固定亦比后路固定承载能力要好。

在爆裂性脊柱骨折中,脊髓致压物多来自椎管前方或后方,主要为椎体后部碎裂后移的骨块或骨折的椎板、关节突前突。从 CT 片上可以看到多为椎体后上部三角形骨块。Denis 发现椎管占位小于 50% 者也有神经损害症状。Trafton 认为在 T_{12}、L_1 爆裂骨折中,若椎管矢状面上占位达 50% 或更多,将增加神经损害的危险。对严重爆裂性骨折采用后路手术间接减压常有困难。侧前方减压可直接切除脊髓侧、前方的致压物,同时可以切除骨折向前移位的椎板或关节突,充分消除压迫脊髓的骨性因素及软组织性因素。手术在直视下进行,减压安全,效果肯定。经椎弓根的后路手术虽然也可以进行减压,但损伤的椎体复位后,其内部形成空壳效应,并且损伤椎间隙难以融合,常出现复位高度丢失和假关节形成。

以往的前路手术采用胸腹联合切口,切口长,创伤大,出血多,解剖复杂,需要切断诸多胸腹部肌肉,技术要求高;由于术中需要显露伤椎及上、下各一个椎体,剥离范围大,易造成椎体侧方腰动脉和静脉丛损伤出血,或者损伤交感神经干或神经节引起下肢自主神经功能失调;目前植入物部件较多,安装繁琐、费时,操作不方便,例如 AO 双棒系统、枢法模·丹历的可调节钢板等;术中将伤椎椎体完全切除,破坏了植骨床血运,植骨块愈合较困难,易造成植骨块吸收塌陷,使术后后凸成角畸形加重;前路内固定技术多采用坚强内固定,可产生应力遮挡而影响融合。

侧前方减压植骨双凤尾钢板(图 1-4-1)固定技术改变了传统手术入路,采用棘突旁纵行切口,只切断部分骶脊肌,减小了手术创伤及术中出血量;侧前方减压既可以直接切除椎管前方的致压物,又可以切除因骨折塌陷的椎板,使减压更彻底;采用双凤尾钢板固定,钢板尾端固定于上下椎体内,用自锁螺钉将钢板与植骨块固定,操作简便;术中只切除了伤椎椎体的后侧1/4～1/3,保留了椎体前部骨质、前纵韧带及对侧骨质,保证了植骨块的血运,防止植骨块吸收塌陷;采用有限弹性固定方法,符合生物学固

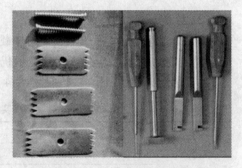

图1-4-1　双凤尾钢板器械组合

定原则,消除了内固定物的应力遮挡效应;双凤尾钢板采用钛合金制作,具有良好的韧性和组织相容性,无过敏反应,能诱导骨形态发生蛋白活性,同时还有良好的 MRI、CT 相容性;螺钉为自锁定设计,具有防止螺钉退出的作用。因此,椎体侧前方减压植骨双凤尾钢板内固定术是可同时完成减压、复位、固定、椎体融合、矫正后凸畸形、重建脊柱稳定性的一项简单、实用、有效、安全的方法。

【技术方案】

(一)双凤尾钢板固定胸腰椎爆裂性骨折的生物力学研究

1. 材料与方法

(1)实验试件制作:从意外死亡并经福尔马林处理过的成年男性(<40 岁)尸体脊柱标本上载取 $T_{12} \sim L_2$ 部位。摄 X 线片,除外明显损伤、骨质疏松、退行性变的标本。切取 8 块宽 2.5cm、长为所测标本 T_{12} 椎体下缘至 L_2 椎体上缘高度 +(6~8)mm 的尸体髂骨块,与相应的脊柱标本配对,剔除脊柱标本所有的肌肉组织,保留韧带、小关节、骨结构的完整。采用撞击法制作 8 具符合测试要求的椎体爆裂性骨折模型。用直径 100mm 的模具将 T_{12}、L_2 椎体固定,仅暴露 L_1 椎体及其上下椎间盘。再将标本垂直固定在 BIM-I 型立式生物撞击机固定模具上,采用准静态加载方式致伤。用 15kg 重锤沿垂直滑道从 1.5m 高处坠落,作用在二次锤上,制成 L_1 椎体爆裂性骨折模型。将双凤尾钢板按实际手术方法固定于 L_1 爆裂骨折模型上。分别在钢板两端贴电阻应变片(BHF120-2AA,高精密级)。用自凝牙托粉包埋模型上下端(T_{12}、L_1 椎体),将试件安装在 WDW3020 型计算机控制电子万能实验机上,应变片连接 DH3818 静态应变测试仪。采集的数据由与万能实验机配套的计算机自动处理。两种试件各做 4 个。

(2)实验方法:实验采用电测法,分两部分进行,每个试件分别进行 2 次测试。①压缩实验加载方法:在双凤尾钢板左右侧的上下位置分别布置四个应变片。在模型的顶部选择中心、前、后、左、右位等 5 个位置作为加载点,加载点之间的间距为 19mm。加载实验在电子万能实验机上进行。先给予 50N 的预负荷,测量时以 50N 的间隔分级加载,在各分级加载点测量各个应变片上的应变值。②弯曲扭转实验加载方法:在双凤尾钢板的轴向左右位置各布置 3 个电阻应变片。将模型一端固定在试件支座上,另一端施加一个弯扭联合作用力,加载点与双凤尾钢板之间的距离为 6cm。测量时按 10N 的间隔分级加载,即以 60N·cm 的弯扭距间隔分级加载。在各分级加载点分别测量各个应变片的应变值。

2. 结果

（1）压缩实验：在各加力点轴向加载时，其负荷与应变呈线性关系（表1-4-1）。当负荷达到600N时，各应变点的应变值仍呈线性变化，表明模型的整体结构仍处于稳定状态，并显示出高弹性（图1-4-2~1-4-6）。

表1-4-1 压缩实验各测点应变值与负荷的关系

负荷(N)	应变值($\bar{x} \pm s$)											
	中心位加载				前偏心加载				后偏心加载			
	1	2	3	4	1	2	3	4	1	2	3	4
50	38.4 ±1.7	10.8 ±1.3	26.8 ±1.5	23.8 ±1.6	-68.5 ±1.6	-14.3 ±1.1	159.7 ±1.3	136.7 ±1.3	-69.5 ±1.1	-7.2 ±0.6	168.8 ±0.9	-5.8 ±0.6
100	78.1 ±2.1	21.6 ±1.5	53.9 ±1.4	48.1 ±1.3	-77.8 ±1.5	-39.7 ±1.3	169.4 ±1.5	163.9 ±1.4	-87.1 ±1.3	-18.8 ±1.1	189.3 ±1.2	-28.6 ±0.9
150	115.9 ±2.3	32.4 ±1.3	80.5 ±1.6	72.3 ±1.5	-89.2 ±1.8	-66.5 ±1.4	178.5 ±1.7	188.6 ±1.8	-103.8 ±1.6	-31.5 ±1.2	208.1 ±1.3	-51.3 ±0.8
200	155.4 ±1.9	42.7 ±1.4	107.3 ±1.9	95.8 ±1.8	-98.3 ±1.6	-91.2 ±1.5	185.9 ±1.6	215.5 ±1.7	-120.4 ±1.2	-42.9 ±1.1	228.6 ±1.3	-73.4 ±1.1
250	194.6 ±2.2	53.6 ±1.7	134.3 ±1.8	120.3 ±1.7	-108.6 ±1.3	-118.6 ±1.3	196.2 ±1.8	242.1 ±1.7	-137.2 ±1.5	-56.1 ±1.3	247.7 ±1.2	-96.5 ±0.9
300	233.2 ±2.3	63.9 ±1.5	161.5 ±2.1	144.2 ±1.9	-120.1 ±1.7	-143.9 ±1.8	205.4 ±1.7	268.3 ±1.9	-153.5 ±1.7	-68.3 ±1.2	268.3 ±1.4	-118.3 ±1.2
350	271.7 ±2.1	75.2 ±1.6	188.1 ±1.7	167.7 ±1.6	-130.4 ±1.9	-171.3 ±1.6	214.6 ±1.7	293.1 ±1.7	-170.6 ±1.6	-80.2 ±1.1	287.5 ±1.5	-140.7 ±1.1
400	310.8 ±1.9	85.9 ±1.9	215.3 ±1.9	192.2 ±2.1	-139.2 ±1.6	-196.8 ±1.5	223.2 ±1.9	320.4 ±2.0	-187.3 ±1.9	-91.4 ±1.5	308.1 ±1.4	-163.8 ±1.3
450	349.4 ±2.1	96.2 ±1.7	241.7 ±1.6	215.6 ±1.8	-149.7 ±1.8	-221.1 ±1.9	231.5 ±2.1	346.3 ±2.2	-202.9 ±1.7	-104.3 ±1.2	326.8 ±1.5	-186.3 ±1.2
500	388.1 ±2.0	107.3 ±2.1	268.9 ±2.2	240.1 ±2.2	-160.8 ±2.1	-248.7 ±1.7	240.1 ±1.7	371.8 ±1.9	-220.7 ±1.6	-115.6 ±1.5	347.5 ±1.3	-209.1 ±1.2
550	427.5 ±1.8	118.1 ±2.0	295.7 ±1.8	263.6 ±1.9	-171.1 ±1.9	-275.2 ±1.5	249.3 ±1.8	398.5 ±2.1	-237.5 ±1.8	-127.7 ±1.3	367.2 ±1.6	-230.6 ±1.4
600	466.3 ±2.3	128.5 ±2.1	322.5 ±2.1	288.7 ±2.3	-180.3 ±1.9	-301.2 ±1.6	258.4 ±1.9	424.7 ±1.8	-253.6 ±1.9	-140.9 ±1.6	386.4 ±1.5	-254.1 ±1.3

负荷(N)	应变值($\bar{x} \pm s$)							
	左偏心加载				右偏心加载			
	1	2	3	4	1	2	3	4
50	−26.4 ±1.3	20.6 ±1.3	32.7 ±1.4	−11.2 ±1.2	−75.8 ±1.5	−33.1 ±1.5	34.9 ±1.3	31.7 ±1.4
100	−53.1 ±1.5	39.8 ±1.2	66.1 ±1.3	−21.4 ±1.5	−152.5 ±1.4	−64.7 ±1.4	68.5 ±1.5	65.3 ±1.3
150	−79.3 ±1.6	61.3 ±1.5	98.6 ±1.7	−32.1 ±1.3	−227.6 ±1.6	−98.8 ±1.6	103.8 ±1.6	97.5 ±1.5
200	−105.8 ±1.9	81.5 ±1.7	131.4 ±1.5	−43.8 ±1.5	−305.1 ±1.9	−129.6 ±1.8	138.3 ±1.5	138.8 ±1.4
250	−132.4 ±1.8	100.4 ±1.8	163.2 ±1.5	−53.9 ±1.4	−381.3 ±2.1	−163.5 ±1.5	172.5 ±1.4	163.2 ±1.6
300	−160.2 ±1.8	121.6 ±1.9	197.1 ±1.8	−65.3 ±1.6	−455.3 ±1.8	−193.9 ±1.7	205.9 ±1.7	194.1 ±1.5
350	−184.7 ±2.1	141.1 ±1.6	228.6 ±1.9	−75.2 ±1.5	−532.8 ±2.1	−227.1 ±1.6	241.6 ±1.8	226.5 ±1.7
400	−212.5 ±1.7	162.1 ±2.1	262.5 ±1.9	−86.9 ±1.8	−608.5 ±1.7	−261.2 ±1.5	275.9 ±1.9	259.3 ±1.9
450	−238.9 ±1.9	182.5 ±1.8	295.3 ±2.1	−97.4 ±1.6	−683.6 ±1.8	−292.7 ±1.9	308.8 ±2.1	293.0 ±1.8
500	−264.7 ±2.3	202.3 ±1.9	327.1 ±1.8	−108.6 ±1.9	−761.2 ±2.0	−326.5 ±2.1	344.6 ±1.7	322.7 ±1.6
550	−292.5 ±2.1	221.9 ±1.9	360.8 ±2.2	−118.7 ±1.7	−837.4 ±1.9	−357.6 ±1.8	378.7 ±1.9	357.4 ±1.9
600	−318.5 ±1.9	242.9 ±2.2	393.2 ±1.9	−130.5 ±2.1	−912.7 ±2.1	−391.8 ±1.9	411.9 ±2.0	388.5 ±2.1

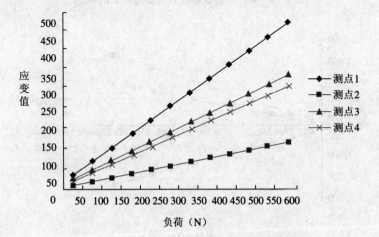

图1−4−2 中心位加载应变值与负荷的关系

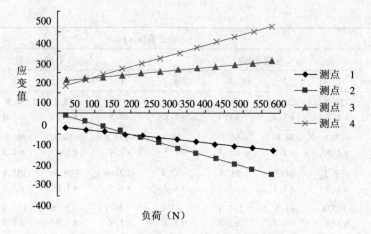

图 1-4-3 前偏心加载应变值与负荷的关系

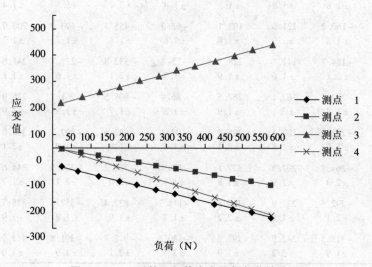

图 1-4-4 后偏心加载应变值与负荷的关系

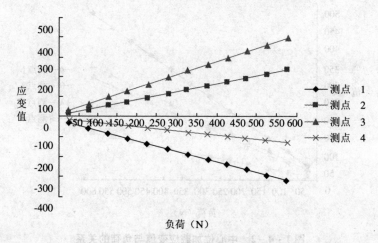

图 1-4-5 左偏心加载应变值与负荷的关系

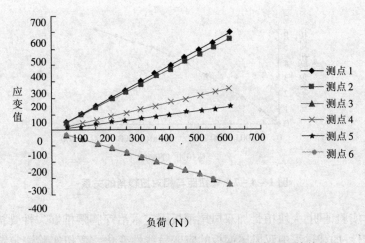

图1-4-6 弯曲扭转实验各测点应变值与弯扭距的关系

(2)弯曲扭转实验:在弯扭距联合作用下,各点应变值随负荷的增加均呈线性变化(表1-4-2,图1-4-6)。当扭距达到600N·cm时,仍是如此。说明模型整体结构稳定。弯扭距与模型两端之间相对扭转角呈线性关系(表1-4-3,图1-4-7)。弯扭距达到600N·cm时,扭转角只有6.26°,模型整体结构无破坏,说明其有良好的抗弯扭能力。

表1-4-2 弯曲扭转实验各测点应变值与弯扭距的关系

弯扭距 (N·cm)	应变值($\bar{x} \pm s$)					
	1	2	3	4	5	6
50	49.3±1.1	46.5±1.2	-26.7±1.1	21.1±1.3	11.6±0.8	-25.9±1.2
100	98.2±1.3	93.2±1.5	-55.4±1.4	42.9±1.1	25.4±1.1	-55.6±1.2
150	147.6±1.6	139.9±1.2	-83.7±1.3	65.7±1.2	37.5±1.2	-84.1±1.4
200	196.8±1.4	186.5±1.6	-111.8±1.2	87.2±1.1	51.3±1.3	-110.6±1.3
250	246.1±2.3	233.4±1.8	-140.1±1.4	109.4±1.3	62.2±1.2	-140.4±1.5
300	295.2±1.8	280.1±1.7	-168.3±1.3	130.7±1.2	76.6±1.6	-166.5±1.6
350	344.1±1.5	326.8±2.1	-195.4±1.6	152.5±1.3	86.9±1.4	-196.1±1.7
400	393.5±1.7	373.2±1.6	-224.1±1.8	172.3±1.4	101.4±1.5	-223.7±1.5
450	442.7±1.4	420.3±1.5	-252.5±1.5	196.1±1.8	112.4±1.5	-253.8±1.5
500	491.6±1.6	466.9±1.4	-279.1±1.4	216.6±1.9	125.8±1.7	-278.6±1.4
550	540.7±1.5	513.4±1.6	-308.7±2.3	237.8±2.3	138.3±1.9	-308.1±1.8
600	590.4±2.4	560.4±1.9	-335.4±1.8	261.2±2.1	149.7±1.8	-336.2±2.2

表1-4-3 弯扭距与相对扭转角的关系

弯扭距(N·cm)	相对扭转角($\bar{x} \pm s$)(°)
0	0
60	0.92±0.03
120	1.74±0.05
180	2.51±0.03
240	3.22±0.04
300	3.95±0.06
360	4.52±0.03
420	5.03±0.05
480	5.41±0.06
540	5.77±0.07
600	6.26±0.06

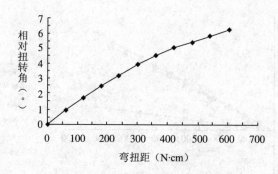

图 1-4-7 弯扭距与相对扭转角的关系

生物力学实验证明,大块植骨加双凤尾钢板固定术治疗胸腰椎爆裂性骨折,结构紧密,有良好的稳定性,加载过程中双凤尾钢板的应变呈线性变化。弯扭实验测定结果更证明了其稳定程度较高,完全满足了脊柱胸腰段生物力学的要求,并且表现出高弹性,符合生物力学固定的特点。

(二)临床应用研究

我院 1988 年 10 月~2004 年 1 月临床应用侧前方减压植骨双凤尾钢板固定术治疗胸腰段椎体爆裂性骨折 76 例。其中随访资料齐全的 42 例。

1. 临床资料

(1)一般资料:本组 42 例。年龄 27~58 岁,平均 37.7 岁;男 27 例,女 15 例,受伤至手术时间 3~9 天。交通伤 17 例,高空跌伤 19 例,采矿及其他作业伤 3 例,其他原因受伤 3 例。

(2)临床表现:全部患者均有不同程度的脊柱腰部后凸畸形。42 例中,自损伤平面以下感觉、运动、反射、大小便均功能丧失 9 例,27 例运动和感觉不同程度减弱或部分消失。

(3)影像学表现:全部进行了 X 线摄片及 CT 检查,均为屈曲型骨折,椎弓根间距增大;损伤椎体 T_{11} 5 例,T_{12} 11 例,L_1 12 例,L_2 14 例;脊柱后凸成角 18°~45°,平均 27.5°。椎管 I 度梗阻 5 例,II 度梗阻 27 例,III 度梗阻 10 例。

2. 方法

(1)手术方法:侧卧位。采用气管插管全麻。以伤椎为中心,棘突旁 1~2cm 行纵行切口,切开皮肤、皮下组织及一侧腰背筋膜,骨膜下剥离一侧骶棘肌并切断,结扎腰动脉,骨膜下剥离椎体一侧软组织,即可显露椎体侧方及一侧椎板。根据手术节段决定是否需切除肋骨。胸椎切除肋骨头,显露椎体后缘及椎弓根,用尖嘴咬骨钳逐步咬除椎弓根,用椎板咬骨钳切除骨折椎板,用圆凿或水平凿在椎体后外侧紧靠椎体前缘凿一纵行骨槽,使椎体后壁成为一薄层骨片而易于切除。新鲜骨折可在直视下切除向后移位至椎管内的松动骨片及破碎的椎间盘组织。减压后应见到脊髓搏动。用椎体撑开器撑开椎间隙,使骨折脱位复位,并恢复椎体高度和矫正后凸畸形,同时测量所需骨槽长度,以备取合适髂骨。陈旧性损伤患者常需切断前纵韧带才能矫正后凸成角畸形。然后切除宽 2.5cm,长与所测骨槽长度一致的带有三面骨皮质的全板自体髂骨块备用,在撑开器的维持下,以推进器将髂骨块嵌插在上、下椎体之间骨槽内,使髂骨块完全位于椎体中央并略靠椎体前缘,上下陷于椎体终板骨质内,将双凤尾钢板弯成弓形,双凤尾尾部嵌于上下椎体终板内,用钢板嵌入器锤击钢板使其与髂骨块平行贴紧后,在骨块中央钻孔,用一枚自锁螺钉固定钢板与骨块。

术后引流 24~48 小时。2 周后戴充气式脊柱弹性固定牵引器下床活动,至骨折愈合后解除固定牵引器。

(2)围手术期中医药治疗:术前及术后 2 周内治以活血化瘀、行气止痛,术后第三周开始口服接骨方(6g,1 次／日)活血和营、补益肝肾、接骨续筋。

3. 结果　术后随访最短 24 个月,最长 5 年,平均 3 年 4 个月;术前脊柱后凸角 18°~45°,平均 27.5°,术后为 0°~16°,平均 6°。CT 及 X 线片检查示椎管内无骨块占位(图 1-4-8)。按 ASIA 评定方法对术前和复查结果进行了评定和统计学处理,如表 1-4-4。

表 1-4-4　术前、术后、随访 ASIA 分级评定结果

ASIA 分级	病例数		
	术前	术后	随访时间
A	9	7	3
B	4	5	4
C	17	14	4
D	12	16	7
E	0	0	24

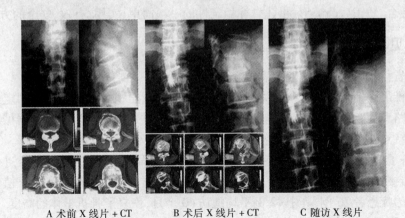

A 术前 X 线片 + CT　　　B 术后 X 线片 + CT　　　C 随访 X 线片

图 1-4-8　CT 及 X 线片

【述评】

在爆裂性脊柱骨折中,脊髓致压物多来自椎管前方或后方,主要为椎体后部碎裂后移的骨块或因骨折前移的椎板、关节突。从 CT 片上可以看到多为椎体后上部三角形骨块。Denis 发现椎管占位小于 50% 者也有神经损害症状。Trafton 认为在 T_{12}、L_1 爆裂性骨折中,若椎管矢状面上占位达 50% 或更多,将增加神经损害的危险。对严重爆裂性骨折采用后路手术间接减压常有困难。侧前方减压可直接切除脊髓侧前方的致压物,同时可以切除因骨折向前移位的椎板或关节突,充分消除压迫脊髓的骨性因素及软组织性因素。手术在直视下进行,减压安全,效果肯定。经椎弓根的后路手术虽然也可以进行减压,但损伤的椎体复位后,其内部形成空壳效应,并且损伤椎间隙难以融合,常出现复位高度丢失和假关节形成。

以往的前路手术采用胸腹联合切口,切口长,创伤大,出血多,解剖复杂,需要切断诸多胸腹部肌肉,技术要求高;由于术中需要显露伤椎及上、下各一个椎体,剥离范围大,易造成椎体侧方腰动脉和静脉丛损伤出血,损伤交感神经干或神经节引起下肢自主神经功能失调;目前植入物部件较多,安装烦琐、费时,操作不方便,例如 AO 双棒系统,枢法模的可调节钢板等;术中将伤椎椎体完全切除,破坏了植骨床血运,植骨块愈合较困难,易造成植骨块吸收塌陷,使术后后凸成角畸形加重;前路内固定技术多采用坚强内固定,可能产生应力遮挡而影响融合。

侧前方减压技术改变了传统手术入路,采用棘突旁纵行切口,只切断部分骶脊肌,减小了手术创伤,减少了出血量;侧前方减压既可以直接切除椎管前方的致压物,又可以切除因骨折塌陷的椎板,使减压更彻底;采用双凤尾钢板固定,钢板尾端固定于上下椎体内,用自锁螺钉将钢板与植骨块固定,操作简便;术中只切除了伤椎椎体的后侧 1/4 ~ 1/3,保留了椎体前部骨质、前纵韧带及对侧骨质,保证了植骨块的血运,防止植骨块吸收塌陷;采用有限弹性固定方法,符合生物学固定原则,消除了内固定物的应力遮挡效应;双凤尾钢板采用钛合金制作,具有良好的韧性和组织相容性,无过敏反应,能诱导骨形态发生蛋白活性,同时还有良好的 MRI、CT 相容性;螺钉为自锁定设计,具有防止螺钉脱出的作用。因此,椎体侧前方减压植骨双凤尾钢板内固定术是可同时完成减压、复位、固定、椎体融合、矫正后凸畸形、重建脊柱稳定性的一项简单、实用、有效、安全的方法。

【鉴定意见】

山东省科技厅组织专家鉴定意见

胸腰椎爆裂性骨折是骨科常见创伤,脊柱侧前方减压植骨双凤尾钢板固定是一种新的手术入路和固定方法,为治疗胸腰椎爆裂性骨折提供了新的治疗方案和器械。该课题具有如下特点:①采用后外侧入路,前外侧减压,创伤小,出血少,视野清晰。②减压彻底,并具备了前后路双重减压的特点。③双凤尾钢板固定采用纯钛制作,经过生物力学测定,该器械韧性好,结果简单,符合生物力学固定原则。④采用侧前路减压植骨双凤尾钢板固定治疗患者 76 例,其中 42 例平均随访 40 个月,恢复了骨折椎体的高度,骨折愈合良好,基本恢复了脊柱生理序列。

侧前方减压植骨双凤尾固定治疗胸腰椎爆裂骨折课题设计新颖、严谨,各项资料齐全,数据可靠,临床效果优良,经济实用。该研究为国内首创,达到国内领先水平。

【典型病案】

郝某,男,50 岁,摔伤腰部疼痛、活动受限半天于 1998 年 10 月 19 日入院。查体:胸腰段椎体后凸畸形,压痛明显,双下肢自腹股沟平面以下感觉减退,肌力正常,生理反射正常,病理反射未引出。X 线片及 CT 片示如图 1 - 4 - 9、1 - 4 - 10。诊断:T_{12} 爆裂性骨折并不全截瘫。于 1998 年 10 月 29 日行侧前方减压植骨双凤尾钢板固定手术,术后 X 线片及 CT 片如图 1 - 4 - 11、1 - 4 - 12。术后随访 31 个月,结果示:双下肢感觉及肌力正常,恢复正常生活及劳动力,如图 1 - 4 - 13。

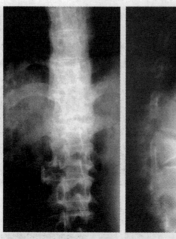

A 正位片　　　　　B 侧位片

图 1 - 4 - 9　术前 X 线片

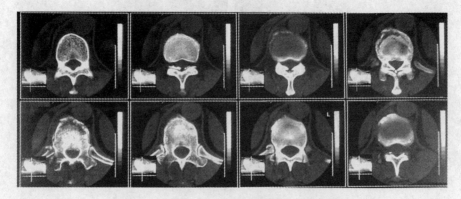

图 1 - 4 - 10　术前 CT

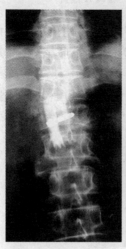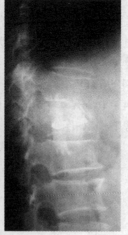

A 正位片　　　　　B 侧位片

图 1 - 4 - 11　术后 X 线片

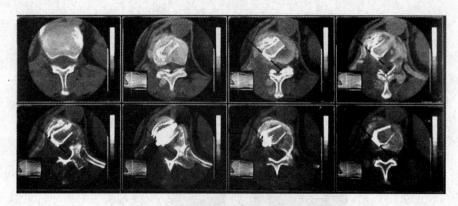

图 1 - 4 - 12 术后 CT

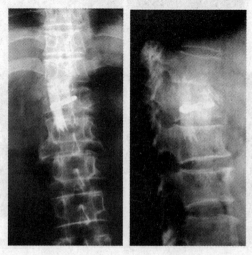

A 正位片   B 侧位片

图 1 - 4 -13 随访 X 线片

史某,女,23 岁,摔伤腰部及双足疼痛、活动受限 21 小时于 1996 年 7 月 1 日入院。查体:双足跟肿胀、瘀血、疼痛,L_2 棘突压痛明显,双下肢感觉、肌力正常,生理反射正常,病理反射未引出。X 线片及 CT 片示如图 1 - 4 - 14、1 - 4 - 15。诊断:1. L_2 椎体爆裂性骨折 2. 双跟骨骨折。于 1996 年 7 月 16 日,行侧前方减压植骨凤尾钢板固定手术,术后 X 线片及 CT 片如图 1 - 4 - 16、1 - 4 - 17。术后随访 33 个月,结果示:腰部及双下肢无疼痛,活动正常,恢复正常工作,如图 1 - 4 - 18。

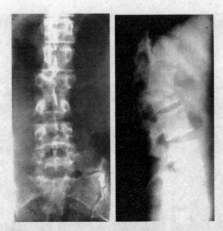

A 正位片　　　　　B 侧位片

图 1 - 4 - 14　术前 X 线片

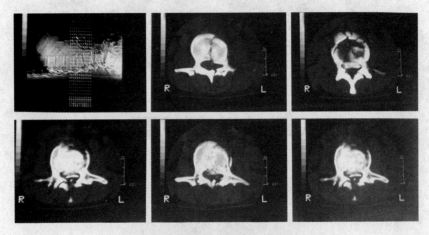

图 1 - 4 - 15　术前 CT

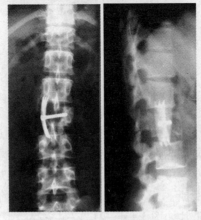

A 正位片　　　　　B 侧位片

图 1 - 4 - 16　术后 X 线片

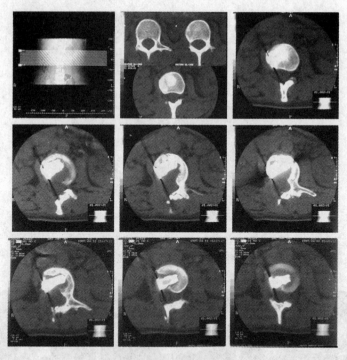

图 1 - 4 - 17　术后 CT 片

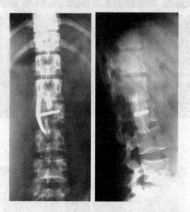

A 正位片　　　　B 侧位片
图 1 - 4 - 18　随访 X 线片

张某,男,23 岁,跌伤腰部及左足跟肿痛、活动受限 1 天于 1999 年 6 月 12 日入院。查体:L₁ 棘突压痛(+);双下肢腹股沟平面以下及鞍区感觉迟钝;双侧髂腰肌、胫前、胫后肌肌力均为Ⅲ级,双侧跖屈、伸肌肌力 0 级;踝反射消失,病理反射未引出。左足跟肿胀,压痛明显。二便失禁。X 线片及 CT 片示如图 1 - 4 - 19、1 - 4 - 20。诊断:1. L₁ 爆裂性骨折并不全瘫 2. 左跟骨骨折。于 1996 年 6 月 16 日行侧前方减压植骨双凤尾钢板内固定手术,术后 X 线片及 CT 片如图 1 - 4 - 21、1 - 4 - 22。术后随访 39 个月,结果示:腰部无疼痛,双下肢各肌群肌力为Ⅳ ~ Ⅴ级,行走好,二便可自主,如图 1 - 4 - 23。

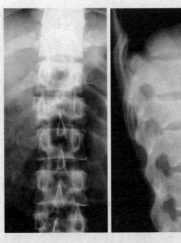

A 正位片   B 侧位片

图 1 - 4 - 19　术前 X 线片

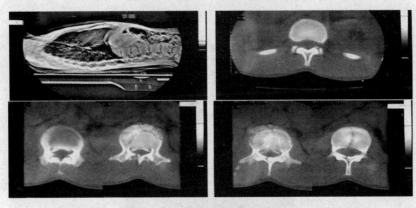

图 1 - 4 - 20　术前 CT

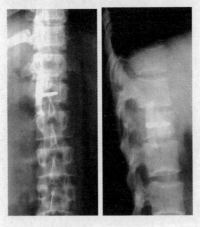

A 正位片   B 侧位片

图 1 - 4 - 21　术后 X 线片

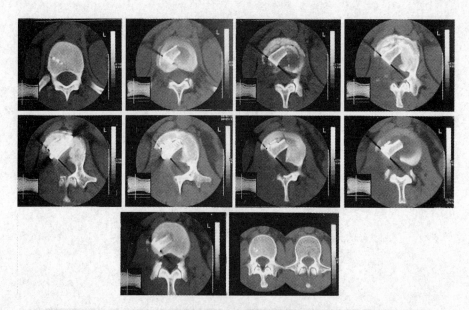

图 1 - 4 - 22　术后 CT 片

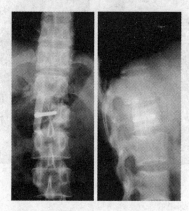

A 正位片　　　B 侧位片

图 1 - 4 - 23　随访 X 线片

第五章　WDFC 植入治疗颈椎骨折脱位及失稳的基础与临床应用研究

【研究背景】

颈椎不稳定性骨折、脱位以及非手术治疗效果不佳的颈椎退行性失稳,多需手术融合。传统术式为颈前路大块植骨融合,同时用界面螺钉及各种钢板固定。但手术难度大,并发症多,钢板螺钉易松动,椎间不融合率高。故近年来,国内外多改用椎间融合器取代大块骨移植进行融合。目前临床所用的椎间融合器基本上依赖进口。进口器械是依据欧美人的形体设计制造的,与国人的解剖特点不甚相符,并且价格昂贵,不能适应国人的应用需要。

【总体思路】

根据国人的解剖特点以及国内医师的操作习惯,设计了螺纹笼状椎间融合器,并对该融合器进行了稳定性试验、抗拔出力试验、疲劳试验等生物力学试验,并通过临床应用研究验证其优越性。

【技术方案】

(一)WDFC 的设计特点

(1)WDFC 采用纯钛制造。纯钛有良好的组织相容性、CT 和 MRI 相容性,符合国标 GB－13810－1997 及国际标准 ISO5832－2 所规定的生物材料,弹性模量接近人体皮质骨。

(2)WDFC 为圆柱状空心螺丝结构,植入椎间后有抗剪切力、抗旋转作用,可达到即刻稳定。

(3) WDFC 植入后,可恢复椎间高度,扩大椎管和椎间孔的容积,使受压的脊髓、神经根得到间接减压。

(4)空心笼状结构可有充分的松质骨填充空间,其螺丝的通透部分正好与椎骨相对,提供了椎体间融合的通道。同时维持螺丝笼状结构的纵行加固纵臂占全圆椎体的33%,位于椎体间隙,可阻挡软组织进入笼状结构内,避免其干扰骨质融合。

(5)与椎体面相嵌合的部分为拱形结构,加大了它的可靠性;应力可通过椎间隙位置的纵臂吸收,同时与周围的组织结构有良好形状匹配。

(6)尾端设计为平面带接口结构,可实现植入操作程序化、数限化。

(7)国人颈椎椎体上矢状径为(15.66 ± 1.12)mm。最小矢径为$15.66 - 1.12 = 14.54$mm。因此,WDFC 最小型号长度设计为 10mm,植入椎间后与椎体前后缘均留有 2mm 左右的空间。常用型号长度为 10mm、12mm、14mm、16mm。WDFC 的直径与椎体横径及椎间盘高度两个因素有关;国人颈椎椎体上横径为(24.16±1.21)mm;椎间盘高度为椎体高度的1/4,颈椎体的后缘高度为(14.73±1.12)mm。因此,WDFC直径规格设计为12mm、14mm、16mm。

为了安装简便、安全、准确,植入器械(图1-5-1)设计为程序化、数限化,包括:专用环锯1支,带有椎间隙撑开装置的操作套筒1支,数字限深铰刀1支,数字限深丝锥1支,WDFC植入器1支。

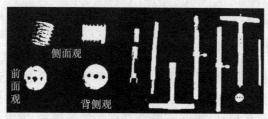

图1-5-1 WDFC植入器械

(二)生物力学实验研究

1. 材料与方法

(1)稳定性实验:取成年山羊$C_{2\sim5}$节段椎骨及其附属韧带组织制成4个标本。用牙槽粉将C_2上端及C_5下端固定,并在固定处套上固定套模,以使之固定牢靠(图1-5-2)。进行前屈、后伸、侧屈加载,各加载重量均为150N,如图1-5-3。

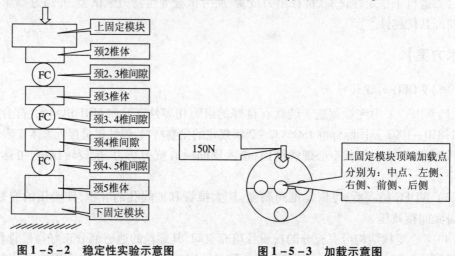

图1-5-2 稳定性实验示意图   图1-5-3 加载示意图

(2)抗拔出力测定:将12个不同型号的WDFC按标准操作置入羊颈椎标本,标本固定在实验台上,拔出杆尾端拧入WDFC尾端带螺纹的中间孔上,上接测力传感器,由二次记录仪记录(图1-5-4)。不同型号的WDFC抗拔出力测量采用相同的方法、同一套设备,在24小时内完成。

(3)疲劳试验:将不同型号的WDFC固定于实验夹模内。实验夹模用铝合金制作,内环螺纹与WDFC的外螺纹及外形相匹配,留有对WDFC加载间隙。置于Instron1603电磁共振疲劳试验机上(图1-5-5)。最大负荷Pmax=500N,频率f=86Hz,R=0.2(循环特征为压－压),循环次数 Nf = 10 万 ~ 22 万次(表 1 - 5 - 1)。测力系统为 20KN 负荷传感器,精度为 20N。

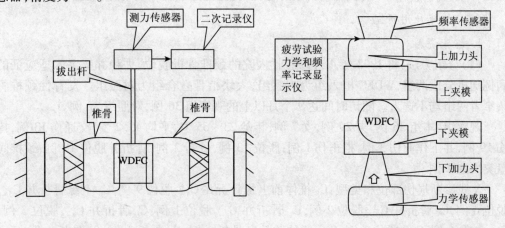

图 1 - 5 - 4　抗拔出力示意图　　　　　图 1 - 5 - 5　疲劳试验示意图

表 1 - 5 - 1　疲劳试验参数

No	WDFC 尺寸 D×L(mm)	负荷(N)	循环特征 R	频率 f(Hz)	循环次数 Nf(×10⁴)
1	14×14	300	0.2	85	10
2	16×14	300	0.2	95	20
3	14×12	300	0.2	95	21
4	16×12	300	0.2	96	22
5	16×16	300	0.2	85	21
6	14×10	300	0.2	85	22

2. 结果

(1)稳定性实验:将 WDFC 植入羊的颈椎间隙后,在前后加载位上加载,其固定节段有 2°~3°活动范围,其椎间隙基本稳定。实验负荷较人的头部重量大 2~3 倍,实际应用中的应力较小,可保证临床中具有足够的稳定性。同时提示 WDFC 植入并不是绝对稳定状态,因此建议术后要适当地卧床,并佩戴可靠的外固定支具直到颈椎间骨性融合。在每一标本中植入 WDFC 的椎间隙均有 5°~7°的固定性前凸,这可能与颈椎本身的结构有关,因为 WDFC 植入的部位为颈椎的椎体部分,后侧受到椎管及其韧带组织限制,前凸有利于增加 WDFC 的稳定性,且对恢复颈椎的正常屈度有重要意义。但如果一个颈椎间隙植入过多 WDFC 则可能使颈椎生理前凸过大。本测试表明,一个颈椎间隙中最多可植入 2 枚 WDFC。

(2)拔出力测定:随着直径和长度的增加,WDFC 与骨的接触面越大,其拔出力越大。抗拔出力从最小型号(直径 14mm,长度 10mm)127N 到最大型号(直径、长度均为 16mm)320N,其大小与 WDFC 的直径和长度成正比。最后拔出的结果是破坏了椎体上的骨性螺纹。因此,临床上在允许的范围内可尽量选择直径较大的 WDFC,并将其全部拧入椎间隙内以增加其水平稳定性。

(3)疲劳实验:疲劳实验后,未发现 WDFC 有任何变形、裂纹、破损等现象,与实验前完全一致。说明 WDFC 有良好的抗疲劳性能,完全达到了临床应用要求。

(三)临床应用研究

1. 临床资料

(1)分组方法:将 1998 年 4 月以后收入院的颈椎骨折脱位、失稳并有手术适应证的病例随机分成两组,WDFC 植入组为观察组,大块植骨融合组为对照组。发育性颈椎管狭窄者两组均不选入。随访时间达 9 个月以上的观察组 36 例,对照组 32 例。

观察组:本组 36 例,男 29 例,女 7 例;年龄 23~65 岁,平均 43.2 岁;交通伤 13 例,摔伤 19 例,井下作业伤 3 例,棍击伤 1 例;脱位 13 例,骨折 2 例,骨折并脱位 19 例,颈椎间盘突出症 2 例。

X 线诊断损伤部位和类型:C_5 椎体前上缘骨折并 $C_{4~5}$ 脱位 9 例,C_6 上缘骨折并 $C_{5~6}$ 脱位 6 例,C_7 骨折并 $C_{6~7}$ 脱位 2 例,C_2 骨折并 $C_{6~7}$ 脱位 1 例,C_6 骨折并 $C_{4~5}$ 脱位 3 例,$C_{4~5}$ 脱位 6 例,$C_{5~6}$ 脱位 3 例,$C_{5~6}$ 脱位并棘突骨折 2 例,C_2 骨折 1 例,C_5 骨折 1 例,$C_{4~5}$ 椎间盘突出症 1 例,$C_{5~6}$ 椎间盘突出症 1 例。

对照组:本组 32 例,其中男 26 例,女 6 例;年龄 27~68 岁,平均 45.7 岁;发病至就诊时间 0.5~3 个月,其中 3 周以上 6 例;交通伤 11 例,摔伤 17 例,井下作业砸伤 4 例;骨折脱位 14 例,脱位 9 例,骨折 6 例,颈椎间盘突出症 3 例。

X 线诊断损伤部位和类型 C_3 骨折并 $C_{3~4}$ 脱位 1 例,C_5 骨折并 $C_{4~5}$ 脱位 6 例,C_5 骨折并 $C_{5~6}$ 骨折脱位 5 例,C_6 骨折并 $C_{5~6}$ 脱位 4 例,$C_{4~5}$ 骨折 3 例,$C_{5~6}$ 椎间盘突出症 2 例,$C_{6~7}$ 椎间盘突出症 1 例。

(2)WDFC 的选择:术前根据 CT 片或 X 线片测量确定 WDFC 的直径和长度。均以准备植入间隙的下位椎体的上缘面作为测量层。在 CT 片上测量椎体的矢径及横径,用 CT 层厚计算出椎间盘高度。或在 X 线片上测量下位椎体上缘面的矢径、横径及在侧位片上测量椎间隙前缘的高度。X 线片测得的数据应减去 25% 的放大率。WDFC 的直径(D)应在椎体横径的 1/2~2/3 范围内。$D=h+(3\times2)+(2~4)$。h 为椎间盘高度,3mm 为 WDFC 螺纹嵌入椎体内的深度,2~4mm 为椎间隙需撑开的高度。对照组不需进行相应的测量。

2. 方法

(1)手术方法:取颈前入路,至颈椎体前方后透视定位。观察组根据不同情况采用两种手术方法。对无明显椎间盘后突的椎间失稳者,采用 WDFC 直接植入法。切去病变椎间盘的大部分,用刮匙从中点向两侧刮除后,将与植入 WDFC 相配套的操作套管(也称操作平台)插入椎间隙内,用调准标尺的限深铰刀通过操作平台切除椎体上下端面的软骨和骨质,骨质收存用于植骨,再用调准标尺的限深丝锥通过操作平台在椎体上攻螺纹。两次收集的骨泥用于装填 WDFC,若骨泥量不足,可在髂骨处取松质骨压成骨泥加入,填压至骨泥从笼壁的长槽中溢出。将 WDFC 尾部与拧入器连接,通过平台拧入已攻好的螺纹孔内,称为 I 型手术。椎管前方病变节段有明显后凸组织需要减压的,先将已定位好的椎间盘组织刮除,深达后纵韧带前方,如果在椎间隙内则将其全部清除,可以 I 型手术方法植入 WDFC。需进行骨性减压者,完成椎间盘刮除后,可先用比备植入 WDFC 直径小 6mm 的骨圆锯在中心位将骨质锯除一部分,收集骨泥(或骨块)植骨用。减压的范围宜小于拟植入的 WDFC 直径,去掉椎体后缘的增生物,不破坏后纵韧带,然后植入 WD-FC,称为Ⅱ型手术。

Ⅰ型术后卧床 1 周,佩戴领围下床活动;Ⅱ型术后卧床 1～2 周,佩戴领围下床活动;两个椎间隙同时手术可延长卧床至术后 2～3 周。四肢全瘫或不全瘫患者可以坐起,严禁头部旋转运动,佩戴领围至骨性融合。

对照组按传统的手术方法切除椎间盘,纵形开槽椎管减压,椎间自体髂骨块植入,术后卧床 2 周,佩戴领围下床活动。

(2)围手术期中医药治疗:骨折、脱位者,术前治以活血化瘀、行气止痛;其他患者术前治以祛风散寒、补益肝肾、舒筋通络;全部患者术后 2 周内治以活血化瘀、行气止痛,术后第三周开始治以活血化瘀、补益肝肾、接骨续筋。

3. 结果　两组术后随访时间 9～14 个月,平均 12 个月。观察组 28 人恢复原工作,术后 2 个月参加工作的 5 人,4 个月的 9 人,6 个月的 10 人,12 个月的 4 人。未恢复原工作的均因神经损伤未能恢复。对照组 12 人恢复了原工作,术后 8 个月 6 人,12 个月 6 人。两组的手术时间、出血量、卧床时间和 JOA 疗效评分有显著性差异($P < 0.01$),如表 1－5－2、1－5－3。

表 1－5－2　两组术中、术后情况比较

	手术时间(s)	出血量(ml)	卧床时间(天)	取骨区疼痛(例)
观察组	48 ± 15	6820	10 ± 6	3/22
对照组	82 ± 25	220	28 ± 5	25/32
P	<0.01	<0.01	<0.01	<0.001

表 1－5－3　两组术前、随访时的 JOA 评分

	术前(分)	随访(分)	P
观察组	10.62 ± 3.61	13.96 ± 4.23	<0.01
对照组	9.43 ± 4.52	10.15 ± 6.46	<0.05

分别对术前、术后 3 年随访 X 线片(图 1－5－6、1－5－7)的颈椎前凸角和椎体脱位率进行测量分析(表 1－5－4)。根据正常颈椎前凸的特点,把角度向前凸定为正值,向后凸的角度定为负值,脱位按滑脱百分率计算。对两组测量数据分别进行了统计学分析。

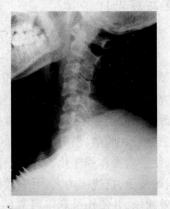

图 1－5－6　术前 X 线侧位片

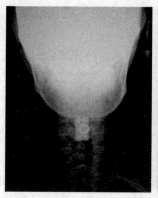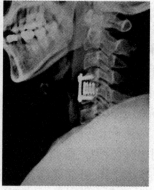

A 正位片　　　　　　　　　　　　　　B 侧位片

图 1 - 5 - 7　术后 X 线片

表 1 - 5 - 4　两组术前、随访时的影像学比较

| 分组 | 颈椎前凸角(°) | | | | | 椎体脱位率(%) | | | | |
	术前	随访	矫正	T	P	术前	随访	矫正	T	P
观察组	5.45	14.46	9.00 ± 9.43	5.73	<0.01	25.71	3.89	21.82 ± 14.69	7.12	<0.01
对照组	6.20	7.80	1.87 ± 5.04	2.10	<0.05	26.12	6.87	20.17 ± 13.08	8.72	<0.01

【述评】

　　传统手术的减压必须对病损椎体及周围进行组织切除,减压范围大,并发症多,常损伤脊髓、椎管内静脉,甚至椎动脉。WDFC 植入为定位、有限减压,植入后将椎间关节拉开,使神经根管的容积扩大,改变了传统的减压观念。颈前路减压融合术的重要问题是手术后颈椎椎间高度变小,曲度变直,甚至反折畸形,造成相应椎节的退行性病变。WDFC 植入融合术较好的解决了这一问题,从而提高手术疗效。

【鉴定意见】

　　山东省科技厅组织专家鉴定意见

　　山东省文登整骨医院在国内外应用的 TFC 的基础上,根据国人椎体大小设计研制出的颈前路"文登型螺纹式笼状椎体间融合固定器(WDFC),经生物力学研究及临床应用研究具有以下特点:①其形状特征为后端一体平面封笼,侧壁部分镂空的中空螺丝。②改进了同类手术操作,安装准确简便,创伤小,减少了对正常骨组织的破坏。③植入后不易移位和脱落,稳定性良好。④除 WDFC 外,并研制出 WDFC 植入的系列配套操作工具,使手术操作程序化、数限化,降低了对脊髓及神经根损伤的危险性。⑤WDFC 的强度高,耐疲劳,抗拔出力大,可有效的恢复颈椎正常的椎间高度,因而对椎管、神经根管得以有效减压,并使伤椎获得可靠的稳定。⑥WDFC 为生物纯钛制作,具有良好的生物相容性、顺磁性,术后不影响 MRI、CT 的检查。⑦WDFC 结构独特,有利于与相邻椎体骨组织的连接,并有效的防止软组织的生长,因而椎间融合率高。

WDFC 设计合理,具有创新性,配以完善的程序化、数限化的操作工具,使手术更加安全可靠。经生物力学测试、疲劳试验、钢材测定,并经临床 36 例应用,9 个月以上的随诊,以及推广应用取得了良好效果。该研究资料完整,科学性强,数据可靠,结果可信。该项研究具有较大社会效益和经济效益,属国内领先水平。

【典型病案】

李某,男,49 岁,因车祸致伤颈部,疼痛活动受限 3 天于 2000 年 1 月 12 日入院。查体:颈后部肿胀,右肱二、三头肌肌力 II 级,双手无力,躯干及双下肢感觉减退,双下肢肌力 I ~ III 级,腱反射消失。X 线片示如图 1 - 5 - 8。诊断:C_5 骨折 C_{4-5} 脱位并脊髓损伤。于 2000 年 1 月 13 日行 WDFC 治疗,术后 X 线片如图 1 - 5 - 9。术后随访 10 个月。疗效分析如表 1 - 5 - 5。

表 1 - 5 - 5　手术前后颈椎前凸角、脱位率测量值

时期	前凸角(°)	脱位率(%)
术前	- 30	48
术后	- 7	11
随访	3	11

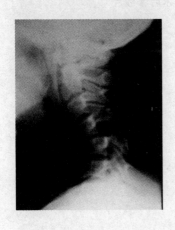 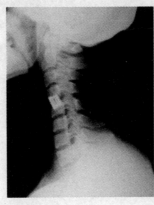 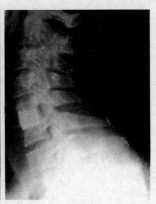

　　　　　　　　　　　　　　　　A　　　　　　　　　　　　　　B

图 1 - 5 - 8　术前 X 线片　　　　图 1 - 5 - 9　术后 X 线片

刘某,男,52 岁,因车祸致伤颈部,颈痛伴右侧肢体麻木、无力 20 天于 1998 年 3 月 12 日入院。查体:伤后曾行枕颌带牵引无效,右上肢感觉减退,肌力 I ~ II 级,腱反射消失,双膝跟腱反射亢进,踝阵挛(+)。X 线片示如图 1 - 5 - 10。诊断:C_{4-5} 脱位并脊髓损伤。于 1998 年 3 月 16 日行 WDFC 治疗,术后 X 线片如图 1 - 5 - 11。术后随访 16 个月。疗效分析如表 1 - 5 - 6。

表 1 - 5 - 6 手术前后颈椎前凸角、脱位率测量值

时期	前凸角(°)	脱位率(%)
术前	−18	21.74
术后	11	0

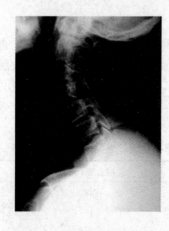

图 1 - 5 - 10 术前 X 线片

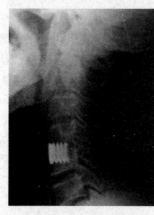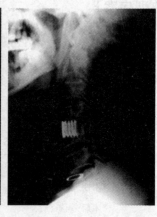

A   B

图 1 - 5 - 11 术后 X 线片

第六章 ALPF 治疗胸腰椎骨折脱位的基础与临床应用研究

【研究背景】

目前市场上的脊柱矫形内固定系统进口的器械占主导地位,它占据了国内市场的很大部分。国外器械主要来源于欧美,欧美人体形较大,其解剖数据大于国人,且器械价格昂贵,操作方法也是按西方人的操作习惯设计的。市场上最流行的是"枢法模·丹历"脊柱内固定矫形系统,其代表器械 TSRH 是脊柱矫形的常用系统。近几年推出的新产品 CD - two 及 AO 公司的脊柱通用系统(GSS)等国际品牌主要用于脊柱骨折的固定。在临床应用中,虽有较多的椎弓根内固定系统,但各有其优缺点。例如 TSRH 是钉、钩、棒合用系统,主要用于脊柱侧弯的矫形,其钉棒连接的眼螺栓为一个螺钉侧顶固定,虽然其固定操作较简单,但固定的可靠性受到怀疑,其结构难以抵抗轴向力、扭力和弯曲力;CD 为后操作系统,虽然万向节螺钉对于棒的安装有一定的优势,但其固定力较小,容易松动;脊柱通用固定系统(GSS)为长钉尾设计,带有可调角度轴套,结构复杂,并且为点螺丝固定钉与杆的连接,固定的可靠性值得怀疑。Steffee 虽能复位,但通常需固定 3 个节段,且螺钉植入技术要求高;RF 虽然能提供较好的复位,但螺钉设计(特别是角度螺钉)存在易致应力集中的结构,术后易发生断钉,且为侧方锁紧,安装较为繁琐;TSRH、CD 等虽操作方便,但没有滑椎复位功能。SOCON 被认为是治疗腰椎滑脱的较好的器械,但也有不足之处,由于器械设计为侧方锁紧使得安装费时费力,手术暴露广泛,创伤大;其复位器设计原理十分合理但连接部过细,因而强度较差复位力不足。而我们自行设计的弧轨自锁椎弓根矫形固定系统(arc - track self - locking pedicle orthopeadics fixation system,ALPF)则结合了目前常用的多种先进脊柱内固定系统的优点,尽量避免上述器械的缺点。

【技术方案】

(一)弧轨自锁椎弓根矫形固定系统(ALPF)器械设计

(1)生物材料的选择:在金属材料中生物纯钛弹性模具与骨皮质最接近并且有良好的韧性、良好的骨 - 金属结合界面、无过敏反应,这种金属材料能诱导骨形态发生蛋白活性,有良好的组织和 MRI、CT 相容性,是弓形矫形固定达到生物学固定可选择的唯一材料。使用的材料由北京有色金属总院提供,符合国际标准 ISO5832 - 2 和国家标准 GB13810 - 1997,TAI 生物纯钛。

(2)器械结构:经椎弓根矫形内固定为三维复位固定方法。为了复位过程中能根据需要调节钉杆角 ±15°,且固定后钉杆角度保持不变,采用了弧形纹牙锁定结构。钉与杆、杆与螺帽结合部均有自锁装置,钉杆角调节完成后可锁定,使固定后的钉 - 杆、杆 -

帽之间在躯干活动中不会松动,并且保持有一定的弹性。

(3)椎弓根钉的改造:通过模拟人体前屈、后伸。侧屈的加载试验,椎弓根钉的后半部设计为无螺纹形态,加大了钉的横断面积,分散了应力,达到良好弹性效应,整体实验中得出单根钉为固支梁状态,是达到生物学固定装置的主要结构,如图 1 - 6 - 1、1 - 6 - 2。

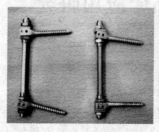 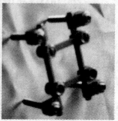

图 1 - 6 - 1 ALPF I 型　　图 1 - 6 - 2 ALPF II 型

(二)生物力学实验研究

(1)ALPF 的应力应变特点:采用电测法测定椎弓根钉和螺杆的应力、应变,用应变记录仪记录,微机处理数据。选择 5 个加载点:分别为中心位、左右和前后位。模拟人体的直立、前屈、后伸、左右侧屈运动负荷。加载点位于模型顶端,中心点与其他点距离为 2cm。

椎弓根钉应力、应变外侧大于内侧约 2 倍,当外负荷为 40kg 时,外侧最大弯矩 M = 872.3N·cm,内侧弯矩 M = -267.1N·cm,内侧最大压强 δ = 145.8MPa,外侧最大压强 δ = 476.17MPa。因此椎弓根钉的应力、应变自前向后逐渐加大。临床观察椎弓根钉断裂点常常出现在弓根钉的后半部分。ALPF 钉的后半部分无螺纹,均匀的圆柱体加强了后部的强度,临床应用 76 例未见断钉现象。从 ALPF 钉的应力 - 应变曲线中可以看出非典型的固支梁特征;因此其固定有良好的粘弹性效应,前侧应力 - 应变较小,后侧较大。被固定的脊柱节段应力 - 应变呈线性曲线,符合生物学固定的特点。

不同位置加载对螺杆的应力 - 应变影响无明显差别,当在中心位加载达 50kg 时,左右螺杆受最大轴向压缩力为 292N;后侧为压力时,外负荷达 50kg,螺杆所受轴向应力只有 145N。在任何部位加载,螺钉所受轴向力随负荷变化均呈线性规律。说明系统具有高度稳定性和良好的力学性能。

(2)抗疲劳试验:将腰椎骨折 ALPF 固定模型置于 Instron 电磁共振式疲劳试验机上。采用最大负荷 Pmax = 500N,频率 f = 86Hz,R = 0.2(循环特征为压 - 压),循环次数 Nf = 10^5 次,测力系统为 20KN 负荷传感器,精度为 20N。实验共制作 3 个标本,均进行了 10^5 次强力循环冲压。标本、固定系统及其连结结构无任何损害和松动。

(3)扭转试验:将腰椎骨折 ALPF 模型一端固定在加力架上,另一端通过力臂施加砝码,加力点距中心点距离为 2cm,在最大扭转矩为 600N·cm 时,标本的平均扭转角度为 3.70°,标本无任何损害,具有高度的旋转稳定性。

(三)临床应用研究

1. 临床资料

(1)一般资料:1998 年 10 月 ~ 2000 年 1 月共 76 例,年龄 18 ~ 69 岁,平均 36.8 岁。

其中男 39 例,女 37 例。受伤后 1~7 天入院。交通伤 30 例,高空跌伤 32 例,采矿及其他作业砸伤 11 例,其他原因受伤 3 例。

（2）临床表现:全部患者均有不同程度的腰背部肿胀。76 例中,自损伤平面以下感觉、运动、反射、大小便功能均消失 27 例;49 例运动和感觉不同程度的减弱或部分消失,其中大小便功能消失 9 例,部分障碍的 21 例,正常的 19 例。

（3）影像学表现:全部进行了 X 线摄片,76 例中,85 个椎体骨折,合并完全脱位的 9 例,半脱位的 25 例,69 个骨折椎的椎弓根间距增大,16 个屈曲型骨折。椎体骨折 T_{11} 4 个、T_{12} 16 个、L_1 26 个、L_2 14 个、L_3 5 个、L_4 3 个;同时两个椎骨骨折 $T_{12} \sim L_1$ 2 例,$L_{1\sim2}$ 3 例,$L_{2\sim3}$ 2 例,$L_{3\sim4}$ 1 例,L_1、L_3 1 例。62 个骨折椎进行了 CT 扫描,椎体骨块均向后有不同程度的移位,其中椎管 Ⅰ 度占位 3 个,Ⅱ 度占位 28 个,Ⅲ 度 21 个。9 例不全截瘫的患者进行了 MRI 扫描,显示脊髓有不同程度受压或损伤。

2. 方法

（1）术前处理和手术时间:入院后患者卧硬板床,腰背部垫气囊托板,配合骨盆带牵引进行初始复位。3~7 天后进行手术。

（2）手术方法:全麻后俯卧于脊柱背伸手术支架上。以伤椎为中心,取后正中切口入路。充分显露伤椎及其相临椎体的后部结构。如系脱位,进行撬拨加大后成角。当下关节尖端到达上关节突尖端的背侧面后,将弧形手术支架前调 20°,脱位可顺利复位。用个性化椎弓根钉植入法经伤椎的上下椎弓根植钉。椎弓根钉尾端带横纹,凸面顺向头尾端。根据术前 X 线片、CT 片、MRI 检查,估计是否需要进行椎管前方后凸物的切除。如果需要,可部分或全部切除椎板,对脊髓进行充分减压,包括从损伤重的椎弓根处进入到椎管前方进行减压。若不需直接减压,可直接安装 ALPF 的后部构件进行复位。选择适合长度的后侧纵杆,内外自锁螺帽及其钉杆角弧形自锁块已安装在杆上,用持杆器将螺杆抓紧,安放于两侧的弓根钉上端的尾槽内,用持杆器尽量向前推,使弧形自锁块向前移 1~2 个锁纹,调好螺帽进行初步固定,透视下检查损伤椎体前后缘的高度和固定范围内的椎柱序列。前缘高度和序列满意,可以向外拧内侧螺帽,因为弧形自锁块已经固定了钉杆角,脊柱的序列已经排好,在内侧螺帽向外推进的过程中椎体后缘的高度逐渐恢复正常,其前缘残留高度不足也得到良好的补偿;同时后移的骨块或椎间盘组织向前运动,使椎管扩大。透视满意后,拧紧内外螺帽,并进行自锁、复位、安装、固定完成。

部分患者先进行复位固定后,再开窗探查,如果硬膜搏动良好,前侧无明显后凸,则完成手术的减压、复位、固定,之后于椎体后结构骨床(椎体横突、关节突及副突)上植骨,植骨所需骨组织来自剪切之骨板及棘突。若术前 CT 示椎体骨折块后移,造成椎管 Ⅲ 度梗阻,则先进行减压,后复位、固定、植骨。术中留置引流管 24~48 小时。卧床 2 周后戴充气式脊柱弹性固定牵引器下床活动。12 个月后取出内固定。

（3）围手术期中医药治疗:术前及术后 2 周内治以活血化瘀、行气止痛;术后第 3 周开始治以活血散瘀、补益肝肾、接骨续筋。

3. 结果　手术中复位固定后进行开窗探查者 48 例,其中包括全脱位 9 例,半脱位 12 例,29 例大部或全椎板切除且术中切除或向前推挤后突的骨块或椎间盘组织。术后 X 线片示脱位椎体全部复位,对术后 45 个椎体进行 CT 扫描,除 10 个椎体骨块后突 <1°,其

他均达到了椎管正常径。对术前和随访最后结果的 X 线片进行了椎体前后缘高度的丢失率、Cobb 角的测量,并对所得数据进行统计学分析(表1-6-1)。按 ASIA 评定方法对术前和最后复查的结构进行了统计。17 例已经取 ALPF,未见有任何损害和松动,光亮如初,周围骨质与其结合紧密,周围的软组织瘢痕较少,如图1-6-3~1-6-6。

表1-6-1 术前、术后随访椎体高度丢失率和 Cobb 角对比

	术前	术后随访(5~6年)	P 值
	$\bar{x} \pm s$	$\bar{x} \pm s$	
椎体前缘高度丢失率(%)	38.61 ± 2.03	9.96 ± 1.07	≤0.001
椎体后缘高度丢失率(%)	7.92 ± 5.05	3.73 ± 2.04	≤0.05
Cobb 角(°)	21.34 ± 5.04	5.60 ± 1.06	≤0.001

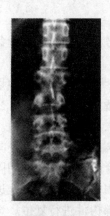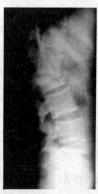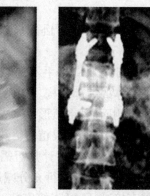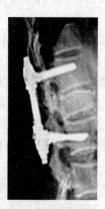

图1-6-3 术前 X 线片(Ⅰ型) 图1-6-4 术后 X 线片(Ⅰ型)

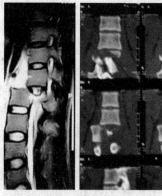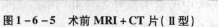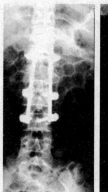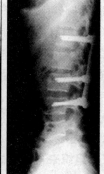

图1-6-5 术前 MRI + CT 片(Ⅱ型) 图1-6-6 术后 X 线片(Ⅱ型)

【典型病案】

宫某,男,42 岁,因砸伤腰背部,肿痛活动受限 8 小时于 2005 年 3 月 10 日入院。查体:脊柱腰背部肿胀明显,T_{11} ~ L_4 棘突压痛(+),叩击痛(+),L_1、L_2 棘间隙增宽,右膝

以下皮肤感觉减退,双下肢肌力Ⅳ级,鞍区感觉正常。双膝跟腱反射活跃,左侧踝阵挛(+),双下肢肌张力略高。X 线片示如图 1 - 6 - 7。诊断:L_2 爆裂骨折并不全瘫。于 2005 年 3 月 14 日行 ALPF Ⅰ型钢板手术治疗,术后 X 线片如图 1 - 6 - 8。术后随访 12 个月,结果示:患者双下肢及腰部感觉及活动良好,肌力恢复正常。

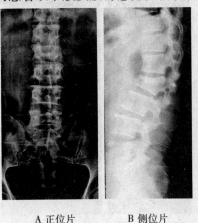
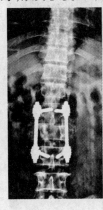
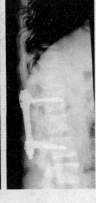

A 正位片   B 侧位片   A 正位片   B 侧位片

图 1 - 6 - 7　术前 X 线片　　　**图 1 - 6 - 8　术后 X 线片**

唐某,男,41 岁,跌伤胸腰部,肿痛活动受限 3 天入院。查体:脊柱胸腰段肿胀明显,T_{10}、T_{11}棘突压痛(+),叩击痛(+)。自耻骨联合平面以下及鞍区皮肤感觉消失,双下肢肌力 0 级。双膝跟腱反射未引出,病理反射未引出。X 线片如图 1 - 6 - 9。诊断:T_{11}爆裂骨折、T_{10}脱位并截瘫。于 2005 年 1 月 10 日行 ALPF Ⅰ型钢板手术治疗,术后 X 线片如图1 - 6 - 10。术后随访 12 个月,结果示:患者双下肢及会阴部感觉恢复,下肢肌力恢复Ⅲ级。

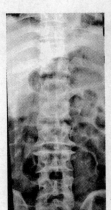
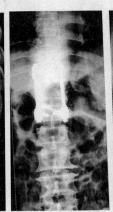
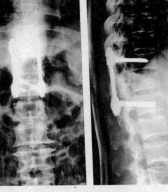

A 正位片   B 侧位片   A 正位片   B 侧位片

图 1 - 6 - 9　术前 X 线片　　　**图 1 - 6 - 10　随访复查 X 线片**

杨某,女,50 岁,因摔伤腰背部,肿痛活动受限 1 小时于 2005 年 7 月 14 日入院。查体:脊柱胸腰段后凸畸形,T_{12}、L_3 棘突压痛(+),叩击痛(+),双下肢肌力Ⅳ级,皮肤感觉未见明显异常,鞍区感觉正常。双膝跟腱反射减弱,病理反射未引出。X 线片示如图

1-6-11。诊断:T_{12}、L_3骨折。于2005年7月18日行ALPF I 型钢板手术治疗,术后X线片如图1-6-12。术后随访16个月,结果示:患者双下肢及腰部感觉及活动良好,肌力恢复正常,如图1-6-13。

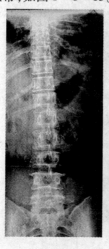 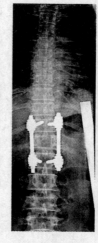 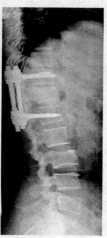

A 正位片　　　　B 侧位片　　　　A 正位片　　　　B 侧位片

图1-6-11　术前X线片　　　图1-6-12　术后X线片

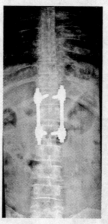 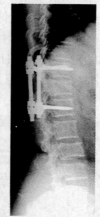
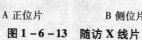

A 正位片　　　　B 侧位片

图1-6-13　随访X线片

第七章 腰椎管狭窄节段减压腰椎后稳定结构重建的研究

【研究背景】

传统腰椎后侧手术对于腰椎后稳定结构破坏较大,术后极易发生医源性腰椎失稳,近年来已日益引起中外学者的重视,但是一直没有很好的预防措施。中医认为"宗筋主束骨而利关节"、"筋为刚、骨为干","筋"对于维持"骨"的稳定具有重要的作用。"筋骨并重"的治疗原则强调在治疗"骨"病变的同时,不能忽视"束骨"的"宗筋"。根据此原则设计的"经棘突截骨入路后稳定结构重建"的腰椎后侧新术式,该术式沿一侧棘突旁切开腰背筋膜和多裂肌止点,用丝线悬吊多裂肌短腱备用。显露椎板后在病变两端棘突间横行切断棘上和棘间韧带。把韧带断端之间的棘突从中部凿断,向对侧推开,并行骨膜下剥离,显露对侧椎板。椎板间开窗。在保证减压充分、彻底的前提下,尽量保留骨组织。椎管减压彻底后,用双 10 - 0 丝线将凿断推开的棘突固定回原位。断端缝合切断的棘上韧带,将多裂肌短腱缝回其原止点处。该术式的优点是:不破坏对侧的多裂肌(动力性稳定结构),切断的棘突和韧带(静力性稳定结构)重新吻合固定,减少组织和血运破坏,在椎管充分减压的同时保护并重建腰椎后侧动力和静力性稳定结构,有效避免了腰椎医源性失稳。

【技术方案】

(一)腰椎后侧两种显露途径对棘上韧带组织学和超微结构影响的对比研究

1. 材料和方法　两侧剥离的棘上韧带标本在腰椎骨折内固定取出手术中取自 $L_{3\sim4}$ 节段。3 例均为男性,26 ~ 30 岁,无截瘫。内固定置入与取出两次手术间隔 1 ~ 1.5 年。一侧剥离的棘上韧带标本,在腰椎间盘突出髓核摘除术后复发行二次手术时,取自 $L_{3\sim4}$ 节段。3 例均为男性,28 ~ 36 岁。两次手术间隔 1 ~ 1.5 年。第一次手术剥离侧不分左右。将新鲜标本制成 10mm × 3mm,10% 福尔马林固定,石蜡包埋,常规 HE 染色,制成光镜观察标本。电镜观察标本:将新鲜标本切制成 2mm × 1mm × 1mm。取出后立即放入 4% 戊二醛溶液内,置 4℃ 冰箱中 12 小时,然后用 pH 为 7.4 的 1ml PBS 溶液冲洗 3 次。用于透射电镜观察的标本再用 1% 铈酸在 4℃ 下固定 1 小时,用 812 树脂包埋。LKB - V 型超薄切片机切片,铅铀染色备用;采用日本产 JEM - 12000EX 透射电镜观察,加速电压为 80KV。用于扫描电镜观察的标本采用临界点干燥法,用 CO_2 干燥,金喷镀后备用。采用日本日立公司生产的 C34 扫描电镜观察。规定两侧剥离骶棘肌术后的韧带标本为观察组,一侧剥离骶棘肌术后的韧带标本为对照组。

2. 研究结果

(1)光镜观察结果

1)观察组:两侧剥离骶棘肌术后的韧带标本血管壁增厚,内皮细胞肿胀,排列不规则,呈栅栏状并有炎性细胞浸润。胶原纤维内有大片玻璃样变,纤维排列紊乱,纤维母细胞增多,炎性细胞弥漫分布于纤维组织中,如图1-7-1。

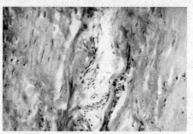

图1-7-1 观察组

2)对照组:一侧剥离骶棘肌术后韧带标本的间质中,血管壁光滑、较薄,内皮细胞排列规则。胶原纤维排列紧密、均匀,呈波浪状,纤维母细胞较少,如图1-7-2。

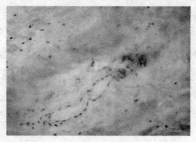

图1-7-2 对照组

(2)透射电镜观察结果

1)观察组:两侧剥离骶棘肌术后的韧带成纤维细胞核异染色质凝聚、超边,电子密度加深,胞浆内细胞器减少。胶原纤维排列紊乱,电子密度高低不一,有明显缺损现象。成纤维细胞核异染色质凝聚、超边,电子密度加深,胞浆内有少量空泡,胞浆膜局部缺失。胶原纤维排列紊乱,电子密度高低不一,并有大片缺失。胶原纤维排列紊乱并有断裂,横断面有局部纤维消失。成纤维细胞核异染色质凝聚、超边,常染色质减少,胞浆内颗粒增多,胶原纤维排列基本一致,但有的部分变细,并有断裂或缺失,如图1-7-3。

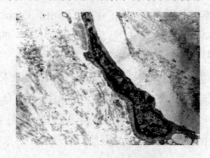

图1-7-3 观察组

2)对照组:一侧剥离骶棘肌术后的韧带标本,成纤维细胞(横切面)细胞核常染色质排列整齐,颗粒大小均匀一致,电子密度正常,无缺失或空泡。胶原纤维排列整齐,电子密度一致,胶原纤维间没有明显的缺失紊乱,如图1-7-4。

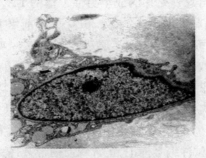

图1-7-4 对照组

(3)扫描电镜观察结果

1)观察组:两侧剥离骶棘肌术后的韧带标本,成纤维细胞胞浆相对减少,细胞外有纤维包绕;胶原纤维排列紊乱,粗细不均,并有分支现象,如图1-7-5。

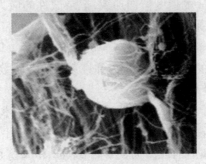

图1-7-5 观察组

2)对照组:一侧剥离骶棘肌术后的韧带标本,细胞核大小正常,胞浆膜完整,膜面清楚无漏出;胶原纤维排列整齐,电子密度一致,无明显紊乱或断裂现象,如图1-7-6。

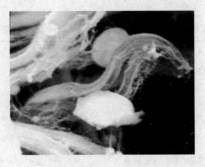

图1-7-6 对照组

3. 结论 一侧剥离术后的棘上韧带无明显变性,而两侧剥离术后的棘上韧带变性明显。提示传统的腰椎后路两侧切开显露途径对术区棘上韧带的组织学有较大的影响。

（二）腰椎正常和手术两侧剥离后的棘上韧带生物力学性能的对比实验研究

1. 材料与方法

（1）材料来源：标本取自意外死亡的成年男性尸体的 L_{3-4} 和 L_{4-5} 两个节段的棘上韧带。1 例 28 岁，无腰椎疾病和手术史；另 1 例 30 岁，2 年前因 L_2 骨折曾接受过内固定手术，术中行两侧剥离显露椎板。标本均用多层塑料袋包装，-40℃ 低温存放。

（2）韧带试件的制备：取出冷冻的棘上、棘间韧带标本，在室温 22℃、相对湿度 90% 的条件下解冻。用手术刀仔细分开棘上与棘间韧带，并修成均匀的条块状，做成试验试件。试件的两端留出夹具夹持的部分，并画线标记。然后用游标卡尺测量试件的标距（L0）、宽度（b）、厚度（h），计算韧带的横截面积（Aref）。正常和手术两侧剥离的棘上、棘间韧带试件各制作 2 条，将试件编号标记，正常棘上韧带 A、棘间韧带 B 与手术两侧剥离后的棘上韧带 a、棘间韧带 b，然后存放于 -1℃ 的冰瓶内，立即进行实验。

（3）实验条件与方法：实验室内温度 22℃，相对湿度 90%。采用日本岛津公司生产的 AG-25TA 型自动控制电子万能实验机进行实验，预先设定计算机程序。记录方式为 X-Y，其中 X 轴为负荷，Y 轴为位移。将试件装夹在特制的专用夹具上。按试件编号进行不间断试验。以 2mm/min 的速度拉伸加载，记录试件的应力－应变曲线，并计算线性强度（F1）、断裂强度（F2）、形变（Δ1）和线性斜率（K）。韧带组织的应力和应变按 Lagrane 的概念定义：$\delta = F/Aref$，$\varepsilon = \Delta 1/L0$，$K = \delta 1/\Delta 1$，$E = K \cdot L0/Aref$。$\delta$ 为应力，ε 为应变率，K 为负荷－形变曲线的线性斜率，E 为弹性系数。实验数据用 PEMS Ver2.0 软件包在 586 微机上进行统计学处理。

2. 实验结果　正常棘上韧带 A 的 $\delta 1$、$\delta 2$、K、E 均大于手术时两侧剥离的棘上韧带 a，$P < 0.01$，两者差异有高度显著性；而二者的 $\varepsilon 1$ 和 $\varepsilon 2$ 差别较小，$P > 0.05$，差异无显著性。正常棘间韧带 B 与手术剥离后的棘间韧带 b 的 $\delta 1$、$\delta 2$ 和 K 差别较大，$P < 0.01$，差异有高度显著性；两者的 $\varepsilon 1$、$\varepsilon 2$ 和 E 差别较小，$P > 0.05$，差异无显著性。正常的棘上、棘间韧带的弹性、线性应力、断裂应力等力学参数均明显优于手术剥离后的韧带，与手术中由于两侧剥离肌肉造成棘上韧带和棘间韧带缺血、退行性改变从而导致韧带力学性能发生相应改变相符合，如表 1-7-1。

表 1-7-1　正常的和手术两侧剥离后的棘上韧带力学参数对比（$\bar{x} \pm s$、P）

	A (n=4)	a (n=4)	P	B (n=4)	b (n=4)	P
线性应力 δ1（N/mm²）	19.59±0.88	5.59±0.43	<0.01	8.82±0.45	6.65±0.35	<0.01
断裂应力 δ2（N/mm²）	23.45±0.95	6.81±0.71	<0.01	10.49±0.41	8.18±0.56	<0.01
线性应变 ε1（%）	21.07±0.34	21.27±0.98	>0.05	31.95±1.34	32.32±0.74	>0.05
断裂应变 ε2（%）	24.71±0.88	24.55±1.37	>0.05	34.75±1.45	36.71±0.53	>0.05
线性斜率 K（δ1/Δ1）	3.80	1.08	<0.01	2.26	1.74	<0.01
弹性系数 E（K·L0/Aref）	21.60±2.20	6.22±0.29	<0.01	5.87±0.34	5.07±0.54	>0.05

3. 临床意义　正常棘上韧带的弹性系数 E、线性应力 δ1、断裂应力 δ2 等力学参数均

明显优于手术剥离后的韧带。提示手术中两侧剥离棘上、棘间韧带将使该韧带的力学性能下降,这是导致术后腰椎失稳的重要因素之一。术中保护棘上、棘间韧带及其血供非常重要。

（三）应用解剖研究

1. 研究目的　传统脊柱后路手术途径损伤脊柱骨骼及韧带组织,导致脊柱失稳已经被国内外许多学者所重视,并进行了大量的研究。但迄今为止,脊柱后路手术途径损伤肌肉对腰椎稳定性的影响尚未引起足够重视。在腰骶段位于棘突两旁的最重要的肌肉组织是多裂肌。传统的手术入路需切断、剥离两侧的多裂肌以显露两侧椎板,对肌肉组织破坏严重。关闭切口时并不重建多裂肌止点,导致多裂肌功能大部分丧失。由于良好的肌肉组织是维持脊柱稳定的动力性因素,是脊柱完成各种运动的动力。为能在脊柱腰骶段手术中尽量少地破坏该肌肉,减少对脊柱功能的影响,同时为术中重建多裂肌提供参考,对多裂肌的起止点、形态和肌纤维的走行方向进行详细观察和测量,为临床应用研究提供可靠的解剖资料。

2. 材料和方法　25 具经甲醛处理过的成人尸体,不分性别、年龄、民族和死亡原因。从腰骶部至胸腰段采用后正中皮肤切口。以棘突为中心向两侧逐层解剖,从多裂肌的外侧和内侧进行显露,对其形态、起止点的位置和特点进行详细观测。观察和测量的内容有:①多裂肌与周围组织的关系;②多裂肌的起点和肌纤维的走行特点;③多裂肌肌束的构成;④多裂肌短腱、止点及其与棘突、棘间韧带的关系。

3. 结果

（1）多裂肌与周围组织结构的毗邻关系:从棘突旁切开腰背筋膜并向外侧掀开,腰背筋膜内侧直接覆盖多裂肌的浅面,多裂肌的外侧与腰最长肌、髂腰肋肌相邻。完全剥除腰骶段的深筋膜,并全部显露多裂肌的背侧和外侧。多裂肌在腰骶段发达,下端两侧占据整个骶三角区。腰段自下而上逐渐变窄,内前侧覆盖椎板及回旋肌。棘突和棘突间肌位于两侧多裂肌之间。在腰段,多裂肌基本位于腰椎乳突外缘与棘突背侧的连线范围内。

（2）多裂肌的起点与肌纤维的走行特点:骶三角区内的多裂肌浅层起于骶髂长韧带,有一部分起于髂后上棘内侧;深层起于骶骨椎板、骶髂短韧带;内侧纤维起于骶中嵴。在骶部起点处无任何形式的短腱存在。肌纤维向上向内走行,充填整个骶骨后区。起于骶区内侧的肌纤维较短,主要止于 L_5 或 L_4 的棘突,起于骶区外侧的肌纤维较长,斜向内上走行,主要参与以 L_3、L_2、L_1 棘突为止点的多裂肌肌束的构成。另一部分多裂肌以膜状短腱的形式起于 $L_1 \sim L_5$ 乳突的背外侧。大部分肌纤维位于多裂肌的背外层,并且覆有一层较薄的筋膜,只跨越中间两个椎骨,与其他部位来的肌纤维形成止点部短腱。偏内侧的肌纤维斜度较大,往往跨越三个椎骨再参与构成止点的短腱。

（3）多裂肌的构成:在腰骶段,多裂肌内侧可分为 5 束,分别以短腱的形式止于 $L_1 \sim L_5$ 棘突尖部两侧结节。在接近形成短腱的部分可以较明显地分清各束;在起点附近和外侧部,肌纤维向上走行的斜度不一致,互相交织在一起,难以将各束分离开;起于乳突背外侧的外层肌纤维有着明显的分束特点,它只跨越 2 个椎骨参与肌束构成。

（4）多裂肌止点短腱及其与棘突和棘间韧带的关系:多裂肌在近止点的部分从肌束

中心开始形成肌腱,周围的肌纤维逐渐加入,短腱随肌纤维的加入而增粗,呈圆柱状;末端大部分止于棘突下端两侧的结节,一部分反折向下与棘间韧带相交织。分别测量25具尸体的左右各束止点短腱的长度和直径(图1-7-7)。采用 PEMS 软件进行统计学处理,如表1-7-2。

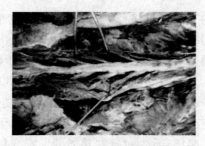

图1-7-7　多裂肌短腱

表1-7-2　多裂肌止点短腱长径($\bar{x} \pm s$)

腱束	长径(mm)			
	左		右	
L_1	15.10 ± 2.43	4.72 ± 0.99	15.10 ± 2.91	4.64 ± 1.01
L_2	15.68 ± 2.79	5.42 ± 1.14	15.36 ± 2.83	5.18 ± 0.89
L_3	14.82 ± 2.77	5.86 ± 0.99	14.34 ± 2.91	5.64 ± 0.93
L_4	14.16 ± 3.62	5.90 ± 1.06	13.24 ± 3.35	6.02 ± 0.92
L_5	11.58 ± 2.46	4.68 ± 0.62	11.30 ± 2.68	4.66 ± 0.57

(四)经棘突截骨入路、后侧稳定结构重建的临床研究

1. 临床资料

(1)病例入选标准:腰椎管狭窄症的患者入院时常规摄腰椎正、侧位和过屈、过伸位X线片,无发育性腰椎管狭窄以及椎体间滑移小于3mm者可入选。

(2)一般资料:本组39例。男17例,女22例;年龄30~62岁,平均44.6岁;病程0.5~17年,平均6.1年;农民26人,工人10人,干部3人。

(3)临床表现:①腰痛伴间歇性跛行39例。一次行走少于100m者20例,少于500m者12例,少于1000m者7例。②行走后肌力减弱者18例,下肢有皮区感觉减弱者19例,4例有皮区感觉消失。③小便失禁4例,阳痿2例。④直腿抬高试验阳性12例,Kemp试验阳性28例。

(4)影像学表现:脊髓造影检查,全部患者均有不同程度节段性蛛网膜下隙梗阻,分别为1~4个节段。其中16个节段接近完全梗阻,72个节段不全梗阻,60条神经根袖未显示。28例进行了 CT 或 CTM 检查,有椎间盘突出或膨出的有32个间隙,黄韧带肥厚或钙化的有40个间隙,关节突增生或内聚共12处,椎体后缘骨赘或后纵韧带钙化共18处。

2. 方法

(1)手术方法:患者俯卧于中华Ⅱ型脊柱手术支架上,尽量使腰椎屈曲。采用硬膜外麻醉。以病变节段中间为中心做后正中纵切口,沿一侧棘突旁切开腰背筋膜并注意保护棘上和棘间韧带。切断该侧多裂肌止点,用 7 号手术线悬吊多裂肌短腱备用。骨膜下剥离,显露椎板,不得超过乳突内侧缘。充分显露病变节段一侧的各棘突、椎板及下关节突的内后侧。在病变两端棘突间横行切断棘上和棘间韧带。把位于韧带断端之间的棘突从中部切断,向对侧推开,并行骨膜下剥离,显露对侧椎板至下关节突内后侧。将狭窄节段的上位椎板下缘咬除 2~4mm,保留下关节突。切除黄韧带,潜行咬除黄韧带起点和关节突前方。必要时可潜行咬除下位椎板上缘的腹侧面或上关节突的内侧部分。向中间牵开神经根和硬膜囊,如前侧有突出的椎间盘、椎体后缘骨赘,直视下切除。牵拉神经根有 10mm 左右的活动范围表明神经根已松解充分。多节段狭窄可自下而上逐个节段开窗,清除各种压迫因素。在保证减压充分、彻底的前提下,尽量保留骨组织。椎管减压彻底后,可见全段硬脊膜恢复搏动。减压完成后,用双 10-0 丝线将凿断推开的棘突固定回原位。如果需固定多个棘突,必须先分别在棘突两断端打孔,再逐个固定。断端缝合切断的棘上韧带,留置引流管,将多裂肌短腱放回其在棘突与棘间韧带移行部的原止点处,缝合腰背筋膜,关闭切口,术后卧床 2 周,然后戴充气式脊柱弹性固定牵引器下床活动。

术中减压 92 个节段,其中 $L_{4~5}$ 间隙 4 例;$L_{3~4}$、$L_{4~5}$ 间隙 2 例;$L_{4~5}$、$L_5 \sim S_1$ 间隙 16 例;$L_{3~4}$、$L_{4~5}$、$L_5 \sim S_1$ 间隙 13 例;$L_{2~3}$、$L_{3~4}$、$L_{4~5}$、$L_5 \sim S_1$ 间隙 4 例。黄韧带肥厚 5mm 以上者 53 个间隙;切除椎间盘 39 个;椎管内静脉迂曲成团 12 个间隙,其中 4 个间隙进行了结扎。扩大神经根管 48 条,其中骨性狭窄 10 条;下关节突肥大内聚 16 个。手术出血 80~1300ml,平均 310ml。共 18 例输血,输血量 200~800ml,平均 350ml。共重建腰椎后部稳定结构 98 个节段,平均每个患者 2.5 个节段。术中无神经根和硬膜囊损伤。

(2)围手术期中医药治疗方法:术前治以祛风散寒、舒筋通络;术后 10 天内治以活血化瘀、行气止痛;然后活血散瘀、补益肝肾、接骨续筋。

3. 结果　本组随访时间 12~54 个月,平均 24 个月。2 个月后,韧带吻合部位无明显压痛。12 个月后,腰部活动良好。术后 X 线片检查:2 个月后,切断的棘突断端间可见骨小梁通过;1 年后,棘突断端完全骨性愈合,骨折线消失,恢复原棘突形态,开窗的椎板间孔明显减小或消失。12~54 个月摄腰椎屈、伸位片,未见明显腰椎不稳。

按 JOA 评分标准(15 分法)进行临床疗效评定:术前得分 -4~9 分,平均 3.96 分;随访得分 10~15 分,平均 14.3 分。改善率为 59%~100%,平均 88.26%,其中优 33 例(84.6%),良 6 例(15.4%)。

【典型病案】

孙某,女,40 岁,因腰痛及双下肢麻痛、活动受限 10 年,加重伴间歇性跛行、大小便失禁 2 个月,一次行走距离小于 100 米于 1995 年 3 月 16 日入院。椎管造影 X 线片示如图 1-7-8。诊断:腰椎管狭窄症。于 1995 年 3 月 16 日行节段减压腰椎后稳定结构重建手术,减压节段:$L_{4~5}$、$L_5 \sim S_1$,重建棘突:L_4、L_5。术后 X 线片如图 1-7-9,随访 28 个月,棘突骨性愈合时间:4 个月,术前 JOA 评分:2 分,术后复查 JOA 评分:15 分,疗效评定 JOA 法:优。如图 1-7-10。

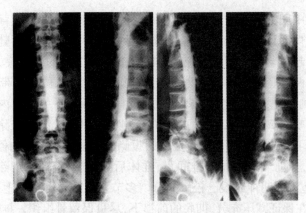

A 正位片   B 侧位片   C 左斜位片   D 右斜位片

图 1 - 7 - 8　X 线造影

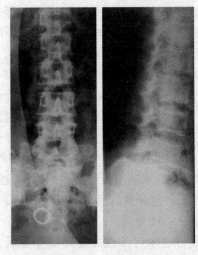

A 正位片   B 侧位片

图 1 - 7 - 9　术后 X 线片

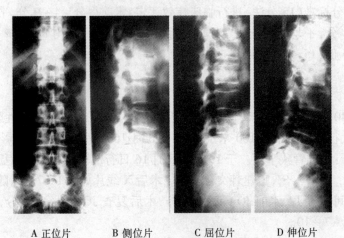

A 正位片   B 侧位片   C 屈位片   D 伸位片

图 1 - 7 - 10　随访 X 线片

王某,男,48 岁,因腰痛 2 年,加重伴双下肢麻痛、间歇性跛行 2 个月,一次行走距离小于 100m 于 1995 年 10 月 22 日入院。术前 X 线造影如图 1-7-11,诊断:腰椎管狭窄症。于 1995 年 10 月 22 日,行节段减压腰椎后稳定结构重建手术,减压节段:$L_{3\sim4}$、$L_{4\sim5}$、$L_5\sim S_1$,重建棘突:L_3、L_4、L_5,随访 19 个月,棘突骨性愈合时间:4 个月,术前 JOA 评分:6 分,术后复查 JOA 评分:15 分,疗效评定 JOA 法:优。如图 1-7-12、1-7-13。

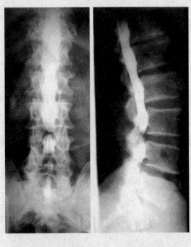

A 正位片　　　　B 侧位片

图 1-7-11　术前 X 线造影

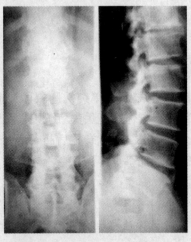

A 正位片　　　　B 侧位片

图 1-7-12　术后 X 线片

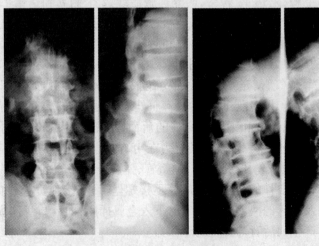

A 正位片　　　B 侧位片　　　C 屈位片　　　D 伸位片

图 1-7-13　随访 X 线片

第八章　充气式弹性脊柱固定牵引器的设计和临床应用研究

【研究背景】

　　长期医疗实践发现,单纯性胸腰段屈曲型压缩性骨折治疗过程中卧床时间长,下床活动后容易造成椎体高度丢失、胸腰段后凸畸形及腰痛等后遗症状,因此,骨折复位后,能否有效合理固定是防止脊柱后凸畸形及影响远期疗效的关键,是单纯性胸腰段屈曲型压缩性骨折治疗的难点和重点。

【技术方案】

　　(一)充气式弹性脊柱固定牵引器的设计和力学计算

　　1. 充气式弹性脊柱固定牵引支架的设计

　　(1)腰围:用厚 1.5mm 皮革制成,由背托 1 个、侧翼 2 个和 3 条皮带组成。背托上下端略成椭圆形,下抵髂后上棘,上达 T_9 棘突,两侧达腋后线、2 个侧翼到达第 12 肋下缘。髂嵴和耻骨联合上缘相一致,外面各有一金属插座,承接弹性撑杆。腰围通过三条皮带连在一起,固定在腰和腹部。通过本身的约束力和腹压,对胸、腰脊柱有直接固定作用,通过骨嵴的阻力和皮肤的摩擦力,为弹性撑杆提供下着力点。

　　(2)腰背气囊:由气囊、通气管、充气球三个部分组成。气囊呈椭圆形,位于腰围背托腹侧面,下抵第 4 腰椎,上达第 10 胸椎,两侧达骶棘肌外缘。通过充气球可自行调充气囊压力。腰背气囊由腰围紧紧抵在腰和下胸段脊柱的后面,当充气后,可产生向前的推顶力和向上、下方向的牵张力,经测试三个方向的合力在 48kg 以上。

　　(3)可调长弹簧支撑杆:由螺丝棒、螺旋管、弹簧管、弹簧 4 个部分组成。螺丝棒上下两段为方向相反的螺丝,可调节杆的长度。螺旋管下接螺丝棒,上接弹簧管,内装弹簧使撑杆具有弹性,位于腰围及躯干的两侧,上接腋托,下入金属插座,向后与身体纵轴成 20°角。当向上支撑时,同时产生向后背伸脊柱的牵张力。

　　(4)腋托:呈弧形与两侧弹性支撑杆相连接,托柄前高后低,有利于保持脊柱背伸,下装有微动关节,在横轴上有 10°活动范围,以减轻腋部皮肤的固定性压力。

　　(5)胸托:由两块弹性钢片制成,一端固定在腋托的短柄上,游离端互相重叠,呈半弧形,由螺帽调节长度以适应体形,胸托的主要功能是稳定腋托和两侧弹性撑杆。

　　2. 充气式弹性脊柱固定牵引系统的力学模型　患者佩戴牵引器站立和行走时,挺胸、凸腹,胸段脊柱后凸减小,腰段脊柱前凸加大。在 X 线侧位片上观察,$T_{1~8}$ 曲度基本变直,下胸和腰段脊柱以 L_2 为中心前凸加大。将胸、腰段脊柱移入平面直角坐标系中。简化模型,可以将 $T_{1~8}$ 视为与 y 轴重合。因为在临床上最常见的骨折部位是胸腰段,设为 C 点,可进一步简化为具有弹性铰链 C 的杠杆 ACB 系统。设杠杆 AC 和杠杆 BC 长度均为 L,与 y 轴夹角为 α,如图 1-8-1。

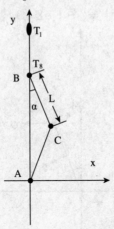

图 1-8-1 杠杆 ACB 系统图

气囊充气后,腹压增加与支撑杆纵向支撑使脊柱受到轴向的拉伸力、骨折部位向前的推顶力和背伸弯矩的综合作用。下图为本固定牵引系统的力学模型。如图 1-8-2。

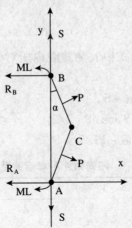

图 1-8-2 固定牵引系统力学模型图

1 - S 为轴向牵引力,为支撑杆与腹压轴向力之合力。

2 - P 为气囊作用于脊柱 AC、CB 的合力作用于 AC、CB 杆的中点。

3 - ML 由腹压对 A、B 产生的力矩。

4 - R_A、R_B 为 A、B 点的反作用力。因系统整体处于平衡状态,可知 $R_A = R_B = P\cos\alpha$

3. 充气式弹性脊柱固定牵引系统的力学计算

(1)已知条件:①背部气囊充气达 160~180mmHg 时,测得对腰围和背部的压强平均约为 110mmHg。②气囊为椭圆形,其椭圆截面 A = 329.9cm²。③患者下床活动时,每侧支撑杆受力约为 6~8kg,支撑杆与纵轴的夹角为 20°,纵向支撑力 f = 6×2×cos20° = 11.28kg。④腹腔直径 D = 20.8cm,截面积 A′ = 341cm²。⑤腰围侧翼高 15cm,其腹部投

影面积 $A'' = 15 \times 20.8 = 312.6\text{cm}^2$。⑥设患者体重 $W = 60\text{kg}$，受伤节段以上取 $W/2 = 30\text{kg}$。⑦测得 $L = 15\text{cm}$。⑧临床观察及测试，$\alpha = 20°$ 为宜。

（2）取模型中 AC 分离体进行计算（图 1-8-3、表 1-8-1）。

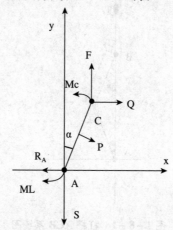

图 1-8-3 固定牵引系统力学模型 AC 分离图

1）$P = QA/2 = 24.74\text{kg}$。

2）$R_A = P\cos\alpha$。

3）$S = u + f - W/2 = 30.01\text{kg}$。

4）$ML = ud = 152.19\text{kg} \cdot \text{cm}$，式中 u 为腹腔内压对体重的支撑力，d 为腹腔中点至脊柱的距离。

5）$F/P = \sin\alpha + S/P$；$N = P\sin\alpha + S$。

6）$Mc/PL = Mc/PL + \cos2\alpha - S\sin\alpha/P - 1/2$。

7）$Mc = ML + PL\cos2\alpha - LS\sin\alpha - PL/2$。

表 1-8-1 不同角度下 C 点的受力和弯矩

$\alpha(°)$	$F(N)$	$Mc(N \cdot m)$
0	30	337
10	34	248
20	40	143
30	42	20
40	46	-130
50	48	-225
60	50	-330
70	53	-413
80	54	-465
90	57	-484

4. 充气式弹性脊柱固定牵引器的整体力学特点 对于屈曲型胸腰椎骨折，先通过背伸牵引复位，使伤椎高度和椎间隙恢复正常或基本正常，患者再佩戴本固定牵引器下床活动。佩戴时将腰围捆扎于躯干中下部，双侧腋托抵于腋下，将气囊充气。通过腰围、气囊和弹性支撑杆的综合作用，使脊柱腰段前凸加大，上胸段脊柱变直，腹腔内压增高，上

半身重力传导至骨盆的形式发生变化,从而使损伤后失衡的脊柱重建力学平衡,保证了患者能够早期下床活动。这一力学平衡是以下三种作用的结果。

(1)固定作用:腰围捆扎于损伤脊柱的周围,通过气囊而紧张,腹部受到明显的约束作用,形成坚壁圆桶。脊柱前侧有腹腔的压力,后侧有气囊的压力,左右有腰围的约束,损伤脊柱受到类似于夹板固定四肢骨折的作用。经测定,前后压强可达 $0.1kg/cm^2$ 以上。固定作用是胸腰椎骨折患者能早期下床活动的重要因素。

(2)牵引作用:由于气囊、腹压和支撑杆的综合作用,胸腰段脊柱受到轴向力的作用,使患者下床后伤椎受到拉伸应力作用,而不会被压缩。

(3)背伸力矩作用:支撑杆的轴向支撑力与气囊向前的压力联合对胸腰椎形成背伸弯矩作用,在患者下床活动后可继续矫正伤椎的残余移位。同时,使重力线后移,减小伤椎前部所受的压力。

(二)充气式弹性脊柱固定牵引系统治疗屈曲型胸腰椎骨折的临床应用研究

1. 临床资料　本组 110 例,年龄 18~62 岁,平均 40 岁。男 72 例,女 38 例。L_1 骨折 56 例,T_{12} 骨折 43 例,T_{11} 骨折 7 例,L_3 骨折 4 例。伤椎高度丢失超过 2/3 者 22 例,丢失 1/2 至 2/3 者 58 例,1/2 至 1/3 者 30 例,少于 1/3 者未列入本治疗组。伴有脊柱侧弯者 76 例,合并神经损伤者 8 例。

2. 治疗方法

(1)复位方法:卧硬板床,在胸腰背侧以骨折椎体为中心横行垫一长 60cm,宽 30cm 的气囊托板,同时作骨盆带间断牵引,重量 10~20kg。然后逐渐向气囊充气,随着气囊内压力的不断增大,胸腰段脊柱逐渐过伸。当气囊高度达到 15~20cm 时,骨折即可复位,根据本组观察,骨折获得良好复位约需 3~6 天。卧床牵引 1 周后佩戴充气式弹性脊柱固定牵引器下床活动(图 1-8-4),2 个月后解除固定牵引器的支撑杆,3 个月后去除固定牵引器。

(2)中医药治疗:伤后 2 周内治以活血化瘀、行气止痛,第 3 周开始治以活血化瘀、补益肝肾、接骨续筋。

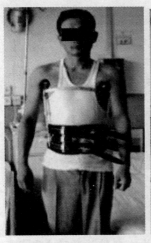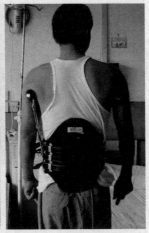

A 正面　　　　　　　　　B 背面

图 1-8-4　佩戴固定牵引器实例图

3. 结果

（1）观察组:解剖复位或接近解剖复位 74 例（图 1 - 8 - 5 ~ 1 - 8 - 7），占 67%；复位达 2/3 以上 36 例（33%）。侧弯完全矫正 62 例（82%），其余 14 例也大部分矫正。

对其中的 20 例，在 1 周、4 周和 2 个月分别进行了 X 线片观察，发现不仅保持了复位后位置，其中有 6 例的残余移位得到了矫正。另 90 例仅在复位后 1 个月和 3 个月进行 X 线片，发现 12 例伤椎有不同程度的再压缩，其中 3 例因伤后 2 ~ 3 周自行解除牵引器，使伤椎压缩超过 1/3，另 9 例伤后 1 ~ 2 个月解除牵引器，再压缩少于 1/3。对 40 例进行了 3 ~ 5 年随访，平均 4.2 年。其中 30 例无症状、无畸形（75%）；8 例有间断性腰钝痛，功能不受限，恢复原工作（20%）；2 例因腰痛影响重体力劳动（5%）。

（2）对照组:选择同期用腰背垫气囊托板 + 腰背伸练功治疗的 40 例 T_{11} ~ L_3 骨折为对照组。解剖或接近解剖复位者 0 例；复位达 2/3 者 4 例（10%）；复位达 1/2 以上者 24 例（60%）；无改变者 12 例（30%）。无症状且恢复原工作者 10 例（25%）；腰痛但仍坚持原工作者 22 例（55%）；有严重腰痛影响工作者 8 例（20%）。

两组疗效有显著性差异（$P < 0.01$）

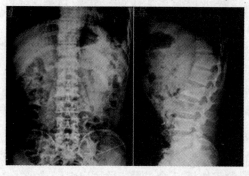

A 正位片　　　　B 侧位片

图 1 - 8 - 5　入院时 X 线片

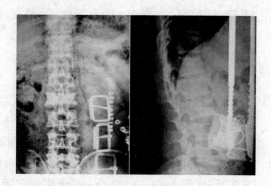

A 正位片　　　　B 侧位片

图 1 - 8 - 6　戴支架后 X 线片

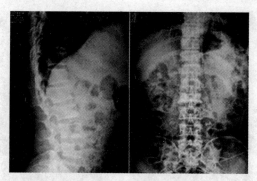

A 正位片　　　　B 侧位片

图 1 - 8 - 7　3 个月后复查 X 线片

（三）充气式弹性脊柱固定牵引器在腰椎峡部裂并滑脱症手术后的临床应用研究

1. 临床资料　将 60 例单节段腰椎峡部裂并滑脱症，且 SSR > 30% 需行手术治疗的患者随机分成 2 组,术后应用充气式弹性脊柱固定牵引器的为观察组,不用固定牵引器的为对照组。两组各指标间相比无显著性差异,如表 1 - 8 - 2。

表 1 - 8 - 2　两组间指标对比

	年龄(岁)	滑脱程度(%)	术前 JOA 评分
观察组	38.3 ± 1.2	32.8 ± 1.9	8.1 ± 1.2
对照组	37.8 ± 1.4	32.1 ± 2.3	8.3 ± 1.1
P 值	>0.05	>0.05	>0.05

2. 方法

(1)手术方法:均采用单钉 - 沟槽柱翼钢板的 II 式手术方法。

(2)术后处理:术后 48 ~ 72 小时拔除引流管。两组术后均卧床 7 天,然后佩戴支具坐起,下地活动。观察组佩戴充气式弹性脊柱固定牵引器;对照组佩戴普通硬腰围。术后 3 个月均去除支具,锻炼腰背肌。

(3)影像学检查及评价:术后 3 天摄 X 线正侧位片,术后 12 个月摄正侧位及过伸、过屈侧位 X 线片。按照 Suk 标准对术后 12 个月的 X 线片进行植骨融合评价。

3. 结果　对比两组的复位率、复位丢失率、融合率、JOA 评分(表 1 - 8 - 3),结果显示:两组手术复位率无显著性差异($P > 0.05$)。术后 12 个月时,对照组的复位丢失率大于观察组,有显著性差异($P < 0.05$);观察组的植骨融合率高于对照组,有显著性差异($P < 0.05$);观察组的 JOA 评分高于对照组,有显著性差异($P < 0.05$)。结果说明:与佩戴传统的硬腰围相比,腰椎滑脱术后佩戴充气式弹性脊柱固定牵引器下地活动,可以提高植骨融合率,从而提高疗效,具有重要的临床意义。

表 1 - 8 - 3　两组术后及随访 12 个月时疗效对比

	术后复位率(%)	术后 12 个月复位丢失率(%)	术后 12 个月植骨融合率(%)	术后 12 个月 JOA 评分
观察组	96.5 ± 2.1	6.2 ± 0.4	96.7	13.5 ± 1.1
对照组	96.2 ± 1.9	11.7 ± 0.8	90.0	11.3 ± 0.9
P 值	>0.05	<0.05	<0.05	<0.05

【典型病案】

刘某,男,43 岁,因摔伤腰部肿痛、活动受限 1 小时,于 2005 年 10 月 2 日入院。查体:脊柱以 L_1 为中心后突畸形,L_1 棘突压痛(+),叩击痛(+),双下肢及鞍区感觉无明显异常。双下肢肌力 V 级,双膝腱反射(+),病理征未引出。X 线片示如图 1 - 8 - 8,诊断:L_1 爆裂骨折。于 2005 年 10 月 10 日佩戴充气式弹性脊柱固定牵引器治疗,X 线片如图 1 - 8 - 9。治疗后随访 5 个月,随访结果:患者双下肢及腰部感觉及活动良好。如图 1 - 8 - 10。

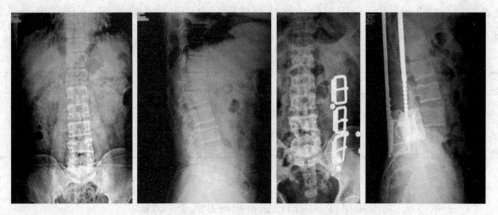

A 正位片   B 侧位片   A 正位片   B 侧位片

图 1-8-8 治疗前 X 线片   图 1-8-9 治疗后 X 线片

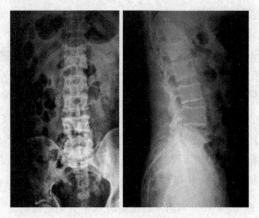

A 正位片   B 侧位片

图 1-8-10 随访 X 线片

经验精华篇

第一章　寰椎骨折

寰椎骨折是上颈椎损伤中较常见的一种,临床上见到的寰椎骨折神经症状轻重不一,有的当场死亡,有的病情严重,伴有不同程度的脑干与脊髓高位损伤,表现为脑神经瘫痪、四肢瘫或不全瘫和呼吸障碍,常需立即辅助呼吸,有的仅为枕颈部疼痛和活动障碍,神经症状轻微,但这类患者仍有潜在危险,应予以高度重视和相应治疗。

【发病机制】

本病由高处坠落的物体撞击头顶部,或自高处坠落,头顶垂直触地所致。寰椎连接枕骨和其他颈椎,是一节非典型的脊椎,外观呈椭圆环状,无椎体,在环形两侧增厚变粗,称为侧块,其上下表面为斜向内前方的关节面。从侧块伸出的前后椎弓在伸出部位为寰椎最薄弱处,也是最常见的骨折部位。当暴力和反作用力聚积作用于寰椎时,因寰椎上下关节面的内向性,暴力和反作用力的合力使寰椎侧块受到离心性暴力,从而在寰椎前后弓与其侧块连接处的最薄弱部位发生骨折,这种骨折也称为 Jefferson 骨折。其特点是寰椎骨折成四处对应的骨折,形成四块骨折段,即两个侧块和前后两弓(图 2 -1 -1、2 -1 -2)。当暴力作用方向不正,仅作用于头部一侧或当头部倾向一侧受到暴力时,可致一侧椎弓骨折,偶尔也可引起侧块骨折。

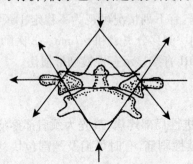

图 2 -1 -1　寰椎骨折机制

暴力自上而下作用于枕骨髁,分别向下到达寰椎两侧块

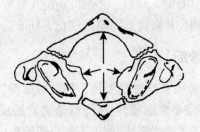

图 2 -1 -2　Jefferson 骨折

寰椎椎弓四处骨折并发生分离移位

【分类分型】

根据骨折部位和移位情况,寰椎骨折分为三型:

Ⅰ型:寰椎后弓骨折,系由过伸和纵轴暴力作用于枕骨髁与枢椎棘突之间,并形成相互挤压外力所致,也可与第二颈椎椎体或齿状突骨折并发。

Ⅱ型:寰椎侧块骨折,多发生在一侧,骨折线通过寰椎关节面前后部,有时波及椎动脉孔。

Ⅲ型:寰椎前后弓双骨折,即在侧块前后部都发生骨折,也称为 Jefferson 骨折。多系单纯垂直暴力作用结果。

【临床表现】

颈部疼痛、僵硬,患者常以双手托住头部,避免其活动。如第二颈神经(枕大神经)受累时,患者感觉枕部疼痛,颈肌痉挛,颈部活动受限;若伴脊髓损伤,可有运动感觉丧失。损伤严重者可致瘫痪甚至立即死亡。

【辅助检查】

常规拍摄张口位及侧位 X 线片,颈椎双斜位片对于发现寰椎侧块骨折具有积极意义。在张口位片上测量了解寰椎压迫骨折与寰枢椎稳定性情况。正常的寰椎侧块外缘与枢椎关节突外缘在同一直线上,寰椎骨折者双侧侧块向外移位,侧块外缘超过枢椎关节突外缘。测量侧块向外移位的距离,两侧之和超过 7mm,表明寰椎横韧带断裂,导致寰枢椎不稳定。颈椎侧位 X 线片上可见到寰椎后弓双重骨折,骨折线经过椎动脉沟。

正常情况下,寰椎两侧块与齿状突间的距离相等而对称,寰椎前弓后缘与齿状突前缘即寰齿间距为 3mm;如果寰齿间隙大于正常,可能为寰椎骨折合并横韧带断裂。

为了解寰枢区损伤细微结构的变化,宜采用 CT 及 CT 二维或三维重建,能显示寰椎爆裂的骨折片分离状况,对确定其稳定程度是有益的。还应注意寰椎侧块内侧缘撕脱骨折,因其是横韧带撕裂征象,提示骨折不稳定。对于有脑干或脊髓损伤的患者,MRI 可清楚显示脑干和脊髓的损伤及受压情况。

寰椎爆裂性骨折的稳定性影像学判断依据:有下列情况可视为不稳定①颈椎侧位片上寰齿前间隙 >3mm。②张口正位片寰椎两侧块侧移分离之和 >7mm。③医师监护下颈椎屈伸侧位片寰齿前间隙的变化 >1mm。④MRI 直接显示寰椎横韧带损伤。

【鉴别诊断】

1. 与颈椎肿瘤相鉴别　颈椎肿瘤常为渐进性局部疼痛,最先为颈肩部疼痛,起始时较轻,呈间歇性隐痛,但疼痛迅速的发展成持续性剧痛,有时可扪及颈部包块,影像学检查颈椎体可出现塌陷,颈椎不稳定或畸形。

2. 与颈椎结核相鉴别　持续性疼痛为颈椎结核的重要症状,劳累后加重,休息时减轻,如炎症波及神经根则疼痛可向枕后或上肢放射,局部压痛叩击痛在早期一般并不明显,较严重时方才发现。由于颈椎周围肌肉痉挛,可出现颈部僵直及活动受限,影像学检查可见椎体破坏,椎间隙变窄,伴有咽喉脓肿时可见颈前软组织阴影增宽,气管可移向前侧或偏于一侧。

【应用解剖】

寰椎即第 1 颈椎,系连结枕骨和其他颈椎的主要解剖结构。它是一节非典型的脊柱,外观呈椭圆环状。无椎体而在环形两侧增厚变粗,称之侧块,其上下表面各自为斜向内前方的关节面,与枕骨髁状突和枢椎关节面相对应。分别构成寰枕和寰枢关节。从侧块伸出两臂、左右连结成环,即为前后弓,两弓中央增粗为结节,在与侧块相遇处骨质较纤弱,是骨折部位所在。前弓后面的中央与齿状突对应构成寰齿关节,由寰椎两侧块间的横韧带和关节囊维持其稳定性,寰椎矢径大约3cm,其间容纳脊髓约1.0cm,齿状突约占据1.0cm,尚有1.4cm空间为缓冲间隙。

【治疗】

(一)颅骨牵引复位外固定术

大部分的寰椎骨折都可以通过牢固的颈椎支具或头环背心固定治疗。单发的后弓骨折是稳定性骨折,可以用颈围固定治疗8~12周。无移位或移位轻微的侧块骨折和Jefferson骨折,能够通过颈围固定治疗以预防移位和使骨折愈合。寰椎侧块骨折向外侧移位超过枢椎关节面中线7mm时,应该用颅骨牵引复位。头皮感染者禁用,伴随有颅骨骨折者慎用。

1. 操作方法　患者仰卧位,头发剃光,颈两侧用砂袋固定。以 Crutchfield 钳牵引法为例,用2%的龙胆紫由鼻梁至枕外粗隆作一矢状连线,由两侧耳郭顶(乳突稍前)作额状面连线,将颅骨牵引弓牵引轴点正在前两线交点。牵引弓两臂张开,牵引弓两面钳爪在横线上定点,在无菌和局麻下,切开皮肤至颅骨,采用直径3mm可控制深度的钻头,呈垂直方向钻开颅骨外板,将牵引弓两钳爪插入,旋紧固定,缝合皮肤。如果采用 Crutch-field 钳作颅骨牵引,插钳点在外耳道后1.0cm、耳郭尖上3~4cm,保持两侧插钳点的对称,防止偏前和冰钳过深,及牵引时前屈、偏后、伸展等。

2. 操作技巧　骨钻钻头先垂直颅骨骨面,进入1~2mm后再逐渐外展,以防骨钻在骨面上滑动。进钉点的选择应根据骨折的类型适当的偏前或偏后,屈曲型应过伸牵引,进钉点应偏前;过伸型应屈曲牵引,进钉点应偏后。骨钻的外展角度不宜过大或过小,牵引重量应逐渐增大,以免脱落;牵引后的3~5天内应向中间紧缩牵引弓,以防松动脱落。牵引方向及颈部位置应根据骨折移位情况而设定,并随时调整。

3. 术后处理　维持牵引3~4周,然后在维持牵引下施行 Halo – Vest 支架固定,而后逐渐下床活动。3个月后摄 X 线片了解骨折愈合情况,解除外固定支架。

4. 注意事项　视颈椎骨折脱位的类型和损伤严重程度等,使用不同的牵引重量、牵引位置和方向。复位牵引开始时重量一般为4~6kg,颅骨牵引重量按年龄、体型和体重应予酌情调整。牵引作用力的方向对于复位至关重要,开始牵引时,牵引力的轴线一定与要使之复位的节段一致。通常使颈椎略为屈曲位,约20°~30°,以椎体前部作为支点,以利于绞锁的关节分开,但不能过屈,避免重复损伤,引起或加重脊髓和神经根损伤。摄片证实牵开后方可矫正牵引方向,稍加伸展使之复位。复位后,调整为中立位维持牵引。经复位后,不宜立即作固定。因为在固定的操作过程中,易发生再脱位或增加新的创伤。通常维持牵引3~4周再行 Halo – Vest 支架固定。Halo – Vest 外固定可限制颈椎99%的旋转和96%的屈伸、侧屈活动,可很好的使颈椎制动、促进寰枢椎骨折愈合。

(二)Halo – Vest 支架固定术

单纯的 Jefferson 骨折分为稳定性和不稳定性两部分,主要依据横韧带的完整性和

（或）寰椎前部环状结构是否断裂粉碎来判断。稳定的 Jefferson 骨折及单纯的前弓或后弓骨折适合于 Halo‑Vest 支架固定。

1. 操作方法　患者坐位，颈部围领外固定或者使用既能与牵引器相连又能维持头环的辅助器械支撑头部。剃头后头皮皮肤用外科消毒液如聚乙烯吡酮碘清洗。选择大小适当的头环，由助手将头环套在头上，或将头环置于把持器械上。在所选的四个进钉点区域作局部麻醉，在裸露的皮肤上插入两个前钉，而不是在发际线内。耳正前方的颅骨特别薄弱，骨的固定作用不够，故不宜选择此处为进钉点。也要避免损伤眶上神经。后方中央沟通常是最好的进钉部位。插入钉并同时将呈对角线的两个钉旋紧。在插入两个前外侧钉时，患者的眼睛一定要保持闭合状态。将四个钉旋紧，使之都嵌入皮肤和骨内。将所有的钉拧到 0.05cm/kg，用适当的锁定螺母将钉与头环固定在一起。用前后立柱将头环与配套背心相连，也可以与良好塑形的石膏背心相连。应该拍摄正侧位 X 线片记录脊柱对位情况。

2. 操作技巧　①头环要摆放在颅骨最大直径区以下，耳尖以上约 1cm 的眉弓平面左右。②用旋力螺旋反复将对角线的钉成对拧紧，要交替地拧紧两对钉，以免将头环偏移到不对称的位置。

3. 术后处理　常规在 24～48 小时后再重新拧紧固定钉。松动的固定钉再拧紧只能进行一次。再拧紧过程中如果未遇到阻力，应立即中断操作。如果需要更换钉时，一定要在新钉固定满意后，再去除松动的钉，这样可以维持头环的位置及颈椎的对位。

要仔细地进行钉孔处的护理，以预防感染。应每天用聚乙烯吡酮碘或过氧化氢对钉孔处进行清洁。如果钉孔处发生了感染，要作创面的细菌培养或抗生素的药敏试验，并选择适当的抗生素马上开始治疗。支架外固定 3 个月，每月摄 X 线片复查一次，3 个月后 CT 检查一次，骨折愈合后撤除外固定架。

4. 注意事项　在插入前侧方钉之前，应嘱患者紧闭双眼，否则对眼睑皮肤和肌肉的牵拉可能影响眼睛的完全闭合。在眶上与颅骨最大周径之间适当地安放头环，可以使头环松脱的危险减到最小。最常见的神经损伤是眶上神经和滑车上神经损伤，只要不在眶的内侧 1/3 处安放钉，就可以避免损伤这些神经。不要为了使疤痕在外观上更易接受，而将前外侧钉安放于发际后的颞窝处，因为这里颅骨最薄弱。将钉固定在颞窝处也会刺穿颞肌，而引起咀嚼时疼痛。应用塑形较好的石膏背心连接到头环上，该石膏背心的长度可以向下延伸到髂嵴上以增加支持力，如果需要增加稳定性，可以用预先塑形的聚乙烯背心代替石膏。

（三）枕颈融合术

对于同时伴有后部结构损伤的寰枢椎骨折脱位、枕‑环‑枢复合体联合损伤、陈旧性寰枢椎骨折脱位或寰枢椎骨折脱位伴有脊髓损伤需行后路椎板切除，减压时需行枕颈融合术。

1. 操作方法　气管插管全身麻醉，患者置于俯卧位，维持颅骨牵引。常规枕颈后正中切口，显露枕骨背侧、寰椎后弓，枢椎椎板、侧块。根据脊髓后方受压范围决定后方减压范围，咬除 0.5～1.0cm 半弧形枕骨，以扩大枕骨大孔，切除寰椎后弓宽约 1.5cm 或部分枢椎椎板，予以后方减压。在调整好颈椎轴线后，根据预弯模版折弯板棍以适应颈椎轴线。依次旋入枢椎椎弓根螺钉和 C_3、C_4 侧块螺钉,安装板棍,再次调整好枕颈轴线,颅骨钻孔旋入螺钉固定,并安装横向连接杆。取髂骨块修剪成大小形状适合的移植于枕颈部。

2. 操作技巧　术中要使用椎板咬骨钳小心咬除半弧形枕骨,扩大枕骨大孔以减压;安放板棍时要根据颈椎生理曲线预弯板棍,以免术后颈椎功能受限。安放枢椎椎弓根钉时,以枢椎下关节突中点上各 2mm 为进钉点,向头侧约 30°~35°、向内侧约 20°~25° 钻孔。C_3、C_4 侧块钻孔,以侧块中点内下各 2mm 为进钉点,向头侧约 45°、向外侧约 28°。枕骨螺钉进钉点选在上项线下 5mm,中线两侧 5~10mm 的范围内,进钉方向斜向内上,枕骨最后处、枕骨的中心。

3. 术后处理　术毕拆除颅骨牵引,伤口负压引流 48 小时,酌情使用地塞米松和甘露醇,拆线后辅以高压氧治疗 1~2 个疗程,离床者需戴颈托保护。颈围制动 3 个月,定期复查摄片了解内固定及关节融合情况。

4. 注意事项　术中植骨要充分,以提高融合率。

【并发症及治疗失误的处理】

1. 术中并发症

(1)局麻注射针头误伤:虽然局麻操作安全、简单,但如进针掌握不当,刺入过深、针头偏斜、用力过猛等,则易造成脊髓或神经根损伤,或误将麻醉药注入硬膜外,形成颈髓段硬膜外麻醉,出现严重的后果。预防是关键,熟悉颈部解剖,掌握相邻椎板间的特点,调整进针方向,分层麻醉,操作时双手稳妥操作。一旦误伤应立即停止进针,更不可注药,密切观察病情,随时准备气管插管。

(2)硬脊膜损伤:较为多见。与手术操作不当误伤硬脊膜有关。术中仔细分离,使用磨钻可避免其发生。任何硬脊膜撕裂均应修补至无渗漏。已有文献报道颈椎椎板切除术后形成假性脊膜膨出的病例,形成的囊腔直径约 1.5cm,在背侧压迫神经根,切除囊肿闭合瘘管后痊愈。

(3)硬膜外静脉丛出血:老年患者动脉硬化、严重椎管狭窄合并糖尿病,常遇到难以控制的出血。文献报道有因止血困难致死的病例。取头高位手术可减少出血,用双极电凝及止血海绵压迫均可达到止血目的。术前 3 天肌内注射维生素 K_3 有助于防止出血。

2. 术后早期并发症　术后血肿形成:主要由于手术创面渗血、口径较大的血管未行结扎、留有死腔、引流不畅等引起的。血肿小者可逐渐吸收,血肿大者则影响减压术的效果,而且是细菌繁殖的培养基,一旦引起感染,将使治疗复杂化。预防措施包括术中尽可能彻底止血,缝合时消灭死腔,术后常规放置引流管,保持通畅引流。如出现脊髓受压症状时需切开清除血肿。

3. 术后晚期并发症　主要为内固定物并发症,包括置入不良、内植物断裂、移位、松动,以及由此而增加的感染风险等,特别是在伴有骨质疏松症的骨骼上施术时,器械植入后的失败率更高。其发生原因与植入物选择不当、操作不正确、术后颈部活动过多有关。因此,术者应熟悉局部解剖,掌握进钉点、方向,按照操作规程植入合适的内固定物,术后防止外伤,避免过度和不正确的活动。如果出现内固定物松动、断裂需再次手术治疗。

【述评】

寰枢椎骨折治疗方法的选择主要取决于寰枢椎的稳定性,损伤后的稳定程度取决于横韧带和翼状韧带损伤的状况,尤其横韧带对固定齿状突、稳定寰枢关节即保持寰椎两侧块间的张力起着极为重要的作用。如果横韧带无损伤,则两侧块的分离移位是有限的,其两侧移位距离之和必须小于 6.9mm,如果横韧带断裂则两侧块失去了韧带控制,离心性分离移位大于 6.9mm,造成该区不稳定。对于稳定性骨折,首选非手术治疗,如:寰椎前弓、后弓或侧块骨折等。对于不稳定性骨折,则应早期手术治疗。通过 X 线片、CT 等检查,可对大多数寰枢椎骨折的稳定性作出判断,但对韧带损伤的判断很困难,对此类患者可先行颅骨牵引,定期观察、复查,以判断其稳定性,不必急于手术。牵引以小重量持续牵引较为安全、有效,大重量牵引很可能造成骨折移位,损伤脊髓,导致严重后果。

非手术治疗的常用方法主要有颅骨牵引、颈围领、Halo－Vest 等。目前,国内颅骨牵引仍使用较广,但其对寰枢椎的制动效果较差,患者卧床时间长、不便翻身护理、因卧床而导致的并发症较多,故该方法并不适合寰枢椎骨折的常规治疗,而多用于术前、术中的辅助治疗。颈围领有多种,常用的有软围领、费城围领及 SOMI 支具等。但每一种外固定对颈椎活动的影响不完全一样。软围领对颈椎活动的限制最差,主要用于院前急救和术后的保护;费城围领和 SOMI 支具有较好的限制颈椎屈伸和侧屈的作用,但其限制颈椎的旋转活动作用较差,因此,它们仅能用于稳定的上颈椎损伤,如单纯寰椎前、后弓骨折。Halo－Vest 支架外固定可限制颈椎 99% 的旋转和 96% 的屈伸、侧屈活动,可很好地颈椎制动、促进寰枢椎骨折愈合。

早期手术的目的是为了达到上颈椎的永久稳定,手术的方式包括寰枢融合及枕颈融合。传统后路寰枢融合时必须考虑寰椎后弓的完整性,侧块骨折或单侧的后弓骨折时可以获得满意的融合。后路经 C_1 关节螺钉固定也是近年来临床上较多采用的后路寰枢椎融合术式之一,该术式的要求较高,手术医师除对局部解剖熟悉外,还必需有 C 型臂 X 线机或导航仪 。对于伴有寰椎后弓骨折的不稳定性寰椎骨折病例,可选择枕颈融合术。枕颈融合的方式较多,主要的区别是内固定器械的不同,该术式最大的缺点是术后枕颈部的运动功能丧失。

【典型病案】

孙某,男,54 岁,因摔伤头面部、颈部肿痛活动受限 1 小时来诊。查体:头额部、左眼上方皮肤裂伤,颈部畸形,活动受限,局部压痛(＋),无放射痛,四肢皮肤感觉正常,肌力Ⅳ级,病理反射未引出,生理反射存在。X 线张口位片示寰椎前弓可见一裂隙,有分离。CT 示寰椎前弓及侧块多发骨折、寰枕关节脱位(图 2－1－3、2－1－4)。诊断:1. 寰椎骨折2. 寰枕关节脱位 3. 头面部挫裂伤。患者入院后给予颅骨牵引使寰枕关节复位后行Halo－Vest 支架外固定(图 2－1－5),行 CT＋MPR 示寰枕关节已复位,寰椎前弓骨折对位对线良好(图 2－1－6),2 个月后复查骨折断端已形成骨痂(图 2－1－7)。

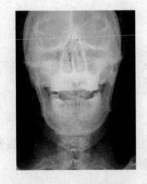

图 2-1-3 颈椎张
口位 X 线片

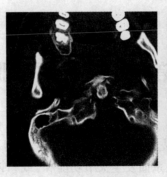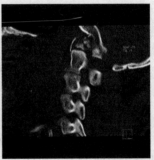

A   B

图 2-1-4 颈椎 CT 片

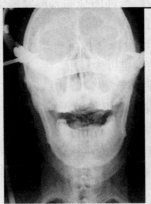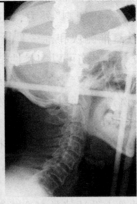

A   B

图 2-1-5 颈椎张口位侧位 X 线片

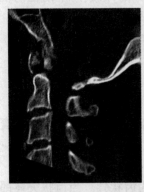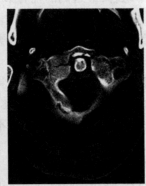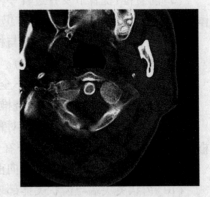

                 图 2-1-7 颈椎随访 CT 片

A   B

图 2-1-6 颈椎 CT 片

第二章　寰枢椎脱位

寰枢椎脱位是指创伤、先天性畸形、退行性变、肿瘤、炎症或手术等因素造成的寰枢椎骨关节面失去正常对合关系而发生关节功能和(或)神经功能障碍。

【发病机制】

1. 外伤　当头颅部遭受突然屈曲作用时,头部的动能大部分集中在横韧带上,齿状突恰在其中央部,形成一种"切割"外力,可造成横韧带断裂。另外造成寰椎 Jefferson 骨折的垂直暴力作用,使寰椎侧块和椎弓骨折段分离移位也可造成横韧带撕裂,出现寰枢关节的脱位或半脱位。其损伤可以为骨性结构也可为韧带。

2. 先天性畸形或发育不良　枕颈部有发育异常者,外伤后较正常人更易发生寰枢关节急性脱位。多数病例是在少年以后逐渐发生寰枢关节不稳定。由于寰枢椎骨发育的特殊性,此部位的先天性畸形或发育异常多见。

(1)寰枕并联:胚胎发育时枕骨节与寰枢骨节分节不全,造成寰枢与枕骨相连,其可分为寰椎前弓和后弓与枕骨大孔全部联合,也可为寰椎某部分与枕骨融合,常合并寰椎前脱位、扁平颅底和颅底凹陷症。

(2)副枕骨:在枕骨大孔边缘处融合或游离的骨块,亦可为枕骨大孔周围软组织中游离的骨岛。

(3)前寰椎:枕骨节发育过程中互不融合,最远侧的枕骨节分离,形成一个幼稚的椎体与枕骨大孔边缘融合,但其下方仍有正常的寰枢椎,位于枕骨与齿状突尖之间。

(4)第 3 枕骨髁:寰椎的前弓与枕骨大孔前缘融合,即在鸟类所见的第 3 枕骨髁。

(5)寰椎前弓缺如或后弓未愈。

(6)寰椎侧块与枕骨髁发育不全,寰椎椎动脉沟未形成,枕骨髁易发生水平移位。

(7)寰椎上关节面处形成围绕椎动脉的骨性管道或骨沟,此种畸形常为单侧。

(8)寰椎、枢椎和枕骨发育不对称,如枕骨髁两侧不等大或不在同一平面或亦可为寰枢椎上、下关节面大小不一致或不在同一位置。

(9)寰枢椎横突孔缺如,形成向前开放的椎动脉切迹。

(10)齿状突尖端与齿状突体部未愈合,形成齿状突分离成为齿状骨。当齿状突体部未发育或发育不全称为齿状突未发育或发育不良。齿状突缺如时依靠寰椎侧块和枢椎体保持稳定,发育过程中亦可表现为齿状突体部与枢椎体部未愈合。

3. 自发性脱位　常见于幼儿及儿童因口腔或咽部感染,导致寰椎横韧带充血、水肿,以至寰椎横韧带松弛和关节囊水肿,当口腔及咽部炎症消退后,引起脱位。

4. 病理性脱位　也为缓慢发生的脱位,与自发性脱位的区别在于确有寰椎和(或)枢椎的骨质破坏性病变。在我国以寰枢椎结核为多见,也偶见于寰枢椎肿瘤或骨髓炎。

【分类分型】

1. 尹庆水根据牵引复位的效果分型

(1)可复型:经牵引等保守治疗能复位的称可复型寰枢椎脱位。又分易复型和缓复型。①易复型 入院后行单纯颅骨牵引或单纯枕颌带牵引后能复位者。②缓复型 经上述牵引方法处理后不能复位,而经头颈双向牵引1~2周能复位者。

(2)难复型:经头颈双向牵引1~2周不能复位者。对于难复型寰枢椎脱位,宜先行经口咽前路松解术,术后双向牵引,复位后酌情行后路寰枢椎固定或减压,枕颈固定融合术。

(3)不可复型:经口咽前路疤痕松解后,毫无松动迹象,再行双向牵引不能复位者或经头颈双向牵引毫无松动迹象,且螺旋CT三维重建显示$C_{1\sim2}$之间有骨性连接者均为不可复型寰枢椎脱位。

2. 谭明生根据寰枢椎脱位的复位情况不同分型(TOI分型)

(1)牵引复位型(traction reduction type,T型):凡用牵引能达到满意复位者均属T型。其中病程小于3周的新鲜创伤或咽部炎症等病因所致的脱位,牵引复位后稳定性良好者[寰齿前间隙(ADI)≤5mm或脊髓有效空间(SAC)≥13mm]为T1型。T1型横韧带断裂、病程大于3周的陈旧性损伤、结核、肿瘤或上颈椎先天性畸形、退行性变等原因引起的脱位,经牵引复位后仍有再脱位倾向,不能用外固定维持复位者为T2型。

(2)手术复位型(operation reduction type,O型):患者入院后经三维CT检查显示$C_{1\sim2}$关节突关节无破坏或无骨性融合,但经严格牵引1~2周不能获得满意复位者(ADI≤5mm或SAC≥13mm)。

(3)不可复位型(irreducible type,I型):患者入院后经严格牵引1~2周不能获得满意复位,三维CT检查显示$C_{1\sim2}$关节突关节已骨性融合,预期经前路松解后行后路手术也难以获得满意复位者。

3. X线片 提示齿状突与寰椎侧块解剖关系破坏,寰齿距离变化。通常将寰枢椎关节旋转与固定分为4型。

(1)Ⅰ型:轻度寰椎前脱位不伴有旋转与固定(移位距离不超过3mm),表示寰椎横韧带无损伤,寰枢椎旋转运动范围基本正常。

(2)Ⅱ型:旋转固定移位在3~5mm,可能合并横韧带损伤。一侧的侧块有移位,而对应的侧块无变化。寰枢运动超出正常范围。

(3)Ⅲ型:严重移位,寰椎向前移位超过5mm,ADI超过正常范围。

(4)Ⅳ型:寰椎后移位,可能仅一侧侧块有移位,临床少见。

【临床表现】

枕颈部疼痛、颈部活动受限,尤以颈部旋转活动受限最明显,部分患者有脊髓受压表现,如四肢软弱无力、行走不稳、四肢麻木、疼痛、四肢部痛觉过敏、手部精细动作障碍、胸腹部束带感、病理征等;以及椎动脉型颈椎病的表现,如眩晕、视觉模糊、猝倒。

【辅助检查】

影像学检查包括 X 线片、CT 和 MRI 检查。张口位 X 线片主要明确齿状突的外形、齿状突骨折的类型以及齿状突与寰椎侧块间距是否对称。颈椎侧位片主要测量寰齿间距（ADI）。正常成人 ADI 为 3mm，小儿为 4mm。如成人 ADI > 3mm，小儿 ADI > 4mm，即可诊断为寰枢椎脱位。颈椎伸曲动力性侧位片使 ADI 变化更明显。CT 可清楚观察寰枢椎结构变化及脊髓受压程度。CT 通过多平面及三维重建，可显示寰枕关节及寰枢关节脱位情况。寰枢正中关节（寰齿关节）脱位，CT 表现为寰椎向前移位，寰椎前弓后缘与齿状突距离增宽（正常时成人为 2.5mm，儿童为 4.5mm），齿状突两侧间隙不对称；寰枢外侧关节脱位可见寰椎侧块与枢椎上关节面关系失常，寰枕关节脱位较少见。MRI 可更清楚地显示韧带断裂部位和程度、脊髓形态、受压部位和程度以及脊髓信号。正常横韧带及其损伤的 MRI 表现有如下特点：①正常韧带因组织密度高，其信号偏低，表现为紧贴齿状突后部，附着于寰椎两侧块的条状低信号影，中央部稍宽，两侧稍窄，与其周围信号略高的骨质结构与软组织、信号更高的脂肪及后方的脑脊液形成鲜明对比。②若韧带断裂，则可见低信号影中断，断裂处呈稍高信号。

【鉴别诊断】

颈椎失稳：颈椎失稳 X 线片也出现椎体间的脱位，但患者近期内无明显的外伤史，磁共振在骨折脱位中显示长 T_1、T_2 信号，而失稳则没有。

【应用解剖】

（一）骨性结构

1. 寰椎　没有椎体及切迹，亦没有棘突及关节突，其有前弓和后弓以及两侧的侧块和横突构成骨环，与其他椎骨相比，椎孔较大，在成人椎孔矢径为 18～23mm，其前半容纳枢椎齿状突，只有后半相当于其他椎骨椎孔，其间脊髓直径为 10mm 左右；寰椎的两侧为侧块，上关节面有两个肾形关节面，朝向内、上、后方向称为上关节凹，与枕骨髁构成寰枕关节，在上关节凹中部有切迹将其分为前、后两部分。下关节面为圆形微凹的关节面，朝向下内并呈一定斜面，与枢椎上关节面构成寰枢外侧关节。

2. 枢椎　不同于一般的椎骨，枢椎体上有圆柱状突起称为齿状突，长约 1.5cm，其上端呈乳头状，而根部较细称为齿状突颈或齿状突基底部，在其前后各有椭圆形前、后关节面，前者与寰椎前弓后面的齿状突关节面构成寰齿前关节，后者与寰椎后韧带构成寰齿后关节。

（二）寰枢关节与韧带

1. 寰枢关节包括三个关节　①两侧的寰枢外侧关节：由寰椎侧块的下关节面与枢椎上关节面构成，关节囊的后部及内侧部均有韧带加强。②中间的寰枢正中关节：由齿状突与寰椎前弓后面的关节面和寰椎后韧带构成。

2. 寰枢关节被下列韧带加强　①齿状突尖韧带，有齿状突尖延至枕骨大孔前缘。

②翼状韧带,由齿状突尖向外上方延至枕髁内侧。③寰椎横韧带,连结寰椎左、右侧块,防止齿状突后退,从韧带中部向上有纤维束附于枕骨大孔前缘,向下有纤维束连接枢椎体后面,因此,寰椎横韧带与其上下两纵纤维束,共同构成寰椎十字韧带。④覆膜,是坚韧的薄膜,从枕骨斜坡下降,覆盖于上述韧带的后面,向下移行于后纵韧带。⑤寰枢副韧带,以寰椎横韧带下方十字形韧带垂直束基底部起,向上、外连接寰枢侧块内下方和齿状突基底部。坚强的翼状韧带、寰枢横韧带和寰枢副韧带主要使寰枢稳定,横韧带的退行性变减弱强度,致使寰枢关节的中央部分较之两侧部分更易发生退行性变;横韧带断裂时,寰枢可向前移位 7mm。若合并翼状韧带断裂,可向前移位 10mm。

【治疗】

(一)颅骨牵引复位外固定术

适应证为病程短,寰枢椎旋转半脱位或轻至中度脱位,症状轻微仅有枕颈部疼痛,无锥体束征的轻度寰枢椎不稳和自发性寰枢椎脱位。

(二)寰枢椎钢丝内固定融合术

适应证为寰枢椎椎板结构完整的寰枢椎脱位。

1. 操作方法　患者仰卧位,小心插管麻醉后,翻身至俯卧位,卧于 Stryker 架上,并保持颅骨钳或头环牵引。在翻转患者时要小心维持患者的头胸关系。在手术台上拍摄患部的 X 线片,以确定骨折的状态。术野常规消毒铺巾,皮内注射 1∶500000 的肾上腺素以减少止血。然后从枕部到 C_4 或 C_5 水平作一后正中切口,使用电凝止血,骨膜下锐性剥离,显露寰椎后弓和 C_2 椎板,小心从骨面上去除所有的软组织。在寰椎弓深面从下向上,直接或借助 Mersiline 缝合线穿过一根 20 号钢丝襻,或缝线用动脉瘤针帮助带过。将钢丝末端穿过钢丝襻反折处就可以捆住 C_1 后弓。从髂嵴上取一块皮质 - 松质骨块,安放在钢丝襻下,使其与 C_2 椎板和 C_1 后弓相接触。将钢丝的另一端穿过 C_2 棘突,并拧紧钢丝以固定植骨块。冲洗伤口,安放负压吸引管后逐层缝合伤口。

2. 操作技巧　触摸寰椎后弓结节,分离出寰椎后弓,并横行切开骨膜达骨质,以后弓结节为中心,用精细的剥离器小心剥离背侧骨膜左右各约 1.5cm 长,并用折弯的神经剥离子小心剥离后弓前侧骨膜,以能通过备好的双股钢绳即可。在枢椎棘突后上方用咬骨钳咬出一凹槽,以备植骨块嵌入用。将寰椎后弓背侧骨皮质处咬成粗糙面后,用双股钢绳由后弓背侧下方通过折弯的神经剥离子的引导,小心经后弓前上穿出,将双股钢绳折弯处剪断后形成二条钢绳,以后结节为中心将钢绳扭紧。4 条钢绳分别穿过事先钻孔的髂骨块,拉紧钢绳,两条在其背侧打结,两条在枢椎棘突下方打结。

3. 术后处理　持续引流 48 小时,术后卧床 3 周,围领外固定 3 个月。进行双上肢功能锻炼以防止出现肩周炎。

4. 注意事项　手术显露时,要细心用电刀沿骨膜下剥离,以减少出血;由于上颈椎后路显露位置较深,可使用自动椎板拉钩牵拉两侧椎旁肌,一方面可充分暴露手术视野,另一方面可压迫止血,减少手术出血。从 C_1 后弓的上表面向外暴露时,成人不要超过 1.5cm,儿童不要超过 1cm,以免损伤椎动脉。通常不必去除 C_1 和 C_2 的皮质。椎板下穿入钢丝时一定要小心,切忌使用暴力,否则会损伤硬膜囊,甚至损伤脊髓,造成无可挽回的损失。

（三）椎板夹内固定术

适应证为无移位的寰枢椎骨性损伤和（或）韧带结构损伤;不伴有脊髓压迫症状的类风湿脊柱炎导致的寰枢椎不稳;可复性寰枢椎脱位。禁忌证为不可复性寰枢椎脱位;寰枢椎后部结构不完整。

1. 操作方法　患者俯卧位,用 C 型臂 X 线机透视,判断寰枢椎复位情况,并调整至满意,维持颅骨牵引。局部麻醉或全身麻醉下做枕骨到 C_3 棘突间后正中切口,剥离两侧颈项肌暴露枕骨后下缘、寰椎后弓及枢椎椎板。从中线向两侧暴露寰椎后弓宽度通常小于 1.5cm,以防损伤椎动脉。切除枕、寰椎、枢椎间结缔组织,暴露硬膜外腔隙,用磨钻将寰枢后弓和枢椎椎板磨成粗糙面,用组织钳提起后弓,将上椎板夹置入寰椎后弓,将枢椎棘突向头端提拉,扩大 C_{2-3} 椎板间隙,将下椎板夹置入髂骨块或人工骨,使植骨块紧密接触并固定于寰枢椎之间,压紧时两侧用力要均衡。

2. 操作技巧　小心切除枕、寰椎、枢椎间软组织,暴露硬膜外腔隙。用高速磨钻将寰椎后弓表面和下方骨皮质以及枢椎椎板上缘骨皮质磨除,同时切除枢椎椎板与棘突交界处的骨嵴以适合椎板下钩的外形。置入下椎板夹时向上轻提 C_2 棘突以扩展 $C_2 \sim C_3$ 椎板之间的空间,使安放方便。压紧椎板夹时用两把压紧钳同时对左、右、上、下椎板钩进行均衡用力加压。

3. 术后处理　术后 24 ~ 48 小时拔除引流管;应用抗生素、脱水剂和地塞米松等药物;术后卧床 6 周,围领外固定 3 个月,直至移植骨完全融合。

4. 注意事项　①应用椎板夹行后路融合前,需对寰枢椎脱位患者行颅骨牵引,及时复查床边 X 线片,及时调整牵引方向,尽量达到解剖复位,或者接近解剖复位。因为放置椎板钩需占用较大的椎管内硬膜外空间,因此对复位的要求更高。②对新鲜的齿状突骨折,手术宜在牵引 3 周后进行,使损伤的韧带、软组织得到修复,减少手术时加重颈脊髓损伤的危险性。③术中从中线向两侧暴露寰椎后弓宽度通常不超过 1.5cm,以防损伤椎动脉。④放置上椎板夹有困难时,可通过适当头颅屈曲牵引来增大间隙,放置下椎板夹有困难时,可通过轻提枢椎棘突,扩大 C_2、C_3 椎板间隙。压紧上下椎板夹时,需放置植骨块,对两侧的椎板夹同时均衡用力压紧。⑤术中如对脊髓有扰动,应给予糖皮质激素治疗。

（四）单纯寰枢椎植骨融合术

在该技术中最具代表性者为颗粒状自体松质骨植骨融合术。适应证:Ⅱ型齿状突骨折、横韧带断裂等新鲜损伤造成的不稳定为最佳适应证;陈旧性损伤和其他原因导致的不稳定经牵引能够复位并且安装 Halo - Vest 架后维持复位的也是较好的适应证。

1. 操作方法　采用后正中入路。于术前安装 Halo - Vest 架,术中不用内固定,行寰枢椎融合术。手术采用局部浸润麻醉（呼吸功能差者或儿童可采用全麻）。沿后正中线自枕骨粗隆至 C_3 棘突水平切开皮肤、皮下组织及项韧带,在切口上部行枕骨骨膜下（行枕颈融合者）或骨膜外（为避免骨融合延至枕骨部）剥离。在寰椎后弓部,应在其结节部切断此肌肉附着点,向两侧切开后弓骨膜。用小型骨膜剥离器推开后弓的骨膜。显露后弓结节两侧各 1.0 ~ 1.5cm,注意不宜过宽（成人不超过 1.5cm,儿童不超过 1.0cm）,以免损伤椎动脉。用咬骨钳咬除寰椎后弓后方骨皮质,高速磨钻磨去枢椎两侧椎板的皮质骨,形成渗血的粗糙面,沿髂嵴后部上缘作切口,显露出髂后上棘及其附近髂嵴,在该处凿(2.0～3.0)cm×1.5cm的骨窗,用刮匙刮取其内的松质骨,量为20～25g,将其用组织剪剪成约小米粒大小的微粒状后均匀植于寰枢椎后方组成的粗糙面处,并将植骨微粒压实。植骨完毕后伤口内置硅胶引流管,彻底止血后分层次间断缝合肌肉、项韧带、皮下组织及皮肤,放置引流管。

2. 操作技巧　植骨床的准备很重要,寰椎后弓两侧各1.5cm范围内、枢椎椎板棘突一定要做到去皮质化。寰椎后弓要用咬骨钳咬除骨皮质,这样相对应用磨钻要安全,寰椎后弓骨膜要剥离彻底,便于操作,禁止在骨膜剥离不彻底的情况下连带骨膜、软组织咬除后弓骨皮质,这样有牵拉撕裂椎动脉的危险。

3. 术后处理　术后注意观察呼吸频率、四肢感觉、肌力;给予抗生素预防伤口感染。术后48小时拔除引流管。安装 Halo – Vest 支架者拔除引流管后即可坐起或离床活动,而行枕颈融合采用颈托外固定者需卧床2～3周。

4. 注意事项　①要使植骨与骨床紧密接触并适当的压紧以保证融合可靠和缩短融合时间。要用足够的骨量使其充填植骨床至枢椎棘突高度,以保证融合强度,缝合两侧肌肉将其包埋,不需特殊固定。②术前使用颅骨牵引使寰枢椎复位,床边定时摄 X 线片了解寰枢椎复位情况,调整牵引重量及高度,但寰枢椎不要求必须完全复位,因此处的脊髓约有10mm缓冲空间而使其不受损伤。

(五)经枢椎椎体寰椎侧块螺钉内固定术

适应证为①创伤或病变造成寰、枢椎不稳,颈椎管内可容纳脊髓的空间减小,产生脊髓压迫。②肿瘤、炎症或其他占位病变造成脊髓压迫等。③其他需行较大范围减压术、需要可靠内固定的疾病。

1. 操作方法　在气管插管全身麻醉下,取俯卧位常规消毒、铺巾,取背侧正中切口,显露 C_1～C_3 的棘突、椎板、椎间关节外侧块,咬除伤椎的棘突,以备植骨用。根据损伤情况,进行椎板减压与外侧块螺钉固定术。将碎骨块置于外侧骨块的外侧缘植骨。

2. 手术技巧　平行于椎间关节面,朝头侧方向30°～40°,朝外侧方向为30°,注意控制钻头深度,钻头须穿透对侧的皮质,用测深器测量深度,丝锥攻出螺纹,用气钻去除侧块的外侧缘及椎间关节周围的骨皮质,选择适当长度的螺钉、钢板或固定棒进行内固定。

3. 术后处理　术后48小时拔除引流管,围领外固定3个月。

4. 注意事项　术前一定要通过牵引使其脱位复位。在钻孔时,要使用保护板以避免损伤神经和血管。一定要在透视监视下操作,保证导针位置正确。螺钉宜至寰椎侧块的后外缘皮质骨下。

(六)寰枢椎椎弓根螺钉内固定术

适应证为:①寰枢椎脱位,有脊髓神经功能障碍者。②寰枢椎脱位,虽无脊髓神经功能障碍,但持续颈部疼痛不减轻、有交感神经症状如:头晕、视物不清、睁眼无力、胸前憋闷而心电图正常者。③寰枢椎脱位,ADI≥5mm 或非手术治疗中发现 ADI 增加者。④不可修复的寰枢椎脱位,不稳定系数为25%～40%的年轻、运动剧烈者。⑤不稳定系数

40%以上,预料日后将出现慢性脊髓病症状者。⑥先天性齿状突不连,寰椎后弓缺损以及寰枢椎前后方的稳定性均破坏者。

1. 操作方法　患者俯卧位,局部麻醉或全身麻醉,颅骨固定架固定颈部于轻度屈曲位。取后正中切口,沿弓后下方,紧贴骨膜显露寰椎后弓至旁开中线 20mm 范围,寰椎后节结旁开 20mm 与后弓后下缘的交点为进钉点。进钉点应个体化调整,对于后弓厚度小于 4mm 的患者,进钉点可向下调至后弓下面。保持内倾 10°~15°,头倾 5°~10°方向钻孔,置克氏针于椎弓根钻孔内,C 型臂 X 线机透视,证实进针位置和方向正确后,植入螺钉。

枢椎椎弓根的显露及进针点的选择:电刀剥离出椎弓及其侧块后,向后下方用布巾钳牵拉其棘突以扩大寰枢间隙,沿椎弓根上部用神经剥离子向前骨膜下剥离,软组织向上掀起显露其上侧壁,同时显露其内侧壁直至枢椎椎体(寰枢关节)。此时枢椎椎弓根内、上骨面完全显露,两个面所形成的骨性三角即为螺钉把持区,进针点由此两面向后延伸至椎弓根后侧面而定,可操作性较强,置钉安全又可靠。枢椎椎弓根螺钉进钉点定位方法(图 2-2-1、2-2-2):①位于 C_2 下关节突内、上各 2mm 处,螺钉内斜 32.1°上倾 28.3°,平均最大螺钉长度为 26.89mm;②位于枢椎下关节突内缘的纵垂线与枢椎下关节突中上 1/4 水平线的交点,螺钉内斜 16.5°上倾 18.6°平均最大螺钉长度为 25.23mm。两种方法的进钉点均位于枢椎下关节突的内上象限。针对个体发育的差别,可根据术前的影像资料和术中解剖所见,将进钉点的位置在枢椎下关节突内上象限内进行适当调整,必要时显露椎弓内、上缘,同时根据手感对进钉角度进行微调,可保证准确进行枢椎椎弓根的螺钉固定。根据透视寰枢椎位置预弯钢板或棒,再上螺帽提拉复位。

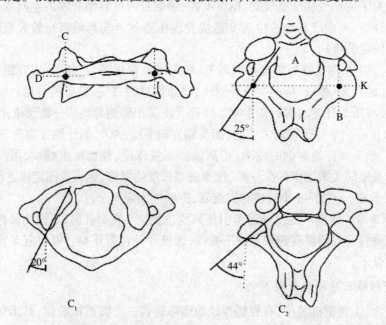

图 2-2-1　寰枢椎弓根螺钉进钉点及进钉角度示意图

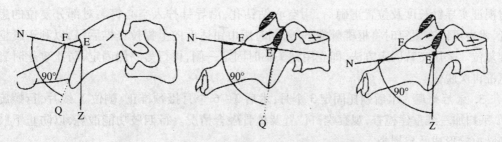

图 2 - 2 - 2　颈椎椎弓根螺钉内固定直角定位定向方法

2. 操作技巧　寰椎后弓显露后,进一步显露其上侧面,主要用神经剥离子骨膜下剥离,将寰椎上方软组织连同椎动脉逐渐推离骨床,并向上掀起,显露出寰椎后弓后外侧上方的骨面,再沿骨面向前剥离直至寰椎侧块(寰枕关节),同时探查显露出后弓内侧方的骨壁。此时寰椎后外侧弓之后方、上方及内侧方的骨壁全面显露,以后外侧弓之上、内侧骨面作参考,使螺钉固定于上、内侧皮质所形成的骨性三角内。此时进针点及进针方向的选择就变得非常容易,可操作性较强,且损伤椎动脉及脊髓的可能性很小。

3. 术后处理　严密观察患者生命体征,给予脱水、预防感染、激素等药物治疗。患者卧床 3 ~ 5 天,颈旁置砂袋制动,轴位翻身、四肢锻炼,3 ~ 5 天后戴颈围下床锻炼,术后围领外固定 3 个月。

4. 注意事项　在进行椎弓根穿针操作时一定要在 X 线监视下进行;手术前一定要详细检查,要根据患者 CT 及 X 线片测量患者椎弓根的外偏角及头偏角以备术中参考,植钉一定要遵从个体化植钉原则;植钉要注意钉的进钉方向,宁可内偏,切不可外偏,因为外偏稍大极易损伤椎动脉。相反内偏时,有可能突破椎弓根内侧皮质骨突入椎管,由于椎管在此处较脊髓空间大得多,造成脊髓损伤的病例临床上较为少见。

(七)寰枢椎经关节突螺丝钉内固定术

适应证为各种原因所致的寰枢椎不稳,成人的 ADI ≥5mm 应考虑手术重建稳定性。禁忌证:①枢椎峡部、寰椎侧块骨质破坏。②严重的骨质疏松症患者。③过于肥胖的患者。④颈部过于粗短的患者。⑤有局部解剖畸形不适于螺钉固定者。

1. 操作方法　患者气管插管全身麻醉,仰卧位,颈部尽量屈曲,持续颅骨牵引,先行C 型臂 X 线机透视,判断调整脱位复位情况,至复位满意。先从髂前上棘外侧切取 2cm × 4cm 单层皮质髂骨和适量松质骨备用。将患者身体翻转用专用头架固定头部,侧位透视检查 C_{1-2} 复合结构的复位情况。按照常规取后正中切口,显露 C_{1-3} 后部。在 C_2 下关节突的内下缘,确定关节螺钉进钉的标记点。用一个 2mm 钻头在接近后内侧面的峡部钻入,从 C_2 关节的上关节面后侧部分穿出,再进入寰椎的侧块,钻头应钻透 C_1 侧块的皮质。测量所需螺钉的长度。用 3.5mm 的皮质丝锥进行攻丝后,通过 C_{1-2} 关节拧入适当长度的 3.5mm 皮质螺钉。也可以在透视下先穿入一枚克氏针作导针,然后拧入空心螺钉。如寰枢椎后部结构完整,则联合使用 Brooks 法与 Gallie 法后路钢丝融合 C_1、C_2。如果 C_1 后弓不完整,在拧入空心钉前去除 C_{1-2} 关节间的骨皮质,植入松质骨。

2. 操作技巧　在 C_2 下关节突内缘外侧 2mm,头侧 3mm 处确定进钉点,向尾侧倾斜40° ~ 45°,与颈椎矢状面平行,在 C 型臂 X 线机监视下钻入导针,严格在矢状面上钻出。

透视证实导针长度及位置正确后,用空心钻钻孔,沿导针拧入空心钉。对部分复位的患者,术中可以在置钉时将枢椎棘突下压,同时用巾钳适度向上提拉寰椎后弓,以利于寰枢椎复位。采用交替固定方法,即先用钻头临时固定一侧,再行另一侧固定,防止攻丝时寰枢椎再次脱位。

3. 术后处理　术后颈托固定 3 个月,术后 3~6 个月摄颈椎正、侧位 X 线片,行螺旋 CT 平扫加三维重建检查,观察螺钉位置及植骨融合情况。行四肢功能锻炼,以防止下肢静脉血栓形成及肩周炎。

4. 注意事项　如螺钉偏内,可能损伤颈髓、神经;而过于偏外,则可能损伤其外侧的椎动脉。因此,术前应常规进行寰枢椎的 CT 三维重建,术中在枢椎侧块与椎弓根结合部用神经剥离子探测椎弓根走向,确认从进钉点到 C_1 椎弓前结节的螺钉轨迹上有可靠的骨性通道。可用巾钳适当提拉枢椎棘突便于关节突关节螺钉顺利通过关节面。

(八) 经口咽前路松解后路内固定术

适应证为 MRI 显示脊髓前后均有压迫,且有相应临床症状和体征难复型及不可复型寰枢椎脱位。

1. 操作方法　术前经鼻腔插胃管,气管切开。仰卧位维持头颅牵引,消毒面部、口腔及咽部。用 Codman 牵开器牵开口腔,显露软腭和咽后壁,绕悬雍垂正中切开软腭、咽后壁、黏膜和纤维膜,于正中向深层切开颊咽筋膜,显露有疏松结缔组织构成的咽后间隙。分离显露寰椎前弓、侧块和寰枢关节,切除寰枢关节之间的炎性骨痂和瘢痕组织,用微型高速磨钻切除寰椎前结节、已骨折移位的齿突和枢椎体后上缘,打磨侧块小关节软骨,予以有效松解。术中行牵引试行复位,如果毫无复位迹象,则认为是不可复位型。患者改为俯卧位,维持头颅牵引,行枕颈后正中纵切口,行寰枢融合或枕颈融合。

2. 操作技巧　椎前间隙的血管呈不规则分布,中线两旁有相对密集的静脉丛,小动脉分布在术野周边,中线部血管分布稀疏,采用中线纵切口以减少出血。

3. 术后处理　解除颅骨牵引,卧床 1~2 周,颈托保护 3 个月。口咽部超声雾化,至伤口愈合,水肿消失,分泌物明显减少。鼻饲维持至伤口愈合。维持气管切开至堵管后能正常呼吸。常规使用抗菌素、地塞米松、甘露醇。

4. 注意事项　术中前路松解后寰枢椎极不稳定,更换体位时一定要特别小心,注意维持纵向头颈牵引和轴线翻身,防止脊髓意外损伤。

(九) 经口咽前路寰枢椎复位钢板内固定融合术

适应证为颅底凹陷、先天性齿状突发育不良、齿状突游离、类风湿关节炎及齿状突陈旧性骨折、寰椎横韧带断裂瘢痕形成等各种疾患引起非寰枢椎脱位,且脊髓的致压物来自前方,后方手术入路无法获得充分减压的病例。

1. 操作方法　患者取仰卧位,维持头颅牵引,全身麻醉后气管切开(或经鼻腔插管)口腔撑开器显露口腔。沿中线切开寰椎前部结构和寰枢关节。切除宽 10~14mm 的寰椎前弓和枢椎齿突,于寰椎上安放钢板,用两枚螺钉将钢板固定在寰椎两侧的侧块上,使寰椎和钢板成为一个整体。在枢椎体前面临时用一枚复位螺钉固定,使螺钉根部高出钢板表面 2~3mm,复位器撑开复位,经 X 线机透视证实复位后,用另外两枚螺钉固定于枢椎并锁紧,然后去除枢椎前面的临时复位螺钉。

2. 操作技巧　寰椎两侧进钉方向略偏向后外侧,沿侧块的长轴方向进钉,螺钉平均长度 20 ~ 24mm,枢椎进钉方向垂直于椎体,螺钉平均长度 10 ~ 16mm。螺钉直径 3.5mm。进钉点应该距椎体上下皮质骨 2.25mm,在此安全区内,沿矢状方向置钉不会穿透骨皮质。

3. 术后处理　术后 24 ~ 48 小时患者在 ICU 内监护,观察神经功能变化。解除颅骨牵引,卧床 1 ~ 2 周,颈围领固定 2 ~ 3 个月。口咽部超声雾化至伤口愈合,水肿消失,分泌物明显减少。术后静脉应用抗生素。

4. 注意事项　术中间断放松口腔牵开器,避免过度压迫舌。如存在寰枢椎旋转脱位,可通过悬雍垂确定中线。由于难复性寰枢椎脱位的骨和软组织间存在异常的解剖关系,所以既不要触摸枕骨斜坡,也不要剥离寰枢关节外缘的软组织,以免损伤椎动脉。通过抬高口腔牵开器的胸骨端手柄,最大可以显露枕骨大孔前缘至 C₃ 上缘的范围。

【并发症及治疗失误的处理】

1. 术中并发症

(1)脊髓损伤:脊髓损伤是上颈椎手术治疗较为常见的并发症。其发生原因,行钢丝固定在穿钢丝过程中易损伤脊髓;后路行椎弓根钉内固定时,椎弓根钉偏内,穿透内壁,可造成颈髓损伤。需注意在全身麻醉下,由于后颈部肌肉松弛,摆放体位时是较之一般患者更易引起寰枢间的移位,致使脊髓损伤。防止措施:更换体位时维持纵向头颈牵引和轴线翻身,防止脊髓意外损伤。椎板下穿入钢丝时一定要紧贴椎板前壁,切忌使用暴力。术中用神经剥离子仔细分离椎弓根内侧缘作为参考,是防止螺钉穿透椎弓根内壁、损伤脊髓最可靠的方法。一旦出现脊髓损伤,采用甲泼尼龙冲击疗法,每公斤体重 30mg 一次给药,15 分钟静脉注射完毕,休息 45 分钟,在以后 23 小时内以 5.4mg/(kg·h)剂量持续静脉滴注。

(2)硬膜撕裂和脑脊液漏:陈旧寰枢椎脱位硬膜瘢痕粘连,行寰椎后弓切除术时易撕裂硬膜,脱位术中发现硬脊膜破裂应尽可能修补。植骨块后置一筋膜片可使渗漏停止。术后发生脑脊液漏,可以导管引流,以促进刀口愈合,长期不愈者应手术探查。

(3)椎动脉损伤:手术显露寰椎椎弓时,向外侧剥离超过 20mm,有损伤椎动脉的危险。行后路颈椎椎弓根螺钉固定时,进钉点偏外或进钉角度偏小可能伤及椎动脉。为防止出现椎动脉损伤,手术显露寰椎椎弓时,向外侧剥离不可超过 15mm。正确选用进钉点及掌握进钉方向,仔细显露椎弓根内侧缘及峡部作为进钉参考路径,可防止损伤椎动脉。如无意中损伤应立即以手指压迫止血,再以止血海绵压迫。

2. 术后早期并发症

(1)出血:参见本章第一节。

(2)感染:上颈椎手术,特别是经口咽入路的手术,术后感染发生率较高,尤其是早期,对感染主要是预防,包括术前进行口咽部净化处理,术后注意呼吸道护理,主要是术后 24 小时内专人负责吸痰,术后鼻饲管营养 5 ~ 7 天,适当应用抗生素。

3. 术后晚期并发症　内固定物并发症:参见本章第一节。

【述评】

寰枢椎不稳及脱位后,寰枢椎失去正常的解剖关系,脊髓和(或)神经受到压迫,治疗的目的是解除脊髓和(或)神经压迫,恢复寰枢椎解剖关系,重建寰枢椎的稳定性。

治疗方法的选择取决于寰枢椎脱位的类型、原因及并发神经韧带损伤的情况。非手术治疗适用于症状轻微,仅有枕颈部疼痛,无锥体束征的轻度寰枢椎不稳及脱位和自发性寰枢椎脱位。其中颈椎牵引也是手术前的必要治疗手段。手术主要针对经非手术治疗无效和有神经功能损害的寰枢椎脱位及不稳者。

选择采用何种固定融合术,应具体病情具体分析,同时要意识到所采用的术式对患者颈部功能的影响。颈部主要功能为屈伸及旋转功能。单纯寰枢椎固定术对枕颈部功能影响较小,更符合生理要求。寰枢椎融合固定术后,枕颈部旋转功能将大部分丧失,但仍可有45°左右旋转活动范围,保留大部分的屈伸功能。而枕颈融合后,枕颈部的旋转和屈伸功能均丧失,从生物力学的观点看不如寰枢椎固定合理,但由于其易于操作且稳定性好,仍为不少医师所采用,多用于陈旧性齿状突骨折或复位不理想者。

常用的固定融合术主要有以下几种术式,各术式都各有优缺点。

1. 钢丝固定术   该技术出现较早,较具代表性者为 Gallie 法以及在此基础上改良的 Brooks 法。Gallie 法是用钢丝绕过寰椎后弓及枢椎的棘突,Brooks 法与 Gallie 法的不同之处在于钢丝自寰椎后弓穿出,进一步贯穿枢椎椎板下方,生物力学研究显示 Brooks 法的固定强度明显大于 Gallie 法,对侧屈和旋转的限制力更大,术后对外固定要求不高,但是 Brooks 手术需要在寰椎后弓和枢椎椎板下面穿钢丝,操作较困难,钢丝在椎管内行程较长,增加了脊髓损伤的可能性。钢丝固定技术操作简便,但有钢丝压迫脊髓和钢丝过紧造成椎板应力性骨折的可能,其抗平移和抗旋转能力均较差,使后路植骨块始终处于牵引状态而致融合率下降,目前临床上已很少使用。

2. 椎板夹内固定术   椎板夹固定技术有 Halifax 和 Apofix 两种技术。其优点:Apofix 技术采用椎板钩勾住寰椎后弓及枢椎椎板来直接固定寰枢椎,免除因在椎板下穿钢丝而损伤脊髓的可能,夹片与寰椎后弓有更宽大的接触面,可以避免钢丝对骨质的切割作用。纵向加压后将寰椎后弓、植骨块、枢椎椎板连成一体,颈椎前屈时椎板夹具有抗张力作用,颈椎过伸时植骨块起到抗压力作用,且其抗寰枢椎旋转强度与抗向前平移强度均优于钢丝内固定,因其操作简便,固定确实,术后不影响行 MRI 检查,临床上已基本取代钢丝固定术。不足之处:操作技术难度高,在拧螺帽时保持夹片的位置不动困难,两个夹片对位不好或拧螺帽时对上一个夹片有挤压,有使夹子脱离寰椎后弓的可能;使用该技术寰枢椎后部结构必须完整,同时由于椎板钩自身体积较大,固定时要占据一定椎管空间,故要求患者椎管空间足够大,从而限制了其临床使用范围;另外椎板钩固定有稳定性相对较差,融合率相对于坚强内固定来说较低,椎板钩有疲劳性松动等不足之处。对寰枢椎极度不稳或脊髓受压明显者应用时要慎重。

3. 单纯寰枢椎植骨融合术   该技术的优点是操作简单、安全,无内固定物的植入;不足之处是外固定时间较长。手术优点:①植骨融合率高,融合时间短。②手术简单易行,降低了手术风险。③缩短了手术时间。④切口较小,出血较少。⑤取材方便,不需特殊器械,特别适合基层医院开展。

4. 经枢椎椎体寰椎侧块螺钉内固定术　该手术的即刻稳定性较好,内固定牢固,但不便于植骨,需加行后路植骨融合。适用于只有当颈极度后伸时才能复位而难以行后路内固定术的病例。从生物力学的观点看,传统的寰枢椎后路钢丝植骨融合法的后路钢丝是上下结扎,阻止前弓前移的力量不够,故术后植骨块不愈合,假关节形成半脱位复发率很高,易发生新的不稳定;关于假关节形成,有报道在3%～23%之间。该术式存在的另外一个问题是,其固定的力学方向与脱位的方向呈90°角,即使术中复位,术后维持的力量也不强。另外,对于寰椎后弓缺如的,后路钢丝捆绑显得无能为力。而采用后路经寰枢椎侧块关节螺钉固定融合术不一定需要椎体后方部件的完整,较传统的后路钢丝固定抗旋转能力强。Hanson等通过解剖学、生物力学研究,将该术式与其他传统的手术进行的比较分析表明,较其他前路手术,侧方手术有其解剖学及生物力学上的优越性,且在一般应力下的刚度比后路贯穿钢丝要大,从而为植骨融合提供了良好的生物力学环境。对于长期使用激素、骨质疏松的类风湿关节炎患者较为适合。

5. 寰枢椎椎弓根螺钉内固定术　由于钢丝、椎板夹技术要求患者寰枢椎后部结构完整,在临床上部分患者具有寰椎后弓和(或)枢椎椎板骨折或缺如,对于这类患者就不能用钢丝或椎板夹固定,关节突螺钉和寰枢椎椎弓根螺钉克服了上述内固定物的不足。寰枢椎椎弓根螺钉内固定术的优点:①在寰枢关节复位前置入螺钉,可用于术中复位。②螺钉不会破坏 C_1、C_2 关节,可用于 C_1、C_2 骨折的临时固定,待骨折愈合后,拆除钢板,能保留 C_1、C_2 关节的活动功能。③C_1 后方不需要绑钢丝,尤其适用于寰椎后弓有缺损的病例。④寰椎椎弓根螺钉技术的进钉点的位置较侧块技术高,不必显露 C_1 后弓下方等深部解剖结构,术中推开 C_2 神经根和静脉丛的幅度较小,引起损伤的概率减小,出血少;其螺钉通道的长度比 Harms 技术的螺钉通道长,螺钉与骨骼接触的界面比后者大,固定更加牢固。由于该技术具有以上优点,目前它已受到国内外学者的高度关注。

寰枢椎椎弓根螺钉固定的解剖学基础:谭明生等通过对寰椎的解剖学研究表明,椎动脉沟底部后弓最薄处的厚度大约4mm,其内径约2mm,能置入一直径为3mm左右的螺钉,并将椎动脉沟处的后弓看作是寰椎的椎弓根。根据阎明等研究,寰椎侧块的外缘高度为19mm,内缘高度9.5mm;上下关节面的宽度分别是10mm和15mm,长度是23mm和27～28mm;椎弓根宽度为10.6mm;椎弓根中点至后弓结节的距离为25mm;侧块外缘至后弓结节的垂直距离为22mm。枢椎峡部的宽度为8mm,高度为8.5mm;峡部的纵轴长15mm;峡部至侧块长度22mm。提示在寰椎侧块和枢椎峡部行螺钉置入是可行的。

6. 寰枢椎经关节突螺丝钉内固定术　此手术方式利用2枚经关节突关节向前的螺钉和寰椎后弓达到确实的三点固定,具有良好的旋转屈伸和水平稳定性,可最大程度的提供三维即刻稳定。因此,可视为一种较坚强的固定术。在临床操作中发现齿状突陈旧性骨折在后路单纯关节突螺钉固定后,提拉枢椎棘突时寰枢椎后方间隙仍有微动,说明其寰枢椎不稳定性极高,采用经关节突螺钉内固定的基础上联合 Brooks 法固定来增加寰枢椎之间的稳定性,并取髂骨植骨融合,取得了较满意的效果。寰枢椎经关节突螺丝钉内固定术结合 Brooks 融合术形成真正的四点固定,使 C_{1-2} 成为一体,达到牢固地固定和融合,这样就可防止内固定松动,两者联合应用形成的立体框架结构,使整个固定装置的生物力学强度更坚强。患者在术后即可获得牢固的稳定,植骨融合率高。

7. 头颅牵引　对寰枢椎骨折脱位无论有无脊髓受压,都必须行头颅骨牵引,这是获得良好治疗效果的重要一环。通过牵引可以使大多数寰枢椎脱位获得完全复位。但对陈旧性齿状突骨折并寰枢椎脱位者,大部分患者通过牵引能够复位,仍有部分病例,虽经1周的颅骨牵引,仍难以复位,称之为难复性寰枢椎脱位。分析难复位的原因,主要是脱位的寰枢椎前方纤维性骨痂的形成和双侧块小关节的绞锁。对此类患者,必须采用前路手术将寰椎前弓、齿状突切除,并彻底清除前方的纤维性骨痂,术后继续行颅骨牵引,48小时后即可达到解剖复位。维持牵引1～2周左右,最后根据寰枢椎脱位复位与否行二期后路的寰枢或枕颈内固定术。近年来,随着对寰枢椎脱位病理解剖认识的更加深入,有学者将其改为前后路一期手术,即在术中经口咽入路松解和减压后,维持头颅牵引状态下,将患者从仰卧位变为俯卧位,同期完成后路的内固定,如果术中获得了复位,则行后路寰枢融合,如未完全复位,则行枕颈固定。

8. 经口咽前路寰枢椎复位钢板系统　该系统为尹庆水等研制。通过联合使用该系统和寰椎复位器,对脱位的寰枢椎可以达到术中即时复位的作用,然后直接从前方固定寰枢椎,使松解、减压、复位和固定一次完成,使原需经口咽三步两次二期手术或前后路一期手术的方法发生了显著的改变,从而避免了因松解减压后脊髓极度不稳,在搬动或术中翻身时可能对脊髓造成损伤。

【典型病案】

范某,44岁,因摔伤颈部肿痛活动受限并头痛9个月入院。查体:颈部畸形,活动受限,局部压痛(+),无放射痛,四肢皮肤感觉正常,肌力Ⅳ级,生理反射正常。术前张口位X线片示齿状突骨折,伴侧方移位,CT示齿状突骨折并寰枢椎脱位(图2-2-3)。诊断:齿状突陈旧性骨折并寰枢椎脱位。患者病史较长,脱位明显,虽经颅骨牵引后2天复位。患者脱位按照TOI分型为T2型,对于陈旧性损伤等原因所致的T2型脱位,无论外固定多长时间,都不能自身修复C_{1-2}的稳定性,经牵引复位后必须行后路手术固定融合,才能重建其稳定性,为固定可靠,采用后路切开复位椎弓根钉板系统内固定。术中见寰枢椎间失稳明显,以寰椎后弓与侧块相延续的部位为进钉点,用手钻钻孔,方向向内与钻面成10°夹角,向上与横断面成10°角,探针探查后拧入一枚直径3.5mm,长度25mm的椎弓根钉。以枢椎侧块中央垂直线的中点为进钉点,方向向透侧倾斜25°角,向中线倾斜20°角,拧入一枚直径3.5mm,长度25mm椎弓根钉,安装固定杆固定牢固,透视见内固定位置及脱位复位良好。术后复查见寰枢椎脱位复位良好,内固定位置良好,如图2-2-4。

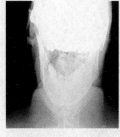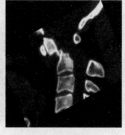

A 术前张口位 X 线片　　　　B 术前 CT

图 2 - 2 - 3　术前 X 线及 CT 片

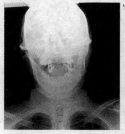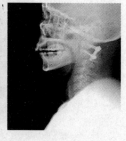

A 正位片　　　　B 侧位片

图 2 - 2 - 4　术后 X 线片

王某,51 岁,因四肢无力 20 年加重 3 个月入院。查体:颈部畸形,活动受限,局部压痛(+),无放射痛,四肢皮肤感觉减退,肌力Ⅲ级,腱反射亢进,Hoffmann(+),Babinski(+),肌张力增高。X 线及 CT 检查示游离齿状突,寰枢椎脱位(图 2 - 2 - 5、2 - 2 - 6)。诊断:游离齿状突寰枢椎脱位伴不全瘫。患者为先天畸形所致寰枢椎脱位,并伴有颅底凹陷症,需行枕骨大孔减压及寰椎后弓切除减压,同时行枕颈融合术。术中行寰椎后弓切除术,枕骨大孔扩大减压术。置入 C₂ 椎弓根螺钉,进钉点位于 C₂ 侧块中央垂直线的中点,螺钉向透侧倾斜 25° 角,向中线倾斜 15° 角,螺钉直径 3.5mm,长度 25mm。将重建钢板按照枕颈弧度预弯,下端固定于 C₂ 椎弓根钉,上端每侧用 3 枚螺钉固定于上项线下 5mm,中线两侧 10mm 范围内。术后复查示寰枢椎脱位复位良好(图 2 - 2 - 7)。术后 6 个月随访:患者双上下肢功能良好,能胜任一般工作。

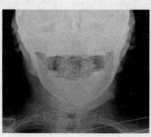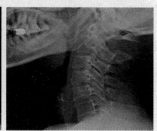

A 张口位片　　　　B 侧位片

图 2 - 2 - 5　术前 X 线片

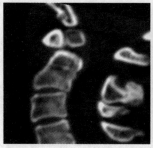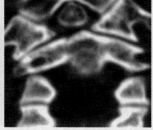

图 2 - 2 - 6　术前 CT 片

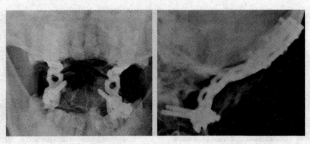

A 张口位片　　　　　　　　　B 侧位片

图 2 - 2 - 7　术后 X 线片

第三章　齿状突骨折

齿状突骨折是颈椎的常见骨折,占脊柱骨折的1%~2%,占颈椎骨折的10%~14%,近几年来,随着交通业及建筑业等的发展,齿状突骨折发生率呈增长趋势。未经治疗或治疗不当造成的齿状突骨折不愈合率为41.7%~72%,且同时存在潜在的寰枢椎不稳定,一旦发生移位就可能导致脑干、脊髓或神经根的急性或慢性损伤,引起严重的四肢瘫痪、呼吸功能障碍,甚至死亡。故对枢椎齿状突骨折的患者应积极治疗。

【发病机制】

齿状突骨折涉及了多种不同的损伤机制。Althoff 对尸体颈椎标本进行生物力学研究,分别对寰枢关节施加过屈、过伸及水平剪切等负荷力,均未造成齿状突骨折,因此他认为前后水平方向的外力主要引起韧带结构的破坏,而不引起齿状突的骨折;在其进一步的实验研究中,造成齿状突骨折的不同类型的负荷从小到大依次为:水平剪切 + 轴向压缩、与矢状面呈 45°或后侧方的打击、侧方打击,因此提出:水平剪切 + 轴向压缩的共同作用是造成齿状突骨折的主要机制。而侧方的打击是引起齿状突 Ⅰ 型骨折的必需外力。Mouradian 等在实验中也发现侧方负荷可引起齿状突骨折。Doherty 等通过生物力学实验认为侧方或斜侧方负荷导致 Ⅰ 型齿状突骨折,而过伸暴力导致 Ⅱ 型齿状突骨折。

齿状突骨折也可发生在屈曲型损伤,而产生向前移位,在这个类似铡刀的机制中。一个完整的横韧带足以传递足够的能量,引起齿状突骨折和向前移位。在多种暴力的联合作用中,扭转暴力的存在,将使齿状突易于发生骨折,其机制有以下三点:①在旋转时,翼状韧带已经被最大限度伸展。②在旋转时,韧带和肌肉均处于紧张状态,小关节突关节咬合紧密,其他平面的损伤被减到最小。③寰枢关节占颈部旋转活动的50%,受旋转暴力时,该部位所承受的负荷也最大。

总之,齿状突骨折的机制复杂,屈曲、伸展、侧屈以及旋转暴力都涉及其中,在一个患者身上,分析骨折类型、骨折移位及与头面部附属伤之间的关系,常可推断出其损伤机制。

【分类分型】

Anderson 同 D'Alonzo 根据骨折位置将骨折分为三类,如图 2 - 3 - 1。

Ⅰ型:系顶部斜形骨折,主因附着此处的翼状韧带撕裂所致,较为稳定,并发症少,预后佳。

Ⅱ型:为齿状突腰部骨折,多见,该处血供不佳,愈合率仅1/4,手术率较高。

ⅡA型:齿状突基底部骨折、骨折端后下方有一较大的游离骨块,为固有的不稳定骨折。

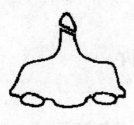 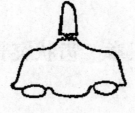 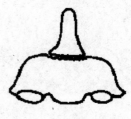

A Ⅰ型   B Ⅱ型   C Ⅲ型

图 2 - 3 - 1 齿状突骨折示意图

Ⅲ型:为齿状突基底部骨折,骨折线常延及枢椎椎体上部骨质及寰枢关节。骨折线延伸到枢椎体,按骨折线位置高低又分为浅型和深型骨折,但此处骨折较为稳定,如无愈合不良,预后一般较好。

【临床表现】

枕部和颈后部疼痛是最常见的临床症状,并常有枕大神经分布区域的放射痛。颈部僵硬呈强迫体位。典型的体征是患者用手扶持头部以缓解疼痛,此类情况在临床并不常见。有15%～33%的患者有神经系统的症状和体征,其中以轻度截瘫和神经痛最为常见。曾有齿状突骨折伴Ⅹ和Ⅻ对脑神经瘫痪的报道,症状的轻重视骨折移位压迫脊髓的程度和部位而定,严重的可发生呼吸骤停,多见于老年人,常当场死亡。应注意有无伴发脑震荡及其他损伤。不伴有寰枢脱位之病例,一般无颈髓受压症状。但在搬动及诊治过程中,如操作不当亦可能引起不良后果,应注意。

【辅助检查】

1. X 线 对怀疑诊断的患者,普通的 X 线检查是首选的,包括颈椎正位片、开口位片和侧方伸、屈位片,但由于患者就诊时常有颈部僵硬甚至强迫体位,标准、清晰的 X 线片有时难以一次获得。由于颈枕部骨质重叠较多,当齿状突骨折不伴移位时,偶尔普通的 X 线检查会出现阴性结果,故在下述情况时,需拍摄矢状面和冠状面的断层片:①临床怀疑齿状突骨折但普通 X 线片显示阴性。②普通 X 线检查提示可疑骨折征象,这是最常见的指征。③明确的齿状突骨折,但怀疑邻近存在伴随的骨折。X 线片显示的齿状突骨折主要是骨质中断、移位和成角,最可靠的指征是移位,有时张口位片上齿状突侧方成角是唯一的征象。一个高质量的侧位片在齿状突骨折的诊断中是必需的,因齿状突骨折常伴有前后移位和成角,且移位方向的信息对治疗有指导意义。但偶尔齿状突解剖变异,出现向后倾斜,应避免误诊为骨折。间接征象如椎前软组织阴影的价值可能仅局限于损伤的定位,且有时椎前软组织是正常的,特别是伤后立即检查的情况。另外,有时头面部的骨折也可造成椎前软组织肿胀。

2. CT CT 检查可清楚地显示骨折及移位的情况,尤其在患者强迫体位造成普通 X 线片上解剖结构显示不清时。

3. MRI MRI 检查可清楚地显示骨折移位造成脊髓受压的情况及脊髓损伤的程度,

还有邻近软组织损伤的情况。

【鉴别诊断】

游离齿状突:为齿状突与枢椎体的先天性不融合。其特征是齿状突和枢椎椎体之间裂隙两侧均光滑圆钝,且无外伤史。过屈与过伸位照片常可发现齿状突随寰椎向前与向后滑移,表明不稳定的存在。

【应用解剖】

寰椎环的矢径约为3cm,脊髓及齿状突的直径均约为1cm,各占环的直径的1/3,因此空余的间隙尚可以允许一些病理移位,如寰椎向前移位超过1cm,即有脊髓损伤的危险,寰椎环越大,这种危险性就越小。枢椎是头颈部运动的枢纽,齿状突基底部较细,骨皮质较薄。由于枕颈部解剖结构和部位的特殊性,齿状突在枕颈部发挥着枢轴作用。故该处骨折治疗的重点是恢复齿状突在枕颈部的枢轴作用,恢复齿状突骨折后结构的完整与稳定,使齿状突达到解剖复位,尤其是恢复齿状突的倾角和齿状突的轴线。

了解齿状突解剖特点,可由颈前路直接经枢椎体下方唇状线自下向上打入导针及螺钉,穿过基底部骨折线进入齿状突。鉴于国人齿状突基底冠状径较窄,宜采用一枚直径为3.5mm的中空拉力螺钉,螺纹部长度宜在12mm以内以产生加压作用。

【治疗】

(一)牵引复位外固定术

适应证为幼儿齿状突骺分离、成人齿状突 I 型、无移位的 II 型骨折、深 III 型骨折,以及因其他原因不能手术的患者。

1. 操作方法　颅骨牵引,重量以 1.5~2kg 为宜,切勿过重,以防骨折端分离引起愈合延迟或不愈合。牵引方向及颈部位置应根据骨折移位情况而设定,2~3 天内反复摄片复查(床边片包括张口位和侧位片),了解复位的情况,并调整牵引力线方向,一旦获得良好复位即取中立位维持牵引。3~4 周后在维持牵引下取仰卧位,行头颈胸石膏固定或 Halo – Vest 支架固定,而后逐渐下床活动。

2. 操作技巧　见第一节寰椎骨折。

3. 术后处理　3~4 个月后拆除石膏或 Halo – Vest 支架,摄 X 线片了解骨折愈合情况。

4. 注意事项　临床愈合后仍用颈托保护 2~3 个月。行颅骨牵引及 Halo – Vest 支架外固定时应定期消毒钉眼,以防钉眼感染。

(二)经皮前路齿状突螺钉内固定术(PAOSF)

适应证为 II 型横形骨折及部分 III 型横形骨折。对于颈椎弧度较直甚至反曲患者以及伴有寰椎骨折患者,PAOSF 手术常难以施行或难以达到寰枢关节稳定。对于极不稳定的斜形齿状突骨折,选择经皮螺钉内固定时需慎重,可采用钢板＋齿状突螺钉固定。因为齿状突螺钉置入时要求有一定的后倾角度,当螺钉加压时远端骨折块将连同寰椎向前移位。

1. 操作方法　经鼻气管插管全身麻醉,颅骨钉牵引下仰卧颈椎稍后伸位通过牵引使齿状突解剖复位后固定头部,全程 C 型臂 X 线机监视。于 $C_{4 \sim 5}$ 水平右胸锁乳突肌内侧缘做 8mm 长小口,用止血钳钝性分离皮下组织及深部组织,直达 C_4 椎体前外侧缘,将中空钝头穿刺套管(内径 1.2mm)缓缓置入颈动脉鞘内侧间隙,上下滑动渐深入至枢椎下缘,行 X 线正位、侧位透视,定位于枢椎前下缘中点后,用电钻将直径 1.2mm 的克氏钉打入齿状突,正侧位投影无误后,置入保护套管,退出穿刺套管,用外径 3.0mm 的中空钻头扩孔沿克氏针钻孔,拧入直径 3.5mm 的中空松质骨加压钛螺钉,退出定位克氏针。

2. 操作技巧　术中复位时嘱一助手将 C_2 棘突前推即可使寰枢关节复位。

3. 术后处理　预防感染,保持呼吸道通畅,禁食 6 小时。48 小时后支具保护下行走或床上活动。术后支具或头颈胸石膏固定 8 ~ 12 周。

4. 注意事项　螺丝钉应达到齿状突后半部顶部的皮质,但又不能穿透皮质进入枕骨大孔。

(三)前路空心加压螺钉内固定或标准拉力螺钉内固定术

适应证为骨折线呈横行或短斜形的齿状突 Ⅱ 型及基底较浅的 Ⅲ 型骨折。绝对禁忌证应为除齿状突骨折因素外,还存在寰枢椎不稳定,如伴有横韧带断裂,伴一侧或双侧寰枢椎关节骨折,伴有不稳定 Jefferson 骨折。而有骨折不愈合倾向的因素则视为相对禁忌证。

1. 操作方法　全身麻醉,平卧位,在上下牙齿间放置可透过 X 线的咬合牙垫,手术在 X 线透视监测下进行,在甲状软骨平面作标准横切口,至胸锁乳突肌前缘,于颈阔肌下进行较大范围的分离以利于充分牵拉软组织。分开颈深筋膜后,以颈椎板状拉钩将颈动脉鞘牵向外侧,将气管、食管及条状肌牵向内侧,显露 $C_{2 \sim 4}$ 椎体的颈前筋膜,以电凝烧灼 $C_{2 \sim 3}$ 椎前筋膜及颈长肌的中线缘并剥离颈前筋膜。C 型臂 X 线机定位。以骨刀切除 C_3 椎体的前上缘。

(1)前路空心加压螺钉内固定:X 线侧位监视下,在枢椎下缘的正中将导针(在冠状位为正中、矢状位为向后呈角 10° ~ 15°)打入枢椎 1cm;观察 X 线前后位及侧位导针的位置,看其在冠状面及矢状面是否处在齿状突的中轴线上。待导针的方向正确后,继续将导针打入齿状突的顶部。分别以中空钻头、中空丝攻沿导针钻孔、丝攻,拧入中空松质骨螺钉。前后及侧位透视螺钉位置良好后伤口内放置引流管,关闭伤口。

(2)标准拉力螺钉内固定:用 2.5mm 的长钻头钻入 C_2 椎体的前下缘,钻头应稍向后侧倾斜以使其进入齿状突顶部的后半部,在冠状面钻头入点应有几度倾斜而对向中线,另一钻头以同样方法置入,取出一个钻头然后在这段用 3.5mm 钻头扩大钻孔,测量至齿状突顶部钻孔的深度,攻丝以后选合适长度的 3.5mm 皮质骨螺钉旋入,同样方法再旋入另一枚螺钉。当钻孔与攻丝时牵开并保护好软组织是绝对必要的,以防止损伤重要结构,也可使用摇摆锯附加装置(oscillating attachment)。身材较小的患者,可选用 2.7mm 的螺钉以及相应的钻头和丝锥。

2. 操作技巧　显露技巧同颈椎前路手术,植钉时首先要确定植钉位置,要正确确定导针的进针方向。术中可通过张口位和侧位 X 线检查监测进钉轨迹,但要防止下压导针致其弯曲而造成进针合适的假象。螺丝钉应达到齿状突后半部顶部的皮质,但又不能穿透皮质进入枕骨大孔。

3. 术后处理　手术后进 ICU 病房观察 24 小时,密切观察呼吸情况。6 周内携带一个坚硬的颈托作保护,6 周后可在休息和洗澡时去除颈托。于术后 6 周、12 周和 24 周时复查 X 线片。

4. 注意事项　颈椎前路加压中空螺丝钉内固定术应注意螺丝钉的入钉点,应位于 C₂ 椎体下缘的下终板,如果进钉点靠近头侧,不良的进钉方向容易导致骨折前缘出现间隙。整个过程必须在垂直和水平两个方向同步的影像增强 X 线监视下进行,以即时明确克氏针和螺丝钉的方向、深度和骨折端的位置,在钻孔和攻丝时牵开并保护好软组织是绝对必要的,以防止损伤重要结构。

（四）后路融合术

适应证为陈旧性齿状突骨折或并发寰枢椎失稳。包括上颈椎后路融合术和枕颈融合术。上颈椎后路融合术包括钢丝固定术（Gallie 术式和 Brooks - Jenkins 术式）和跨关节螺丝钉固定术。

【并发症及治疗失误的处理】

1. 术中并发症

（1）颈髓损伤:首先,搬运不当是产生颈髓损伤的常见原因之一,术前颅骨牵引、应用 Halo - Vest 支架固定及应用头颈肩托板保护可防止上述情况发生。其次,全身麻醉患者插管时由于肌肉松弛,若过度活动颈椎则容易损伤颈髓,故应当由有经验的麻醉医生完成插管,必要时应用纤维喉镜插管,避免活动颈椎,局部麻醉可以减少该情况的发生。第三个因素是导针伤及颈髓,常在 C 型臂 X 线机透视不清楚时发生。因此,要求一定在能够获得良好的张口位和侧位像时才可以打入导针。一旦发现颈髓损伤,应立即应用甲泼尼龙冲击治疗,并应用脱水药物,密切观察呼吸功能及其他生命体征变化。

（2）骨折固定不稳:多由于反复穿钉所致。在首次打入导针不满意时拧入螺钉,然后改道再次打入导针、拧钉,最后造成枢椎椎体及齿状突骨质破坏过多而使骨质失去对螺钉的把持力,出现螺钉松动。术中一定要注意导针要一次成功打入,入针时先监视张口位像,使进针点完全居中,再监视侧位像打入。如果确定出现螺钉松动应改后路融合手术。

（3）舌上神经损伤:在上颈椎颈前路手术分离显露椎体的过程中易损伤喉上神经。避免方法是术前熟悉解剖结构,在手术暴露过程中有肌肉间隙的疏松组织进入,这样分离容易,出血少,手术野清晰。少使用锐性分离和电凝止血,避免过度牵拉,减少损伤机会。

（4）食管及气管损伤:参见本章第五节。

2. 术后早期并发症　主要为出血,包括皮下积血和术中切骨创面渗血及硬膜外静脉丛出血。伤口出血发生率约为 9%。血肿轻者影响切口愈合,重者引起呼吸道梗阻和脊髓压迫。为预防术后出血,血压正常者应将患者头部抬高,因为出血大多为静脉性的。术中仔细止血和常规放置引流,切骨创面出血可用骨蜡止血。硬膜外静脉丛出血可用冰盐水冲洗、明胶海绵压迫止血,可在显微镜下双极电凝止血。对老年患者术前 48 小时肌内注射维生素 K_3,可减少此类并发症。

3. 术后晚期并发症　为内固定物并发症,参见本章第一节。

【述评】

系统而正确的非手术治疗通常能使大多数患者获得骨性愈合,其疗效稳定,方法简便。缺点是卧床时间长,部分患者因为骨折不愈合或骨折移位,最终仍需手术治疗。

1. 前路螺钉直接内固定　齿状突 Ⅱ 型、浅 Ⅲ 型骨折因直接损伤基底部营养动脉或其上升支,引起齿状突的血供严重不足,因外固定不牢固,易出现延迟愈合或骨不连。据 Bohler 报道,其假关节的发生率为 18% ~97.6%,平均 46%。采用颈前路螺丝钉直接内固定治疗齿状突 Ⅱ 型、浅 Ⅲ 型骨折,不仅可获得较先前方法更高的骨折愈合率,还能尽可能不影响头颈部正常生理活动范围,尤其是旋转运动。前路螺钉直接内固定术自 1981 年 Bohler 首次报道采用螺钉直接内固定治疗齿状突骨折以来,各国学者通过临床实践已证实,与传统的治疗方法相比,此技术不仅可以重建寰枢关节的稳定性,还能最大限度地保留寰枢关节的活动性,手术创伤小,骨折愈合率高,并明显改善患者愈后的生活质量,认为该技术是齿状突骨折手术治疗的首选,只有在采用齿状突螺钉禁忌时才考虑行寰枢椎融合等其他方法。

生物力学研究显示,单枚和双枚螺钉固定的剪切刚度与扭转刚度无显著差异,二者均可达到相似的稳定性,而采用单枚螺钉固定无疑可以节省手术时间,减少手术风险。杨双石等研究认为国人齿状突难以容纳 2 枚直径 3.0mm 或 3.5mm 螺钉,宜以单枚固定为好,直径控制在 4.0 ~4.5mm;进一步生物力学试验证明加压螺钉内固定治疗后,齿状突抗水平剪力的强度仍未完全恢复,仅能提供 50% 正常状态下的稳定性,亦需再用围领固定 3 ~4 个月。金大地对国人枢椎进行测量后认为,选择螺钉以直径 3.5 ~4.0mm,螺纹部长度在 12mm 以内为宜;进钉的理想角度为冠状位,单枚居齿突正中,双枚与中线成 5°角;而矢状位均呈向后上 15°角。虽然前路螺钉内固定治疗齿状突骨折的疗效已在临床上得到了肯定,但由于其对设备与经验要求较高,如果操作不熟练,将可能产生严重的并发症。Arand 等报道在齿状突骨折直接螺钉内固定术前、术中及术后可发生一系列的并发症,有的需要行二次手术,甚至危及生命。除常规的颈椎前路手术并发症外,还可产生螺钉断裂、骨折移位、骨折不愈合或螺钉攻出齿状突而伤及脊髓等;其中以骨折移位和不愈合发生率最高,其原因是固定螺钉过短,术后未佩戴颈围或过早、过度行颈部功能锻炼等。脊髓损伤虽是最严重的并发症,但发生率并不高。只要在术中整复时颈部不过伸,导针或螺钉不过长或角度不过大以及术中监测脊髓神经诱发电位,即可避免。

目前前路螺钉直接内固定治疗齿状突骨折已逐渐被接受。在开展并推广该术式的同时,进一步向微创内固定方向发展。先进的微创方法不仅提高前路齿状突螺钉内固定的成功率,而且降低了手术创伤和并发症。Horgan 等于 1999 年将内窥镜技术引入齿状突骨折微创内固定中并获得成功;Kazan 等也在同年采用微创设备对 8 具尸体进行齿状突螺钉内固定的试验,螺钉置入满意且未发现颈部血管、神经、食管以及气管等损伤。池永龙等以自行设计器械进行经皮齿突螺钉内固定以及 C_{1-2} 前后路螺钉内固定,均获得良好效果;林斌等应用椎间盘镜进行颈前路中空螺钉固定齿状突骨折,简化了手术操作,并降低了手术并发症。

基底较深的Ⅲ型骨折多数伴有枢椎椎体的斜形或粉碎性骨折,应用加压螺钉不符合力学原理,不适合前路螺钉内固定。横韧带断裂后,寰枢椎间同时存在骨性不稳和韧带不稳,仅仅利用空心螺钉重建骨性稳定是不够的,年幼及齿状突较小、齿状突骨折伴一侧或双侧寰枢关节粉碎型骨折、前后长斜形骨折、病理性骨折、严重的骨质疏松等都不能用齿状突螺钉固定,需行后路寰枢椎融合术。因此,齿状突螺钉内固定在临床上还不能完全替代后路寰枢椎融合术。

2. 寰枢椎后路固定技术　①寰枢椎后路钢丝或椎板夹固定技术。钢丝固定技术有Gallie和Brooks技术,二者的共同缺点是稳定性不足,目前前者已很少使用;椎板夹固定技术有Halifax和Apofix技术,现后者已基本取代前者,Apofix技术采用椎板钩勾住寰椎后弓及枢椎椎板来直接固定寰枢椎,减少了寰枢椎穿钢丝损伤脊髓的可能性,适用于治疗创伤性寰枢椎不稳,操作简便,固定确实,术后不影响行MRI检查。钢丝固定技术操作简便,但有钢丝压迫脊髓和钢丝过紧造成椎板应力性骨折的可能,其抗平移和抗旋转能力均较差,使后路植骨块始终处于牵引状态而致融合率下降。椎板夹固定技术在脊髓受压情况下也会因加压过紧引起枢椎后移而致脊髓受压加重,但由于其抗平移和抗旋转能力明显增强,使稳定性和植骨融合率明显增加。由于上述固定技术均需寰枢椎后部结构完整,固定时要占据椎管一定空间并且稳定性相对较差,从而限制了其临床使用范围。对寰枢椎极度不稳或脊髓受压明显者应用时要慎重。②经C_{1-2}关节突螺钉固定技术(又称为Magerl技术)。多项生物力学试验结果表明其明显优于钢丝和椎板夹固定技术,其骨融合率接近100%,若同时用钢丝或椎板夹加固并植骨则稳定性更好。该技术可应用于寰枢椎不稳并适合后路手术的病例,尤其是寰椎后弓或枢椎椎板缺如者。禁忌证是C_2侧块破坏和因关节炎所致的C_1脱位者。这种术式的软组织损伤大,而且必须以术中寰椎的充分复位为前提。相对严重的并发症,如螺钉过长所致的舌下神经和咽后组织损伤、椎动脉走行变异所致术中损伤等,阻碍了此项技术的广泛应用。③寰枢椎后路钉-板或钉-棒固定技术。多年临床实践证明此技术的生物力学稳定性与经C_{1-2}关节突螺钉固定技术相似且疗效满意,可作为传统后路融合手术不宜或失败的替代,对于年轻患者可作为临时固定,因不破坏关节,日后取出固定物后仍有可能恢复寰枢关节的功能。手术的并发症主要有椎动脉损伤以及显露过程中较易出现难以控制的静脉丛出血而使手术无法完成。

【典型病案】

李某,男,42岁,因跌伤颈部疼痛活动受限1天入院。查体:颈部活动受限,C_1棘突压痛(+),无骨异常活动,四肢皮肤感觉正常,肌力Ⅴ级,生理反射正常,病理反射未引出。张口位X线检查齿状突基底部骨折(图2-3-2)。诊断:齿状突骨折。X线检查齿状突Ⅲ型骨折,此型骨折血运较好,愈合率高,不需行手术治疗,经颅骨牵引4周后,给予Halo-Vest支架外固定,如图2-3-3。

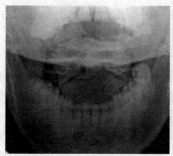

A 张口位片　　　　　　　　B 侧位片

图 2 – 3 – 2　术前 X 线片

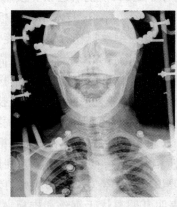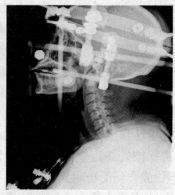

A 张口位片　　　　　　　　B 侧位片

图 2 – 3 – 3　Halo – Vest 支架外固定后 X 线片

邓某,男,45 岁,因跌伤颈部疼痛活动受限 1 天入院。影像学检查示齿状突腰部骨折,稍向前移位(图 2 – 3 – 4)。诊断:齿状突骨折。X 线检查齿状突Ⅱ型骨折,此型骨折血运较差,不愈合率高,需行手术治疗,给予前路空心加压螺钉内固定术。术中在透视引导下,于枢椎体下缘中点打入导针,矢状位为向后呈 10°～15°角沿导针方向拧入直径 3.5mm,长度 40mm 空心钉,透视见内固定位置良好。术后摄片示内固定位置良好,齿状突骨折复位良好,如图 2 – 3 – 5。

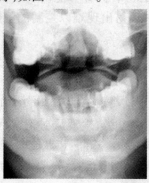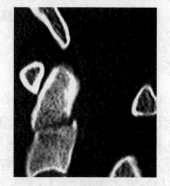

A 张口位片　　　　　　　　B CT 重建

图 2 – 3 – 4　术前 X 线片

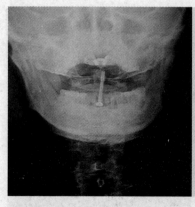 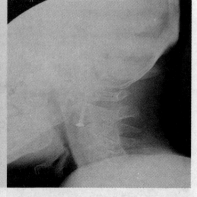

A 张口位片　　　　　　　　　　B 侧位片

图 2 - 3 - 5　术后 X 线片

杨某,男,45 岁,因跌伤颈部疼痛活动受限 3 个月入院。X 线检查齿状突 Ⅱ 型骨折（图 2 - 3 - 6）。诊断:齿状突陈旧性骨折,此型骨折血运较差,不愈合率高,需行手术治疗,患者系陈旧性骨折,不适合前路螺钉内固定,给予颈后路寰枢椎融合术。以寰椎后弓与侧块相延续的部位为进钉点,用手钻钻孔,方向向内与施钻面成 10°夹角,向上与横断面成 10°角,探针探查后拧入一枚直径 3.5mm,长度 25mm 的椎弓根钉。以枢椎侧块中央垂直线的中点为进钉点,方向向头侧倾斜 25°角,向中线倾斜 20°角,拧入一枚直径 3.5mm,长度 25mm 椎弓根钉,安装固定杆固定牢固,透视见内固定位置良好。术后 X 线片示内固定位置良好,如图 2 - 3 - 7。

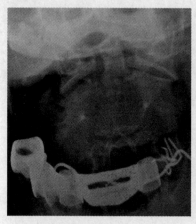 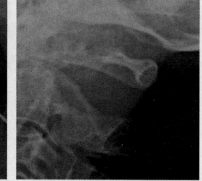

A 张口位片　　　　　　　　　　B 侧位片

图 2 - 3 - 6　术前 X 线片

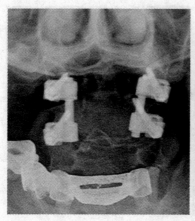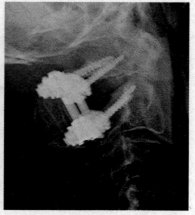

A 张口位片 B 侧位片

图 2 - 3 - 7 术后 X 线片

第四章 枢椎椎弓骨折

枢椎椎弓骨折是指发生于 C_2 椎弓部的骨折,又称"Hangman 骨折"。实际上,这种损伤常表现为枢椎前脱位,因此更为适合的名称应是"创伤性枢椎前滑脱"(traumatic spondy – lolisthesis of the axis),因为创伤的结果是枢椎的后结构发生骨折,其定义为:枢椎双侧椎弓根骨折,伴或不伴前滑脱。

【发病机制】

1. 超伸展外力 是枢椎峡部断裂的一个主要的损伤机制。上颈椎突然过度伸展,超出维持颈椎稳定结构的张力范围(如前后纵韧带及枢椎的椎体和齿状突),作为一个解剖整体,自相对固定的下颈椎(包括枢椎的椎弓和棘突,并以枢椎椎弓根和侧块为支点分离下来,即颈

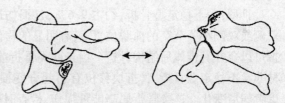

图 2 – 4 – 1 绞刑所致颅颈分离

颅与颈椎分离机制(图 2 – 4 – 1)。常造成脊髓横断伤并立即死亡,但也有遭受这种损伤而只有短暂的神经症状的一些报道。在车祸或跳水事故中,损伤机制为过伸加轴向压缩暴力。伸展是由于身体前冲,前额撞击在倾斜的车窗玻璃或游泳池底所致,也涉及了轴向的压力,可能还有旋转的成分。Rogers 注意到相当多的附属于枢椎骨折的 C_3 椎体压缩性骨折,还有其他不能用一种简单的伸展机制来解释的损伤,其患者中有 1 例伴有 $C_7 \sim T_1$ 关节突骨折,这强烈提示轴压应力的存在。与绞刑中过伸伴收紧和牵张暴力相反,汽车事故或其他减速事故中是过伸伴轴向压缩暴力作用于枢椎。

2. 屈曲损伤 在少数情况下,屈曲损伤是 Hangman 骨折的原因,如图 2 – 4 – 2。

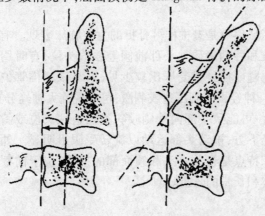

图 2 – 4 – 2 Hangman 骨折水平移位及成角测量方法

【分类分型】

Levine 和 Edwards 根据骨折的形态和稳定程度结合损伤机制将枢椎椎弓骨折分为四型,如图 2 - 4 -3。

Ⅰ型:为稳定型骨折,约占 28.8%,无移位或有轻微的移位(<3mm),无成角畸形,为双侧上下关节间骨折。C_{2-3}椎间盘及前后纵韧带保持完整。

Ⅱ型:为不稳定型骨折,约占 55.8%。>3mm 的前移和 C_{2-3}椎间隙有显著成角,提示椎间盘以及后纵韧带损伤。

ⅡA 型:是Ⅱ型骨折的一种变型,是不稳定型骨折,占 5.8%。C_{2-3}显示严重的成角和无移位或轻度移位,骨折线通常不是垂直,而是从后上到前下斜形通过枢椎椎弓。在这种类型的骨折中,前纵韧带是完整的,因此纵向头颅牵引不会引起 C_{2-3}间隙的过度增大,但仍可能加重成角。

Ⅲ型:为不稳定型骨折,约占 9.6%,是损伤最重的一类。双侧枢椎椎弓骨折合并有一侧或双侧小关节突的前脱位,C_{2-3}有明显的移位及成角。依据外力作用的不同,此类骨折可以合并有椎体后结构骨折。由于此类骨折前后纵韧带及椎间盘均有明显损伤,是一种非常不稳定型骨折,骨折块移位有引起脊髓损伤的可能,闭合牵引复位时要密切观察患者病情变化。这类骨折属高能量损伤,检查时一定要注意有无合并有其他部位骨折。

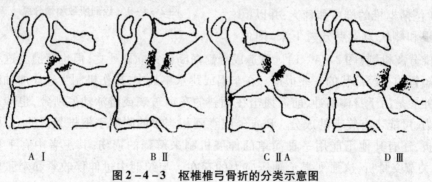

图 2 - 4 -3　枢椎椎弓骨折的分类示意图

【临床表现】

颈部僵硬和枕下区域疼痛是寰椎椎弓骨折的主要临床表现。有时出现咽后血肿,但通常不会引起呼吸困难和吞咽障碍。头部前倾呈强迫头位,有时用手扶持头部,避免头颈作任何方向转动。脊髓或神经根受压比较少见,这与该区椎管矢状径大,骨折后其骨折片离心分离有关。C_2 神经根受到压迫或刺激,可出现枕大神经分布区域放射性疼痛或感觉障碍,如果单侧脱位可能致头部向外侧倾斜呈强迫性头位或斜颈并伴有颈肌痉挛。局部压痛限于枕骨粗隆下方,被动头部运动以旋转受限最明显。外伤史是明确的,常是车祸或坠落。另一临床特点是合并有头和颌面部的损伤,位于前额或下颌,多为皮肤挫伤。有时可有其他椎体和长骨的骨折。

【辅助检查】

1. X 线 X 线检查是诊断枢椎椎弓骨折的主要手段,包括颈椎正侧位片和颈椎伸屈动态侧位片。枢椎椎弓骨折的典型 X 线表现是双侧枢椎关节突间部骨折,骨折线呈垂直或斜形,枢椎椎体可有不同程度前方移位或成角畸形。摄片时患者头颈部的位置对显示骨折非常重要。一般来说,卧位时颈椎处于轻度伸展位,可使不明显的骨折复位。这种自然条件下的复位使骨折线不易被发现,也可使移位程度较轻的Ⅱ型骨折看上去接近Ⅰ型骨折,而给诊断、分型和治疗带来一定的困难和偏差。上颈椎椎前软组织宽度增加和 C_3 椎体前上缘或枢椎椎体前下缘存在撕脱性骨折也是常见的征象。颈椎伸屈侧位摄片可进一步明确骨折的稳定性,但在骨折急性期应有骨科医生在场指导,或适当治疗 2 周待韧带组织初步愈合后再摄片。Ⅱ型和ⅡA 型骨折在伸屈侧位片上表现为移位和成角增加,而Ⅰ型骨折则无明显的移位增加。Ⅲ型骨折根据 X 线表现容易诊断。对于ⅠA 型骨折,侧位线片上由于骨折线不重叠而显示不清,但常见枢椎椎体宽度增加,有文献称之为"枢椎肥胖征"(fat C_2 sign)。另需注意寰椎、下颈椎有无伴随骨折,对婴幼儿还需注意枢椎椎弓根先天性缺损或软骨连结的可能。检查其他损伤部位可了解有无多发损伤的情况。

2. CT、MRI、椎动脉血管成像(MRA)及血管造影 CT 扫描可以确定骨折线特点、是否累及横突孔,还能显示椎管的形态变化,应列为常规检查。CT 三维重建有助于对骨折形态做全面的了解。MRI 不但能显示神经组织是否受压及致压物的形态和性质,而且可以提供受损节段椎间盘和韧带等软组织形态改变的客观资料,对整个损伤可有全面的评估,并为手术入路的选择提供依据。MRA 和椎动脉血管造影能够明确是否存在椎动脉损伤。

【鉴别诊断】

见第一节寰椎骨折。

【应用解剖】

枢椎作为整个枕颈部复合体与下位颈椎的连接部,在脊柱的生物力学上有很重要的意义。其前柱的上部是齿状突,与寰椎前弓和横韧带及其他附属结构构成寰枢关节;下方借椎间盘和前、后纵韧带与 C_3 椎体连接;其后柱的椎板和棘突均较为宽厚与坚实,棘突较长且尾部分叉,与其他颈椎棘突有明显的形态上的区别,在颈椎后路手术中,可作为定位的解剖标志;其中柱则较为薄弱,上关节突靠前,下关节突靠后,两关节突之间为一狭窄的骨质连接,通常称为峡部,其间又有一椎动脉孔穿越,在解剖上属于一个脆弱部位。

【治疗】

(一)牵引复位外固定术

采用非手术治疗新鲜损伤,是一种合理的治疗方法。可采用颅骨牵引、石膏固定或

Halo – Vest 支架固定。其方法是:在骨折确定诊断后,无移位或轻微移位骨折只需外固定3个月;不稳定型骨折,需行牵引复位,牵引力量为2~3kg,不宜过大。一般应采用中立位牵引,必要时采用过伸位,持续3周,以后用头颈胸石膏或 Halo – Vest 支架固定3个月。牵引的作用可减少或解除枕骨髁和枢椎对寰椎骨折块的压力,并使分离的侧块与前后弓断端接触,有利骨折的复位和愈合。

(二)C₂椎弓根螺钉固定术

适应证为①C₂椎弓断端经牵引可复位但不稳定的枢椎椎弓骨折。②骨折线与螺钉的方向垂直或接近垂直。③Ⅱ型及ⅡA型骨折,椎间盘前半和前纵韧带基本完好。④C₂₋₃小关节无脱位,枢椎椎体骨质质量好,无明显骨质疏松。

1. 操作方法　在维持头颅牵引下,仰卧位全身麻醉成功后,改为俯卧位。由于全身麻醉后肌肉完全松弛,翻身时一定要注意保持轴向翻转,避免脊髓的继发性损伤。将头置于头架上,注意双眼不要受压。将手术床置于头高脚低位,这样可以减少头颈部的静脉充血。C 型臂 X 线机透视证实位置良好后,取后正中切口,显露 C₁ 后弓至 C₃ 椎板上缘,C₂₋₃两侧显露至关节突的外缘。沿 C₂ 椎板的上缘用神经剥离子向外侧剥离软组织,可以发现 C₂ 峡部的起始部,沿峡部的上缘及内侧缘向前分离至椎弓根,在部分患者可以触及骨折断端。进钉点为 C₂ 侧块的中点稍偏内上,多数病例在侧块的中点处有一滋养孔,可以作为进钉的参考标志。进钉方向:斜向头端15°~25°,斜向中线25°~35°,手术中的具体进钉角度应根据术中透视来确定,当探到椎弓根后,大体可以确定进钉的方向。打入一侧导针至椎体的皮质下,暂不拔出以作临时固定,同法打入对侧导针,透视下确定导针的位置及深度,攻丝后分别拧入螺钉,螺钉长度一般为30mm左右。如为半螺纹拉力螺钉,直接拧入即可,如为全螺纹皮质骨螺钉,则应将骨折近段的钉道扩大超过螺纹的直径,这样对骨折才有拉紧的作用,注意扩大近段钉道不可大于钉尾,以免失去钉尾对骨折的加压作用。待螺钉植入后,安放固定杆,冲洗伤口,放置引流管,关闭切口。

2. 操作技巧　手术时应使用1:500000肾上腺素盐水皮下注射以减少出血,在骨膜下剥离时应使用电刀紧贴骨膜剥离,一定要显露出双侧侧块的外缘,充分显露侧块是植钉的必要条件。植钉时一定要在 X 线机监视下进行,要根据术前影像学测量的椎弓根数据结合患者体位变化确定椎弓根钉正确植入方向,若术中植钉困难则可进一步显露椎弓根,在直视下植入椎弓根钉。

3. 术后处理　伤口内放置引流管24~48小时,常规使用抗生素5天。如术前有神经症状或术中对脊髓有干扰,可用地塞米松及脱水剂3~5天。如患者无其他合并损伤,术后第二天即可在颈围保护下下地活动。硬塑颈围固定8~12周,定期随访。

4. 注意事项　①术前准备要充分,所有患者均应行头颅牵引,当有明显成角时,应予以过伸位颅骨牵引,或予以头颈双向牵引。床边侧位 X 线片观察骨折复位情况。术前CT 及 CT 三维重建可以获得更多的骨折信息以及初步确定螺钉的长度。必要时行 MRI检查以了解椎间盘及前后纵韧带的完整性。螺钉及器械准备:由于枢椎椎弓根的直径有限,加上内侧为脊髓,外侧有椎动脉通过,一般选择3~3.5mm 直径的螺钉,可为部分螺钉的松质骨螺钉,也可选择全螺纹的皮质骨螺钉,螺钉长度25~35mm。同时准备电钻、钻头、丝攻、测深器及内六角扳手等。②术后要密切观察病情变化。

（三）后路 C_2、C_3 钢板螺钉内固定植骨融合术

适应证为Ⅱ型以上 Hangman 骨折，包括Ⅱ、ⅡA 型和Ⅲ型骨折。

1. 操作方法　全身麻醉成功后，轴向翻身，维持头颈牵引。透视骨折位置良好后，取后正中切口，显露 C_1 后弓至 C_4 椎板的上缘，暴露 $C_{2~3}$ 的侧块，沿 C_2 椎板上缘分离软组织，显露 C_2 椎弓根。对于有小关节绞锁的病例，先予以复位。C_2 椎弓根螺钉的进钉点、方向及方法参见本章第二节寰枢椎椎弓根螺钉内固定术。C_3 侧块螺钉的进钉点选择在侧块中点的内下各 1~2mm 为佳。进钉方向：矢状面向头侧角度宜与关节面平行，约 40°~50°（以克氏针插入关节间隙标示方向），水平向外角度为针尖向外斜 25°~30°，偏外较安全。将 Axis 钢板塑形后，分别拧入 C_2 椎弓根螺钉及 C_3 侧块螺钉，螺钉直径为 3.0~3.5mm，C_2 螺钉的长度为 25~30mm，C_3 螺钉的长度为 14~18mm，C_3 也可以用椎弓根螺钉，但相对侧块螺钉的危险性较大。待螺钉植入后，安放钢板。冲洗伤口，将 $C_{2~3}$ 椎板及 $C_{2~3}$ 关节面打磨后植骨，放置引流管，关闭切口。

2. 操作技巧　平行于椎间关节面，朝头侧方向 30°~40°，朝外侧方向为 30°，注意控制钻头深度，钻头须穿透对侧的皮质，用测深器测量深度，改锥攻出螺纹，用气钻去除外侧块的外侧缘及椎间关节周围的骨皮质，选择适当长度的螺钉、钢板或固定棒进行内固定。

3. 注意事项　在钻孔时，要使用保护板以避免损伤神经和血管。一定要在 X 线透视监视下操作，保证导针位置正确。

4. 术后处理　术后 48 小时拔除引流管，围领外固定 3 个月。

（四）前路 $C_{2~3}$ 椎体螺钉内固定技术

适应证为伴有明显 $C_{2~3}$ 椎体间失稳的Ⅱ型及ⅡA 型骨折，对于骨折复位不完全、伴有寰椎后弓骨折或不能耐受较长时间手术者更为适用。

1. 操作方法　局部麻醉或全身麻醉，以环甲软骨关节水平为中心沿胸锁乳突肌前缘作一长约 6cm 斜切口，于颈阔肌下做较大范围的分离以利于充分牵拉软组织。分开颈深筋膜后，以颈椎板状拉钩将颈动脉鞘牵向外侧，将气管、食管及肌肉牵向内侧，显露 $C_{3~4}$ 椎体的颈前筋膜，以电凝烧灼 $C_{3~4}$ 椎前筋膜及颈长肌的中线缘并剥离颈前筋膜，X 线机透视定位。以 C_3 椎体前下缘中线旁开 3~5mm 为进钉点。透视下打入一导针，分别以中空丝攻沿导针钻孔、造螺纹槽，沿导针方向拧入直径 45mm 中空松质骨螺钉。前后及侧位透视位置良好后关闭伤口。

2. 操作技巧　导针在冠状面上与 $C_{2~3}$ 中轴线平行且在枢椎上关节面内侧 1/2 以内，在矢状面上，导针方向指向枢椎椎体上缘中点至后缘之间，导针进入深度为枢椎上关节面下方 2mm。

3. 术后处理　持续引流 24 小时，合理使用抗生素、脱水剂及地塞米松，术后卧床 3 周，硬塑颈围固定 3 个月。

4. 注意事项　必须在术中进行两个方向的透视监测，确保螺钉位置的正确；选择正确的进针点和进针方向；进针前咬除部分 C_4 上缘皮质和 $C_{3~4}$ 间隙的纤维环，有利于导针进入和螺钉的完全拧入；严格控制螺钉位置和长度，保证螺钉头端不超过枢椎上关节面，

螺钉在正位椎体中央。

【并发症及治疗失误的处理】

1. 椎动脉损伤　枢椎椎弓根螺钉固定进钉点偏外可损伤椎动脉。正确选用进钉点及掌握进钉方向,仔细显露椎弓根内侧缘及下峡部作为进钉参考,可以防止椎动脉损伤。

2. 脊髓损伤　枢椎椎弓根螺钉固定进钉点偏内可能损伤脊髓。枢椎神经剥离子仔细分离出椎弓根内侧缘,可以防止螺钉穿透椎弓根内侧壁、损伤脊髓。

3. 螺钉松动与退出　置钉前仔细探测骨通道四壁完整无穿透,确保椎弓根螺钉的牢固性。术后应用围领外固定。

【述评】

尽管从解剖角度看枢椎椎弓骨折是十分危险的损伤,但在生存者中神经损伤的发生率相对较低,占6% ~10%。此类损伤的神经损害发生率和损害程度较低可能是由于前方骨折块向前移位产生中弓缺损并造成实际上椎管的扩大,脊髓也随之前移,而免受了寰椎后弓的压迫。但当骨折线涉及枢椎椎体时,枢椎椎体后下方骨质仍留在原位,则出现了脊髓受压的危险,如图2 - 4 - 4。

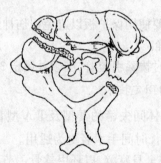

图2 - 4 - 4　骨折线涉及枢椎椎体后方,骨折块压迫脊髓

本病的治疗目的是恢复伤椎节段的生理序列,通过适当的固定方法使骨折愈合。复位和固定的方法取决于骨折的稳定程度,包括手法整复、切开整复及非刚性、刚性外固定和内固定。Levine 的分类法被广泛接受以来,对于 Ⅰ 型骨折采用保守治疗和Ⅲ型骨折采用手术治疗已取得共识,但 Ⅱ 型和ⅡA 型骨折的治疗存在颇多争议。

切开整复的适应证可归纳如下:①伴有神经症状,经影像学检查证实存在颈髓受压的病例。②Ⅲ型骨折。③保守治疗复位不佳或骨折不愈合的病例。④合并某些不稳定骨折,如寰椎和齿状突骨折的病例。⑤极不稳定的 Ⅱ 型和ⅡA 型骨折。目前手术治疗枢椎椎弓骨折最常见的失误是过高估计骨折的不稳定程度而对骨折节段进行过分的固定和融合,应该尽量避免由此所造成的颈椎节段运动功能的不必要丧失。Muller 等指出按照骨折的不稳定程度对 Ⅱ 型骨折进一步细分以指导治疗的必要性。参考 Coric 等和 Vaccaro 等保守治疗 Ⅱ 型骨折的经验,椎体移位大于 6mm 且动态侧位 X 线片移位变化大于 2mm 和成角大于 12°的 Ⅱ 型骨折提示骨折极不稳定,手术治疗是更好的选择。但手术治疗极不稳定 Ⅱ 型骨折的必要性还需前瞻性对比研究进行证实。

1. Ⅱ型骨折和ⅡA型骨折的治疗　保守治疗尽管存在一定的失败率,但多数病例可获得骨折愈合。牵引宜从小重量开始,最初2kg,逐渐增加到4~5kg。牵引过程中应密切观察病情变化、定期床旁摄X线片了解复位情况。如果出现神经症状或神经症状加重,必须立即停止牵引。复位满意后维持牵引3~4周,后改用头-颈-胸石膏或Halo-Vest支架固定。如果X线片发现牵引后椎体移位增大,则需根据骨折的致伤机制对牵引的方向和重量作调整。伤后3个月骨折多能愈合,有时也可见$C_{2~3}$节段自发融合。Coric等使用颈托固定成功治疗了移位小于6mm的Ⅱ型骨折,而部分移位大于6mm的骨折需要刚性外固定,并且延长固定时间。ⅡA型骨折的致伤机制是屈曲合并牵张负荷,常规颅骨牵引往往会加重$C_{2~3}$椎体分离和成角。推荐的治疗方法是使用Halo-Vest支架在X线机透视监测下施以压缩负荷,并随时调整。X线检查显示获得满意复位后用Halo-Vest支架继续固定12周。

此型的手术治疗可大大减少伤者卧床时间和住院时间,免除刚性外固定的负担,增加骨折愈合的可能性,因此越来越多的学者主张手术治疗Ⅱ型骨折,尤其是对伴有明显成角的病例。前路复位$C_{2~3}$椎间植骨融合钢板固定和后路枢椎椎弓根螺钉固定是目前常用的两种术式。近几年枢椎椎弓根螺钉技术在临床逐渐推广,这种术式具有创伤小、骨折部位即刻稳定、可最大程度地保留相邻节段生理功能的优点。但后路椎弓根螺钉对骨折的复位作用有限,无法处理受损的椎间盘,可能会在术后远期出现$C_{2~3}$节段不稳。前路手术具有直接恢复受损节段序列,切除受损椎间盘,重建节段稳定性以及防止骨折畸形愈合所导致的远期并发症等优点。相关的生物力学试验表明,在屈曲和伸展方向上,前路复位椎间植骨融合固定较后路椎弓根螺钉固定更加稳定;在侧屈和旋转方向上,两者提供相似的稳定性。因此前路复位固定作为成熟的术式是手术治疗Ⅱ型骨折的首选。术前牵引2周后摄颈椎过伸侧位X线片,不但可以预见手术中体位改变导致的潜在神经受压可能,还可大致了解显露$C_{2~3}$的难易程度。$C_{2~3}$前路显露时解剖不熟悉和过度牵拉均可造成神经和血管损伤,应准确地选择切口、并采用以手指为先导的钝性分离。

2. 对于合并单纯寰椎后弓骨折的Ⅰ型骨折或Ⅱ型骨折的治疗　此类骨折手法整复治疗多可获得骨愈合。多数学者主张对骨折稳定性差和骨折愈合可能性小的复合骨折行早期手术治疗。复合骨折的稳定程度主要取决于枢椎骨折的性质和寰椎横韧带的损伤程度。合并横韧带断裂的复合骨折可以选择后路枢椎椎弓根螺钉和寰枢椎经关节突螺钉固定的寰枢椎植骨融合。合并齿状突骨折的枢椎椎弓骨折可以选择前后路分别植入齿状突螺钉和枢椎椎弓根螺钉的方法,只有在螺钉放置困难的情况下才考虑枕颈融合术。

对于采用后路椎弓根螺钉或侧块螺钉,其优点是固定牢靠且坚强。其缺点是手术技术难度大,风险较大,需要有经验的临床医师才能完成。该手术关键是正确确定进钉点位置及方向,无论是枢椎椎弓根或侧块钉的内侧是脊髓,外侧为椎动脉,螺钉铆处的安全空间狭小,安全正确选择枢椎进钉点是手术成功的关键。

(1)枢椎椎弓根螺钉或侧块螺钉进钉法:①临床上枢椎进钉点:枢椎下关节突中点内上2mm;或于枢椎椎板上缘探知并剥离显露椎弓根上缘,直视下选择进钉点。②理论参考进钉角度:向头侧30°~35°,向内侧20°~25°。进钉深度:18~24mm。进钉的关键是探知并显露椎弓根上缘和内缘,直视下掌握进钉角度。③固定节段选择:一般情况下,如

需固定 C_2、C_3、C_4，最少需要固定至 C_5。

（2）寰椎椎弓根螺钉或侧块螺钉进钉法：新近介绍的寰椎椎弓根螺钉和寰椎侧块螺钉固定技术，可增加寰椎作为螺钉铆点，加之枢椎椎弓根螺钉技术日益成熟，通过生物力学实验表明，螺钉固定至枢椎既已足够坚强，可减少枕颈融合固定节段。①寰椎侧块螺钉进钉点：寰椎后弓下缘与寰椎侧块移行处的中点，需要显露寰枢椎侧块关节的后方结构才能完成螺钉固定。②寰椎椎弓根螺钉进钉点：经枢椎下关节突中点的纵垂线上，距寰椎后弓上缘最少 3mm，不需显露寰枢椎侧块关节的后方结构即可完成螺钉固定。也可用寰椎后结节中点作为定位标志，由此向外侧 18～22mm 即为进钉点，但具体数据需参考术前 CT 片，术中应特别注意寰椎后结节发育是否正常，是否位于后正中线上。另外，也有报道在颈椎单独应用 Magerl 手术经寰枢椎侧块关节螺钉或枢椎椎弓根螺钉进行枕颈固定融合者，颈部也是仅固定至枢椎，但其强度是否足够，需要临床进一步观察验证。前路 $C_{2\sim3}$ 或更长节段钢板内固定植骨融合术具有复位效果好、固定强度高等明显的优点。但因患者个体的差异，术中 C_2 椎体暴露困难时可采用 $C_{2\sim3}$ 椎体螺钉内固定术，其主要特点有：①简化了手术操作，由于术野上方只需显露到 C_3 椎体下缘，手术入路采用常规的下颈椎侧前方入路即可。②$C_{2\sim3}$ 椎体有足够的空间，置放螺钉较方便。③通过 2 枚螺钉对椎体间直接加压，固定牢靠。④对骨折复位的要求不高。但这种术式力学性能不确定、植骨床面积小，且在术前骨折复位不理想，特别是 $C_{2\sim3}$ 椎体间存在较大成角时，C_2 椎体螺钉的置入较困难。术后可能出现脱钉、椎体骨质劈裂及植骨不融合等并发症。但有作者认为采取这种方法术后早期 $C_{2\sim3}$ 的稳定依赖螺钉，而后期由于 C_2 椎弓峡部的骨性愈合及椎体间骨桥连接，使得受损节段的稳定性不再依赖螺钉固定；加上适当的颈部制动，可大大降低术后并发症的发生率。

【典型病案】

刘某，女，24 岁，因车祸伤及颈部，疼痛、活动受限 4 小时入院。查体：颈部活动受限，$C_{2\sim3}$ 压痛（＋），四肢皮肤感觉、肌力正常，生理反射正常，病理反射未引出，X 线片示：枢椎椎弓骨折，轻度分离移位（图 2 - 4 - 5）。诊断：枢椎椎弓骨折。$C_{2\sim3}$ 之间无明显失稳，行颅骨牵引 3 周，Halo - Vest 支架外固定 3 个月（图 2 - 4 - 6），复查 CT 示骨性愈合。

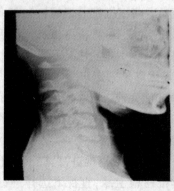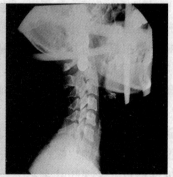

图 2 - 4 - 5　固定前 X 线片　　图 2 - 4 - 6　固定后 X 线片

第五章　下颈椎骨折脱位

下颈椎是指第3至第7颈椎,又称低位颈椎。发生于此段的骨折脱位称为下颈椎骨折脱位。此段损伤较上颈段为多,其中有60%~70%合并有脊髓及脊神经根等受压或受刺激症状。

【发病机制】

1. 直接暴力

(1)直接撞击:多为与颈椎纵轴呈垂直状,或近于垂直状的暴力直接作用于颈部,轻者引起软组织挫伤,重者则可造成颈椎脱位、骨折,甚至脊髓损伤。

(2)火器性损伤:平时亦并非罕见。一般均伴有脊髓损伤,且多较严重。

2. 间接暴力

(1)垂直压缩暴力:指椎节遭受与脊柱相平行之纵向暴力所引起的损伤。此时以椎体压缩性及爆裂性骨折为多见,亦可伴有附件骨折。

(2)屈曲压缩暴力:当颈部处于屈曲位时遭受来自头顶上方的暴力,易引起椎体的楔形压缩性骨折,亦可合并脱位及小关节绞锁,在颈椎较为多见。

(3)仰伸牵拉暴力:指颈椎处于仰伸状遭受纵向外力以致引起前纵韧带及后方椎板与小关节损伤,并易出现脊髓过伸性损伤(或脊髓中央管症候群)。

(4)侧向压缩暴力:当颈椎侧向左、右一侧时遭受传导暴力,则屈侧椎体可呈现压缩性骨折,少数伴有小关节损伤。

(5)旋转压缩暴力:当头经颈旋转活动时遭受纵向传导暴力时,可使前数种损伤并发。

3. 肌肉拉力　除肌肉本身可引起程度不同的撕裂性损伤外,尚可引起棘突及其他肌肉附着点的撕裂性骨折。但此种损伤在颈椎较为少见。

4. 病理性骨折　当颈椎椎体有肿瘤(以转移性肿瘤为多见)、破坏性炎症以及骨质疏松症时,轻微外力即可导致椎体压缩性骨折。此种情况在临床上易与外伤性骨折相混淆,应注意鉴别。

【分类分型】

1. 按骨折脱位部位和类型分类

(1)脱位:椎体脱位(前脱位或后脱位);单侧关节突关节脱位或绞锁;双侧关节突关节脱位或绞锁。

(2)椎体骨折:椎体单纯性压缩性骨折;椎体爆裂性骨折;椎体矢状骨折;椎体水平骨折。

（3）附件骨折：椎弓骨折；椎板骨折；关节突骨折（单侧或双侧）；棘突骨折；钩椎关节骨折。

2. 按稳定程度分类　按稳定程度可分为稳定性和不稳定性骨折。无后侧结构骨折、韧带断裂、小关节脱位或神经损伤，而只有轻微移位的轻度压缩性骨折为稳定性骨折。更为严重的骨折，诸如伴有后侧结构断裂或后侧韧带损伤的椎体爆裂骨折等为不稳定骨折，常造成后方的骨折片移入椎管，导致脊髓损伤。诊断不稳定性下颈椎骨折的客观标准是：①损伤累及3柱中2柱或2柱以上。②骨性椎管变形狭窄。③骨折脱位和（或）较严重的后突畸形。

【临床表现】

一般可以概括为四个方面，根据损伤程度有一种或数种表现：

（1）颈部症状：包括颈部不适、僵硬、活动不便和局部疼痛。

（2）脊神经根症状：包括根性疼痛、肢体感觉障碍、根性肌张力障碍（早期肌张力增高，但很快便减弱，并出现肌无力和肌萎缩征）和腱反射异常（早期腱反射活跃，后期腱反射逐渐减弱甚至消失）。

（3）脊髓症状：主要是四肢的运动和感觉障碍，其后果严重，需早期处理，防止截瘫。

（4）椎动脉供血不足：表现为一过性眩晕、猝倒等症状。

【辅助检查】

1. X线　X线片的特征性表现是诊断的重要依据。一般正位片显示椎体压缩性骨折、受累椎体变形，高度降低。侧位片显示损伤椎节前间隙软组织阴影增宽，颈椎生理弧度消失。骨折片向前突出超过颈椎前线弧线，向后突入椎管。以损伤椎节为中心，可出现成角、半脱位等改变。可拍摄颈椎屈伸的侧位片以了解颈椎的稳定性。如果要拍摄屈伸位片，患者应该在医生的严密监护下进行，并且医生要密切观察患者对疼痛的反应及任何神经功能的改变。在颈椎的屈伸侧位X线片上，如果一个椎体相对于其相邻椎体，水平移位超过3.5mm，则说明存在颈椎不稳。当一个椎体相对于另一个椎体之间活动角度大于11°时，也说明有颈椎不稳。

2. CT　CT扫描的横断层面，可以清楚显示椎体爆裂的形态和分离移位的特点，尤其能显示骨折片在椎管内的大小和位置及其与脊髓之间的关系，可清晰显示骨折细节，特别是脊柱后部结构的骨折、移位的骨折片，可观察椎管形态和狭窄程度。参照Wolter分类法将椎管经CT扫描的横断面分为3等分，用0、1、2、3表示。椎管完整无狭窄者指数为0，椎管受压狭窄占横断面1/3的为1，2/3的为2，完全阻塞的为3。矢状重建技术可显示脊柱的纵行排列，可显示水平方向走行的骨折线，可显示损伤椎体与相邻椎体的关系，从三维图像上可确定骨折的方向，显示椎体压缩的程度，骨折片向椎管内移位的情况，更准确地观察椎管的前后径。CT扫描可判断脊髓受压与否，脊髓受压的CT表现为：①骨性椎管变形狭窄；②骨折片或骨折后的骨增生突入椎管内。CT扫描可确定是否存在脊柱的不稳定性，这是制定治疗方案的依据。CT扫描可显示脊柱旁软组织损伤，帮助正确评估脊柱骨折的稳定性。

3. MRI　MRI可以显示椎间盘、支持性韧带结构和神经组织的损伤情况，可以早期观察脊髓受压的情况,还可以动态观察脊髓组织的创伤反应变化。严重的屈曲暴力可造成脊髓的损伤,在 MRI 图像上,除可见骨折外,尚可见早期脊髓信号的改变,损伤平面脊髓水肿。主要表现为:①颈椎前脱位:MRI 表现为椎体轻度前脱位(Ⅰ度~Ⅱ度),受损椎体后凸成角畸形,棘突间距增大。T_2 加权像上表现为棘突间异常高信号,如上下棘突明显分离及其间信号改变,则提示棘上和棘间韧带及黄韧带的撕裂可能。受压脊髓则表现为边缘模糊,T_2 加权像可见小片状高信号,同时可见脊髓不同程度增粗,范围包括受压脊髓上下段,但以受压段最为明显。②双侧小关节脱位:MRI 表现为椎体骨折变形,后上缘凸入椎管,其上位椎体向前脱位(Ⅲ度~Ⅳ度)且双侧小关节绞锁,前后纵韧带和棘间韧带撕裂,椎体前方软组织肿胀,并可见纵行短 T_1 长 T_2 信号,在 CR 序列上可见间盘向前方或后方突(脱出),后纵韧带不连续。脊髓受压严重,T_2 加权像见边缘模糊之高信号范围更大,如伴有硬膜外出血则髓外可见短 T_1 长 T_2 信号。③棘突骨折及泪滴样骨折:前者为稳定性损伤,只表现为棘突因牵拉引起的骨折,不累及椎管及脊髓。而后者则为严重的不稳定损伤,表现为椎体前下缘撕脱骨折,椎体前移,脊椎后凸,小关节脱位,脊髓损伤受压及韧带撕裂和椎间盘突出。另外 MRI 能反映出损伤中的脊髓的病理特征,对指导临床治疗有极重要的意义。急性期表现为脊髓肿胀、增粗,T_2 加权像为高信号。如伴有脊髓出血,T_1 加权像可见高信号,T_2 加权像与水肿之高信号相重叠。在亚急性期过后,T_2 加权像见血肿高信号周围出现含铁血黄素形成的环形低信号影。如伴有椎管内硬膜外血肿,T_1、T_2 加权像见梭形高信号,脊髓被推挤移位。在慢性期如脊髓软化则见脊髓内出现长 T_1 长 T_2 信号。脊髓空洞形成时见受损平面以上脊髓中央管扩张,脊髓变薄。

【鉴别诊断】

1. 颈椎失稳　颈椎失稳 X 线片也出现椎体间的脱位,但患者近期内无明显的外伤史,磁共振在骨折脱位中显示长 T_1、T_2 信号,而失稳则没有。

2. 颈椎结核　颈椎结核 X 线椎前显示有表面光滑的局限隆突阴影,或较大的前突弧形阴影。CT 扫描能较早地发现骨骼细微改变。MRI 对其的早期诊断更为敏感,椎体受累后,在 T_1 加权像为低信号,T_2 加权像为高信号。

【应用解剖】

下颈椎椎骨形状大致相似,由椎体、椎弓根、椎弓板、关节突、横突及棘突构成。椎体自 C_2~C_6 椎体逐渐增大,椎体的横径大于矢状径,上面在横径上凹陷,前缘呈斜坡状,下面前缘呈崤状突起,覆盖于其下一椎体上缘的斜坡上,上下椎体重叠呈马鞍状,故椎体前方所见的椎间隙低于椎体中部椎间隙。一般颈椎椎弓根短而细,上、下缘各有一较狭窄的切迹,相邻两个椎骨上、下切迹形成椎间孔,有脊神经和伴行血管通过。椎弓板是椎弓根向后延伸的部分,上位椎板下缘向后翘起,有覆盖下位椎板的趋势,其前面有黄韧带附着,并向下延伸止于下位椎板的上缘,当其肥厚或松弛时,可突向椎管压迫脊髓,尤其颈椎后伸时更为明显。据此解剖特点,在行椎板切除时,自椎板下缘开始,更便于操作。颈椎的横突短而宽,向外并稍向前下。中央部有椭圆形横突孔,约 5mm×5.5mm,内有椎动脉、椎静脉通过。横突孔的横径与椎动脉外径明显相关。因此减压时,应以扩大横径为主。横突末端分成横突前、后结节,两结节间的深沟通过脊神经的前支,行颈椎侧前方手术时,不要超过前结节,否则容易误伤脊神经根和伴行的血管。C_6 前结节较为粗大,颈前路手术时可用来作为定位的骨性标志。颈椎的关节突位于横突的后方,上关节面朝向上后方,下关节面朝向下前方,与椎体纵轴呈45°角。这种结构使得在遭受屈曲外力时易产生脱位和半脱位。

颈椎椎骨借助于椎间盘及各种韧带结构相互连接。椎间盘前部纤维较厚,故髓核位于椎间隙的偏后方。前纵韧带与椎间盘和椎体的边缘紧密相连,而与椎体之间连接较疏松,其主要作用是限制颈椎过度后伸。黄韧带的侧缘逐渐变薄与椎间关节的关节囊韧带相连。黄韧带有限制脊柱的过度前屈的作用。横突间韧带和棘间韧带在颈椎不发达,但棘上韧带发育形成项韧带。冠状韧带位于钩椎关节后方,可增加椎体间关节的稳定性。

颈部交感神经分布广泛并且与头面颈及心脏等许多脏器有分支联系,当颈部外伤时,由于刺激交感神经而引起非常复杂的临床表现。

【治疗】

(一)麻醉下手法复位术

此种复位方法在20世纪30年代应用较多,其复位成功率较颅骨牵引复位成功率低,Lee 等报道成功率为73%,Vital 等报道成功率为27%。有学者认为麻醉在脊髓损伤的急性期对脊髓血供有影响,可致复位后神经功能恶化,死亡率升高。另外,手法复位危险性高,易加重脊髓神经系统损伤,现已较少应用。

(二)颅骨牵引复位术

适应证为颈椎骨折和脱位,特别是骨折脱位伴有脊髓损伤者,应尽早行颅骨牵引,如闭合牵引失败再行切开复位。头皮感染者禁用,伴随有颅骨骨折者慎用。

1. 操作方法　按颈椎骨折脱位的类型和严重程度等,使用不同的牵引重量、牵引位置和方向。牵引弓的安装必须准确。患者仰卧位,头发剃光,颈两侧用砂袋固定。以 Crutchfield 钳牵引法为例,用2%的龙胆紫由鼻梁至枕外粗隆作一矢状连线,由两侧耳郭顶(乳突稍前)作额状面连线,将颅骨牵引弓牵引轴点正对前两线交点(图2-5-1A)。牵引弓两臂张开,牵引弓两面钳爪在横线上定点,在无菌和局部麻醉下,切开皮肤至颅骨,采用直径3mm可控制深度的钻头,呈垂直方向钻开颅骨外板,将牵引弓两钳爪插入,旋紧固定,缝合皮肤。如果采用 Crutchfield 钳作颅骨牵引,插钳点在外耳道后1.0cm 与耳郭尖上3~4cm,保持插点的对称,防止偏前和冰钳过深(图2-5-1B)、牵引时前屈、偏后、伸展等。

(1)牵引重量:复位牵引开始时重量一般为4~6kg,颅骨牵引重量按年龄、体形和体重应予酌情考虑。通常在中下颈椎以每椎节1.5~2.0kg,例如 C_{6-7} 骨折脱位即可用9~14kg。

(2)牵引方向:牵引作用力的方向对于复位至关重要,开始牵引时,牵引力的轴线一定与使之要复位的节段一致。通常使颈椎略为屈曲位,约20°~30°,以椎体前部作为支点,以利于绞锁的关节分开,但不能过屈,避免重复损伤,引起或加重脊髓和神经根损伤。

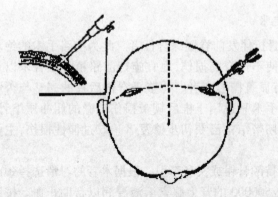 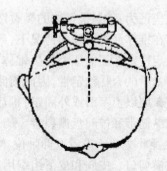

A 安放部位图   B 方法示意图

图 2 - 5 - 1　颅骨牵引弓安放部位和牵引方法

摄片证实牵开后方可矫正牵引方向,稍加伸展使之复位。复位后,调整为中立位维持牵引。如系单侧小关节脱位,在牵引方向上应注意,牵引轴线宜偏离中线,以使小关节脱位侧有较大的张应力,以没有脱位侧作支点,使之复位。

2. 操作技巧　骨钻钻头先垂直颅骨骨面,进入 1 ~ 2mm 后再逐渐外展,以防骨钻在骨面上滑动。进钉点的选择应根据骨折的类型适当的偏前或偏后,屈曲型应过伸牵引,进钉点应偏前;过伸型应屈曲牵引,进钉点应偏后。骨钻的外展角度不宜过大或过小,牵引重量应逐渐增大,以免脱落;牵引后的 3 ~ 5 天内应向中间紧缩牵引弓,以防松动脱落。牵引方向及颈部位置应根据骨折移位情况而设定,并随时调整。

3. 术后处理　维持牵引 3 ~ 4 周,然后在维持牵引下施行 Halo - Vest 支架固定,而后逐渐下床活动。3 个月后摄 X 线片了解骨折愈合情况,解除外固定支架。

4. 注意事项　经复位后,不宜立即作固定。因为在固定的操作过程中,易发生再脱位或增加新的创伤。通常维持牵引 3 ~ 4 周再行 Halo - Vest 支架固定,如图 2 - 5 - 2。

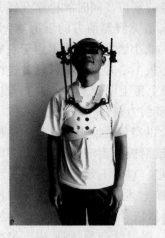 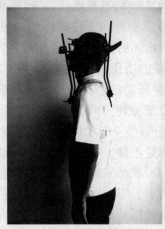 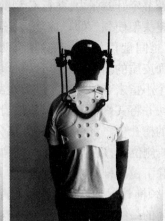

A 正面图   B 侧面图   C 背面图

图 2 - 5 - 2　Halo - Vest 支架固定

（三）颈前路减压植骨融合内固定术

适应证为：①颈椎椎体的爆裂性骨折伴发前脊髓综合征者。此为前路手术的绝对指征。②在椎体严重粉碎的情况下，即使不伴脊髓损伤，也宜施行前路植骨融合术以重建脊柱稳定性。③屈曲压缩骨折椎体有显著楔形变者。④鉴于脊椎后柱的完整与否影响前路手术后的脊柱稳定性，因此前路手术只适用于椎后韧带损伤轻微的屈曲压缩骨折，或经过 3 周以上牵引或外固定，椎后韧带结构已获初步修复者。⑤过伸性损伤，主要病损为前纵韧带和椎间盘撕裂者。

1. 操作方法　患者取仰卧位，维持颅骨钳或头环牵引。根据术者的习惯选择颈前直切口或横切口。皮肤和皮下组织用 1∶500000 的肾上腺素溶液浸润以帮助止血。按照皮肤切口方向切开颈阔肌。辨认出胸锁乳突肌的前缘，在用手指触到颈动脉搏动后，纵向切开颈深筋膜浅层。小心分离位于颈动脉鞘内侧，肩胛舌骨肌浅面的颈深筋膜中层。向外侧牵开胸锁乳突肌和颈动脉鞘，用手触摸到颈椎前部。确认出气管后方的食管，将气管、食管和甲状腺向内侧牵开。钝性分离颈深筋膜深层，包括气管前层和覆盖颈长肌的椎前筋膜。将颈长肌从颈椎前部骨膜下剥离，并向侧方拉开到钩突关节处，为广泛减压和骨移植作准备。通常骨折的椎体很容易辨认，但是为了准确定位减压区域，要在椎间隙中插入一根针并拍摄侧位 X 线片定位。

确定需要减压的部位，如行椎体次全切则切开前纵韧带和覆盖椎体相邻椎间盘的纤维环，并将这些组织用刮匙刮出。用咬骨钳或高速钻将骨折椎体的前侧部分去掉。向后清除椎间盘组织到后纵韧带，完全清除椎间盘组织，直至能确认出后纵韧带，以便确定椎体切除的范围。然后，用电动磨钻或刮匙小心去除椎体的后部分。用髓核钳去除椎体后侧皮质。从椎管内小心清除后突的骨性和椎间盘碎片。安放 Caspar 撑开器，适当调节其张力，使得脱位椎节的椎间隙略张开，将脱位椎体的椎间盘切除，用骨膜剥离器给予撬拨复位。如复位困难则以两侧颈长肌内缘为界，将脱位椎体次全切并切除上下椎间盘，再次调节牵开器张力，并行 C 型臂 X 线机透视确认，获得理想的复位。同时放松撑开器并调整头架使颈后仰。成功后，显露上位和下位椎体的终板，清除脊髓前方的压迫物（骨片、椎间盘和血肿），刮除相邻两椎体的终板软骨。用弯刮匙或小磨钻分别作出用于安放三面皮质的髂骨块或腓骨植骨块的槽孔，使这些槽孔位于终板中心并且大小可以放进约一个小指末节的一半。然后在减压后已经向前膨出的硬膜上覆上明胶海绵。取髂骨植骨块并将其修成 T 型，其松质骨部分朝向前方。增加纵向牵引力量，使植骨块嵌入椎体上的槽孔中。将植骨块前方部分修整至与椎体前方相平齐，以避免侵蚀破入食管。拍摄 X 线侧位片，以确认植骨块的位置正确。并应用颈前路带锁钢板内固定，复位失败时即切除下位向椎管内移位的椎体，形成槽式减压再植骨内固定。对于下颈椎脱位、骨折脱位（颈椎骨折属单纯压缩性骨折者）不需做椎体次全切，可按上述方法复位后，为获得椎体间的最终稳定性，除了自体髂骨植骨外，还可行椎间融合器植骨或钛网笼植骨。沿椎体前方留置橡皮引流条，防止术后椎前间隙血肿影响呼吸。逐层缝合颈阔肌、皮下组织和皮肤。

2. 操作技巧　为了减少无意中对喉返神经的损伤，一般习惯使用左侧横切口。软组织入路分离过程中始终以颈动脉作为标志，切开脏层筋膜后用手指钝性分离直至椎前筋膜。髂骨块应修成稍带楔形,以防骨块进入椎管。

3. 术后处理　术后平卧,24 小时内拔除引流条,5 天拆线,3~4 周后带领围下床活动。10~12 周后解除领围,进行颈部屈伸、侧屈及旋转功能锻炼。

4. 注意事项　钩突关节可以作为减压的外侧界限。注意不要过分向外分离以避免损伤椎动脉。伴有椎间盘突出的患者在切除椎间盘后,相应的后纵韧带应一并切除,以防遗漏游离到椎管内的髓核组织,做到彻底减压。应避免持续牵拉食管,提高植骨及安装内固定的技术,避免内固定直接压迫或松动脱落损伤食管,发生食管瘘。

(四)椎弓根螺钉固定术

适应证为①单纯椎体脱位、脱位伴单侧关节突关节或双侧关节突关节绞锁。②椎体骨折,包括椎体单纯压缩性骨折、骨折脱位但椎弓根仍然完好,尤其适用于下颈椎骨折脱位并颈椎管狭窄的患者。

1. 操作方法　患者取俯卧位。胸部用软枕垫起。肩高臀低。使躯干呈 30°~40° 斜坡位。头颈屈曲,下额回收,置于头架之上。切开皮肤、皮下组织,纵行切开项韧带及深层组织,达棘突。沿棘突侧面切断肌肉附着部,并用骨膜剥离器在棘突侧面、椎板背侧面行骨膜下剥离。将棘突旁的肌肉推至关节突关节背外侧,并分别用细纱条填塞、压迫止血。取出纱条,放置自动椎板拉钩,达到显露的目的。对关节突绞锁的颈椎脱位患者应首先复位。台下助手调整颅骨牵引方向,使之在曲屈方向上逐渐增加牵引重量。同时,术者用巾钳牢固地夹住向前移位的棘突基部,并轻轻地向头端牵引。两种牵引力使绞锁的关节缓慢地解锁。当关节解脱时,即将牵引改为过伸位,并将巾钳向后提拉。当下关节突下缘处于上关节突后上方时,减轻颅骨牵引重量,并轻轻向尾端牵拉手中的巾钳,使之完全复位。复位之后,用 C 型臂 X 线机透视,证明其完全复位之后,使颈椎维持于伸展位。此时,可行内固定及植骨术。没有绞锁的颈椎半脱位,或全脱位,可于手术前行颅骨牵引,也可以于术中牵引复位。术中用颅骨牵引维持复位,并实行内固定和植骨术。关节脱位合并上关节突骨折时,骨折片往往向前移位,压迫神经根。在显露椎板及关节背侧面之后,于骨折的关节内侧切除相邻的部分椎板及下关节突,显露受压的神经根及骨折片。取出骨折片,再按照上述方法复位。椎板骨折压迫脊髓,或需行椎管内探查时,应行适当范围的椎板切除。行内固定及植骨融合术。进钉点的选择:C_{3-6} 椎弓根进钉点为侧块背面的中上 1/4 水平线与中外 1/4 垂直线的交点;C_7 椎弓根的进钉点为侧块垂直线中线与中上 1/4 水平线交点偏上方;置钉可采用谭氏"管道疏通法":用一锐利手锥开口,扩大皮质后,以刮匙刮除侧块内松质骨寻找到椭圆形椎弓根入口,换用小刮匙沿椎弓根松质骨向深层搔刮,然后以直径 2mm 手锥在 C 型臂 X 线机监视下,小心锥入椎弓根内;进钉角度为:C_{3-6} 与矢面呈 40°~45° 角,水平面与上下终板平行;C_7 与矢状面呈 30°~40° 角,水平面与上下终板平行;C 型臂 X 线机的监视下进一步确定进钉方向,确定无误后方可置入椎弓根钉。进钉后先用骨刀切除需融合节段的双侧突间关节面,于侧块表面上制造粗糙面,安装预弯后的钛合金棒。取髂骨松质骨植于关节突关节背侧。

2. 操作技巧　①如果用上述方法不能复位时、切不可反复或用力过重的强行复位。应将绞锁的上关节突尖部切除 2~3mm,甚至大部分切除,然后再行复位。②在应用"管道疏通法"时因颈椎椎弓根很细,侧块形体差异较大,经验不足等原因,有时不易找准进钉点,可适当扩大侧块背侧皮质骨及松质骨的切除范围。

3. 术后处理　术后平卧,24 小时内拔除引流条,7 天拆线,4~6 周后带领围下床活动。8~12 周后拍摄侧方屈伸位 X 线片。当有融合的证据且颈椎屈、伸侧位片显示稳定后,可以解除领围,进行颈部功能锻炼。

4. 注意事项　颈后路椎弓根钉置入前要对所选择置钉的椎弓根有深刻的了解。颈椎椎弓根内径很小,且常有变异,因此术前椎弓根 CT 断层扫描十分必要,可避免因个体差异所致的椎弓根钉置入困难而引起的并发损伤。切口要足够长,充分牵开,确保螺钉植入时有 40°角以上的外展空间,以免影响置钉角度。

(五)侧块螺钉钢板固定术

适应证为颈椎体骨折较轻,脱位关节绞锁明显,后方存在血肿或碎裂组织等致压物,脊髓前方没有明显致压物,脊柱前柱结构没有明显破坏,伴有小关节脱位或半脱位或伴有脱位的椎板、椎弓根骨折等以中后柱损伤为主的患者。不适用于骨质疏松及需多节段融合的患者。

1. 操作方法　患者取俯卧位,通过颈椎后路骨膜下显露关节边缘。对颈椎解剖的透彻了解是安全置入侧块螺钉的基础。去除关节囊,确认侧块的边界,包括上关节面、下关节面、外侧边缘和内侧沟。在侧块中心 Cage 的内侧 1mm 处选择进钉点。在 $C_{3\sim6}$ 节段,应该按照向外侧倾斜 25°~35°角,向头侧倾斜 15°(与小关节面平行)的角度在侧块上钻孔。在 C_2 节段,为避免损伤椎动脉,应该按照向内偏斜 10°~25°,向上偏斜 25°的角度钻孔。钻孔攻丝后,安放预弯的颈椎后侧钢板,并用适当长度的皮质骨螺钉将其固定。在单有脱位的情况下,内固定可以局限在一个运动节段。对较不稳定的骨折和骨折-脱位,内固定范围应该延伸到两个运动节段,在损伤节段的上、下分别用螺钉固定。

2. 操作技巧　钻孔要使用带阻挡的导向套管钻头,可以防止钻透对侧皮质。在安放植入物前,将关节面上的软骨去除,并在关节处植入松质骨。

3. 术后处理　内固定术后要有颈部支架固定,在大多数情况下头环背心是不必要的。如果不用外固定,可能使后侧钢板螺钉松动和螺钉断裂。

4. 注意事项　行螺丝钉钢板内固定时,不宜将螺丝钉反复拧进拧出,以避免松动。关节突钻孔过深,或钻孔位置不当,进针方向有误可能刺激或损伤神经根、椎动脉。颈椎后路钢板螺钉固定术可能受损伤的结构包括有椎动脉、脊髓和神经根。通过术前 CT 片仔细辨认椎动脉的位置。神经根位于上关节突的前外侧部分,如果通过侧块的螺钉太偏内侧或太偏头侧就有损伤神经的可能。

(六)后路钢丝固定融合术

适应证为①单侧和双侧关节突脱位,经牵引未能复位者,宜于尽早行切开复位术。②椎体骨折伴有后方韧带断裂,证明属不稳定损伤者。③曾采用闭合方法治疗的各类型颈椎损伤,有晚期颈痛,检查发现颈椎不稳定者。

1. 操作方法　该手术可在全身麻醉或局部麻醉下进行。当患者有高颈段四肢瘫痪时,应该首选局部麻醉,以避免全身麻醉可能出现的呼吸系统并发症。通常使用无创伤的光纤插管技术进行插管,然后患者俯卧于 Stryker 旋转架上。在肩部施加纵向牵引力,并用带子维持牵引。在手术室不断拍摄颈椎侧位片,以记录颈椎复位情况。患者俯卧于Stryker架上,颈后和髂嵴部位消毒铺巾。做一颈后正中切口,切口的范围通常可显露准备融合节段的上、下各一个棘突,用1:500000的肾上腺素浸润皮肤、皮下组织、竖脊肌直到椎板以帮助止血。骨膜下显露椎板,使用电凝止血。每侧解剖分离直到关节的外缘,在一个棘突上做一个标记,拍摄侧位X线片,以准确定位。用一小的高速磨钻或巾钳在准备扎钢丝的棘突基底部钻孔。从上位棘突的孔中穿入一根20号钢丝,在棘突上缘顶部缠绕一圈,将其再穿过下位棘突的孔中,并在其下缘缠绕一圈,小心地将两个末端拧在一起。然后在准备融合的上位和下位椎体的棘突孔中穿入22号钢丝,以备固定厚的单侧皮质的松质骨植骨块。测量要融合部位的长度,从后侧髂嵴上取一块足够大的植骨块,将其分成两块,安放在融合处的两侧。从骨盆上取松质骨条放置在带单侧皮质骨的松质骨植骨块下方。在植骨块的上端和下端钻孔,将22号钢丝穿过它们,再拧紧钢丝,以便将植骨块固定到椎板和棘突上。通过侧位X线片证实钢丝的位置和融合的节段正确后,彻底用抗生素溶液冲洗伤口,放置负压引流管,并逐层缝合切口。

2. 操作技巧 手术显露时一定要显露关节的外侧缘以利于操作。抓住一个椎体的棘突,并提起它以试验其稳定性;应与将钢丝捆绑在一起的节段作为一个整体进行活动。

3. 术后处理 大多数患者术后可以去掉颅骨牵引,改用颈椎支架固定。患者最好于术后保持仰卧位,用小重量颈椎牵引维持24~48小时,而后改用颈椎支具固定。预防性使用抗生素48小时。颈椎支架固定8~12周,然后拍摄侧方屈、伸位X线片。当有融合的证据且侧方屈、伸位X线片显示稳定后,可以去掉颈椎支架。

4. 注意事项 为避免将钢丝穿入椎管内,钻孔的位置要在椎板融合线的后方。行棘突或关节突钢丝内固定时,应避免钢丝拧得过紧引起骨折。剪断钢丝并将残端弯曲以预防刺入软组织。

(七)斜行关节突钢丝固定术

适应证为用棘突钢丝固定椎体后侧结构不充分,或需要增加抗旋转稳定性的情况,也可以在有椎板或棘突骨折,或前期已经行椎板切除术的情况下采用。

1. 操作方法 患者俯卧于Stryker架上,靠使用头环或颅骨钳做颅骨牵引来维持颈椎的对线。使用电刀,按照后路钢丝固定融合术的方法沿中线显露后侧结构。经X线片确认准备融合的节段后,用一个7/64英寸的钻头在侧块上通过下关节突钻一孔,与水平方向呈45°角。可以用剥离子将小关节撬开,通过关节上的孔穿过一根20号或22号不锈钢钢丝,用一小止血钳夹住钢丝。在对侧关节也同样穿一根钢丝,将两侧的钢丝绕过下方完整的棘突扎紧,或穿过一个厚的带单侧皮质的松质骨植骨块后扎紧。安放负压引流管后,逐层缝合伤口。

2. 操作技巧 手术显露时一定要显露关节的外侧缘以利于操作。

3. 术后处理 用头环背心或牢固的颈部支架固定8~12周,或固定到X线侧方屈、伸位片证实颈椎稳定为止。

4. 注意事项 上述复位、固定与植骨完成之后,将负压引流管置于伤口深部,在切口下端的一侧另切一小口,引出体外。应避免钢丝拧得过紧引起骨折,剪断钢丝并将残端弯曲以预防刺入软组织。

【并发症及治疗失误的处理】

(一)颈椎前路手术并发症及其防治

1. 术中并发症

(1)颈脊髓神经损伤:脊髓或神经根的损伤大多与手术失误有关。首先认真考虑麻醉和体位。我们常规用单侧颈丛＋局部麻醉,术中患者始终保持清醒状态,便于医患配合。询问患者感觉,随时活动四肢,即便缺乏脊髓监测条件,也可开展此手术。有条件者术中应密切监测脊髓体感诱发电位(SEP)。在钩椎关节附近侧角处除去骨赘和椎间盘组织时尤其小心,以避免损伤神经根。术中操作避免使用暴力,刮除骨赘时双手操作,做到稳、准、轻,严防失手。如果必须切除后纵韧带和骨赘时,必须谨慎进行,并可用显微外科技术。良好的照明,充分扩大视野,认真止血,待骨赘孤立后切除较为安全。植骨块的深度应仔细测量,嵌入时应轻轻敲击,力求上下椎体的挤压力维持其稳定性。脊髓前动脉为一独立动脉,缺乏侧支循环,一条重要的根动脉自 $C_{5\sim6}$ 或 $C_{6\sim7}$ 椎间孔进入颈髓。此根动脉损伤或血流量减少,可引起颈髓缺血性改变。脊髓损伤的发生率为 $0\sim1.8\%$。脊髓损伤者一经发现,立即给予激素及脱水药物治疗,并摄颈椎正侧位片检查植骨块的位置。CT 和 MRI 对术后血肿压迫、脊髓挫伤的诊断价值较大。若疑为血肿或植骨块压迫所致,即应手术探查。

(2)喉返神经损伤:喉返神经是迷走神经的返支,在左侧经过主动脉弓下面走行于气管食管沟内,在右侧绕过锁骨下动脉在后侧穿行气管食管外侧。支配除环甲肌以外的喉肌,损伤后引起声带麻痹而出现发音障碍。喉返神经损伤发生率 $1\%\sim11\%$。大多数病例为术中牵拉引起暂时性损伤,伤后 $1\sim3$ 个月即可恢复。但如完全切断或严重挫裂伤,即可能遗留永久性症状。如术前训练对气管食管的推移,术中避免持续牵拉,术中显露 $C_{3\sim4}$ 和 $C_{6\sim7}$ 椎间盘时,尽可能不结扎甲状腺上、下动脉,不有意显露喉返神经,则术后很少出现上述症状。颈前路手术后,若声音嘶哑持续 6 周以上,应行喉镜检查。神经损伤后观察 6 个月,待其自行恢复。

(3)甲状腺上、下动脉损伤:在 $C_3\sim C_7$ 椎体的显露过程中偶有发生,常由于拉钩牵拉过度致动脉血管管腔闭塞误伤所致。术中发生损伤后,立即以手指按压出血部位,吸净出血,钳夹动脉两断端,$4-0$ 号丝线结扎并 $1-0$ 号丝线缝扎止血。

(4)食管损伤:颈椎前路手术后经常出现吞咽困难,多为暂时性,其原因可能为术中牵拉损伤导致水肿、出血、神经麻痹和感染等。如长期不愈,应行钡餐透视或内镜检查,请相关科室医师会诊治疗。食管穿孔是少见的严重并发症,发生率约为 0.2%。预防措施:术前训练对气管食管的推移,术前可置胃管,以利于术中辨认食管。术中避免用锐利的牵开器,轻柔地牵拉内侧结构。如在术中怀疑食管穿孔,可注入亚甲蓝进一步证实。然而,食管穿孔往往直到患者术后发生脓肿、食管气管瘘或纵隔炎时,方被发现。其治疗方法包括静脉滴注抗生素、引流、鼻饲、清创和修补,及早期请相关科室会诊治疗。

(5)气管损伤:偶有发生。多因过度牵拉或锐性拉钩刺伤。防治措施同食管损伤。

(6)硬膜撕裂和脑脊液漏:前路手术大多保留后纵韧带,硬膜撕裂和脑脊液漏较为少见,多为环锯、高速钻头或其他器械在取出椎间盘或骨质时所致。当致压物与硬脊膜粘连时,更易发生。术中发现硬脊膜破裂应尽可能修补。植骨块后置一筋膜片可使渗漏停止。术后发生脑脊液漏,可以导管引流,以促进刀口愈合,长期不愈者应手术探查。

(7)胸膜损伤:在下颈椎手术中时有发生,尤其对 $C_7 \sim T_1$ 椎节实施手术时最容易发生。常由于锐性拉钩牵拉或器械误伤。术中发现后应立即行气管插管,施以全身麻醉以求控制呼吸及对胸膜的处理。直视下修补裂口,显露不佳者应扩大切口。术后作胸腔闭式引流。

2. 术后早期并发症

(1)出血:包括皮下积血和术中切骨创面渗血及硬膜外静脉丛出血。伤口出血发生率约为9%。血肿轻者影响切口愈合,重者引起呼吸道梗阻和脊髓压迫。为预防术后出血,血压正常者应将患者头部抬高,因为出血大多为静脉性的。术中仔细止血和常规放置引流,切骨创面出血可用骨蜡止血。硬膜外静脉丛出血可用冰盐水冲洗、明胶海绵压迫止血,可在显微镜下双极电凝止血。对老年患者术前48小时肌内注射维生素 K_3,可减少此类并发症。

(2)植骨并发症:植骨滑脱在临床上较为多见,除了影响疗效及假关节形成外,后期可出现颈椎后突成角而加重病情。滑出的植骨块直接影响吞咽,甚至可因粘连形成食管憩室,也有植骨块从食管咳出的个案报道。预防措施包括特形的植骨块(如双凹形植骨)、植骨块上下径应大于椎间切骨高度等,前路钢板内固定加植骨可有效防止植骨脱位。对于一般部分滑出骨块,如无食管气管压迫症状,无需手术取出,后期多被吸收,但应加强外固定,防止颈椎成角畸形。如已完全滑出,则需再手术重新调整植骨块。

植骨块骨折多因植骨块支撑强度差、植骨过高(跨越 2 ~ 3 个节段)、外固定不牢固引起。选用支撑强度的植骨块,必要时辅以前路钢板内固定,可有效防止这一并发症。

3. 术后晚期并发症

(1)假关节:颈椎前路手术因植骨不愈合而形成假关节的发生率为0 ~ 26%。预防措施:颈椎椎体呈前低后高,开骨槽时应注意到这一解剖特点,否则容易遗留上位椎体的下面后部部分终板。骨槽上下面应平整,以利于骨块能紧密嵌入;植骨块应比骨槽上下径高1mm,嵌入骨块时可适当行颈部对抗牵引,用嵌入器轻轻击入,然后放松牵引;术后一旦发生植骨块脱出,应积极进行处理,详见本节植骨并发症的处理。

(2)后凸畸形:颈椎前路手术后生物力学紊乱,导致融合区前方塌陷,部分患者出现颈椎曲度变化。严重的后凸畸形可引起颈部疼痛症状复发。术中应用撑开器和前路钢板内固定,可有效防止颈椎后凸畸形的发生。

(3)金属内固定物并发症:包括置入不良、内植物折断、移位、松动,以及由此而增加的感染风险等,特别是在伴有骨质疏松症的骨骼上施术时,器械植入后的失败率更高。其发生原因是局部骨质疏松;螺钉固定位置不佳;术后缺乏有效制动、植骨长期不融合。防治措施:骨槽横径应小于螺钉的横向内距,避免螺钉进入植骨两侧间隙;钢板长度要适宜,螺钉位置应正确,螺钉尽可能靠近融合节段的终板下皮质骨,避免拧入椎间隙;采用自锁钢板在一定程度上可防治螺钉退出;术后常规行牵引或围领制动;如螺钉或钢板脱出超过 5mm 或有吞咽困难者,需要手术处理,如小于2mm,对周围的重要结构(血管、神经、食管)无明显影响者,应密切随访,观察有无进行性加重而出现症状,或发展成颈椎不稳的趋势,必要时给予严格的颈部外固定。

(二)颈椎后路手术并发症及其防治

1. 术中并发症

(1)局部麻醉注射针头误伤:国内颈椎后路手术多采用局部麻醉方法。虽然麻醉操作安全、简单,但如进针掌握不当(刺入过深、针头偏斜、用力过猛等),则易造成椎管内脊髓或神经根损伤,或误将麻醉药注入硬膜外,形成颈髓段硬膜外麻醉,出现严重的后果。预防是关键,熟悉颈部解剖,掌握相邻椎板间的特点,调整进针方向,分层麻醉,操作时双手稳妥操作。一旦误伤应立即停止进针,更不可注药,密切观察病情,随时准备气管插管。

(2)颈脊髓损伤:发生率为2%~6%,多为器械误伤及器械的占位性损伤。国内的常用器械是旧式椎板咬骨钳或鹰嘴咬骨钳,蚕食咬除椎板。当椎管前壁致压物较后合并椎管狭窄时,脊髓严重受压向后移,椎管储备间隙消失,当咬骨钳反复伸入椎板与硬膜外间隙内,都将导致占位性脊髓损伤。后路成形术主要器械有气动(电动)磨钻和各种弯度的尖嘴咬骨钳,使用上述器械做骨槽或切断椎板较为安全。用撑开器将椎板展开以扩大椎管,黏膜剥离器分离硬膜与椎板间粘连,用骨钻打洞植骨固定骨块。上述操作均应注意稳、准、轻,稍有失手将导致脊髓的严重损伤。

(3)硬脊膜损伤:较为多见。与手术操作不当误伤硬脊膜有关。发育性椎管狭窄者,其硬膜外脂肪往往缺如,加之病情过久,局部多伴粘连。术中仔细分离,使用磨钻可避免其发生。任何硬脊膜撕裂均应修补至无渗漏。已有文献报道颈椎椎板切除术后形成假性脊膜膨出者,形成囊腔约1.5cm,在背侧压迫 C_7 神经根,切除囊肿闭合瘘管后痊愈。

(4)硬膜外静脉丛出血:老年患者动脉硬化、严重椎管狭窄合并糖尿病,常遇到难以控制的出血。文献报道有因止血困难致死的病例。用头高位手术可减少出血,双极电凝及止血海绵压迫均可达到止血目的。术前3天肌内注射维生素 K_3 有助于减少术中出血。

2. 术后早期并发症

(1)术后血肿形成:主要由于手术创面渗血、口径较大的血管未行结扎、留有死腔、引流不畅等引起的。轻者可逐渐吸收,重者则影响减压术的效果,而且是细菌繁殖的培养基,一旦引起感染,将使治疗复杂化。预防措施包括术中尽可能彻底止血,缝合时消灭死腔,术后常规放置引流管,保持通畅引流。除非出现脊髓受压症状时需切开清除血肿,一般多可向外引出或自行吸收。

(2)根性痛:较为常见,可能与两侧减压范围过宽、脊髓后移、神经根相对受牵拉有关。亦有人认为与两侧减压范围不足或开门角度过大有关。防治措施:根据病情决定是否再行前路手术,使椎管前后处于平衡状态可消除或缓解这一并发症。在后路开门时,切骨位置应以椎板和关节突交界处为宜,掀开椎板时应保持轴向的连续性,其角度选择一般以45°~55°为宜。术后先行休息、激素、脱水药物等治疗,大多在1~3周恢复。对超过6周未恢复者,应酌情行前路切骨减压术或后路椎管探查术。

3. 术后晚期并发症 颈椎成角畸形主要见于广泛切骨减压术后而又未行植骨融合术者。临床资料表明,当50%以上关节突被切除时,将明显降低脊柱的稳定性,并易导致颈椎的成角(后凸)畸形,其畸形程度与切除范围大小呈正比。后凸畸形轻者颈围领保护,严重者需行畸形矫正(有脊髓受压症状者则同时施以减压术)和植骨融合术。

【述评】

颈椎损伤的治疗目的是:①恢复颈椎的正常序列。②预防未受损伤的神经组织的功能丧失。③促进神经功能的恢复。④重建脊柱的稳定性。⑤获得早期的功能恢复。

1. 闭合牵引复位在颈椎骨折脱位中的应用　国内很多学者认为,颈椎骨折脱位应先行闭合牵引复位,如闭合牵引失败再行切开复位。Mahale 认为,下颈椎骨折脱位复位后,神经功能并发症最多见于手术切开复位,全身麻醉下手法复位次之,颅骨牵引闭合复位最低。闭合牵引复位可以减少手术步骤,降低手术难度,减少并发症的发生。牵引工具、牵引体位及牵引重量的选择,与颅骨牵引复位成功率有着直接的关系。正确的复位体位十分重要,任先军等认为,应保持颈中立位至略屈曲位行纵向牵引。张传开等认为,颈椎应保持略屈曲位20°角轴向牵引,X线透视或摄X线片至关节突"顶对顶"时,施加手法端提,完成复位;如不行手法端提,因颈椎牵引是轴向受力,无前后外力,其自然复位率较低。根据前述生物力学测试,颈椎过伸位牵引可复位,但因绞锁的关节突"背对背弹性固定",需要额外的牵引力对抗其摩擦力,故过伸位牵引需较大的牵引重量;颈椎略屈曲位时绞锁的关节突分离,相应降低了复位所需的牵引重量,但屈曲角度超过10°后,如无前后外力作用脱位很难自行复位。另外,牵引重量与复位成功率直接相关。国内学者大多使用的牵引重量为椎体数×(1.5~2.0)kg,不同颈椎应用不同的牵引重量,最大不超过10~15kg,国外一些学者报道最大的牵引重量上限为18~20kg,不会引起神经系统损伤。

2. 手术治疗在颈椎骨折脱位中的应用　对牵引未复位或曾经牵引很难复位的类型,均需手术切开复位。手术切开复位的优点为术中复位同时能对脊髓进行减压和对脊柱进行固定。

有国内学者认为,早期手术复位与牵引复位可以通过两方面比较,神经恢复和并发症发生率。脊髓功能是否恢复主要取决于损伤的严重程度,其次是压迫持续时间。早期手术复位可以减少脊髓压迫时间,避免其进一步损害。其通过对 21 例患者的治疗及临床观察得出结论:只要手术操作轻柔合理,减压彻底,同时应用防止脊髓继发损伤的药物,早期手术复位固定优于先牵引复位后手术。早期手术是否增加并发症发生率,现仍有争议,目前尚无充分证据证明早期手术增加并发症发生率。Greg - Anderson 等通过病例随访得出结论,发现尽早手术减压对有神经功能症状的年轻患者的神经功能恢复有明显影响,而采取何种术式对神经功能恢复无明显影响。

无论有无神经受累,颈椎的不稳定性损伤一般都需要手术治疗。对大多数患者应该早期进行开放复位和内固定,以达到稳定及早期功能康复的目的。对于以下损伤:①牵引复位后,行 MRI 或脊髓造影检查证明椎间盘组织突入椎管并压迫脊髓或神经根时,应行前路减压及椎体间植骨融合术。②颅骨牵引复位不满意,向后移位的椎体或骨片压迫脊髓也应采用上述手术治疗。③严重的爆裂性骨折,其破裂的椎体骨及椎间盘常常突入椎管压迫脊髓或神经根,颅骨牵引很难使其复位,应采用前路椎体次全切除减压及椎体间植骨融合术。④泪滴形骨折及四边形骨折属于屈曲压缩损伤中最严重的类型。由于颈椎三柱的结构均遭破坏,所以很不稳定,脊髓损伤往往比较严重,颅骨牵引恢复比较容易,但是很难维持复位,也容易因过度牵引而加重脊髓损伤。对这种损伤,多数作者主张早期行前路减压及椎体间植骨融合术。由于植骨块很容易脱出,主张植骨后加用钢板内固定。⑤椎板骨折或关节突骨折向前移位,压迫脊髓或神经根,颅骨牵引不能解除压迫时,应行后路减压及椎板或关节突植骨融合术,也可以行关节突钢板螺丝钉内固定加关节间植骨融合术。

生物力学实验研究表明,侧块螺钉钢板固定使颈椎在屈曲位和伸直位的节段稳定性分别增加了92%和60%,侧块螺钉还能提高旋转稳定性;而棘突钢丝固定在屈曲位的节段稳定性仅增加了33%,在伸直位则完全无效。但按照三柱理论侧块螺钉钢板仅固定了后柱,而且首尾两枚螺钉容易脱出,是固定的薄弱环节。如果脊髓或神经根被后突的碎骨片或椎间盘组织压迫,适于从前方减压以促进神经的恢复,可以作或不作内固定。由于前路颈椎钢板固定术的出现,可以在前路减压和植骨后立即获得坚强的内固定。各种手术方法之间的主要差别在于是选用单侧皮质骨螺钉还是选用双侧皮质骨螺钉。在后部不稳定性骨折的患者中,前路减压加支撑植骨后有不稳定和畸形复发的情况。在前路增加内固定,可以预防颈椎高度不稳定性损伤患者单纯行前路支撑植骨的一些并发症。通常应首先获得后部的稳定,如果有指征,可以再作前路减压及融合。在通过牵引无法复位,而又无神经症状或神经症状极轻微的半脱位或脱位患者中,确定是否存在有椎间盘突出是非常重要的,故应该作 MRI、脊髓造影和脊髓造影后 CT 扫描等影像学检查,以确定是否有椎间盘突出。在前路减压之前进行复位和后路固定的患者中,有出现医源性神经损伤的报道。一些作者推荐先作前路椎间盘切除、椎间融合及前路内固定,而后行后路固定的方法,并认为这是最优化的治疗方法。

当有减压或固定的指征时,要遵循以下几项基本原则:

(1)术前一定要通过 X 线平片、高分辨率的可行矢状位和冠状位重建的 CT 扫描以及 MRI 检查以明确损伤的情况。

(2)椎板切除术对治疗颈椎骨折或脱位的作用是有限的,并可引起临床不稳定或神经损害。这一方法偶尔在有从后侧椎弓来的碎骨片压迫神经组织的情况下可以应用。

(3)因为颈髓或神经根通常是被前方后突的碎骨片或椎间盘组织所压迫,所以适于从前方减压和融合,同时进行内固定,也可以不作内固定。

(4)后部的韧带或骨性不稳定适于作后路内固定和骨移植。

3. 手术方法及选择 手术方法有三种,包括前路复位、后路复位及前后路联合复位,三种方法各有优缺点。前路手术其优点:①体位改变小,可以避免因体位改变引起的继发性损伤。②可直接减压,清除损伤的椎间盘。③借助撑开器撑开椎体,还可完成一部分关节突脱位的复位。④可以进行短节段固定。⑤通过前方植骨、钢板固定,利于恢复椎间高度和生理曲度,并可获得较为牢固的生物力学稳定性。⑥手术入路简单,出血少,手术时间短,并发症少。⑦前路钢板固定可以重建颈椎的即刻稳定性,利于患者术后康复训练。缺点:①伴有关节突绞锁的患者不易复位。②过度撑开或不适撬拨复位有损伤脊髓的危险。并发症:①牵拉咽、喉、气管及食管引起的声音嘶哑和吞咽困难。②钢板螺钉并发症。

后路手术多选择在颅骨牵引下撬拨复位,如存在关节突骨折、软组织嵌入等,则需部分关节突咬除后方能复位,其优点为利于恢复脊柱序列。缺点:①不能行前方减压。②难以获得理想的椎间高度重建。

前后路联合手术具有前、后路手术优点,缺点是手术创伤大,术中需改变体位,且有因改变体位而加重脊髓损伤的危险。

　　手术入路要根据损伤的类型来选择。后路稳定手术适于后部韧带性不稳定的患者；使用或不使用内固定的前路减压融合术，最适用于颈椎爆裂性骨折，并证实有神经被后突的骨片或椎间盘压迫，导致不完全性神经损伤的患者；前路减压和后路融合相结合的方法适于颈椎严重不稳定，并且有明显神经压迫性病变的患者。坚强的前方和后方脊柱内固定术的出现，降低了因植骨脱出和畸形引起的并发症。由于脊柱创伤存在复杂的病理过程，这使得脊柱前部及后部的显露成为必要。随着脊柱手术技术的不断发展，许多研究者提出了众多的手术入路，包括：后路、前路、分期前后路联合或在一次麻醉下的一期序贯性前后路联合手术。分期手术可在两次手术之间提供一个恢复的间期，但与一期手术相比，其并发症的发生率显著增高，并有统计学意义。最近，一些研究者建议同时采用前、后路进行脊柱手术。开发的新型手术床可便于患者体位的摆放和术中的调整，使得前、后路的手术小组可同时手术。对于这项技术，显然有较高的技术要求，据介绍其优点在于在整个手术过程中，不需要移动患者，这样消除了两个阶段手术过程中可能由颈椎急性不稳定导致的危险。此外，这一手术结合了坚强的后路内固定和前路减压，以及360°环周植骨的优点。在考虑实施前、后路同时手术时，应有两个训练有素的脊柱外科手术小组，同时要有特殊的手术床，便于同时前、后两个入路的手术。

【典型病案】

　　苏某，男，30岁，因摔伤颈项部，疼痛、四肢活动障碍2天入院。查体：颈后部肿胀压痛(＋)，双手指尖、前臂尺侧及胸前部感觉减退，自乳头平面稍上起躯干及双下肢感觉消失，双上肢肱二、肱三头肌及腕背伸肌肌力Ⅲ级，双手内侧肌肌力0级，双下肢肌力0级，左跟腱反射存在，其余腱反射消失。颈椎X线片示C_7椎体爆裂性骨折，颈椎MRI示C_7骨折脱位，C_7椎体后上缘骨块突入椎管内，相应平面脊髓受压，髓内可见高信号影（图2－5－3，2－5－4）。诊断：C_6、C_7骨折脱位并截瘫。治疗：颅骨牵引下行颈前路C_7椎体次全切除减压，髂骨植骨颈前路钢板内固定。术中切除C_7中间大部分椎体，潜行切除C_7两侧后方椎体，彻底减压后取髂骨块嵌入C_6和T_1椎体之间，颈前路钢板固定于C_6、T_1椎体上。术后X线片示骨块位置好，钢板内固定可靠，如图2－5－5。

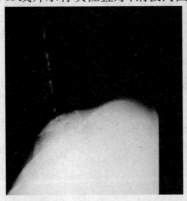 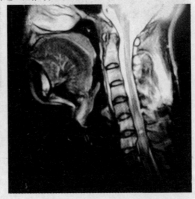

图2－5－3　术前X线片　　　　图2－5－4　术前MRI

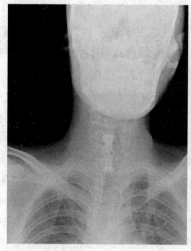
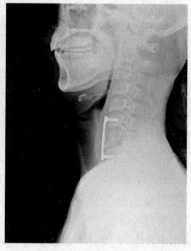

A 正位片   B 侧位片

图2-5-5 术后X线片

刘某,男,28岁,颈部绞伤疼痛活动受限6天入院。查体:C_6、C_7压痛(+),叩击痛(+),向右上肢放射,右前臂尺侧、左前臂感觉减退,右上肢握力差,腱反射减退,病理反射未引出。头颅带有颅骨牵引弓一枚。X线片示如图2-5-6。诊断:C_6脱位。治疗:术前牵引未能复位,10天后在颅骨牵引下行颈后路切开复位内固定并植骨融合术。术中见双侧突间关节绞锁,咬除C_7双侧上关节突的上缘撬拨复位,于C_6、C_7双侧椎弓根内进钉,行通用脊柱椎弓根钉棒矫形固定系统内固定术。术后X线片示骨折脱位复位好,6周后带领围下床活动(图2-5-7)。术后随访11个月,患者上下肢功能良好,颈部无不适,能胜任一般工作。

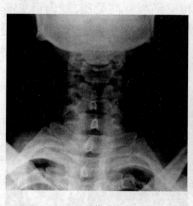

A 正位片   B 侧位片

图2-5-6 术前X线片

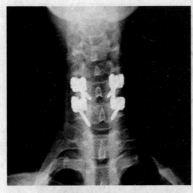
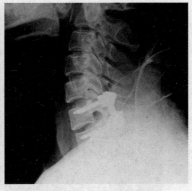

A 正位片   B 侧位片

图 2-5-7 术后 X 线片

孙某,男,36 岁,颈部摔伤疼痛活动受限 1 天入院。查体:颈项部肿胀,压疼明显,被动活动受限,四肢皮肤感觉肌力正常,生理反射正常,病理反射未引出。X 线片示 C_4 椎弓骨折并 C_4 脱位。如图 2-5-8。治疗:术前颅骨牵引复位后,在牵引下行颈前路切开复位 C_4 椎间盘切除减压椎间 WDFC 植入融合、颈前路钢板内固定术;术中见椎间盘破碎明显,清除破碎的椎间盘组织,刮除终板软骨,取 12mm×12mm 的椎间融合器拧入 $C_{4\sim5}$ 椎间隙,颈前路钢板固定。术后 6 周带领围下床活动。随访 11 个月,患者双上下肢功能良好,颈部无不适,能胜任一般工作,如图 2-5-9。

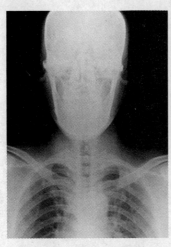
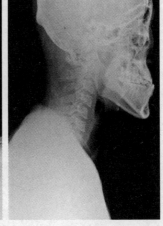

A 正位片   B 侧位片

图 2-5-8 术前 X 线片

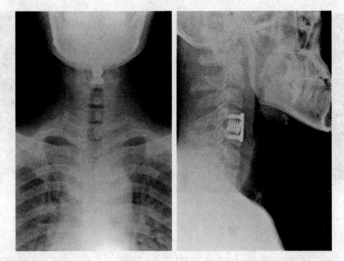

A 正位片　　　　　　　　　　　B 侧位片

图 2 - 5 - 9　术后 X 线片

第六章 颈部软组织损伤

颈部扭挫伤

异常外力作用于颈部时,可引起颈部软组织急性损伤,它包括小关节面的磨损,错缝等病理改变。

【发病机制】

日常生活中因跌仆、扭斗,使颈部过度扭转,可引起颈部一侧肌肉附着点的扭伤,同时可引起关节面的挤压或错缝。人体在高速运动中,动作不协调,也可发生颈部损伤。如在高速前进的车辆中,因突然刹车可使躯干向后,头部向前冲,引起所谓"挥鞭式"损伤。或钝器直接打击至颈部的软组织伤。

【分类分型】

根据受伤的时间分为急性损伤和慢性损伤。

【临床表现】

颈部软组织急性损伤后轻者出现疼痛,但无明显肿胀及淤斑;重者除疼痛肿胀较剧烈外,还可伴有发热、头痛等症状。颈部损伤较重者由于疼痛刺激造成颈部肌肉痉挛可出现颈部畸形呈僵直状,或向左侧偏,或向右侧偏,僵凝不能转动,或强直于低头位,轻度屈曲,不能抬头,或强直于轻度后仰位。钝器直接打击,可触及肿块及条索状硬结,淤肿位置较浅的可见到淤斑。

【辅助检查】

疼痛剧烈,畸形严重者,予以拍 X 线片检查,目的是排除骨折、脱位等情况。

【鉴别诊断】

与颈椎轻微骨折、一过性脱位相鉴别,三者均有外伤史,颈椎轻微骨折大多并发有颈部软组织损伤,拍颈椎 X 线正侧位片、CT 可显示排除颈椎椎体前缘撕脱骨折或附件骨折,一过性脱位 X 线正侧位片、CT 异常,颈椎过伸、过屈位片可表现有颈椎失稳,根据 X 线侧位片或 MRI 示有颈椎管狭窄者,往往并发有脊髓或神经根损伤症状。

【应用解剖】

颈项肌肉很厚,共分四层。最浅层为斜方肌;其下为头、颈夹肌和提肩胛肌;三层为头、颈半棘肌和头、颈最长肌。最深层为头后大直肌、头后小直肌、头上斜肌、头下斜肌和头侧直肌。胸锁乳突肌位于颈侧部,大部分被颈阔肌所覆盖,是一对强有力的肌肉,旋转头时此肌很重要。胸锁乳突肌起自胸骨柄前面和锁骨的胸骨端,两头会合后斜向后上方,止于颞骨的乳头。

【治疗】

手法按摩术 适应证为急性颈部扭挫伤无皮肤破损者,急性颈部软组织损伤后宜于24小时后行手法治疗。

1. 操作方法 以右侧伤为例,患者取正坐,术者立于背后,术者用左手,先揉按痛点,先轻后重,反复数次,约3分钟,然后用手指拿捏颈项部,由上而下,反复数次,约5分钟,有棘突偏歪者,按旋转复位法进行复位。再点按风府、风池穴,以患者感觉头部发热为度,约1分钟;再揉按颈肩背部数次,约5分钟,最后用滚法。术毕,患者即觉症状明显减轻。每日或隔日1次,每次约20分钟,1~3次可收到满意效果。

2. 操作技巧 进行手法操作时,手法宜由柔而韧。在将其头颈向左右前后轻缓地旋转和进行扳法时,应嘱患者在主动放松的情况下进行。

3. 注意事项 急性颈部软组织损伤者宜于24小时后行手法治疗。

4. 术后处理

(1)颈部急性扭挫伤早期主要以休息为主,保暖、制动、佩戴颈围,并配合药物治疗,治以活血化瘀、消肿止痛类药物为主。

(2)睡眠时枕头不应过高过硬,应符合颈椎生理曲度。避免受风寒。

【并发症及治疗失误的处理】

治疗采取旋转复位手法时,最常见的失误是手法复位时力量过大或过伸位旋转复位导致颈椎骨折脱位、损伤颈髓和神经,此时应立即一手托患者下颌一手托枕部维持牵引,同时把患者平卧于病床,再作必要的处理。

【述评】

颈部扭挫伤是骨伤科常见病之一,如得不到及时治疗,颈部长期气血不畅,经络不通,久之则肌肉挛缩,疼痛,给患者带来极大的痛苦。文献报道的治疗方法很多,有推拿、针灸、穴位按摩、外用药物和一些物理疗法等。陈秀庄运用推拿治疗颈部挫伤21例,治愈率100%,且治疗越早疗效越好。可见推拿的疗效比较肯定。郭平兰用透穴针刺治疗颈部软组织损伤,有效率达100%。推拿治疗颈部扭挫伤,效果可靠,痛苦少,患者比较容易接受,配合运用物理疗法和药物治疗,病程明显缩短。

【典型病案】

王某,男,29岁,扭伤颈部疼痛活动受限2小时入院。患者于当天早上起床后练习拉力器不慎,头部突然猛力侧转,即觉颈部疼痛,不能点头、转头,遂来就诊。查体:患者急性痛苦表情,头部偏向左侧,颈部活动受限,颈背肌肉紧张,被动转头时疼痛加剧。颈椎

X线正侧位片示:颈椎各椎体骨关节未见异常改变。诊断:急性颈扭伤。即施行推拿手法治疗,患者顿感颈部轻松,疼痛明显减轻,颈部活动范围增大,并予服自制药物消肿止痛丹,第3天症状、体征完全消失,颈部活动正常。

落　枕

落枕是颈部软组织常见的损伤之一。好发于青壮年,以冬春季多见。本病多由于睡眠时枕头高低或睡眠姿势不当所致。

【发病机制】

1. 卧具及睡姿　睡眠时枕垫高低不合适或睡姿不良,以致入睡的头颈部长时间处于过屈、过伸状态或处于过度偏转的位置致使颈部肌肉受力不均,肌肉受到过度牵拉,肌肉痉挛,次日晨起时出现症状。

2. 生理因素　沉睡时,颈部肌肉放松,颈部失去肌肉张力的保护作用,若颈椎关节向一侧过屈,则可使过伸一侧的关节囊受到牵拉而发生损伤。

3. 气候因素　睡眠时颈部受到寒凉刺激,导致局部肌肉痉挛,使局部的血液循环发生改变,毛细血管痉挛收缩,组织营养供应障碍,渗出增多。

【临床表现】

起病突然,多在晨起后突感颈后部,上背部疼痛不适,以一侧为多或有两侧均发病者,或一侧重,一侧轻者。疼痛可向肩背放射。颈项部活动受限,头不能左右转动,旋头时常与上身同时转动,以腰部代偿颈部的旋转活动。病情严重者颈部的屈伸活动亦受限,颈项僵直,头偏向患侧。本病病程较短,多在1周即可痊愈,但易于复发。以致入睡前虽无任何症状,但晨起后即感到项背部酸痛、颈项僵直、活动受限。

【辅助检查】

颈椎X线检查,侧位片可见颈椎正常生理前凸变小,或消失。

【鉴别诊断】

神经根型颈椎病:①临床症状不同,神经根型主要表现为引起颈枕部或颈肩部阵发性或持续不断的隐痛、剧痛或麻木,并且沿着受影响的神经根走行的方向,串到该神经根所分布的地方;落枕一般表现为颈部疼痛,主要为胸锁乳突肌部疼痛,颈项活动受限,而无前者表现症状。②检查:神经根型颈椎病臂丛牵拉试验(＋),腱反射减弱;落枕主要表现为局部压痛,主动、被动活动受限。

【应用解剖】

颈部肌肉分为前后两组,每组又分为深浅两群。①颈后浅层的肌肉有斜方肌和肩胛提肌。②颈后深层的肌肉有头颈夹肌、骶棘肌的最长肌、半棘肌、横突棘肌、横突间肌和椎枕肌等。③颈前浅层的肌肉主要有胸锁乳突肌。④颈前深层的肌肉有外侧的前、中、后三对斜角肌及内侧的椎前肌、头长肌、头前直肌和头侧直肌。

【治疗】

手法按摩术

1. 操作方法　方法一：分三个步骤进行，患者取坐位，医者立于身后，具体操作如下以提拿、掌揉、指推交替在患者颈肩背部治疗共 7～8 分钟。此过程医者以点穴为主，配合患者主动活动。具体穴位是：风池、肩井、扶突为主穴，合谷、手三里、天宗、秉风、天柱为配穴。操作是以拇指依次点压主穴，点压同时嘱患者做头部的前后及左右方向运动 1～2 次，尽量至最大角度，此过程会有些疼痛。然后点揉配穴，每个穴位 1 分钟。继上述两法之后，以摇头捋颈法及轻抖手臂法结束全部治疗。摇头捋颈法，是以双手导引头部晃动旋转后，提端使头部前倾，双手拇指自风池向下捋之。

方法二：患者先取坐位。医者站其后，一手扶其头顶部，另一手用拇指在其颈项、肩背部压痛点进行弹拨，用力均匀，由轻而重，由点到线上下往返进行弹拨，持续 5 分钟。然后，再施以滚法、揉法、点按法、拿捏法。用力要均匀柔和，力度由轻而重，以患者能忍受为度。每种手法持续 5 分钟。然后让患者仰卧于床上，去枕平卧。医者坐于患者床头，把双手拇指置于患者下颌部，其余四指置于后枕部，嘱患者放松，深呼吸，医者双手用力向自身方向拔伸，同时做左右旋转头颈部动作，持续 2 分钟，重复 3～5 次。

2. 操作技巧　进行手法操作时，手法宜由柔而韧。在将其头颈向左右前后轻缓地旋转和或拔伸时，应嘱患者主动放松的情况下进行。

3. 注意事项　在将患者的头颈向患侧做旋转和（或）拔伸时，手法轻快而稳妥，且不可突发暴力而盲动，否则有医源性损伤。

4. 术后处理　睡眠时枕头不宜过高过硬，避免受风寒。平时加强颈部功能锻炼，经常做后仰及左右旋转动作。

【述评】

手法按摩治疗是落枕的常用治疗方法，手法治疗的方式多样。临床常以 2 种手法与取穴综合治疗。在运用手法按摩治疗时，均强调得气和配合颈部活动。因按摩治疗落枕手法丰富，取穴方法多样，所以在临床上具有疗效确定、无副作用、经济安全的特点。落枕的临床疗效评定大多以症状改善程度作为标准。症状严重程度的划分标准缺乏统一性，难以比较或体现各疗法的优劣。

【典型病案】

方某，女，47 岁，晨起时头向左侧歪斜，颈项疼痛不能向后转动 1 小时来诊。查体：左侧斜方肌、胸锁乳突肌痉挛僵硬，局部压痛。颈椎片示颈椎生理曲度变直。诊断：落枕。用以上第 1 种方法推拿治疗 2 次后，颈部疼痛及斜颈消失，活动自如，无不适。

颈项部肌筋膜炎

颈项部肌筋膜炎又称颈项部纤维组织炎。它通常是指颈项部的筋膜、肌肉和韧带等软组织的病变,主要表现为颈项部疼痛、僵硬、活动受限等症状。

【发病机制】

颈项部肌筋膜炎的确切病因尚不十分清楚,本病可能与轻微外伤、劳累、受凉等有关。颈项部的急性损伤,使肌筋膜组织逐渐纤维化,瘢痕形成,经络气血运行不畅,产生软组织中过敏性病变而发生本病。长期的慢性积累损伤,虽然损伤轻微,病变部位小,但在肌肉筋膜组织中产生纤维小结,引起较广泛的疼痛。久卧湿地,贪凉受冷或劳累后复感寒邪,使肌肉、筋脉气血循行障碍,亦可导致颈项部肌肉筋膜炎的发生,故颈项部肌筋膜炎患者对天气的敏感度较高。此外,邪毒感染,如感冒、麻疹等邪毒经血脉侵入肌肉、筋膜,使局部组织纤维化而形成小的结节,形成以后产生慢性肌筋膜炎的基础。

【分类分型】

临床上根据发病的缓急分为颈项部肌筋膜炎,颈项部肌筋膜炎急性发作期。

【临床表现】

本病多见于中年以上的女性,常有颈项部疼痛、发僵。病变多见于后项部及肩部,也可见于颈前部,如胸锁乳突肌、咽喉部肌筋膜等。颈项部患处有特定的压痛点,触压此点时可立即引起剧烈的传导性疼痛。起病可急可缓,晨起、气候变化或受凉时疼痛加重,活动后或遇暖则疼痛减轻。急性发作时,局部肌肉紧张,有广泛的压痛,颈项部活动受限。

【辅助检查】

X线检查无明显异常,化验多在正常范围内,血沉或抗链"O"稍增高。

【鉴别诊断】

落枕:肩背部受凉史和长期劳累病史,颈肌筋膜炎在颈后和肩部可触及明显的一个或多个压痛反应点,甚至可以触及条索状的病变组织。起病突然,多在晨起后突感颈后部、上背部疼痛不适,以一侧为多或两侧均发病,或一侧重、一侧轻。疼痛可向肩背放射,颈项部活动受限,局部胸锁乳突肌压痛明显。

【应用解剖】

项部浅筋膜向上与颅骨的皮下浅筋膜移行,并有纤维束与深筋膜相连。项深筋膜覆盖在头夹肌、项夹肌和头半棘肌的表面,上方附着于枕骨上项线,下方移行于胸背筋膜,内侧附着于项韧带、C_7和上位胸椎的棘突。自该层筋膜的深面向项部各肌之间,伸出许多筋膜隔,构成各肌的纤维鞘。

【治疗】

手法按摩术　手法治疗的目的是减轻疼痛、缓解肌肉痉挛、舒筋活血、疏通经脉,防止产生肌肉筋膜粘连。

1. 操作方法

（1）滚法：患者俯卧位，暴露颈项及背部，四肢伸展，整体放松，用滚法在患者项背部进行渗透滚动，可反复持续 3~4 分钟。

（2）分筋弹拨法：仔细寻找触摸压痛点、筋结和筋束，用拇指在患处与肌纤维垂直的方向上来回分筋弹拨，反复 3~5 次，或用大拇指和示、中指的指端部分对称地拿住疼痛的患处筋肉进行拿捏，或提起后迅速放手，可反复弹拨 3~4 次。

（3）推理舒筋法：从头部开始，沿斜方肌、背阔肌、骶棘肌的纤维方向，分别向外侧沟及背部推理舒筋，手法由柔到韧，再由韧到柔，反复 10 余次。

（4）拍打叩击法：用双手掌或双手握拳，在患者项脊及肩胛部进行拍打、叩击，反复 10 余次。拍打叩击时，动作要轻柔，使患者感到轻松舒适以使整体气血、经络平衡协调，筋肉关节舒展。

2. 操作技巧　进行手法操作时，手法宜由轻而重。

3. 注意事项　在行推拿操作时勿将患者的皮肤损伤，在将患者的头颈向患侧作旋转和（或）拔伸时，手法轻快而稳妥，且不可突发暴力而盲动，否则有医源性损伤。

4. 术后处理

（1）颈部急性损伤早期主要以休息为主，保暖，药物治疗以通络化瘀类药物为主，如小活络丹等。

（2）睡眠时枕头不应过高过硬，应符合颈椎生理曲度，避免受风寒。

【述评】

颈项部肌筋膜炎又称颈项部纤维织炎。它通常是指颈项部的筋膜、肌肉和韧带等软组织的病变，主要表现为颈项部疼痛、僵硬、活动受限等症状。有的可有麻木及皮肤紧束感并向肩部或枕部放射。给与理疗按摩或针灸、口服消炎止痛药后症状有所改善，但停药、劳累或受凉后症状又加重，反复发作。往往延迁数月或数年。临床上采取的手法治疗主要有推拿，报道配合物理治疗，口服消炎镇痛药物，效果良好。也有报道采用局部封闭治疗 2~3 次可治愈。另有报道，该病的治疗效果与病史长短有很大关系，病史越短效果越好。

【典型病案】

王某，女，42 岁，后颈部拘紧并运动受限 1 年来诊。劳累或晨起时及阴雨天加重，疼痛时波及枕部及肩胛部，局部热敷及按摩可减轻，曾经多家医院治疗，终未痊愈。两天前因劳累而病情加重，头痛、后颈部及双侧肩胛部沉重、疼痛，运动受限并有弹响，自服止痛片无效而来我院就诊。予以推拿配合通络化瘀药物，物理治疗等综合治疗 2 周后疼痛、弹响及拘紧感均消失，颈部运动自如。

第七章　外伤性颈椎间盘突出症

外伤性颈椎间盘突出症是各种损伤所致的颈椎间盘的髓核及部分纤维环向周围组织突出并压迫相应脊髓或神经根所致的一种病理状态,是指有轻重不等的颈部外伤史,影像学检查证实有椎间盘破裂或突出,无颈椎骨折、脱位并存在相应临床表现者。

【发病机制】

外伤性颈椎间盘突出症由头颈部创伤所致。致伤原因主要是加速暴力使头部快速运动导致颈部扭伤,多见于交通事故或体育运动,可由前方、后方、侧方撞击致伤,而以车尾撞击引起的颈部过伸－加速损伤所致的椎间盘损伤最为严重。一般认为急性颈椎间盘突出症是在椎间盘发生一定程度退行性变的基础上,受到一定外力作用发生的,亦可见于原无明显退行性变的椎间盘。外伤性颈椎间盘突出症 $C_{3\sim4}$ 间隙多见,可能是由于颈椎过伸性损伤时 $C_{3\sim4}$ 间剪切应力大,且小关节的关节面接近水平,更易于在损伤瞬间发生一过性前后移位所至。

椎间盘是人体各组织中较早和最易随年龄发生退行性改变的组织,由于年龄的增长,髓核丧失一部分水分而改变了原有弹性。退行性变的颈椎间盘受轻微外伤即可引起椎间盘突出。颈椎间盘过伸性损伤可使近侧椎体向后移位,屈曲性损伤可使双侧小关节半脱位,结果椎间盘后方张力增加,导致纤维环和后纵韧带破裂,髓核突出。

【分类分型】

因压迫部位及压迫组织不同,本病可分为三型(图2－7－1):

中央型　突出部位在椎管中央,脊髓正前方,可压迫脊髓双侧的前面而产生脊髓双侧压迫症状。

旁中央型　突出部位偏于一侧而介于颈脊神经根和脊髓之间,压迫单侧神经根和脊髓。

侧方型　突出部位在后纵韧带外侧和钩椎关节内侧,突出的椎间盘压迫由该处通过的颈脊神经根而产生根性压迫症状。

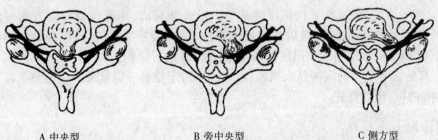

A 中央型　　　　　　　B 旁中央型　　　　　　　C 侧方型

图2－7－1　外伤性颈椎间盘突出症分型图

【临床表现】

本病起病急,大多数病例有明显头颈部外伤史,有的可因轻微损伤起病,甚至伸腰亦可诱发。临床表现因压迫部位及压迫组织不同,而表现不同。

1. 中央型突出　表现不同程度的四肢无力,下肢往往重于上肢,表现为行走不稳;病情严重者出现四肢不完全性或完全性瘫痪;大小便功能障碍,表现为尿潴留和排便困难。查体有不同程度的四肢肌力下降;感觉异常,深浅感觉均可受累,依椎间盘突出节段不同感觉异常平面的高低而异;急性期过后,四肢肌肉张力增高,腱反射亢进,可出现髌阵挛和踝阵挛(+),病理征如 Hoffmann 征(+)、Openheim 征(+)。

2. 旁中央型突出　除有侧方型症状、体征外,尚有不同程度的单侧脊髓受压症状,表现为不典型的脊髓半切(Brown – Sequard)综合征。此型常因剧烈的根性疼痛掩盖了脊髓压迫症,而一旦表现脊髓压迫时,病情多较严重。

3. 侧方型突出　表现颈痛、僵硬、活动受限,犹如"落枕";颈部过伸时可产生剧烈疼痛,并可向肩胛或枕部放射;一侧上肢有疼痛或麻木感,但很少两侧同时发生。查体可见颈部处于僵直位;病变节段椎旁压痛、扣痛,下颈椎棘突间及肩胛内侧可有压痛;颈脊神经根张力试验和 Spuring 实验(+);受累神经根支配区域可有萎缩及肌力减退现象。

【辅助检查】

1. X 线摄片　颈椎生理弧度减小或消失;年轻或急性外伤性突出者,椎间隙可无明显异常,但年龄较大者,受累椎间隙可有不同程度的退行性改变;椎前软组织阴影在急性过伸性损伤所致的椎间盘突出中可见增宽;颈椎动力位摄片有时可显示受累节段失稳。

2. CT　虽对本病诊断有一定帮助,但不如 CTM(脊髓造影 + CT 扫描)和 MRI 的诊断价值高。CTM 则可较清晰地显示脊髓和神经根受椎间盘压迫的影像,近年来有些学者主张采用此法来诊断颈椎间盘突出症,并认为其对诊断侧方型颈椎间盘突出症的价值明显大于 CT 扫描。

3. MRI　可直接显示颈椎间盘突出部位、为颈椎间盘突出症的诊断、治疗方法选择及预后提供可靠依据。MRI 对颈椎间盘突出症诊断的准确率远远大于 CT 和 CTM。在中央型和旁中央型颈椎间盘突出症中 T_2 加权像可显示如下。

(1)中央型:椎间盘从突出间隙水平呈团块突出,压迫颈脊髓前方中央部位,受压积水局部可呈弯曲、变扁或凹陷状向后方移位,并有信号异常地表现,其中以信号增强为主,有时可见脊髓内空洞影像。

(2)旁中央型:椎间盘呈块状或碎片状向后外侧突出,压迫颈脊髓侧方和一侧神经根,颈脊髓前外侧受压变形,向后方或健侧移位,局部信号增强,神经根向后外侧移位或影像消失,侧方型颈椎间盘突出往往需要结合 CTM 进行诊断。

4. 肌电图　用于确定神经根损害,对神经根的定位有一定意义。肌电图正常表示神经根功能尚可,预后良好。

【鉴别诊断】

1. 胸廓出口综合征　胸廓出口综合征的临床表现酷似侧方型颈椎间盘突出症,但颈椎 MRI 却未见椎间盘突出及神经根受压,胸片显示胸腔上口狭窄或颈肋等。

2. 颈椎病　颈椎病无明确外伤史,起病缓慢,症状、体征与颈椎间盘突出症相似,影像学显示有骨赘和椎间盘共同构成致压物。

【应用解剖】

颈椎只有六个椎间盘,C_{1-2}之间缺如。颈椎椎间盘前缘高度约为后缘的 2～3 倍,这样可使椎间盘适合于上、下位椎体的形状,并维持颈椎的生理前凸。颈椎间盘高度的总和约为颈段脊柱高度的 1/4。髓核多在椎间盘中部稍前,颈段脊柱运动轴线由此通过。从矢状面来看,纤维环在后部较前部为厚。椎间盘可伸展至相邻椎体的后外缘,此处为钩椎关节的内侧边界。

成年人的椎间盘除纤维环的周缘部外,无血管和神经,其营养主要靠椎体内血管经软骨板弥散而来,椎间盘的弹性及张力取决于软骨板的通透性和髓核的渗透能力,椎间盘这种吸液性能如发生改变,不仅影响椎体间的稳定性,而且与椎间盘的变性有关。由于椎间盘突出,变窄或者核内容物丢失,椎间盘可以出现裂缝,与钩椎关节相连。每个椎间盘及相邻椎体及骨突应视为一个运动单位,具有一定动力及机械功能,一个运动单位任何紊乱必影响其邻近运动单位,X 线测量,颈椎椎间盘的高度与相邻椎体高度的比例约为 1:4～1:2。椎间盘发生退行性变时,其高度变小,致使相当椎间关节及钩椎关节关系发生紊乱而致骨质增生,相邻椎体后缘亦可发生骨赘,引起神经根或脊髓受压。由于上一椎体下面的前缘有骨赘样突起覆盖下一椎体的前上缘,故椎间盘实际较从椎体前方看到的椎间隙较高,经前路进行颈椎椎间盘摘除术时,应注意这种解剖特点,避免过多切除椎间盘下方的椎体骨质。

【治疗】

(一)枕颌牵引术

适应证为侧方型颈椎间盘突出症,对中央型颈椎间盘突出症有加重病情可能,应慎用。

1. 操作方法　枕颌牵引有坐位或卧位两种方法,对于颈椎间盘突出症患者宜采用卧位牵引。用枕颌带(Glisson 带)牵引,重量 2.0～3.0kg,间断牵引,每日 8～10 次,每次 30 分钟,4 周为一疗程。

2. 操作技巧　牵引时不必强求头颈部的某一特定位置,以患者自觉症状得以减轻者为宜。牵引时患者头颈部前倾约 20°,因为此位置椎间隙增宽最明显。

3. 注意事项　有些患者在行牵引时可加重局部症状,如上肢麻痛加重等,可暂不予牵引,或改为其他合适的体位牵引,如采用过伸或过屈位牵引。对牵引后症状缓解者制动有利于病情恢复。枕颌带的前面部分应套于下颌部,切勿滑向颈前咽喉部,且牵引时患者不能睡眠,以免引起窒息。

4. 术后处理　枕颌牵引期间要绝对卧床,使颈部的肌肉充分休息,减少椎间盘对神经根、脊髓和椎动脉的刺激。牵引后适当配合颈部按摩以缓解颈部肌肉紧张。

（二）颈前路椎间盘切除减压 Cage 椎间融合钢板内固定术

适应证为中央型和旁中央型椎间盘突出症,神经根或脊髓压迫症状严重者应采取手术治疗。

1. 操作方法　患者取仰卧位,根据术者的习惯选择直切口或横切口。皮肤和皮下组织用 1:500000 的肾上腺素溶液浸润以帮助止血。按照皮肤切口方向切开颈阔肌。辨认出胸锁乳突肌的前缘,在用手指触到颈动脉搏动后,纵向切开颈深筋膜浅层。小心分离位于颈动脉鞘内侧,肩胛舌骨肌浅面的颈深筋膜中层。向外侧牵开胸锁乳突肌和颈动脉鞘,用手触摸到颈椎前部。确认出气管后方的食管,将气管、食管和甲状腺向内侧牵开。钝性分离颈深筋膜深层,包括气管前层和覆盖颈长肌的椎前筋膜。将颈长肌从颈椎前部骨膜下剥离,为了准确定位减压区域,在椎间隙中插入一根定位针头并术中透视。再行下一步操作。

方法一:环锯法切除椎间盘,并用刮匙和枪状咬骨钳做脊髓前方充分减压;椎体间攻丝将取下的椎体松质骨咬碎 12mm×12mm 填入椎间融合器内,充分挤压使其相互粘合;植入椎间融合器其深度是将椎体间融合器埋入前缘骨质 1~2mm 为宜,逐层缝合切口。

方法二:环锯法切除椎间盘,椎间盘摘除后,将钛网卷成直径 1~1.5cm 的管状,视椎间高度将管剪成合适长度,取少量自体髂骨并修成恰好放于铁管内的短柱体,然后用撑开器将椎间撑开,将预制好的带自体骨的钛管纵行打入椎间,取下撑开器,逐层缝合切口。

方法三:矩形切除前部纤维环,用刮匙和髓核钳摘除椎间盘,锐利刮匙以及椎板咬骨钳清除上下椎体后缘骨赘、钩突关节尾部和增厚后纵韧带,以保证椎管和椎间孔减压。用刮匙仔细清除椎间隙,刮除终板软骨直至其表面有渗血,以利于植骨融合,根据间隙大小取自体髂骨或选用方形椎间融合器填入松质骨后在牵引颈椎下将其植入椎间隙。选适当长度钢板于前方固定,逐层缝合切口。

2. 操作技巧　为了减少无意中对喉返神经的损伤,一般习惯使用左侧横切口。软组织入路分离过程中始终以颈动脉作为标志,切开脏层筋膜后用手指钝性分离直至椎前筋膜。髂骨块应修成稍带楔形,以防骨块进入椎管。此后选用 15°角的刮匙,在直视下逐小块地将椎间隙中央或两侧的骨质切除,以形成窗口状。如遇坚硬之骨质,亦可先将周边部骨质刮穿,用一薄形弯头的神经剥离子将骨赘与后纵韧带分离后,再刮除此块坚硬的骨赘,以免将后纵韧带撕裂。颈椎前路钢板的螺钉应固定在上下位椎体的下 1/3 和上 1/3。

3. 注意事项　术前进行气管推拉训练;训练在床上大、小便;手术完毕应彻底止血,在 24 小时内密切观察颈部出血情况,以防术后出血压迫气管或颈髓。钩突关节可以作为解剖的外侧界限,注意不要过分向外分离以避免损伤椎动脉。对原有退行性变者应同时去除增生的骨赘,避免误伤脊髓及神经根;本术式是在后纵韧带前方操作,一般较为安全,由于骨赘部骨质常常十分坚硬,在刮除时,甚至可将头颈部提起。在此情况下切勿松手,否则可由于刮匙向后弹跳而发生误伤。用螺钉锁定钢板时避免将其拧入椎间隙。防止导致或加重颈髓的损伤。

4. 术后处理　术后应用抗炎、止血、脱水消肿等对症处理。术后 24~36 小时内拔除引流片;24小时内密切观察患者的呼吸心率等生命体征以及脊髓神经功能,并观察患者吞咽与进食情况。使用内固定者,术后用砂袋限制患者颈部旋转活动。两周后可戴颈围下床活动,下床前先让患者在床上坐起,待其适应后才逐渐下床活动。功能训练术后功能的恢复和重建,与其锻炼情况有着直接关系。不仅脊髓功能恢复者需要加强锻炼,以提高疗效,而且无神经恢复、甚至恶化者,也应积极锻炼,以防其肌肉废用萎缩。对颈椎广泛减压者,在做肢体功能锻炼时切勿使颈部震动或扭曲。

(三)颈前路椎体次全切除髂骨植骨融合钢板内固定术

相邻两个节段以上椎间盘突出症患者适用于此手术方法。

1. 操作方法　手术入路同颈前路椎间盘切除减压椎间融合器钢板内固定术,C 型臂 X 线机透视下定位后。显露需要切除椎间盘的上下 3 个椎体。对于双节段受累的患者采用颈椎前路椎体次全切除减压,先切除椎体上下两个受累的椎间盘,再用三关节咬骨钳将此椎体沿两侧颈长肌内侧缘大部咬除至椎体后缘;而后用枪式咬骨钳或刮匙将椎体后缘连同残余的椎间盘、骨赘等致压物彻底去除,使减压节段连成一长方形骨槽,植入三面皮质骨的自体髂骨或腓骨,安装合适长度的颈前路钢板。术毕常规放置橡皮片引流。

2. 操作技巧　手术入路技巧同颈前路椎间盘切除减压椎间融合器钢板内固定术。植入的髂骨块应修剪成后窄前宽的梯形骨块,防止其向椎管内脱落压迫脊髓和神经根。

3. 注意事项　在植骨过程中,锤击力量过重,对脊髓可产生震荡,骨块下陷太深也可对脊髓造成损伤,因此植骨块植入时锤击力量要适度,必要时在颈部牵引下植骨;骨块过高,亦会直接压迫脊髓致伤,故植骨块高度不宜超过椎体矢径的 2/3,大约 1.0 ~ 1.5cm,使植骨块与硬膜之间留有约 0.5cm 间隙。用螺钉锁定钢板时避免将其拧入椎间隙。应避免在手术时为了暴露视野使颈椎过伸,防止导致或加重颈髓的损伤。

4. 术后处理　同颈前路椎间盘切除减压椎间融合器钢板内固定术注意事项。

(四)经皮穿刺颈椎间盘切除术

适应证为有颈、肩、上肢疼痛,麻木,肌力减退等症状,经保守治疗 2 个月无效;CT、MRI 等影像学检查证实有颈椎间盘突出,并与临床症状及体征相符;非脱出或游离型椎间盘突出。以下情况不适宜采用本术式:CT 显示突出的椎间盘已钙化或骨化者;伴后纵韧带骨化者;椎间孔、椎间关节及钩椎关节骨质增生者;椎间盘退行性变导致椎间隙狭窄穿刺针难以进入者;黄韧带肥厚者;颈椎管狭窄者。

1. 操作方法　在 C 型臂 X 线机透视下定位确定穿刺间隙,在预定穿刺平面上先触及穿刺侧的颈动脉搏动,以左手拇指紧贴椎体前缘将颈动脉推向外侧,X 线机引导下将穿刺针刺入病变椎间隙,在导针入皮处做一小切口,压紧皮肤,将套管针顺穿刺针引导方向旋入椎间隙,透视下证实套管针位置正确后拔出穿刺针,送入尾部接负压吸引器环锯或双面刨削器,反复旋转抽吸切除髓核,也可用直径 2mm 髓核钳取髓核至手术完毕,拔出套管,伤口稍加压片刻,外敷创可贴即可。

2. 操作技巧　根据 CT 片测量进针点及角度以确保穿刺器械能从相对安全的区域进到椎体前。

3. 注意事项 进针路线与颈椎前路手术的入路一致,位于颈动脉与气管之间,此间隙内无重要的血管及神经结构,因此最为安全。多采用局部麻醉,术中要询问患者的感受,并注意其声音的变化以免损伤喉返神经。应特别注意食管的位置。术中切割器不要超过椎体后缘,以免损伤颈髓。

4. 术后处理 术后卧床休息3天,颈围保护3~5天,尽量减少颈部活动。常规预防性使用抗生素3~5天。

【并发症及治疗失误的处理】

1. 并发症 外伤性颈椎间盘突出症常见的并发症有颈椎骨折、脱位、颈神经根损伤、颈髓损伤。治疗详见颈椎骨折脱位章节。

2. 治疗失误 枕颌牵引有时会加重患者的神经症状,导致上肢的疼痛麻木加重,治疗时可及时调整牵引的体位平牵,或过伸、过屈牵引,或减轻牵引的重量。颈椎手术时有损伤颈髓的可能,术后局部出血而压迫脊髓、气管导致患者呼吸困难。一旦发现应立即行手术探查。内固定钢板螺钉松动脱落,超过5mm或有吞咽困难者,需行手术处理;如果小于2mm且对周围的重要结构无影响者,应密切观察,必要时予以严格的外固定。为防止螺钉的脱落,可选用锁定钢板。

【述评】

急性外伤性颈椎间盘突出症大多为单节发病,治疗方法主要有非手术治疗和手术治疗。非手术治疗包括:牵引制动、药物治疗及外固定等,对轻型病例可获得满意疗效。对较重者,尤其是中央型突出的病例,常需行手术治疗。

手术治疗的目的是解除椎间盘对脊髓或神经根的压迫,重建颈椎的稳定性和恢复其生理曲度。

1. 颈椎前路减压植骨融合 20世纪50年代Smith、Robinson和Cloward开展颈椎前路减压植骨融合术以来,大量的颈椎疾病患者因此手术方法而得益。但随着全球开展此类手术病例数的增加,由此而出现的并发症也越来越引起人们的重视,一般认为经典的颈椎前路减压融合手术的不足在于:融合材料的来源问题,取自体髂骨被认为是经典而理想的植骨来源,但无论是自体骨还是异体骨亦或是人工骨替代材料均可能存在移植物吸收、塌陷、松动移位突出或突入椎管或椎间孔的严重缺陷,从而导致椎间隙、椎间孔高度及颈椎生理序列维持不足,甚至不融合或假关节形成。为此人们在寻找理想的融合方法,既能实现植入后的即时稳定性,又能促进融合并很好地重建并维持椎间高度和颈椎生理曲度。

2. 颈椎椎间融合器 20世纪80年代出现的椎间融合器首先在腰椎得以广泛应用,后来颈椎椎间融合器也开始研究并在临床应用。手术的方式亦由传统的颈椎前路减压植骨融合术逐渐演变为颈前路椎间盘切除加椎间融合器。

颈椎椎间融合器设计目的是为了克服以自体骨块作为融合介质的传统融合技术存在着的力学和生物学的缺陷。早期是通过嵌入椎体螺纹的抗剪力效应和上下两端拱石状的抗旋转作用,而后期则由于中空内腔填满碎骨粒在通过周壁上孔隙内外沟通而逐渐获得骨性融合,从而解决了颈椎手术颈椎需要的早期制动和后期骨性融合的要求。目前所有设计的椎间融合器,其固定椎体间隙的机制均基于 Bagby 提出的"支撑 - 压缩稳定"原理,即在融合节段的肌肉、韧带和纤维环的持续张力下,两个椎体与嵌入其中的融合器达到三维超静力学固定。融合节段的稳定性取决于上下椎体以及嵌入其中的融合器三者的相互作用。目前网笼系统大多采用钛合金制成,具有良好的组织相容性及抗腐蚀性、无磁性,便于术后进行包括 MRI 在内的各种检查。Hacker 报道显示与标准的颈前路减压椎体间植骨融合术相比,颈椎间融合器手术在术中并发症、手术时间、出血量及住院时间上与传统手术无显著差异。临床疗效结果表明:颈椎间融合器临床应用是有效而安全的,且无植骨融合术的并发症。由于椎间融合器与植骨床界面之间必然存在的微动与少量骨吸收,金属材料制成的融合器下沉的趋势与危险必然存在。导致颈椎稳定性下降。

3. 颈椎前路减压钢板内固定 1964 年首次报道颈椎前路钢板应用于临床,其能增强术后颈椎的稳定性,有效地减少植骨块脱出、终板骨折塌陷以及迟发的颈椎后凸畸形的产生,促进病变部位植骨融合,并允许患者在最少外固定或无外固定时能够早期活动。

颈椎前路减压钢板内固定治疗颈椎间盘突出症的优点:①正确合理的颈椎前路减压钢板内固定因其优良的即刻稳定性和张力负荷作用以及坚强的支撑功能,令融合节段始终处于有利于植骨融合的生物力学环境,融合率大幅提高,颈椎间高度和生理弧度得以维持,避免了因植骨块滑脱或吸收、椎间高度或生理弧度丢失等而继发性地造成对脊髓或神经根的压迫。②前路减压和稳定手术同时完成,符合解剖及生理要求,避免后路再次稳定手术,术后仅需简易颈托保护,有利于早期康复。

Paramore 等研究认为颈椎前路 Caspar 钢板的坚强固定可能会引起植骨块的应力遮挡,不利于植骨区快速愈合。Brodke 等也认为静力性钢板(CSLP 和 Orion 钢板)可能会阻止由于植骨块下沉或接触性骨质溶解的间隙闭合。为了解决因过度加强内固定而引发的植骨块延迟愈合的问题,有学者开始研究通过椎体固定螺钉与钢板之间角度的改变或位置的移动达到对植骨块动力加压的效果。由此临床上出现了变角半限制型和滑移半限制型钢板,即动力性钢板,如 Codman 钢板、Peak 多轴向自锁钢板和 DOC 钢板等。根据钢板的演变及其生物力学机制,将临床应用较广的颈前路钢板分为 4 类:非锁定非坚固型,以 Caspar 钢板为代表的双皮质螺钉(皮质骨螺钉)类型。锁定坚固型,以 CSLP 及 Orion 钢板为代表的单皮质螺钉(松质骨螺钉)类型。变角半限制型,以 Codman 钢板及 Peak 多轴向自锁钢板为代表的单皮质螺钉(可旋转松质骨螺钉)类型。滑移半限制型,以 DOC 钢板为代表的单皮质螺钉(可滑移松质骨螺钉)类型。

4. 颈前路椎体次全切除 多个节段的椎间盘突出的处理可采用颈前路椎体次全切除术,其通过良好的视野易于做到椎管彻底减压,是治疗多间隙颈椎间盘突出症的有效方法。对两个以上间隙同时受累者,在行前路次全椎体切除减压后,植骨块稳定性较差。如发生植骨块向后移位可压迫颈髓,导致截瘫,甚至危及生命,如向前滑移可造成食管、血管、神经损伤等后果。此外,植骨块与上下椎体接触面之间存在微动,可引起植骨融合失败,形成假关节,影响手术效果联用颈椎前路钢板内固定可达到术后即刻稳定,促进融合,减少假关节的形成。

随着临床医学水平的进步以及微创脊柱外科的发展。内镜下手术减少了外科手术的创伤,提高了手术的精确性,比传统的开放手术有明显的优势。刘忠军等报道了前路内窥镜下颈椎间盘切除及椎体间植骨融合术,认为经内窥镜下颈椎间盘切除及植骨融合术是种创伤小、安全可靠的手术技术,适合于颈椎间盘突出症及部分脊髓型颈椎病的治疗。内窥镜下颈椎前路手术皮肤切口小,直视下手术,创伤小,患者痛苦少,术后恢复快。目前其适应证较窄,主要为位置深且范围较小的颈椎疾患,如伴严重后纵韧带骨化等目前均不宜采用内窥镜下手术。

5. 人工椎间盘置换术　Goffin 等在 2002 年首次报告 60 例中节段 Bryan 人工椎间盘置换术后平均 12 个月的随访结果,优良率为 85% ~ 90%,未见假体下沉,有 2 例出现可疑假体移位。颈椎的节段性运动得到了比较好的保留。随后同一组病例 3 年的随访和双节段置换病例 1 年的随访结果显示:运动功能得到保留,未发现相邻节段发生退行性变加快的迹象。Bryan 人工椎间盘置换术在保持颈椎活动度方面显示出明显优势,随访时的 X 线动态检查证实颈椎运动节段的活动得到了比较好的保留。均显示有较好的疗效,但仍需长期随访才能确定置入的假体是否仍具有功能。

人工颈椎间盘置换术是近年来继人工腰椎间盘的成功运用而逐步发展起来的一项新技术。颈椎间盘成型术能够恢复和维持椎间隙的高度、保持节段稳定性和颈椎的正常活动,这是治疗颈椎间盘疾病的一大进步。如果初步临床结果达到或超过前路融合术,颈椎间盘源性疾病的治疗将会出现一个全新的标准。但人工颈椎间盘价格昂贵,使用时间尚短,是否能完全防止或降低邻近节段退行性变的发生,手术适应证的选择及并发症的处理都处于探索阶段,其远期效果尚有待临床进一步研究。

单节或双节段颈椎间盘突出症的前路手术已被公认为标准手术,而对 3 ~ 4 个多节段颈椎间盘突出是采用前路手术还是后路手术仍存在争论。3 ~ 4 个多节段颈椎间盘突出手术主要是采用前路手术摘除病变椎间盘、选择性椎体次全切除、植骨融合及前路钢板固定。国内杨有庚等报道一组前路术后优良率为 95%。金正帅等报道多节段颈椎间盘突出症前路手术疗效优于后路手术,但并发症发生例数略多于后路手术。

【典型病案】

王某,男,53 岁,颈部撞伤致右上肢麻痛无力 6 天入院。查体:颈椎曲度变直,活动受限,无压痛及放射痛,左前臂及左手桡侧皮肤感觉迟钝,双上肢肱三头肌肌力Ⅲ级,肌张力正常,双上肢生理反射减弱,Hoffmann 征(-),双下肢皮肤感觉、肌力未见明显异常,生理反射正常,病理反射未引出。颈椎 X 线片 CT 和 MRI 示 C_{5-6} 椎间盘向右突出如图 2 - 7 - 2 ~ 2 - 7 - 4。诊断: C_{5-6} 椎间盘突出症。分析患者有外伤史,伴有神经受压症状,MRI 示颈椎管无狭窄,予以行颈前路 C_{5-6} 椎间盘切除并椎间融合器融合前路钢板内固定术,术后予以抗炎,脱水消肿等对症处理。1 周后拆线并带颈围下地活动,术后 X 线片如图 2 - 7 - 5。术后随访四肢皮肤感觉、肌力正常。

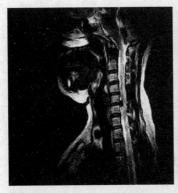
图 2 - 7 - 2　术前 MRI

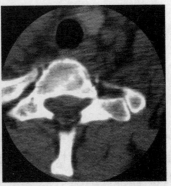
图 2 - 7 - 3　术前 CT 片

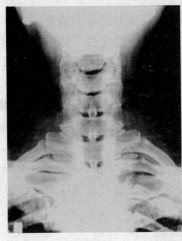
A 正位片

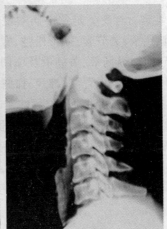
B 侧位片

图 2 - 7 - 4　术前 X 线片

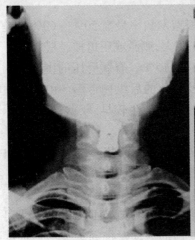
A 正位片

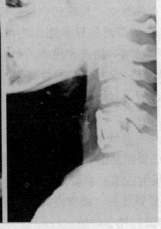
B 侧位片

图 2 - 7 - 5　术后 X 线片

第八章　颈椎病

颈椎病从词义看应是泛指颈段脊柱病变后所表现的临床症状和体征。目前国际上较一致的看法是指颈椎间盘退行性变，及其继发性椎间关节退行性变所致脊髓、神经、血管损害而表现的相应症状和体征。

【发病机制】

1. 颈椎间盘退行性变　是颈椎病的发生和发展中最基本的原因。由于椎间盘退行性变而使椎间隙狭窄，关节囊、韧带松弛，脊柱活动时稳定性下降，进而引起椎体、关节突关节、钩椎关节、前后纵韧带、黄韧带及项韧带等变性、增生、钙化。这样形成颈段脊柱不稳定的恶性循环，最后出现脊髓、神经、血管受到刺激或压迫的表现。

2. 损伤　急性损伤可使原已退行性变的颈椎和椎间盘损害加重而诱发颈椎病；慢性损伤对已退行性变颈椎加速其退行性变过程而提前出现症状。但暴力伤致颈椎骨折、脱位所并发的脊髓或神经根损害则不属颈椎病范畴。

3. 颈椎先天性椎管狭窄　是指在胚胎或发育过程中椎弓根过短，使椎管矢状径小于正常 14 ~ 16mm。在此基础上，即使退行性变比较轻，也可出现压迫症状而发病。

【分类分型】

由于颈椎病临床表现多样化，故其分型方法也不尽相同。从本病定义看，是脊髓、神经、血管受到刺激或压迫而表现的一系列症状、体征，故选用以下四种基本分型方法介绍。

1. 神经根型颈椎病　颈椎病中神经根型发病率最高 50% ~ 60%。是由于颈椎间盘侧后方突出、钩椎关节或关节突关节增生、肥大，刺激或压迫神经根所致。

2. 脊髓型颈椎病　约占颈椎病的 10% ~ 15%。脊髓受压的主要原因是中央后突之髓核、椎体后缘骨赘、增生肥厚的黄韧带及钙化的后纵韧带等。由于下颈段椎管相对较小（脊髓颈膨大处），且活动度大，故退行性变亦发生较早、较重，脊髓受压也易发生在下颈段。

3. 交感神经型颈椎病　本型的发病机制尚不太清楚。颈脊神经没有白交通支，但灰交通支与颈交感神经及第 1、2 胸交感神经节的白交通支相连。故颈椎各种结构病变的刺激通过脊髓反射或脑 - 脊髓反射而发生一系列交感神经症状。

4. 椎动脉型颈椎病　颈椎横突孔增生狭窄、上关节突明显增生肥大可直接刺激或压迫椎动脉；颈椎退行性变后稳定性降低，在颈部活动时椎间关节产生过度移动而牵拉椎动脉；或颈交感神经兴奋，反射性地引起椎动脉痉挛等均是本型病因。当患者原有动脉硬化等血管疾病时则更易发生本病。

【临床表现】

1. 神经根型颈椎病　椎间盘膨出或突出,椎体后缘与钩椎关节骨质增生常常造成椎间孔或椎管狭窄,压迫或牵扯神经根。颈椎的节段性不稳定存在时,容易发生椎间关节劳损。创伤性炎症不仅加重了神经受压,并且具有炎性刺激,引起颈肩痛与神经根病。多见于中年和老年人。多数患者有颈部慢性劳损病史。长期伏案工作,或落枕之后颈肩部疼痛,逐渐出现放射性肩臂或手部麻痛。少数病例因颈部扭伤或着凉等原因起病较急。临床上开始多为颈肩痛,短期内加重,并向上肢放射。放射痛范围根据受压神经根不同而表现在相应皮节。皮肤可有麻木、过敏等感觉异常。同时可有上肢肌力下降、手指动作不灵活。当头部或上肢姿势不当,或突然牵撞患肢即可发生剧烈的闪电样锐痛。检查可见患侧颈部肌痉挛,故头喜偏向患侧,且肩部上耸。病程长者上肢肌可有萎缩。在横突,斜方肌,肱二头肌长、短头腱,肩袖及三角肌等处有压痛。患肢上举、外展和后伸有不同程度受限。上肢牵拉试验(+):术者一手扶患侧颈部,一手握患腕,向相反方向牵拉。此时因臂丛神经被牵张,刺激已受压之神经根而出现放射痛。压头试验(+):患者端坐,头后仰并偏向患侧,术者用手掌在其头顶加压,出现颈痛并向患肢放射。神经系统检查有较明确的定位体征。神经根型颈椎病常常单节段发病。多限于一侧,$C_{5\sim6}$最多见,其次$C_{6\sim7}$、$C_{4\sim5}$。所以C_6神经根最常受累,其次为C_7或C_5。因此,放射性痛或麻木的部位常在前臂桡侧或尺侧。肌力减弱或肌肉萎缩部位也与受累的神经根相对应。查体时常常可见颈部姿势异常,活动受限,颈椎棘突与颈肩部软组织压痛,这些体征与颈部软组织损伤没有区别。神经根传导功能异常对诊断更有价值。受累神经根支配区的肌力减弱、肌肉萎缩,肌腱反射弱或消失,针刺觉迟钝或感觉异常为常见的阳性体征。因病程长短,病情轻重不同,上述体征在不同患者之间也不尽相同。

2. 脊髓型颈椎病　脊髓型颈椎病多在 50 岁左右发病,30 岁以下与 70 岁以上虽有发病但比较少。性别与职业无显著区别。一部分患者开始有颈肩痛。如果合并神经根病变时则出现放射性上肢与手部的麻、痛或头昏,眼部不适,耳鸣等交感神经功能紊乱症状。当脊髓受累时,则出现下肢僵硬,行走不稳或力弱,行走时有踩棉花感。上肢无力,手部麻胀,僵硬不灵活,扣纽扣或用笔写字等精细动作不便。胸或腹部束带感在部分患者出现。排尿或排便功能异常也比较常见。尿急、尿频或排尿困难,排便无力或排便急等,少数患者有性功能减退或丧失的症状。病情轻重不一。轻者对日常生活无明显的影响,仅在上楼梯或手提热水瓶等物体时发现肢体无力。或仅感肢体麻胀不灵活等;重者可能因肢体无力不能站立、行走或手不能持物,日常生活需他人帮助。但是患者多在中等或轻微程度的肢体活动障碍时就诊。初始症状多在下肢,但也可能先出现上肢不适与功能障碍。随病程的进展由下肢逐渐发展至上肢,或由上肢逐渐到下肢。也可能先出现单侧下肢与上肢症状,而后对侧肢体逐渐不适。多数患者在劳累后加重,休息尤其卧床休息之后减轻,其病程轻重反复,并逐渐加重。颈部轻微外伤,如按摩与推拿,可使症状加重。全身性疾病,如高热,大量失血之后也可以使病情加重。物理检查应强调全面系统地进行。高血压病、心血管病、脑血管病、糖尿病等伴随病比较常见,在诊断与处理中不可忽视。神经系统检查所见是诊断所不可或缺的诊断依据。脊髓型颈椎病多数引起浅感觉障碍,很少影响深感觉。多为肢体与躯干皮肤针刺觉减弱或迟钝,分布不规则,常常与脊髓受损平面不一致。少数病例可能没有感觉障碍,神经根受累时可能出现神经根支配区皮肤针刺觉迟钝。皮质脊髓束最容易受累,因此,几乎都会出现不同程度的肢体肌力减弱,肌张力增高,腱反射亢进,及 Hoffmann,Babinski 等病理反射阳性,即所谓锥体束征阳性。当脊髓灰质的前角细胞群受累,或神经根受累时,会出现肱二头肌、肱三头肌或手内在肌萎缩、无力、腱反射消失。脊髓受压早期,由于压迫物多来自脊髓前方,故临床上以侧束、锥体束损害表现突出。此时颈痛不明显,而以四肢乏力,行走、持物不稳为最先出现的症状。随病情加重发生自下而上的上运动神经元性瘫痪。有时压迫物也可来自侧方(关节突关节增生)或后方(黄韧带肥厚),而出现不同类型的脊髓损害。

3. 交感神经型颈椎病　颈椎各种结构病变的刺激通过脊髓反射或脑 - 脊髓反射而发生一系列交感神经症状:①交感神经兴奋症状。如头痛或偏头痛,头晕特别在头转动时加重,有时伴恶心、呕吐;视物模糊、视力下降,瞳孔扩大或缩小,眼后部胀痛;心跳加速、心律不齐,心前区痛和血压升高;头颈及上肢出汗异常以及耳鸣、听力下降,发音障碍等。②交感神经抑制症状。主要表现为头昏,眼花,流泪,鼻塞,心动过缓,血压下降及胃肠胀气等。

4. 椎动脉型颈椎病　①眩晕:为本型的主要症状,可表现为旋转性、浮动性或摇晃性眩晕。头部活动时可诱发或加重。②头痛:是椎 - 基底动脉供血不足而侧支循环血管代偿性扩张引起。主要表现为枕部、顶枕部痛,也可放射到颞部。多为发作性胀痛,常伴自主神经功能紊乱症状。③视觉障碍:为突发性弱视或失明、复视,短期内自动恢复。是大脑后动脉及脑干内Ⅲ、Ⅳ、Ⅵ脑神经缺血所致。④猝倒:是椎动脉受到刺激突然痉挛引起。多在头部突然旋转或屈伸时发生,倒地后再站起即可继续正常活动。⑤其他:还可有不同程度运动及感觉障碍,以及精神症状。椎基底动脉血供不足的临床表现常为突发性,并有反复发作倾向。在复发中其表现可不完全相同,神经检查可正常。

【辅助检查】

影像学检查虽然十分重要,但诊断必须依据临床表现结合影像学检查,而不能单独依靠影像学检查作为诊断颈椎病的依据。X 线片可示颈椎曲度改变,生理前凸减小、消失或反常,椎间隙狭窄,椎体后缘骨赘形成,椎间孔狭窄。在动力位过伸、过屈位摄片可示颈椎节段性不稳定。表现为在颈椎过伸和过屈位时椎间滑移距离大于 3mm,颈椎管测量狭窄,矢状径小于 13mm。CT 可示颈椎间盘突出,颈椎管矢状径变小。黄韧带骨化,硬膜间隙脂肪消失,脊髓受压。MRI T_2 加权像硬膜囊间隙消失,椎间盘呈低信号,脊髓受压或脊髓内出现高信号区。T_1 加权像示椎间盘向椎管内突入等。

【鉴别诊断】

1. 神经根型颈椎病的鉴别诊断

(1)胸廓出口综合征:包括前斜角肌综合征、肩锁综合征及肋锁综合征等。是由先天性畸形、外伤瘢痕、骨痂或肿瘤等在上述解剖部位压迫臂丛神经或锁骨下血管而表现的神经、血管症状。在使斜角肌收缩、增大胸腔压力(挺胸深吸气)及改变患侧上肢位置(过度外展肩部或向下牵引上肢)时,可诱发或加重症状。X线片可发现颈肋、锁骨与第1肋骨间隙狭窄等。锁骨下血管造影有助于诊断。

(2)肌萎缩型侧索硬化症:是一种原因不明的运动神经元疾病。表现为进行性肌萎缩,从手向近端发展,最后可侵及舌肌和咽部。与颈椎病不同点为:①对称性发病;②感觉正常,感觉神经传导速度亦正常;③无神经根性疼痛。

(3)颈神经根肿瘤:临床表现为进行性根性疼痛,有典型节段性损害体征。可借助MRI和脊髓造影进行诊断。

2. 脊髓型颈椎病的鉴别诊断　后纵韧带骨化症病因不明,可能与劳损、韧带退行性变有关。东方人发病率较白种人明显高。骨化的后纵韧带可为节段性或连续性,当骨化的后纵韧带厚度超过颈椎椎管的30%时,即可出现脊髓压迫症状。在X线片的侧位及CT片上可明确显示此种病变,诊断较容易。

3. 椎动脉型和交感神经型颈椎病的鉴别诊断　这两型颈椎病在临床表现方面有较多相似之处,且可同时存在,故放在一起讨论。这两型的主要特点之一是可能发生眩晕,与颈椎不稳定和椎动脉旁骨质增生在活动头颈部时牵拉、刺激椎动脉,使其痉挛、导致一过性脑缺血有关。故应注意与各类眩晕鉴别。

(1)能引起眩晕的疾病:眩晕可分为脑源性、耳源性、眼源性、外伤性及神经官能性等。颈椎病所致眩晕属脑源性。常见耳源性眩晕有:①美尼尔综合征:眩晕发作多与情绪变化有关,前庭功能减退,发作时有水平性眼震颤,神经系统无异常。②链霉素致内耳前庭损害:常在用药后2~4周出现眩晕,伴平衡失调、口唇及肢端发麻、无眼震。眼源性眩晕多由眼肌麻痹或屈光不正引起,当遮蔽病眼时眩晕可消失。头部外伤所致眩晕常伴有大脑皮层功能障碍及头痛等症状。神经官能症性眩晕者,常有多种临床表现,但检查时却无明显客观体征。其发作也无一定规律性,易受情绪影响。

(2)冠状动脉供血不足:与交感神经型颈椎病有相同的心前区痛、心律紊乱等表现,但前者没有上肢节段性疼痛和感觉异常。心电图检查有病理性改变,用血管扩张剂可缓解症状。

(3)锁骨下动脉缺血综合征:有椎-基底动脉供血不足表现,患侧上肢乏力、沉重、疼痛及麻木。检查可发现患侧上肢血压低于健侧,桡动脉搏动减弱及患侧锁骨处可闻及血管杂音。此病与椎动脉型颈椎病的鉴别方法主要是行椎动脉造影。如发现锁骨下动脉起始段狭窄或闭塞,伴患侧椎动脉血液向锁骨下动脉远端逆流,则诊断肯定。

【应用解剖】

颈椎由两个相邻椎骨、椎间盘、关节突关节和钩椎关节(Luschka 关节或钩突)构成其运动节段。颈椎在脊柱椎骨中体积最小,而运动度最大,因而易发生退行性变。在长期从事屈颈姿态工作或有颈椎外伤或有颈椎发育性椎管狭窄者中,前两者较易发生退行性变,后者在此基础上轻微退行性变极易出现症状。颈椎间盘在20岁左右即可开始退行性变。早期为椎间盘髓核中蛋白多糖减少,使保持水分的功能减退。蛋白多糖和椎间盘绝对水分含量之间存在线性关系。由于椎间盘水分丢失,导致其生物力学性能改变,使纤维环的胶原纤维变性,纤维排列紊乱,出现裂纹和断裂,使纤维环出现裂隙。此种裂隙以后方居多,在外力下可诱发髓核从此裂隙向后方突出。由于纤维环缺乏良好血运,故断裂的纤维难以愈合。生物力学的改变亦影响邻近椎间隙的软骨终板提供营养的渗透作用,加重了髓核的营养障碍。同时椎体和终板的反应性骨组织修复,使软骨下骨硬化和骨赘形成,当椎间盘高度下降,颈椎出现不稳,成纤维细胞活跃发生机化并继而骨化,最后形成凸向椎体前方或凸向椎管内的骨赘。此在颈椎运动范围大,易受劳损部位为多,如 $C_{5\sim6}$、$C_{4\sim5}$ 和 $C_{6\sim7}$ 节段。在同一椎骨的骨赘以钩椎关节为多,其次为椎体后缘及前缘。同时关节突关节由于异常负载软骨先行退行性变,逐渐累及软骨下骨产生创伤性关节炎,引起颈项痛和颈椎运动受限。在椎间盘、椎骨的退行性变基础上,连接颈椎的前、后纵韧带,黄韧带及项韧带,发生松弛引致颈椎失稳,渐而增生、肥厚,特别当后纵韧带及黄韧带增生情况下,减少了椎管和椎间孔容积。

上述颈椎间盘退行性变进展到一定程度,可影响脊髓、神经和椎动脉等,产生相应的症状。椎间盘突出和骨赘形成向椎管内凸入可压迫脊髓锥体束,出现感觉、运动功能障碍。由于颈神经根离开硬膜囊时呈短横走向且缺乏移动范围,当钩椎关节骨赘形成时,易使颈椎间孔处神经根卡压出现神经症状。发生于上 6 个颈椎的钩椎关节部位或颈椎横突孔附近的骨赘,即椎动脉行经于上 6 个颈椎横突孔内时,可压迫椎动脉或刺激椎动脉的交感神经支,引起椎动脉痉挛或狭窄,影响小脑后部和脑干循环血供的障碍产生症状。亦可为椎间关节直接刺激交感神经,出现自主神经功能紊乱症状。在少见情况下,椎体前缘的巨大骨赘,可压迫食管引起吞咽不适或困难的症状。

【治疗】

(一)枕颌牵引术

适应证为脊髓型以外的各型颈椎病。可解除肌痉挛、增大椎间隙、减少椎间盘压力,从而减轻对神经根的压力和对椎动脉的刺激,并使嵌顿于小关节内的滑膜皱襞复位。

1. 操作方法　枕颌牵引有坐位或卧位两种方法,对于症状较重患者宜采用卧位牵引。用 Glisson 带牵引,重量 2.0～3.0kg,间断牵引,每日 8～10 次,每次 30 分钟,4 周为一疗程。

2. 操作技巧　牵引时不必强求头颈部的某一特定位置,以患者自觉症状得以减轻者为宜。牵引时患者头颈部前倾约20°,因为此位置椎间隙增宽最明显。

3. 注意事项　有些患者在行牵引时可加重局部症状,如上肢麻痛加重等,可暂不予牵引,或改为其他合适的体位牵引,如采用过伸或过屈位牵引。对牵引后症状缓解者制动有利于病情恢复。枕颌带的前面部分应套下颌部,切勿滑向颈前咽喉部,且牵引时患者不能睡眠,以免引起窒息。

4. 术后处理　枕颌牵引期间要绝对卧床,使颈部的肌肉充分休息,减少椎间盘对神经根、脊髓和椎动脉的刺激。牵引后适当配合颈部按摩以缓解颈部肌肉紧张。

(二)颈托和围领

主要用以限制颈椎过度活动,而患者行动不受影响。目前应用的种类较多,其中充气型颈托,除固定颈椎外,还有一定撑开牵张作用。

（三）推拿按摩

对脊髓型以外的早期颈椎病有减轻肌痉挛，改善局部血液循环的作用。应注意手法需轻柔，不宜次数过多，否则反而会增加损伤。由非专业人员进行颈部拔伸、推扳而产生颈椎脱位并发四肢瘫痪的病例不时可见。

（四）理疗

有加速炎性水肿消退和松弛肌肉的作用。

（五）自我保健疗法

在工作中定时改变姿势，作颈部轻柔活动及上肢运动，有利于颈、肩肌肉弛张的调节和改善血液循环。在睡眠时，宜用平板床，枕头高度适当，不让头部过伸或过屈。

（六）药物治疗

目前尚无颈椎病的特效药物，所用非甾体抗炎药、肌松弛剂及镇静剂均属对症治疗。颈椎病系慢性疾病，如长期使用上述药物，可产生一定副作用，故宜在症状剧烈、严重影响生活及睡眠时才短期、交替使用。当局部有固定而范围较小的痛点时，可局部注射皮质类固醇制剂。如有典型神经根痛者可行颈硬膜外注射，通常用醋酸泼尼松龙 1.7ml，加 2% 利多卡因 4ml，7~10 天 1 次，3~4 次为 1 疗程，一般间隔 1 个月可重复一疗程。如注射 3 次无效，则无需继续注射。本方法有一定危险性，应请麻醉科医师执行。

（七）手术治疗

1. 适应证

（1）神经根型颈椎病：经手术治疗 6 个月以上无效果或反复发作；临床症状、体征与 X 线检查神经定位一致，疼痛剧烈，有急性进行性肌萎缩；有多神经根刺激症状，急性剧烈疼痛，影响正常生活。

（2）脊髓型颈椎病：有急性进行性脊髓压迫症状，经脊髓造影或 CTM、MRI 证实者，应尽快手术；有轻度脊髓压迫症状，经短期非手术治疗无效者；进行性脊髓受压症状突然加重。

（3）椎动脉型颈椎病：有颈性眩晕、猝倒症状，经非手术治疗无效；经选择性椎动脉造影或彩色多普勒显示椎动脉受退行性变因素压迫。

（4）交感型颈椎病：经交感神经封闭或高位硬膜外封闭症状有明显减轻；X 线片显示节段不稳或椎间盘退行性病变；症状严重，经非手术治疗无效。

2. 禁忌证　年迈体衰者；有严重内脏疾患者；有严重神经官能症或有法律纠纷者；有精神疾患者；病情严重，病程超过两年，有四肢广泛而严重的肌萎缩，有完全性脊髓功能障碍者。

3. 手术路径

（1）前路手术：①手术目的：手术目的是减压与稳定。减压手术分两类，一是仅将突向椎管的髓核及纤维环刮除，不切除骨赘；二是将骨赘一并切除。从手术效果看，前者只达到相对减压，待椎体间植骨融合病变节段稳定，疗效日趋显著；后者因切除骨赘，可改善或恢复原有的颈椎管矢状径并扩大椎间孔，解除脊髓、神经根和椎动脉的受压，较快地改善血液供应,故近期疗效显著。②手术适应证:节段性椎间不稳定者;脊髓型颈椎病,椎管中矢径为13mm或13mm以上者;椎体后骨赘及突出之椎间盘压迫脊髓明显者;椎体前骨赘压迫食管并出现严重症状者;孤立型后纵韧带骨化者;广泛椎板切除后脊柱不稳者;钩椎关节骨赘压迫椎动脉或神经根者。③术式:可采用椎间盘摘除椎体间植骨融合术、椎间盘摘除椎间融合器固定融合术、椎管扩大植骨前路钢板固定融合术、椎体切除椎管扩大固定术等。我院采用颈前路脊髓减压椎间WDFC植入融合术治疗脊髓型及神经根型颈椎病,疗效满意。治疗方法参照外伤性颈椎间盘突出症章节。

(2)后路手术:①手术目的:扩大椎管矢状径,解除对脊髓的压迫,改善血液循环,扩大椎间孔后壁,解除神经根压迫。②手术适应证:脊髓型颈椎病,其椎管中矢径小于13mm者;因后纵韧带骨化或氟骨症引起的脊髓病;脊髓造影证明脊髓后面有梗阻者;前路手术半年后症状无减轻或加重者。③术式:我们将颈后路椎管扩大成形术("单开门"及"双开门")作为颈后路常规手术,大大提高了疗效。因该手术在椎管外操作,对脊髓损伤机会少,可减少术后瘢痕粘连的机会。

【并发症及治疗失误的处理】

同外伤性颈椎间盘突出症章节。

【述评】

颈椎病是一种常见病,它严重地影响着患者的身体健康和生活质量。人类对颈椎病的认识也经历了一个漫长的历史过程,像对其他疾病一样是由笼统概念逐步深入具体化的。颈椎病在希腊文中的原义:spondylos指脊椎,osis指增生,连起来指颈椎骨质增生,是形态学概念。1955年O'Connell将颈椎病分为三大类:即原因不明的颈椎退行性改变、颈椎间盘突出的病变。杨克勤教授将颈椎病分为5型:神经根型、脊髓型、椎动脉型、交感神经型和混合型。颈椎病变成了临床疾病,从此奠定了中国颈椎病的临床概念及模式。

国外仍将颈椎病局限在颈椎、椎间盘及周围韧带的退行性变,对因此而引起的神经及脊髓受损则归之为合并症,称之为颈椎病性神经根病及颈椎病性脊髓病。国内在1984年第一次颈椎病专题座谈会上,对颈椎病作了定义、分型和治疗的讨论纪要。1992年第二次座谈会修改后的定义如下:"颈椎椎间盘组织退行性改变及其他继发病理改变累及周围组织结构(神经根、脊髓、椎动脉、交感神经等),出现相应的临床表现为颈椎病"。定义强调了临床表现与影像学符合者方可确诊。除仍沿袭了第一次会议的5型,即:颈型、神经根型、脊髓型、椎动脉型和交感神经型,又增加了其他型。将颈椎退行性变产生的合并症作为颈椎病的各型表现,使颈椎病完全成了临床范畴的疾病。此后不少学者在文献中提出了自己的定义。1999年,党耕町对颈椎病作出了较明确的定义:颈椎的椎间关节(椎间盘、钩椎关节、关节突关节)退行性变,累及神经(神经根、脊髓、交感神经)、血管(脊前动脉、椎动脉)产生相应的临床表现(症状与体征)称为颈椎病。符合这个定义的可诊断为颈椎病。

近年来,由于对颈椎病发病机制等认识的深入,对原属于颈椎病范围的多种疾病提出了新的命名,如颈椎间盘突出症、颈椎椎管狭窄症、钩椎关节病、颈椎后纵韧带骨化症、颈椎失稳症、无骨折脱位的颈脊髓损伤等。它们都特指一定的病理变化,具有特定的含义。这些命名的提出为确立颈椎病的命名体系提供了丰富的内容,同时也使得颈椎病这一术语似乎显得更加模糊和缺乏针对性。疾病的命名固然重要,然而更重要的是命名的内涵。"颈椎病"一词沿用已久,可以较好地涵盖颈椎病的病理演变过程,与英文 cervical spondylosis 也很吻合,是目前比较好的命名。由于椎间关节退行性改变的各个阶段的病理表现有所不同,所累及的解剖结构的功能也各不相同,所产生的临床表现可以完全不同。但是造成这些临床症状的最基本的病理基础——椎间关节退行性改变却经历着完全相同的病理演变过程,因此仍属同一种疾病。如果选用椎间关节退行性改变进程中的某一个阶段的病理表现代替目前的命名,则具有较大的局限性,难以涵盖其病理改变的基本内容。

"颈椎病"有两个概念:①在影像学上的颈椎病指的是颈椎退行性改变的本身。②临床颈椎病指的是不仅有影像学上退行性变表现,临床上也已出现相应的骨关节病表现及导致相邻神经(脊髓、神经根、交感神经)、血管(椎动脉、脊髓动脉)等机制改变的疾病。临床颈椎病是指既有颈椎退变性改变,又有相应临床症状、体征者。

1992 年青岛第二次颈椎病专题座谈会对颈椎病作出了明确定义;同时根据颈椎病发生过程中主要受累结构(脊髓、神经根和椎动脉、交感神经等)的不同,仍沿袭了第一次会议的 5 型,即:颈型、神经根型、脊髓型、椎动脉型和交感神经型,又增加了其他型(主要指食管压迫型)。这一分类方法虽然未能明确提及颈椎病的病理机制,但却突出了其病理结果,对于临床诊断和治疗都是有利的。

1. 颈椎病颈型(cervical spondylopathy) 是指颈椎退行性变本身产生的颈部酸痛、僵硬不适,可称为"单纯性颈椎病"。临床表现为:颈部晨僵,静息后重,活动后稍缓解,颈部劳累后疼痛加重,检查可有项肌痉挛,颈椎各方向活动受限,后仰尤其困难,颈椎旁有压痛点。实验室检查无特殊,X 线片示颈椎曲度变直或反曲,椎体边缘有不同程度的增生。CT 示小关节肥大,但无脊髓及神经根受压表现。诊断时应排除有类似表现的疾病,如颈椎类风湿性关节炎。

2. 颈椎病神经根型(cervical spondylotic radiculopathy, CSR) 神经根型颈椎病是由于椎间盘突出或膨出,在椎间孔水平压迫刺激颈神经根所致,是临床上颈椎病最常见的类型之一或颈椎退行性变最常见的合并症。本症主要表现为受压神经根支配范围的麻木、疼痛和功能障碍。诊断时应与急性颈椎间盘突出相区别,CT、MRI 可提供两者的鉴别依据。

3. 颈椎病脊髓型(cervical spondylotic myelopathy, CSM) 本型是颈椎病中最严重的1 类,是由于脊髓受到突出的椎间盘和(或)椎体后缘的骨赘等局部椎管狭窄因素的压迫和节段性不稳导致受损节段脊髓的运动神经元损害及通过此区的传导束障碍。导致脊髓受损的因素有:①发育性椎管狭窄,X 线片示椎管矢径在 12mm 以下,Pavlov 比值小于0.75。②伴椎体退行性变后缘增生,退行性颈椎管矢状径变小。③黄韧带肥厚、纤维环膨出造成的椎间盘间隙狭窄,以上因素皆可导致脊髓受压。失稳在发病学上起着重要的作用。脊髓功能受损的机制可能为:①慢性压迫导致的缺血变性。②齿状韧带对脊髓的限制。③脊髓血供的"分水岭区"因牵拉而缺血。本型实际上是退行性变椎管狭窄症。本型还应与后纵韧带骨化、发育性椎管狭窄症等因素导致的椎管狭窄区别,不过后者也常有退行性变成分,有时难于区分,且治疗原则及措施是一致的。

4. 颈椎病椎动脉型(cervical spondylotic vertebral arteriopathy,CSA) 寰椎椎动脉沟环、钩椎关节增生、交感神经因素或脊前动脉受刺激或压迫的反应表现等,上述因素最终皆可导致椎动脉缺血。但确因颈椎增生压迫椎动脉产生缺血的病例,临床为数不多。第二次座谈会的"诊断标准"也认为"椎动脉型颈椎病的诊断问题是有待于研究的问题"。周秉文教授认为如保留此型,应加影像学的确切依据。

5. 颈椎病交感型 其真正病因可能是颈椎退行性变失稳,但一些精神因素影响也可出现同样现象。其病理机制主要由于颈椎存在节段性不稳定,使颈椎周围的交感神经末梢受到刺激,产生交感神经功能紊乱。

6. 颈椎病其他型 主要指食管压迫型。

【典型病案】

王某,男,53 岁,因颈部疼痛不适,双上肢麻痛,持物无力 3 年,加重 3 个月住院治疗。查体:颈椎曲度变直,活动受限,无压痛及放射痛,双手麻木、感觉减退,双上肢肱三头肌肌力Ⅲ级,肌张力正常,双上肢生理反射减弱,Hoffmann 征(+ +),双下肢皮肤感觉、肌力未见明显异常,生理反射(+),病理反射未引出。颈椎 MRI 示 $C_{3\sim4}$ 左侧神经根明显受压。颈椎 CT 显示 $C_{3\sim4}$ 后纵韧带骨化,致使相应椎管狭窄(图 2 - 8 - 1、2 - 8 - 2)。术前颈椎过伸过屈位 X 线片显示 C_4 椎体失稳,如图 2 - 8 - 3。诊断为:1. 颈椎病(神经根型)2. 颈椎失稳症。予行颈后路单开门侧块钢板固定术(图 2 - 8 - 4),术后予以抗炎、脱水消肿等对症处理。一周后拆线并带颈围下地活动。术后随访四肢皮肤感觉、肌力正常(图 2 - 8 - 5)。

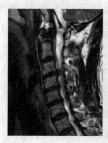
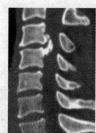
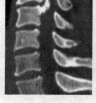
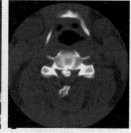

A   B   A   B
图 2 - 8 - 1 术前 MRI   图 2 - 8 - 2 术前 CT

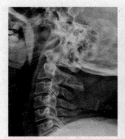 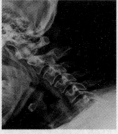 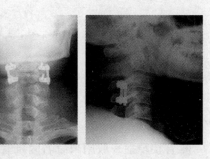

A   B   A   B

图 2 - 8 - 3　术前 X 线过伸过屈位片   图 2 - 8 - 4　术后 X 线正侧位片

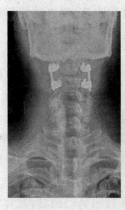 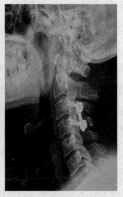

A   B

图 2 - 8 - 5　随访 X 线正侧位片

第九章　颈椎管狭窄症

椎管狭窄症一般用来命名因椎管狭窄引起的脊髓或神经根压迫综合征。颈椎管因先天性或继发性因素引起一个或多个平面管腔狭窄,并出现相应的脊髓受累症状为颈椎管狭窄症。在临床上,颈椎管狭窄症的发生率仅次于腰椎管狭窄症。本病多见于中老年人。有些颈椎管狭窄症患者同时患有腰椎管狭窄症,则可称为颈腰综合征。

【发病机制】

构成颈椎管的各解剖结构因发育性或退变因素造成骨性或纤维性退变引起一个或多个平面管腔狭窄,导致脊髓血液循环障碍、脊髓及神经根压迫症者为颈椎管狭窄症。椎管狭窄分为先天性和后天性两类。先天性椎管狭窄系患者出生前或出生后椎弓发育障碍造成的椎管狭窄,以仅限于椎弓发育障碍的发育性椎管狭窄最常见,亦称特发性椎管狭窄。后天性椎管狭窄的主要病因是脊柱退行性改变。退行性颈椎管狭窄症一般归属于脊髓型颈椎病范畴。

1962 年 Kinck 首先提出了颈椎发育性椎管狭窄的概念,发育性颈椎管狭窄症的诊断是基于对颈椎管的测定。1954 年 Boijsen 提出颈椎管中矢状径测定。1980 年 Ehni 提出颈椎体中矢状径与对应颈椎管中矢状径之比,称为颈椎管中矢状径比值。1987 年 Pavlov 测定颈椎管狭窄的比值是 0.82,1993 年党耕町等将颈椎管狭窄的比值定为 <0.8。目前多数学者采用以王秋泰、杨克勤在第二届颈椎病专题座谈会所提出的标准为依据:椎管矢状径与相应椎体矢状径之比正常为 1:1。椎管矢状径小于 <0.75 的比值,视为椎管狭窄。椎管狭窄的临床意义在于使脊髓的"缓冲间隙"明显减小。

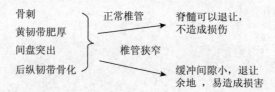

1994 年 Suzuki 提出脊髓矢状径和椎管矢状径的回归方程:$Y = 4.72 + 0.24X$。Y:脊髓的矢状径值,X:椎管的矢状径值。根据 $Y = 4.72 + 0.24X$,当椎管矢状径 X 为 16mm,则脊髓矢状径 Y 为 8.56mm,两者之间有 7.44mm 空隙(缓冲间隙);当 X 为 10mm 时,则 Y 为 7.12mm,两者间的空隙 <3mm,容易造成损伤。

贾连顺、李家顺对颈椎管狭窄定义为:颈椎管因先天性或继发性因素引起一个或多个平面管腔狭窄,并出现相应的脊髓受累症状为颈椎管狭窄症。因而从颈椎管狭窄症和脊髓型颈椎病两种疾病的诊断标准和定义而言,表明两者均有颈椎管狭窄、脊髓受压和受损的症状,从病理和临床表现上无实质性区别。国内将颈椎管狭窄症和脊髓型颈椎病分列,但胡有谷教授建议将脊髓型颈椎病列入颈椎管狭窄症定义中的"继发性因素"所致的一类,称之为"退行性颈椎管狭窄症"。现已公认发育性颈椎管狭窄症与脊髓型颈椎病的发生有密切的关系,在发育性椎管狭窄的基础上,更易出现退行性颈椎管狭窄。临床资料表明脊髓型颈椎病中发育性颈椎管狭窄者占60% ~ 70%。

【分类分型】

根据病因将颈椎管狭窄症分为四类:

1. 发育性颈椎管狭窄 是指颈椎在发育过程中,因某些因素致椎弓发育过短,椎管矢状径较正常狭窄,导致脊髓及脊神经根受到刺激或压迫,并出现一系列临床症状者。颈椎管狭窄症是以颈椎发育性椎管狭窄为其解剖特点,以颈脊髓压迫症为临床表现的颈椎疾患。

2. 退行性变颈椎管狭窄 该症型是颈椎管狭窄中最常见的类型。首先是颈椎间盘的退行性变,其次是韧带、关节囊及骨退行性变增生。椎间盘退行性改变,引起椎间隙不稳,椎体后缘骨质增生,椎板增厚、小关节增生肥大、黄韧带肥厚,如此导致椎管内的有效容积减少,使椎管内缓冲间隙大大减少甚至消失,引起相应节段脊髓受压。此时颈椎轻微的外伤有可能造成极其严重的脊髓损伤后果。

3. 医源性颈椎管狭窄 该症型是因治疗不当而引起的。主要因素有①手术创伤及出血疤痕组织形成,与硬膜囊粘连并造成脊髓压迫。②椎板切除过多或范围过大,未行髓性融合导致颈椎不稳,引起继发性创伤性和纤维结构增生性改变。③颈椎前路减压植骨术后,骨块突入椎管内。④椎管成形术失败,如绞链断裂。⑤反复不当的推拿,造成颈椎椎管内出血、组织水肿甚至直接导致颈脊髓损伤,肌肉损伤、韧带松弛、小关节紊乱可致节段性失稳发生和加重。

4. 其他病变和创伤所致的继发性颈椎管狭窄 如颈椎病、颈椎间盘突出症、后纵韧带骨化症、颈椎结核、肿瘤和创伤等所致的颈椎管狭窄,但上述各疾患均属不同颈椎疾患类别,颈椎管狭窄只是其病理表现的一部分。

【临床表现】

颈椎管狭窄症多见于中老年人,隐匿起病,发病缓慢,很多在创伤或反复轻微外伤(如咳嗽)后出现症状或使症状加重。临床症状呈多样性,包括疼痛、软弱及肢体痉挛,某些患者甚至在颈后伸时可出现类似多发性脊髓硬化患者所见的 Lhermitte 征,即发生突然的、短暂的电击样休克感向下扩散。感觉障碍表现为四肢麻木、过敏或疼痛。四肢可同时发病,也可以一侧肢体先出现症状,但大多数患者感觉障碍先从上肢开始,尤以手臂部多发。躯干部症状有第二肋或第四肋以下感觉障碍,胸、腹或腰部发紧。运动障碍多在感觉障碍之后出现,表现为锥体束征,即四肢无力、僵硬不灵活。大多数从下肢无力、沉重、落地似踩棉花感开始,重者站立行走不稳,随着症状的逐渐加重出现四肢瘫痪。大小便障碍一般出现较晚。早期为大小便无力,以尿频、尿急及便秘多见,晚期可出现尿潴留、大小便失禁。

体格检查时颈部症状不多,颈椎活动受限不明显,颈棘突或其旁肌肉可有轻压痛。

躯干及四肢常有感觉障碍,但很不规则。浅反射如腹壁反射、提睾反射多减弱或消失。深感觉如位置觉、振动觉仍存在。肛门反射常存在,腱反射多明显活跃或亢进,Hoffmann征单侧或双侧(+),尤其是当颈过伸时明显,这是 C₆ 以上脊髓受压的重要体征。下肢肌肉痉挛侧可出现 Babinski 征(+),髌、踝阵挛(+)。四肢肌肉萎缩、肌力减退、肌张力增高。体格检查着重观察是否有神经根受压,有无脊髓受累,肌力、肌张力改变情况,有无肌萎缩,腱反射是否亢进,髌阵挛及踝阵挛情况,感觉有无损害,病理反射是否可引出。

【辅助检查】

1. X 线　X 片检查目前公认的诊断发育性颈椎管狭窄的方法主要有两种:①Murone法,即利用颈椎标准侧位 X 线片测量椎体后缘中点与椎板、棘突结合部之间的最小距离即椎管矢状径,小于 12mm 为发育狭窄,小于 10mm 为绝对狭窄。此径又称发育径。但该方法常受 X 线片放大率的影响。②比值法,即利用椎管矢状中径和相应的椎体矢状中径之比值,3 节以上的比值均小于 0.75 者为发育性颈椎管狭窄。退行性颈椎管狭窄者,颈椎侧位片显示颈椎变直或向后成角,多发性椎间隙狭窄,颈椎失稳,关节突增生等,如图 2 - 9 - 1。

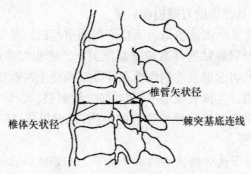

图 2 - 9 - 1　颈椎矢状径测量

2. CT　可清晰显示颈椎管形态及狭窄程度。能够清楚地显示骨性椎管,但对软性椎管显示欠佳。CTM 可清楚显示骨性椎管、硬膜囊和病变的相互关系,以及对颈椎管横断面的各种不同组织和结构的面积及其之间的比值进行测算。发育性颈椎管狭窄突出表现为,椎弓短小、椎板下陷致矢状径缩短,椎管各径线均小于正常。椎管呈扁三角形,硬膜囊及脊髓呈新月形,脊髓矢状径小于正常,颈椎管正中矢状径小于 10mm 为绝对狭窄。退变性颈椎管狭窄,CT 显示椎体后缘有不规则致密的骨赘,并突入椎管,黄韧带肥厚、内褶或钙化。脊髓萎缩则表现为脊髓缩小而蛛网膜下腔相对增宽。

3. CTM　脊髓囊性变于 CTM 检查时可显影,囊腔多位于椎间盘水平。后纵韧带骨化表现为椎体后缘骨块,其密度同致密骨,形态各异。骨块与椎体后缘之间可见完全的或不完全的缝隙。黄韧带骨化多两侧对称。明显骨化可造成脊髓受压,其厚度多超过5mm,呈对称的山丘状,骨化的密度常略低于致密骨,骨块与椎板间可有一透亮缝隙。黄韧带的关节囊部骨化可向外延伸致椎间孔狭窄。

4. MRI　可显示椎管大小、形态、脊髓受压部位,并可显示合并存在的其他病变。

MRI 可准确显示颈椎管狭窄的部位及程度,并能纵向直接显示硬膜囊及脊髓的受压情况,尤其当椎管严重狭窄致蛛网膜下腔完全梗阻时,能清楚显示梗阻病变头、尾侧的位置。但是 MRI 对椎管的正常及病理骨性结构显示不如 CT,因骨皮质、纤维环、韧带和硬膜均为低信号或无信号,骨赘、韧带钙化或骨化等也为低信号或无信号,因此,在显示椎管退行性病变及脊髓与神经根的关系上不如常规 X 线片及 CT 扫描。主要表现为 T_1 加权像显示脊髓的压迫移位,还可直接显示脊髓有无变性萎缩及囊性变。T_2 加权像能较好地显示硬膜囊的受压状况。

5. 脊髓造影检查 诊断椎管内占位性病变和椎管形态变化及其与脊髓的相互关系。能早期发现椎管内病变,确定病变部位、范围及大小。发现多发病变,对某些疾病尚能作出定性诊断。发育性颈椎管狭窄表现为:蛛网膜下腔普遍狭窄,背侧、腹侧的多水平压迹于正位片上碘柱呈"洗衣板样"。退行性变颈椎管狭窄表现为,蛛网膜下腔部分或完全梗阻。不完全梗阻者呈现"串珠状"改变。颈后伸时梗阻更明显,前屈时可有不同程度的缓解。完全梗阻较少见,正位像碘柱呈现"毛刷状",侧位像呈现"鸟嘴状"改变。

【鉴别诊断】

1. 脊髓型颈椎病 主要由于颈椎向椎间盘突出或骨赘引起的脊髓压迫症状,多发于 40 ~ 60 岁。下肢先开始发麻、沉重、随之行走困难,可出现痉挛性瘫痪。颈部僵硬,颈后伸易引起四肢麻木。腱反射亢进,Hoffmann 征、Babinski 征(+)。感觉常有障碍,多不规则。浅反射多减弱或消失,深感觉存在。重者大、小便失禁。正侧位 X 线片颈椎变直或向后成角,多个椎间隙狭窄;骨质增生,尤以椎体后缘骨刺更多见,颈椎侧位过屈过伸片,可有颈椎不稳表现。CT 及 MRI 可观察到椎管狭窄及颈脊髓受压、病损表现。

2. 颈椎后纵韧带骨化 病程缓慢。颈部僵硬,活动受限。临床表现同颈椎病有许多相似之处,仅以临床症状和体征难以确诊,必须借助影像学检查。X 线片 80% 患者可确诊。表现为颈椎管前壁呈条状或云片状骨化阴影,必要时加摄断层片多可确诊。CT 扫描可确诊,并可观察和测量骨化物形态分布及其同颈脊髓的关系。对本病的诊断 MRI 从影像学角度上其图像不如 CT 扫描。

3. 颈脊髓肿瘤 表现为脊髓进行性受压,患者症状有增无减,从单侧肢体发展到四肢。小便潴留,卧床不起。感觉障碍及运动障碍同时出现。X 线片可见椎间孔扩大。椎弓根变薄、距离增宽,椎体或椎弓破坏。如瘤体位于脊髓外硬膜下,脊髓造影可见杯口样改变。脑积液蛋白含量明显增高。CT 或 MRI 检查对鉴别诊断有帮助。

4. 脊髓空洞症 好发于青年人。病程缓慢。痛温觉与触觉分离,尤以温度觉减退或消失更为突出,脊髓造影通畅。MRI 检查可确诊。见颈脊髓里囊性改变、中央管扩大。

5. 肌萎缩型脊髓侧索硬化症 系运动神经元性疾病,症状先上肢后下肢,呈进行性、强直性瘫痪。无感觉障碍及膀胱症状。椎管矢状径多正常,脊髓造影通畅。

【应用解剖】

颈椎只有 6 个椎间盘,$C_{1 \sim 2}$ 之间缺如。颈椎椎间盘前缘高度约为后缘的 2 ~ 3 倍,这样可使椎间盘适合于上、下位椎体的形状,并维持颈椎的生理前凸。颈椎间盘高度的总和约为颈段脊柱高度的 1/4。髓核多在椎间盘中部稍前,颈段脊柱运动轴线由此通过。从矢状面来看,纤维环在后部较前部为厚。椎间盘不伸展至相邻椎体的后外缘,此处为钩椎关节的内侧边界。

成年人的椎间盘除纤维环的周缘部外,无血管和神经,其营养主要靠椎体内血管经软骨板弥散而来,椎间盘的弹性及张力取决于软骨板的通透性和髓核的渗透能力,椎间盘这种吸液性能如发生改变,不仅影响椎体间的稳定性,而且与椎间盘的退行性变有关。由于椎间盘突出,变窄或者核内容物丢失,椎间盘可以出现裂缝,与钩椎关节相连。每个椎间盘及相邻椎体及骨突应视为 1 个运动单位,具有一定动力及机械功能,1 个运动单位任何紊乱必将影响其邻近运动单位,X 线测量,颈椎椎间盘的高度与相邻椎体高度的比例约为 1:4～1:2。椎间盘发生退行性变时,其高度变小,致使相当椎间关节及钩椎关节关系发生紊乱而致骨质增生,相邻椎体后缘亦可发生骨赘,引起神经根或脊髓受压。由于上一椎体下面的前缘有骨赘样突起覆盖下一椎体的前上缘,故椎间盘实际较从椎体前方看到的椎间隙较高,经前路进行颈椎椎间盘摘除术时,应注意这种解剖特点,避免过多切除椎间盘下方的椎体骨质。

【治疗】

(一)非手术治疗

对轻型病例可采用理疗、制动及对症处理。多数患者经非手术治疗往往可以使症状得到缓解。我院采用自制中成药伸筋丹内服舒筋活血,通络止痛,配合七叶皂苷钠、脉络宁、能量合剂静脉输液,外治以枕颌牵引,并可酌情配合西药 654－2、尼莫地平、肠溶阿司匹林、维生素 E 等口服,可以使患者病情迅速缓解。

(二)手术治疗

由于该型患者容易发生摔跌,且有时颈部的轻微外伤便可导致患者出现不可挽救的神经功能损害,故对于脊髓损害发展较快、症状较重者应尽早手术。

1. 颈后路手术　我国于 80 年代引进由日本学者 Itoh 提倡的颈后路单开门颈椎管扩大成形术。手术适应证:①大范围发育性颈椎管狭窄症。②多节段(3 节或 3 节以上)颈椎间盘病。③颈椎后纵韧带骨化症。④黄韧带肥厚或骨化所致脊髓背侧受压者。⑤前路术后,效果不佳者。

2. 颈前路手术　一般适应于继发性椎管狭窄,以前方压迫为主的,主要是合并有椎间盘突出及较局限的后纵韧带骨化,其骨化率不超过 30% 者。

3. 前后联合入路手术　对于椎管狭窄明显,前后方均有压迫者可酌情行前路或后路手术。如症状缓解不明显,4～6 周后再行后路或者前路手术,条件许可者一般先行一期前路减压植骨内固定加二期后路减压手术。

【并发症及治疗失误的处理】

参见颈椎病有关部分。

【述评】

构成颈椎椎管的解剖结构因发育性或退行性变因素造成骨性或纤维性退行性变引起一个或多个平面管腔狭窄,导致脊髓血液循环阻碍、脊髓及神经根压迫症者为颈椎管狭窄症。在临床上,腰椎管狭窄最常见,其次为颈椎管狭窄,胸椎管狭窄最少见。椎管狭窄首先见于1900年Sachs和Fraenkel描述采用两节椎板切除术治疗腰椎管狭窄的报道,颈椎管狭窄是后来逐渐认识到的概念。

单开门颈椎管扩大成形术是一种较好的颈后路减压术式,手术适应证选择适当,可取得良好的治疗效果。多数作者一致认为有下列情况之一者为手术适应证:①大范围发育性颈椎管狭窄症。②多节段(3节或3节以上)颈椎间盘病。③颈椎后纵韧带骨化症。④黄韧带肥厚或骨化所致脊髓背侧受压者。⑤前路术后,效果不佳者。我们体会,本术式不仅可直接扩大椎管矢状径对脊髓起到减压作用,且有以下优点:①应用摆动气锯在两侧椎板上开槽,只要操作得当,不会冲击或压迫脊髓。②在小关节内侧缘作骨槽,未破坏椎间关节的稳定性。③硬脊膜裸露区域用脂肪片或明胶海绵覆盖,以防粘连。④为保持扩大的椎管位置,将经棘突基部穿孔之缝线与同侧肌膜固定,无扩大的椎管返回原位压迫脊髓的忧虑。⑤操作较双开门术式简便。

颈椎横截面类似于等腰三角形,单开门椎管成形时由于椎板掀起可使等腰三角形底边上的高相对增大,使横截面积增大,从而增加了椎管容积。所以椎板裂隙越大,横截面积会相应增加,但从另一角度讲,如椎板裂隙过大,成形范围内受骨性保护的脊髓范围反而会减小,而大的裂隙又会引起局部瘢痕组织及其他软组织的再压迫,使病情再度恶化。张长明报道,采用单开门椎管扩大成形术使椎板裂隙达到15mm的患者疗效在术后1年以后逐渐变差,也验证了上述观点。Vemat su等的研究指出椎管扩大成形术后椎板掀开的角度60度的病例中,术后神经根症状的发生率明显增高。Maezumi研究报告,在大多数情况下,当椎板掀开到45度时,脊髓即可离开前方的骨赘或骨化的后纵韧带等致压物,使脊髓得到充分的减压。

单纯性先天的颈椎管狭窄一般不会产生脊髓及脊神经根病变,只有在原有椎管先天性狭窄的基础上再附加其他病变,使管腔进一步的不规则狭窄,才产生神经系统病变。因此影像学上的颈椎管狭窄并不等于临床上的颈椎管狭窄症。只有当受压的神经结构产生与之相应的临床症状和体征时,诊断才能成立,任何治疗手段都尽可能帮助恢复颈椎管的原有生理形态及生理功能,只有适应具体患者的个性化治疗方法才是最佳治疗方案。随着生物内固定材料的进一步发展及对此疾病的解剖生理的进一步认识,对此疾病的治疗也会更进一步。

【典型病案】

吕某,男,40岁,因颈部疼痛不适,伴右上肢麻木,持物无力1年加重,右下肢活动不利半个月入院。X线片示:颈椎生理曲度变直、反曲,$C_{4\sim5}$、$C_{5\sim6}$椎间隙变窄,椎体前后缘增生,C_4椎体向后移位,过伸位移位加大,过屈位复原(图2-9-2)。MRI示$C_{4\sim5}$、$C_{5\sim6}$椎间盘信号减低并向后方突出,相应蛛网膜受压变窄,$C_{4\sim6}$水平颈髓内示片状长T_2高信号影(图2-9-3)。诊断为:1. 颈椎管狭窄症 2. 脊髓损伤不全瘫 3. 颈椎失稳症。予颈后路单开门侧块钢板固定术(图2-9-4),术后予以抗炎,脱水消肿等对症处理。一周后拆线并带颈围下地活动。术后随访四肢皮肤感觉、肌力正常(图2-9-5)。

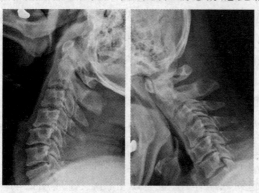

A　　　　　　　　B

图2-9-2　术前X线过伸过屈位片

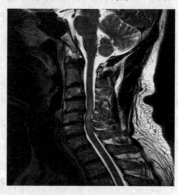

图2-9-3　术前MRI

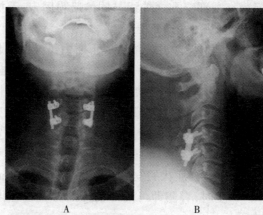

A　　　　　　　　B

图2-9-4　术后X线正侧位片

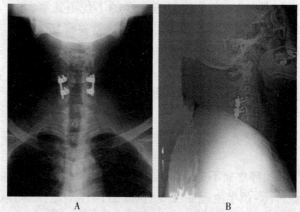

A　　　　　　　　B

图2-9-5　随访X线正侧位片

第十章 颈脊髓损伤

颈脊髓损伤可发生于任何年龄阶段,以青壮年和老年男性居多。颈脊髓损伤好发于下颈椎。

【发病机制】

(一)病因

1. 暴力 直接暴力和间接暴力作用在正常颈椎和颈脊髓组织,均可造成颈脊髓损伤。房屋倒塌、矿井塌方、高处坠落、交通事故及跳水意外等情况,其外力并非直接作用于颈椎,属于间接暴力,可引起单纯颈椎骨折、单纯关节脱位或者骨折兼脱位而致颈脊髓损伤。运转的机器、行驶的车辆或者飞来的石块直接打击颈椎使之发生棘突骨折或椎板骨折,也可致颈脊髓损伤。以上两者多为闭合性颈脊髓损伤。火器或者刀刃所致的颈脊髓损伤则为开放性颈脊髓损伤。

可以通过详细询问外伤史(受伤姿势、经过),结合患者的症状、体征以及影像学检查结果分析颈脊髓损伤的原因。例如患者是在紧急刹车或撞车后出现损伤,可能是"挥鞭样损伤";如果是前扑摔倒受伤,结合额面部擦伤,双上肢麻痛难忍,双下肢症状较轻或无明显不适,X线侧位片示颈椎前筋膜阴影明显增厚,则患者应属"颈椎过伸性损伤"。

2. 脊柱结构异常 除上述原因外,患者存在脊柱结构异常,如先天性颈椎管狭窄、退行性颈椎管狭窄(包括颈椎间盘突出、脊柱病、弥漫性原发性脊柱增生症、后纵韧带骨化、黄韧带骨化、氟骨症等)时即使受轻微外伤,亦可造成脊髓损伤而致瘫痪。后天退行性脊柱病变的患者多为中年人或老年人,故临床上轻微外伤所致的颈脊髓损伤于中老年人并非少见。

强直性脊柱炎以及颈椎节段骨桥形成可以使颈椎节段发生骨性融合,当患者摔倒时,由于患病椎体缺乏柔韧性,不能缓冲外力,故易发生应力骨折而损伤脊髓。临床上我们曾发现一位该证型患者 $C_{3\sim7}$ 颈椎前缘完全发生骨性融合,而应力骨折发生在 $C_{5\sim6}$ 椎间水平并造成颈脊髓损伤。

3. 其他少见原因 脊髓外伤出血、腰椎穿刺或硬膜外穿刺引起蛛网膜下腔血肿或硬膜外腔血肿、血管畸形或动脉硬化致血管破裂而引起脊髓内血肿;外伤性或药物性蛛网膜炎;椎体骨髓炎、脊柱结核、脊柱包囊虫病均可压迫脊髓;带状疱疹病毒可能侵犯脊髓的局部血管引起缺血性改变而发生截瘫;放射性脊髓炎;硬膜外麻醉或腰麻麻醉药品刺激等。

(二)病理生理

脊髓损伤后,可立即导致损伤平面以下的运动、感觉和反射功能减退或丧失,但脊髓损伤的病理变化是一个连续的病理过程,即使外力作用已经终止,其继发性改变仍将继续下去,以后的变化依损伤性质和程度而不同。

1. 原发性脊髓损伤

(1)脊髓休克:是患者受伤后,由于脊髓内的神经细胞受到强烈震动发生超限抑制,或由于椎间盘和黄韧带突向椎管对脊髓发生一过性挤压,脊髓功能处于暂时性抑制状态所致。从大体标本上看不到明显的器质性改变,仅有少许水肿;显微镜下也看不出神经细胞及神经纤维有破坏现象。患者受伤后损伤平面以下立即出现弛缓性瘫痪,经过数小时至数天,脊髓功能即开始恢复,且日后不留任何神经系统的后遗症。脊髓休克时间的长短与年龄有关,年龄越大时间越长。有些病例在脊髓休克期内提睾反射和肛门反射还可能存在,这种情况不宜作为脊髓是否完全性损伤的判断依据。

(2)脊髓挫伤:骨折脱位的椎体、附件骨折片、黄韧带、椎间盘、软骨板、外来异物均可造成脊髓实质性损害。根据其损伤程度的轻重,可以分为脊髓挫伤、脊髓挫裂伤及脊髓碾挫伤。其病理改变有:①血管:脊髓血管破裂出血或者出现血管痉挛。②神经细胞:神经细胞肿胀、尼氏小体聚集、染色体溶解、核消失、胞浆无定形或者呈空泡状。③神经纤维:长索神经纤维轴索旁的空隙加大,髓鞘发生改变;各层磷脂间出现分离;髓鞘断裂、轴索裸露或断裂成球状。以上改变,在轻度挫伤者可见于脊髓表面;中度挫伤者可见于脊髓中央;重度挫伤者可见于脊髓的整个横断面。

(3)脊髓断裂:Osterholm 发现脊髓断裂后 4 小时,断端灰质中央有片状出血,约有 0.5cm 长的坏死,白质无改变;24 小时断端中心损坏殆尽,白质也开始坏死。这种变化在伤后 72 小时达到最大程度。发生坏死的原因是髓鞘在白质中粗的及中等粗的轴索断裂处形成空泡,空泡破裂后释放出的溶酶体及自溶酶,使断端自溶、坏死、脱落;病变过程约有 3 周,最后断段中间形成空腔并为疤痕组织所填充。

2. 继发性脊髓损伤

(1)脊髓水肿:外力作用于脊髓使之发生创伤性反应,脊髓缺氧以及脊髓受到的某种压力突然解除时,都可使脊髓出现不同程度的水肿。开始水肿较轻,几天后逐渐加重;损伤程度轻者其水肿反应慢而轻,损伤程度重者其水肿反应快而重。脊髓水肿时,其功能障碍明显。水肿减轻或消失后,其功能可恢复,但神经组织间渗出物的机化对神经传导功能有一定影响。

(2)脊髓受压:脊髓损伤以后,移位的椎体及骨折片、破碎的椎间盘组织,可压迫脊髓造成患者瘫痪。由于脊髓本身没有受到直接损伤,当压迫因素很快解除时,其功能可望全部或大部分恢复,然而,当脊髓受压时间过长或程度过重时,脊髓组织可因血液循环障碍发生缺血、缺氧而坏死、液化,最后形成疤痕或者出现萎缩等继发性病理改变,使其功能不能恢复。一般患者于伤后数周由弛缓性瘫痪转变为痉挛性瘫痪。

(3)椎管内出血:人体受伤后,硬膜内的或者硬膜外的小血管破裂出血;开始出血量少,尚无影响,久之则出血增多,使椎管内压力升高而压迫脊髓,患者可出现不同程度的继发性脊髓受压损害的症状。若出血停止并被吸收,其感觉功能、运动功能可能有一定程度的恢复;如果继续出血,血肿继续蔓延,则脊髓受压范围逐渐变大,患者的神经症状逐渐恶化,截瘫平面逐渐升高;如果病变在颈段,出血蔓延至延髓,患者可因呼吸中枢、循环中枢受到压迫而死亡。

【分类分型】

(一)根据颈脊髓损伤的程度

根据颈脊髓损伤的程度不同,可以分为颈脊髓完全性与不完全性损伤。脊髓的完全性与不完全性损伤的判断不仅对治疗方法的选择有重要意义,而且对日后的功能恢复状况预测也甚为重要。其判断方法是通过神经系统的检查,对瘫痪程度,感觉障碍状况,括约肌功能和反射的变化等方面加以综合分析。

1. 颈髓完全损伤　损伤平面以下表现为完全瘫痪,肢体运动功能完全丧失;损伤平面以下的感觉完全丧失,两侧均等。损伤后肢体呈完全性瘫痪,但当受到刺激立即表现为上肢肌肉痉挛,下肢内收,髋膝关节屈曲,踝部跖屈,腹部肌肉痉挛,反射性排尿及阴茎勃起。这一系列征象,是脊髓损伤的总体反射。通常认为肢体反射性屈曲后并不伸直者为单相反射,提示完全性损伤。瘫痪范围广,所有肌肉收缩运动都已丧失。部分性损伤者,依据脊髓损伤节段水平、范围不同,临床上可能有很大的差别。

2. 颈髓不完全损伤　严重的不完全损伤者可仅有某些运动,但这些运动不能使肢体出现有效功能,而轻者则可以步行或完成某种日常工作。部分损伤者,其运动功能在损伤后早期即开始恢复,恢复得越早,功能恢复越好。由于损伤严重程度和部位不同,出现不完全性的感觉丧失的范围和部位差异明显,无固定形式。脊髓半横切损伤有一种典型或非典型的感觉障碍分布,但必须注意损伤节段以下的远侧肢体有感觉异常、疼痛和感觉过敏等情况。总体反射呈双相反射,即反射性屈曲后又伸展回原位。

(二)颈脊髓不完全损伤综合征

不同的脊髓损伤部位和遭受外力的类型能表现出轻重不同的神经损伤体征,从局部感觉或运动功能障碍,到严重的四肢瘫痪。即使脊髓本身不同部位受损,临床表现也有明显差别。通常将脊髓损伤分为以下几种类型:

1. 急性脊髓前方压迫综合征　颈椎椎体最严重的压缩性骨折或椎体爆裂性骨折,骨折片向后移位,脊椎骨折脱臼,椎体移位,椎间盘突出或破裂等原因均可压迫脊髓的前方,患者临床表现为伤后立即出现四肢瘫痪,在损伤节段平面以下的痛觉、温度觉减退而位置觉、震动觉正常。奎氏实验亦无完全性梗阻。

2. 脊髓后方损伤综合征　多见颈椎于过伸位受伤者,系脊髓的后部结构受到轻度挫伤所致。脊髓的后角与脊神经的后根亦可受累,其临床症状以感觉丧失为主,亦可表现为神经刺激症状,即在损伤节段平面以下有对称性颈部、上肢与躯干的疼痛和烧灼感。

3. 急性中央性脊髓损伤

(1)损伤原因:直接压迫,颈椎于过伸位受伤时,可伴有颈椎骨折、脱臼,由于后方的黄韧带折叠,突出于椎管之中;或者由于椎体后缘有骨刺增生,与黄韧带一道压迫脊髓所致,其病理改变为,在脊髓中央有点状出血或呈纵行管状出血,神经细胞有变性,胶质细胞有增生。血供受阻,颈椎损伤时,某种原因如椎体骨折片或破裂的椎间盘组织刺激或者压迫,可引起根动脉或脊髓前动脉供血障碍,使脊髓前动脉所支配的脊髓灰质前柱、侧柱和后柱的基底和白质的皮质脊髓束、脊髓丘脑束等组织缺血和缺氧。

（2）症状特点：皮质脊髓束的排列有一定次序，由内向外依次为支配颈、胸、腰、骶的纤维，即支配颈胸的纤维在内，支配腰骶的纤维靠外，亦即支配上肢的纤维在内，支配下肢的纤维靠外。急性脊髓中央性损伤的症状特点为：上肢与下肢的瘫痪程度不一，上肢重下肢轻，或者单有上肢损伤。在损伤节段平面以下，可有感觉过敏或感觉减退；也可能有触觉障碍或深感觉障碍。有的出现膀胱功能障碍。

（3）恢复过程：下肢运动功能首先恢复，膀胱功能次之，最后为上肢运动功能，而以手指功能恢复最慢。感觉的恢复则无一定顺序，奎肯实验可判断有无梗阻。

4. 脊髓单侧横贯性损伤　多因刺伤所引起。在多数情况下，刺伤超过脊髓的中线，产生双侧症状而以一侧为重。典型的单侧横贯性损伤是在脊髓休克期过去以后，出现损伤平面以下同侧之上运动单位性损害，即痉挛性瘫痪，伸反射亢进，有病理反射。在损伤平面，由于该节段的前角细胞有损伤而表现出周围性下运动单位性瘫痪。除此以外，尚有同侧的血管运动障碍，少汗或无汗，以及后柱的触觉及深感觉如关节觉、肌肉觉、振动觉等的障碍；对侧损伤平面1～2节段以下的痛觉、温度觉消失，但触觉功能无影响。由于切断节段的后根受累，同侧出现节段性感觉消失，由于损伤节段上位受刺激，故于感觉消失区的上方有节段性感觉过敏。

5. 单侧神经根损伤综合征　多见于颈部一侧屈位受伤者。由于一侧的神经挫伤，包括1～2个脊髓的前角或前根、后角或后根受累所致。其临床表现为颈椎在受伤后，上肢有1～2个神经根支配区的功能障碍。症状很不典型，有的症状很轻，有的则完全没有感觉障碍；有的麻、痛症状很重，既有感觉障碍又有运动障碍。

【临床表现】

（一）症状和体征

脊髓损伤可以表现出不同类型。但早期连续检查可以判断损伤的性质。当颈脊髓遭到创伤和急性病理损害时即出现脊髓休克。脊髓休克期内，表现出运动、感觉、反射和植物神经系统一系列变化。在损伤平面以下出现运动障碍和感觉障碍。其障碍范围、程度与损伤部位和损伤的严重程度有关。上位颈脊髓损伤有四肢瘫，下位颈脊髓损伤可表现为双下肢瘫痪。损伤节段以下深浅感觉完全丧失，瘫痪为弛缓性，肌张力低下或完全无张力状态，腱反射消失。休克期内损伤平面上升或下降对病情的预后至关重要。出现损伤平面上升现象，如呼吸困难、膈肌麻痹及上肢功能障碍程度加重者，说明损伤较重，并应考虑脊髓水肿或继续出血所致，此期一般在伤后5～7天最重，继发性的病理损害可以使临床病情迅速恶化。

休克后期，脊髓被暂时抑制的功能将逐渐恢复。通常脊髓休克期过后反射即恢复。反射恢复的顺序一般由低位向高位，由远端向近端。刺激足跖部产生回缩动作是全部反射消失后第一个出现的反射，也有人认为球海绵体反射（又称阴茎反射）和提睾反射是最先出现的反射，其次是腹壁的反射，并同时出现锥体束征阳性征象。球海绵体肌反射，为一正常的经脊髓传导的反射，将手插入患者直肠内，挤压阴茎或牵拉带气囊的导尿管，可引起明显快速的直肠括约肌收缩，即为反射阳性。肛门收缩反射肌也是骶髓固有的正常反射,用针刺肛门周围皮肤,可引起肉眼可见的肛门外括约肌收缩。在脊髓休克结束后上述反射之一恢复,而运动感觉功能仍处于完全丧失的状态,提示为完全性颈髓瘫痪。再次是在脊髓损伤水平以下,近尾端节段处并远离损伤水平者恢复要早些。因此,跟腱反射常较膝腱反射恢复得早。如果患者肛门周围没有感觉,其骶神经支配的肌肉,屈趾或直肠括约肌等失去随意运动,可认为完全性损伤,如此持续24小时,恢复的可能性很小。如肛门周围保留感觉,对针刺有分辨觉,足趾屈曲或括约肌有控制能力,提示为不完全损伤。损伤平面以下功能保存得越多,预后越好。早期的弛缓性瘫痪将逐渐转为痉挛性瘫痪,如伸肌很早出现痉挛,通常表明损伤是不完全性的,而屈肌先出现痉挛性瘫痪则表明是完全性损伤。

(二)脊髓损伤平面判定

C_4 以上的完全性损伤,因损伤平面高,可造成包括膈肌在内的所有呼吸肌突然麻痹,引起呼吸困难,甚至死亡。损伤平面以下四肢痉挛性瘫痪。

C_3 和 C_4 神经根支配整个上颈部感觉并表现为披肩状分布的上胸部感觉。双侧都从肩峰延伸到乳线。完全性损伤而得以生存者,在前胸保存有 C_4 水平支配的披肩状感觉区。

C_4 以下节段必须通过臂部和手的检查来判断损伤平面。C_5:上臂外侧和前臂;C_6:大拇指、食指和部分中指;C_7:中指和部分环指;C_8:小指、胸、上臂内侧。

每对神经根支配的各肌肉功能检查对定位也十分重要。C_4:膈肌,斜方肌;C_5:三角肌,肱二头肌,旋后肌,肱桡肌;C_6:桡侧伸腕长、短肌,胸大肌;C_7:桡侧屈腕肌,旋前圆肌,肱三头肌;C_8:手的固有肌。

由于不同颈脊髓节段水平损伤,运动功能丧失的情况不同,故上肢置放的位置不同。$C_{3\sim4}$:上肢不能运动,常置于身体两侧。$C_{5\sim6}$:肩关节外展过头,肘部屈曲,前臂旋后,两手半握拳头。$C_{6\sim7}$:肩关节稍外展,两手半握拳置于胸前,肘关节屈曲。这些特征性肢体位置,可以作为定位诊断的参考。

【辅助检查】

1. X 线　凡颈椎损伤后有明显颈部主诉症状者,均应常规摄片检查,以防漏诊。常规的 X 线拍片检查对颈椎损伤尚嫌不足,有时并不能发现损伤的程度和性质。对颈椎损伤及其他原因所引起的椎节不稳定患者,应提倡拍动力性过伸、过屈侧位 X 线片,可观察颈椎的活动情况与活动度,有利于对颈椎不稳的判断。颈椎左右斜位片,一方面可用于观察椎间孔的矢状径、高度及钩椎关节的增生情况;另一方面,其可清晰的显示椎弓根骨折(Hangman 骨折)及小关节骨折与绞锁等。枕颈段摄片主要观察颅底与上颈椎处有无畸形、骨折脱位、炎症、肿瘤及其他各种涉及此处的病变,如 C_1、C_2 椎开口位,主要显示 $C_{1\sim2}$ 之间关系有无变异。

2. 断层摄影　椎体粉碎性骨折时,骨折片易向椎管方向发生移位,并引起脊髓损伤。通过断层摄影则可判定骨折片目前状态,以决定是否能摘除及施术途径等。读片时应注意按所摄片顺序连续阅读,以发现不同断层上的差异而确定病变,并与一般平片对比观察。

3. CT　CT 扫描能够清晰的观察椎管、蛛网膜下腔、脊髓三者间的关系，了解脊髓断裂与否及骨组织、软组织、异物等对脊髓有无压迫情况。它除具有常规 X 线正位像、侧位像、斜位像、张口位像以及断层摄影的优点以外，在诊断颈脊髓损伤方面的价值尤为重要。椎管重建：将连续切下的椎管横断面重新组建椎管形态时，对椎管矢状径及椎管前后致压物的定位与判定意义较大。横切面间距愈小愈清晰，当然也愈费时间。

4. MRI　在所有的影像学检查中，MRI 对脊髓损伤的价值最大。磁共振对软组织，尤其是脊髓具有高分辨力，可以早期发现脊髓组织本身的病理及生化改变。这主要是由于灰质中的氢几乎都在水中，而在白质内却有相当数量的氢包含在脂质内，根据此种差异，当脊髓本身发生病变，诸如脊髓损伤变性、空洞形成等，很容易检查出来。

5. 颈脊髓造影　颈脊髓造影对诊断脊髓受压及椎间盘突出有一定价值。

6. 椎间盘造影　大谷对单发性椎体压缩骨折的上下椎间盘进行造影检查，发现合并有椎间盘损伤者的比例比较高，若不予处理，日后必将导致椎间隙狭窄而成为颈椎病。此外，在有严重神经症状而 X 线片未能显示有骨折、脱位的患者，应该想到其为外伤性急性颈椎间盘突出症的可能性。

7. 选择性脊髓动脉造影　颈脊髓前动脉的显影率在行双侧椎动脉造影时为 50%，在行双侧甲状颈干动脉造影时为 80%。应用选择性脊髓动脉造影的 X 线影像增强技术对研究脊髓细微血管的改变帮助很大。脊髓外伤以后，患者常伴有血管的改变，有时可直接损伤脊髓动脉，故脊髓血管造影对确定脊髓出血、水肿的程度和部位，对预后的估计都有帮助。若怀疑有血管损伤而应用常规检查方法未能发现问题时，可行脊髓动脉造影。

8. 体感诱发电位　应用电刺激周围神经时，在皮层的相应感觉区可记录出感觉诱发电位。脊髓损伤时，用以判断脊髓功能和结构的完整性，以及对预后的估计有一定帮助。

体感诱发电位对截瘫预后的估计：①受伤 24 小时以后进行检查，不能引出诱发电位的截瘫患者多半不能恢复正常。②伤后即能引出诱发电位，或者开始不能引出，后来却能引出异常诱发电位，包括波的潜伏期延长、波形变异、波的持续时间延长、波幅减低，表明截瘫患者的功能可有部分恢复。③不完全截瘫患者感觉存在，可引出其正常诱发电位，但对预后的估计没有帮助。

估计体感诱发电位时应考虑以下影响因素：①患者在接受检查时的精神状态，过度紧张或是睡眠状态对此均有影响；②头皮引导电极安放的位置不准，不在皮层代表区的相应部位；③刺激电极未接近神经干；④刺激强度过大或过小；⑤肢体肌肉紧张或有抽动。

9. H 反射测定法　用单一脉冲电流刺激周围神经，可在相应肌腱部位记录到一个潜伏期较短的电反应变化波。这是运动神经纤维受到刺激后引起的直接电反应，称为 M 波。在这以后，经过长的潜伏期出现第二个肌电反应。这是由于感觉神经纤维受到刺激后，通过脊髓中枢兴奋运动神经元引起的反射性肌电反应，即为"H"反射。这一检查方法是判断脊髓灰质是否完整的有效手段。

10. 腰椎穿刺　腰椎穿刺发现脑脊髓内含有血液或脱落的脊髓组织时，证明骨髓有实质性损伤，至少蛛网膜下腔有出血。奎氏实验有梗阻时说明脊髓受压情况。两者都是早期手术适应证。

11. 数字减影血管造影　数字减影血管造影简称为 DSA,是近年来用于临床的一项新的放射线诊断技术。

其基本原理是应用数字计算机程序来表达血管图像的 X 线检查手段。开始,其将组织图像转化为数字信号,并转入电子计算机内储存;之后将造影剂注射到血流内获得第二次组织图像,同样也转换成数字信号储存于计算机内。此时将两组数字相减,即删除掉两者相同结构的组织图像,随之得到一个仅充满造影剂的血管图像。因此在片子上(或电视屏幕上)就出现了除血管外看不到其他组织的图像。其适应证与一般常规的血管造影适应证完全一致,但因其显影不如一般造影清晰,因而若血管直径小于 2cm 者则十分模糊,小于 0.3cm 时则无法显示,因此在选择时应酌情加以考虑。本法在颈椎外科中主要用于椎动脉的观察,影像一般均较清晰,效果比常规的椎动脉造影好;但对其细小分支,尤其是向椎管内走行的分支则难以判定。此种造影技术较常规方法有如下特点:对比度佳、立即显影、安全方便、并发症少。

【诊断】

脊髓损伤的诊断包括两个方面:①弄清楚颈椎损伤部位、性质和程度。②确定脊髓损伤的平面、性质和程度,尤其要判明有无进行性脊髓受压现象。脊髓损伤平面的定位主要是根据颈椎骨折、脱位和运动丧失的范围以及感觉障碍的上缘。一般颈椎损伤部位和脊髓损伤的水平是有相应关系的,但应注意损伤早期由于脊髓水肿,出血或脊髓供血障碍,感觉和运动障碍的水平可比实际损伤的平面要高。诊断的方法,应包括病史的询问,体格检查,尤其是神经系统的检查。颈椎正侧位摄片,有时需要左右斜位摄片。陈旧性损伤可作颈椎伸屈动力性侧位摄片,必要时作颈椎分层拍片。某些病理应选择作脊髓造影,有条件的应进行 CT、MRI 检查。

神经系统检查要特别注意脊髓损伤平面远端的功能情况,而且要反复多次的检查,以便有可能发现病情恶化或好转。通常仅有不完全感觉运动麻痹的患者与感觉完全麻痹的患者相比,前者有较好预后,神经功能会有部分恢复。对所有患者都应检查骶部感觉,括约肌反射以及随意的肛门括约肌控制的能力,而反射的存在与否,并无潜在预后的意义。

某些患者有持久完全的感觉和运动麻痹。一些脊髓震荡患者,仅有短暂的运动和感觉麻痹,恢复迅速,对这类患者中伴有颈椎损伤者必须尽快做出判断,以防止不适宜的运动而影响恢复,另外有一些脊髓损伤的患者,脊髓损伤远端有一些感觉、运动或反射功能,但也必须找出任何可能持续危及神经功能的原因。

诊断要点:

(1)有明显的颈部外伤史,伤前可伴有颈椎病史。

(2)查体见损伤节段以下深浅感觉减退或消失,四肢肌力可出现 0~Ⅴ级变化,腱反射减弱或消失。

(3)颈椎 X 片示有明显的骨折脱位,或无明显骨折脱位但颈椎侧位片测量有明显的椎管狭窄,颈椎 MRI 可显示脊髓损伤的程度。

【应用解剖】

1. 脊髓结构 脊髓位于椎管的中央,呈扁圆柱状,颈膨大位于 $C_4 \sim T_1$ 节段,以 C_6 节段最粗。颈脊髓发出 8 对颈神经,神经根自脊髓发出后,在椎管内走行方向随节段而异,上两对颈神经根向上外,其余则向下外。脊髓表面有数条纵沟。腹侧正中线上,有一纵行深裂,深约 3mm,称为前正中裂。在其两侧有前外侧沟,前根的根丛由此沟从脊髓发出。脊髓背侧正中线上的浅沟称为后正中沟,其深部有由薄层胶质板所形成的后正中隔,深达灰质约 5mm,脊髓后外侧,左右各一浅沟,后根根丛自此穿入,称为后外侧沟。在颈脊髓和胸脊髓上部,后正中沟和后外侧沟之间有一浅沟将薄束、楔束分开,此沟称为后中间沟。

脊髓外面覆盖有三层被膜,具有保护和支持脊髓的作用。外层为坚韧的结缔组织形成的硬膜囊,中层透明的薄膜为蛛网膜,内层为紧贴于脊髓表面的软脊膜。硬脊膜与椎骨骨膜间有狭窄的硬膜外腔,腔内充满富有脂肪的疏松结缔组织和静脉丛。硬脊膜内面光滑与蛛网膜紧密相贴,两者之间有潜在腔隙为硬膜下腔,其中含有少量起润滑作用的浆液。蛛网膜与硬脊膜之间有较宽大的腔隙,称为蛛网膜下腔,其内充满脑脊液。软脊膜为柔软且富有血管的膜状组织,紧贴于脊髓表面并发出纤维隔进入脊髓,血管即沿此小隔进出神经组织。

脊髓内部由灰质和白质组成。灰质位于脊髓的中央,由神经细胞体和树突及神经末梢等构成。白质位于脊髓周围,由神经纤维组成。灰质横切面上呈蝴蝶形或"H"状,以中央管为中心,左右对称。中央管前后各有一条状灰质,称为灰质前连合和灰质后连合,将左右两侧灰质连结在一起。全部灰质连成柱状,向前、后突出部称为灰质前、后柱。前柱内含有大小不等的运动神经元,其轴突穿出脊髓形成脊神经前根,支配所属骨骼肌。后柱由中间神经元聚为神经核,为感觉部分,是痛、温度觉的第二级神经元细胞(第一级神经元细胞位于脊神经节内)。后柱底部有小脑本体感受径路第二级神经元细胞组成的背核。侧柱位于下颈段及胸脊髓为脊髓交感神经中枢。白质主要由上下纵行的有髓神经纤维组成,是脊髓节段间和脊髓与大脑之间的联络纤维。按部位分为前索、侧索和后索三部分,在灰质前连合的前方,有横行纤维形成白质前连合,在灰质后连合的后方,也有一窄条白质称为白质后连合。前索位于前正中裂与前外侧沟之间,包括下行的皮质脊髓前束、顶盖脊髓束、内侧纵束和前庭脊髓束,上行的脊髓丘脑前束。皮层脊髓前束位于前正中裂两侧,由未交叉的锥体束纤维组成。在其下行过程中不断越过前连合,支配对侧前角内的运动神经细胞。该束通过颈节,通常仅到中胸节,主要支配上肢和颈部肌肉。顶盖脊髓束纤维起自四叠体上丘和下丘,在中脑被盖后交叉后于同侧下降,沿颈脊髓前索前内侧部下降,大部分纤维止于上 4 个颈段,少量止于颈脊髓下节段。主要传导视听反射。内侧纵束位于顶盖脊髓束后方,起自前庭内侧核、网状结构、上丘、中介核及连合核等。大部分止于上部颈脊髓,小部分下行达腰脊髓,主要参与头颈肌的共济和姿势反射。前庭脊髓束起于前庭外侧核,其纤维大部终止于颈、腰脊髓,参与身体平衡反射。脊髓丘脑前束位于前柱的边缘,来自对侧后柱中央细胞群,与前连合交叉在同侧上行终于丘脑,传导触觉。侧索位于脊髓的两侧部前外侧沟和后外侧沟之间。由上行的脊髓小脑后束、脊髓小脑前束、脊髓丘脑侧束及下行的皮质脊髓侧束和红核脊髓束组成。脊髓小脑后束位于脊髓侧索表层的后部，起自同侧背核细胞，传导来自同侧关节、肌腱及肌肉的传入冲动，纤维上行至延髓构成绳状体的一部分，经小脑下脚，止于小脑蚓部，该束参与肢体肌肉精细运动和姿势协调。脊髓小脑前束起自腹侧海绵质的神经细胞，其轴突经白质前连合至对侧或同侧上行，经小脑上脚达小脑蚓部，为共济运动反射的传入纤维。脊髓丘脑侧束位于脊髓小脑前束的内侧，纤维起自后角胶状质，经白质前连合交叉至对侧，止于丘脑。主要传导下肢、躯干、上肢及头部的痛觉和温觉。皮质脊髓侧束是锥体束纤维的主要部分，位于侧索的后部，为来自对侧大脑皮层下行的随意运动纤维。纤维定位分层排列，由内向外依次支配颈、上肢、躯干和下肢。红核脊髓束起自中脑红核大、小细胞，于胶质被盖交叉，在皮质脊髓侧束的腹侧下行终止于前柱，起姿势调节作用。后索主要为上行纤维，有内侧的薄束和外侧的楔束。薄束由下肢及下胸束的后根内侧粗大纤维上升而来，终止于延髓的薄束核。传导本体感觉、深触觉和压迫觉。楔束位于薄束外侧，由上胸及颈段后根纤维而来，止于延髓楔束核，功能同薄束。

2. 脊髓血供　脊髓的血供较丰富，动脉来源主要有发自椎动脉的脊髓前动脉和脊髓后动脉以及来自节段动脉的椎间动脉脊膜支。脊髓前动脉分布于脊髓灰质的前柱、侧柱和后柱基底部以及白质的前索和侧索深部，约占脊髓横断面的2/3。脊髓后动脉分布于后索和后柱，供应脊髓后1/3部分。椎间动脉主要为椎动脉、颈深动脉的分支，沿脊神经进入椎管，分为前根动脉和后根动脉。前根动脉沿脊神经前根达脊髓正中裂，分为升支和降支与相邻前根动脉的降支和升支吻合并同脊髓前动脉相延续。该种连结形式使得动脉血供方向呈节段性，两个来源不同分布区的移行带血流方向相反，血供最差。后根动脉达脊髓后外侧沟时，在后根的侧方与前根动脉一样，分为升支和降支同相邻的降支和升支吻合，延续为脊髓后动脉。脊髓的静脉分布同动脉基本相似。

3. 脊髓的感觉传导束　脊髓的感觉传导束主要有浅感觉传导束、深感觉传导束和本体感觉传导束。浅感觉传导径路主要由脊髓丘脑束完成，传导躯干和四肢的痛、温觉及粗触觉。第一级神经元位于脊神经节内，其轴突呈"T"形分叉，周围突参与构成脊神经，止于感觉末梢，中枢突经后根进入脊髓。第二级神经元细胞的轴突分为升支和降支，升支上行1~2个脊髓节段，经脊髓灰质前连合，交叉到对侧侧索的前外侧，上升组成脊髓丘脑束。在脊髓内，交叉到对侧的纤维总是位于脊髓丘脑束的内侧，而将下位脊髓节段来的纤维推向外侧，形成一定的排列次序。在颈部，此束外侧部的纤维传导下肢的浅感觉，中间部的纤维传导躯干的浅感觉，深部的纤维传导上肢和颈部的浅感觉。运动传导径路主要由支配随意运动的锥体系和支配不随意运动的锥体外系组成。大脑皮层的随意冲动沿两个神经元传导：①上运动神经元（锥体束），以大脑前中央回皮质锥体细胞发出纤维，终止于脊髓前角细胞（皮质脊髓束）和脑干脑神经核运动细胞（皮质脑干束）；②下运动神经元，自脊髓前角细胞和脑神经核运动细胞开始，其纤维经脊髓周围神经到达肌肉，协调锥体系统的活动和调整肌张力，使动作更协调、准确。另有网状脊髓束、红核脊髓束和顶盖脊髓束等来自大脑发出的下行传导束组成锥体外系来参与运动功能的完成。

深感觉传导路径传导本体感觉和精细触觉，位于脊髓后索内。第一级神经元细胞在脊神经节内,其轴突的周围支分布到皮肤、关节、肌肉和肌腱;中枢支经后根到脊髓后索,组成薄束和楔束。第二级神经元细胞位于薄束核和楔束核内,其轴突纤维在延髓同橄榄体水平交叉到对侧,终止于丘脑。丘脑内有第三级神经元细胞。后索内侧来自身体下部的神经纤维位于内侧,由内向外,依次为来自骶、腰、胸、颈脊髓节段的纤维。后索中薄束在内侧由腰骶脊髓节段的神经纤维组成,楔束在外侧由胸颈脊髓节段的神经纤维组成。小脑本体感觉路径由脊髓小脑束传导非意识性或反射性固有觉,将颈、躯干以及四肢的肌肉关节冲动传至小脑,再由小脑反射性地调节肌肉运动,以维持身体平衡。

【治疗】

(一)急救、护送与急诊处理

颈脊髓损伤的患者病情都比较重,患者往往因合并有休克、呼吸道梗阻或重要脏器损伤或因高位颈脊髓损伤所致的呼吸、心跳抑制而当场死亡。各级医院急诊科应对该类创伤有正确全面的认识,准备专门抢救药品及设备。一旦遇到该类创伤,能对伤员采取积极有效的心肺复苏术、输血输液、气管切开等紧急抢救措施,并对伤情做出粗略的估计,凡怀疑有颈椎、颈脊髓损伤者,一律按颈椎骨折处理,以可靠稳定的颈托外固定,应保持其颈部中立位,而旁置砂袋以防摆动和扭转,呈30°~40°的头低足高位。颈托应对颈部重要器官不构成压迫。待患者情况允许后,再转送医院。决不可认为患者已经出现瘫痪症状而麻痹大意,不注意搬运方法。搬动时需3~4个人,动作要轻柔,要协调一致,平起平放,勿使患者颈椎前后晃动或扭转。

伤者被送到医院后,应对其进行全身体格检查,迅速明确并积极处理严重的合并伤,并争取早期明确颈椎损伤病情。对颈椎损伤者,在保障患者基本生命体征的情况下,陪护下迅速完成颈椎X线检查。在急诊室除进行输血、输液外,有尿潴留者要做留置导尿,有胃肠胀满者应做胃肠减压。由于颈脊髓在急性损伤以后的病理改变除脊髓裂伤以外,尚有发生缺血、缺氧、水肿以及一系列生化改变的可能,故可经由静脉滴入大剂量激素、利尿剂、脱水剂,并给氧;有骨折、脱位者,应立即做牵引治疗。

(二)颈脊髓损伤处理的基本原则和措施

1.根据损伤性质和类型选择治疗措施

(1)稳定性颈椎损伤的处理:颈椎过伸性损伤、单纯棘突骨折、横突骨折、椎体轻度压缩性骨折或不伴有脊髓和神经根损伤者,根据Denis三柱理论的前柱轻度损伤,后柱完整无损;或后柱损伤,前柱完好无损等均属稳定性骨损伤。治疗可采用卧床休息,枕颌带牵引,头颈支具或石膏固定及功能训练。椎体压缩性骨折采用枕颌带牵引时,头颈应取中立位,通常牵引3周,然后头-颈-胸石膏固定,为期2~3周,以便达到前纵韧带复合体和骨性组织愈合。单纯棘突和横突骨折,不做任何牵引,直接使用支具固定,维持其稳定。

(2)不稳定性颈椎损伤的处理:不稳定性颈椎损伤指椎体压缩骨折超过50%以上,骨折脱位,伴有或不伴有脊髓和神经根损伤,颈椎不能维持在稳定状态者。临床所见伴有脊髓损伤的颈椎骨折脱位基本都属于此类。治疗应采用复位、复位减压、制动及功能训练等方法。

颈椎骨折脱位合并脊髓损伤的牵引治疗应是持续、有利和稳定的。颅骨牵引适应于寰枢脱位及颈椎骨折脱位合并脊髓损伤者。枕颌带牵引不能持续,易滑脱,甚至造成脊髓损伤,故不适合颈椎骨折脱位患者。

2. 全身治疗 全身治疗,对减少脊髓损伤的早期死亡率甚为重要。治疗措施包括:有效的药物治疗;始终保持呼吸道通畅;保证供氧;维持血液循环;防治肺部并发症,泌尿系统感染和褥疮等;保持良好的定期排便;维持水电解质平衡和充足的营养。

颈椎颈脊髓损伤,膈肌和肋间肌麻痹,使肺部通气受到影响,此时维持血压的稳定对脊髓的血液灌注十分有利,通常血压维持在 90mmHg 以上,就能保证脊髓血供。脊髓损伤早期,可能因交感神经的因素而影响心脏功能,常表现为低血压和脉率缓慢。

(1)药物治疗

1)皮质激素:皮质激素是迄今为止应用最为广泛的治疗脊髓损伤的药物,其理论依据主要在于它具有抑制脂质过氧化、稳定溶酶体膜、改善脊髓血流、限制细胞外钙离子变化以及减轻细胞水肿的作用,近来发现它还可降低兴奋性氨基酸的释放。1990 年 NAS-CIS 报道大剂量甲基泼尼松龙 30mg/kg 静滴 15 分钟后,间隔 45 分钟,再以每小时5.4mg/kg 维持 23 小时可明显改善脊髓完全和不完全损伤患者的神经恢复,在损伤后 8小时应用,效果最佳。国内有人通过应用证实大剂量甲基泼尼松龙对不完全性脊髓损伤是有效的。但 8 小时后应用可产生不利作用,导致某些并发症,有增加病死率的可能性。在现有的治疗药物中,激素的有益作用是最为肯定的,NASCIS 已将甲基泼尼松龙列为其他药物研究中心必须予以比较的标准药物。

2)渗透性利尿剂:采用高渗透性药物可以增加排尿量,能排除脊髓损伤后组织细胞外液过多水分。这些药物可选择性应用,不必全部使用。甘露醇:20% 甘露醇,1～2g/kg,每 6小时 1 次,连续 7～10 天。呋塞米:20mg,静脉点滴,每天 1～2 次,连续 6～10 天。50% 葡萄糖:60ml 静脉推注,每 4～6 小时 1 次。

3)神经节苷脂:神经节苷脂是位于细胞膜上含糖脂的唾液酸,在 CNS 中含量特别丰富,已发现它在正常神经元的发育和分化中可能起重要作用,外源性神经节苷脂如 GMI也被称为 Sygen,可能促进轴突生长,增加损伤部位轴突的存活数目,使之达到传导冲动所须的阈数值(在动物中占总数的 4%～6%)、促进神经恢复,此外神经节苷脂还可降低NM－DA 受体介导兴奋性氨基酸的释放并影响蛋白激酶 C 的调节。已经发现 CNS 损伤后神经节苷脂耗竭,而对于慢性脊髓损伤,轴突脱髓鞘在恢复失败中可能起到作用。最近 Geisler 报道,患者在脊髓损伤后 48～72 小时给予神经节苷脂(GM－1),每天 100mg 并持续几周,能促进神经恢复。

4)氧化剂和自由基清除剂:脊髓损伤后,自由基生成增多,而内源性抗氧化剂 VitE、VitC、CoQ 减少,富含磷脂和不饱和脂肪酸的细胞膜对脂质过氧化反应非常敏感而受到损害,膜的通透性和完整性受到破坏,甚至引起细胞死亡,自由基还可引起微血管闭塞和痉挛,造成脊髓缺血,目前已有多种抗氧化剂和自由基清除剂被应用于脊髓损伤,包括前述的皮质激素、VitE、VitC、CoQ、超氧化物歧化酶(SOD)等。VitE、VitC 是有效的抗氧化剂,但不易通过血脑屏障,而降低了其利用价值。最近 21－胺类固醇如 u－7406F 越来越受到注意,u－7046F 是铁依赖脂质过氧化抑制物,能促进脊髓神经功能恢复,无糖、盐皮质激素活性和副作用(如胃肠出血和影响伤口愈合),作用较甲基泼尼松龙强 100 倍,是一种极有希望的治疗药物。

5)钙通道拮抗剂:脊髓损伤后损伤节段的进行性脊髓血流量下降,在脊髓继发病变中起重要作用。而钙在创伤后缺血和缺血性细胞死亡的发病中能起关键作用。脊髓损伤后细胞外钙内流超载,损伤部位周围的钙离子也流向损伤组织,使组织总钙和细胞内钙都过度增高,细胞内钙的超载已被认为是神经细胞死亡共同的最后途径。Feden 在动物实验中使用钙通道拮抗剂尼莫地平,发现其能扩张血管,增加血流量,但对组织病理和神经功能无明显影响。后来 Fuha、Hall 也证实尼莫地平能增加脊髓血流量。1993 年国内有人用尼卡地平早期治疗实验性脊柱脊髓伤(SCI)并与地塞米松进行对比,发现前者在脊髓神经功能评分,病理组织学方面的观察指标均明显优于后者。然而钙通道拮抗剂的作用也存在争议,Holtz 确未观察到有益的作用。

6)阿片受体拮抗剂:SCI 后内源性阿片肽的过量释放被认为是 SCI 后缺血坏死的重要因素,可使脊髓的血流自身调节能力丧失,动脉下降,致脊髓血流(SCBF)减少。在动物实验中已发现阿片肽受体拮抗剂对脊髓损伤具有保护作用,大剂量纳洛酮明显逆转SCI 后 SCBF 的下降、改善体感诱发反应和运动恢复,也有人发现在一个很大剂量范围和治疗期内均无作用。NASCIS 也未显示纳洛酮在治疗脊髓损伤上的有效作用。但这并不意味着阿片受体对脊髓损伤无作用,而可能同使用剂量、给药方式、疗程、观察时间和人种等方面的差异有关。脊髓损伤后内阿片肽及其他一些自身损害因子如氧自由基、花生四烯酸代谢产物等的释放增多,是导致脊髓损伤继发的病理损害的重要因素。纳洛酮通过阻断内阿片肽,促进脊髓损伤神经功能及诱发电位恢复,抑制兴奋性氨基酸的释放。它还直接扩张血管,改善微循环,增加脊髓损伤部位血流量,从而减轻脊髓损伤。纳洛酮对微循环的直接作用与改善脊髓缺血后神经功能的恢复是一致的。推荐使用剂量与用法为首剂 5.4μg/kg 静注(15min 内完成),45min 后再以 4μg/(kg·h)静滴维持 23h,以后7~8mg 每日静滴。

7)阿片肽的 Kappa 受体拮抗剂:纳米芬(namefene)对脊髓损伤的治疗作用比纳洛酮更有效,纳洛酮是一种相对非特异性拮抗剂。主要作用于 U 受体而对 K 受体作用较弱。因此 K 受体拮抗剂可能更具有临床价值。促甲状腺激素释放激素(TRH)为另一阿片受体拮抗剂,主要拮抗 H 型受体,可拮抗内源性阿片肽的某些生理作用,阻止或逆转脊髓损伤时产生的花生四烯酸类物质的病理性损害,降低组织酸中毒和磷脂降解,还能拮抗EAA 和 PAF 的某些作用,在动物实验中给予高于生理需要量的 TRH 治疗,可明显加速神经损伤的恢复,即使是伤后(5 分钟)的缺陷。现已研究出同分异构体 CG3509,半衰期为数小时,可口服,已试用于临床,取得了一定效果。

8)兴奋性氨基酸(EAA)受体拮抗剂:在 80 年代中后期,Faden 等人相继发现了脑和脊髓损伤后 EAA(主要是 Glu、Asp)细胞外水平呈急性瀑布样升高,现已认识到这些 EAA具有神经毒性,而且大多数神经毒性作用是由 N－甲基－D－天冬氨酸受体(NM－DAR)介导的,并且与多种损伤因素如内源性阿片肽、钙离子等的改变有密切关系,目前已提出了脊髓损伤后的 EAA 神经毒性机制的学说。在动物实验中已经发现多种 NM－DAR 拮抗剂能减轻脊髓损伤后的解剖损害,促进功能恢复,其中 NM – DAR 的生理拮抗剂镁离子已应用于脑外伤的临床治疗。

9)神经营养因子(NTF):在过去 10 年中 NTF 的研究已取得相当大的进步,NTF 已被纯化和克隆。许多资料表明 NTF 不仅支持神经再生,而且还具有神经保护作用。以往由于 NTF 不能口服给药、静脉给药又不易通过血脑脊髓屏障,因此限制了临床推广。随着分子生物学技术的进步,利用基因转移技术,使神经营养因子的基因在损伤局部源源不断的表达已成为可能,从而解决了上述问题,并可能使脊髓损伤的治疗从早期扩展到全过程、保护神经组织免受继发性损伤并促使已损伤的神经组织再生。

10)其他药物:二甲亚砜(DMSO)、东莨菪碱(SCP)、GABA、氯苯氯丁酸(Belcofen)、前列腺素抑制剂、花生四烯酸代谢抑制剂、神经蛋白酶抑制剂、脂质过氧化抑制剂、4 – 氨基丁酸(4 – AP)等早期应用可减轻脊髓损伤后的组织损害,其机制主要与保护和改善脊髓微循环、保护脱髓鞘的轴突促进轴突传导有关;其中 4 – AP 是一种轴突钾离子通道抑制剂,可促进脊髓损伤时因髓鞘破坏或脱髓鞘后暴露的轴突上的钾通道,但 4 – AP 的疗效目前还比较短暂,限制了临床上的应用。

(2)高压氧治疗:在脊髓损害后早期 4 ~ 6 小时使用。以 2.5 标准大气压(253.3125kPa)的高压氧治疗,每天 1 ~ 2 次。在动物实验和临床上高压氧对脊髓损伤的治疗效果有不同的报道。有人发现高压氧可以使脑血管收缩保持在最低水平,血管收缩会减少脑的血流量,特别是帘幕上部分,会减少脑组织疝。在脊髓内也同样,纵长形的脊髓处于骨性脊椎结构内,仅有脑脊髓膜予以疏松固定,因此任何防止脊髓肿胀的措施均会给损伤的脊髓带来好处。

高压氧疗法可以增加组织内含氧量,对脊髓损伤后局部细胞缺氧有良好作用。观察还表明高压氧还可以增加受损伤脊髓中的胶原形成,这是由于组织氧的增加可以促进损伤部位新生的成纤维细胞的胶原合成。目前主张早期使用高压氧治疗,一般伤后 4 ~ 6 小时为高压氧治疗的黄金时间。

有一些临床和实验报道介绍急性压迫性脊髓损伤时高压氧有一定的使用价值,但未能得到推广,因为不少人提出高压氧对肺有毒性,而且也可以产生中枢神经系统症状。应用高压氧治疗时需注意,可能会出现全身不适,耳鸣、恶心、甚至头痛、嗜睡及氧中毒等,届时应终止治疗。

(3)局部降温治疗:低温治疗是在脊髓损伤后局部较长时间应用冷却疗法。低温可降低细胞的代谢率,减少组织的耗氧量,故而增强脊髓对缺氧的耐受性,减轻脊髓肿胀,降低脑脊液压力;降温还能阻止酸性物质的产生。

低温治疗需降温装置,包括冷却液容器,冷却液循环泵,加压泵及自动控制温度器。切除椎板或不切除椎板,在损伤节段上下方插入导水管,一进一出。冷却液为生理盐水,林格氏液,葡萄糖等。开始温度为 2 ~ 8℃,维持温度 15℃左右,伤后持续 7 ~ 8 天。

(4)手术治疗

1)开放复位和椎板切除减压:骨折脱位复位应视为最重要的减压措施,只有认为已获复位颈椎骨折仍有脊髓压迫时,才同时作椎板切除减压。适应证:不完全性脊髓损伤,在观察中进行性加重;闭合牵引复位后,经检查证明椎管内仍有压迫的骨折片或软组织,症状无好转;再开放复位时,如果发现椎板、棘突损伤严重,碎骨片进入椎管时,同时作椎板切除减压;锐器或火器伤,以及有占位性致压物者。

椎板切除范围应以损伤节段为中心,上下不超过一个节段,避免不必要的结构丧失,引起颈椎不稳定,甚至畸形。根据损伤具体情况决定是否应用内固定或植骨融合术。

2)脊髓切开术:实验研究证明,脊髓切开能使动物的脊髓功能得到恢复。脊髓背切术,临床已有应用并观察到一定效果。自脊髓背侧中线切开脊髓,一直到中央沟,清除聚集脊髓内的液体和血液,还有利于肿胀的消退。

3. 脊髓损伤的康复 颈脊髓损伤所致瘫痪可谓一种严重的伤残。受损脊髓平面高,四肢功能及躯体的深感觉、血管舒缩,膀胱、直肠和性功能等障碍给患者和家庭带来了心理和行为的严重扰乱。应积极给予脊髓损伤患者康复治疗。康复治疗应在脊髓损伤后即开始,贯穿于治疗的全过程,包括早期和晚期的手术治疗和非手术治疗。高位瘫痪患者的护理与外科治疗具有同等重要意义。防止并发症,主要包括:

(1)褥疮的预防:患者主动或被动的每2~3小时翻身一次。目前已经设计出多种特制的翻身床,如电动旋转床、气垫床和水垫床等,既可减轻或消除劳动强度,也可使患者舒适,避免褥疮。

(2)直肠管理:训练定时排便,应在每天固定时间置放便盆,以做训练。通常在餐后进行,充分利用胃-结肠反射作用,促进其排便。训练时,按摩下腹部,刺激肛门区诱发排便,截瘫患者每隔2~3天排便一次即可。若不能排出并确认直肠内存在粪便,应戴手套将粪便挖出,尽量挖干净。适当调整饮食,使粪便变软有利排泄。有时仍需要用缓泻剂和润滑剂。

(3)尿路管理:脊髓损伤后,早期失去神经控制的膀胱成为麻痹性膀胱,颈脊髓损伤属于上运动神经元受损,而控制排尿的骶髓没有受到影响,但失去了随意排尿功能。脊髓损伤后,排尿功能障碍成为需要解决的突出问题。尿路感染、结石和肾盂积水等病变,将导致肾功能衰竭,是截瘫患者死亡的主要原因。因此,从脊髓损伤一开始就必须引起特别注意。

1)尿路管理原则:采取各种有效措施保护肾脏功能;预防和治疗尿路感染;导尿后早期拔除导尿管,减少尿路机械性刺激,尽早利用生理尿路排尿;晚期患者积极训练排尿功能。

2)排尿功能的训练方法:导尿管引流,早期以持续引流为主,通常采用普通导尿管或Fley导尿管,任其开放,使膀胱保持通畅,这样既可观察尿量变化,又可避免膀胱逼尿肌在无张力下过度被拉伸和疲劳。1周后按每3~4小时开放一次引流尿液,防止膀胱挛缩。在导尿管持续引流时期必须保持会阴部位及尿道周围的清洁。有时可在导尿管上连接Y型导管,以利膀胱冲洗。常用的冲洗液为生理盐水和1∶5000呋喃西林溶液,每天2次。导尿管每隔1~2周更换1次。

间歇性导尿,一些研究者主张采用间断性导尿,每次导尿后,将导尿管拔除不做留置。间歇性导尿法的优点:导尿管在尿道内机械性刺激时间短,逆行感染机会少;阴茎和阴囊被动位置时间短,不易引起炎症;能够定时充盈和排空膀胱,使其能在早期得到训练,采用此法一般可在伤后2~3周即可不再用导尿管。但这种多次导尿,烦琐费时,如果无菌技术上的任何环节发生问题都会增加感染机会。

　　手法排尿应用很广,但要慎重,如果应用不当可引起扩张的逼尿肌纤维破坏出血,甚至膀胱破裂。若造成尿液逆流可引起感染。手法排尿的方法:当膀胱充盈其底达到脐上时,即可施行手法。操作者的一只手由外向内按摩下腹,手法轻柔,用力均匀,使尿液集中膀胱膨隆成球形;一手按压膀胱底向前向下,待尿液流出后,将双手互相叠加加压。尿流终止后,放松加压,重新上述方法,力求排尽。

　　3)导尿管拔除指征:肛门和阴茎海绵体反射恢复;膀胱排空功能良好,即用 60ml 冷生理盐水由导尿管注入膀胱,当开放导尿管后,液体在 1 分钟内排出;在每次更换导尿管之前,令患者做排尿动作,如有尿液流出,即表示膀胱括约肌的功能有恢复。

　　在训练膀胱时必须耐心,充分利用皮肤 – 膀胱的反射作用。每次训练时,医护人员可协助患者刺激大腿内侧,阴茎体部或会阴部,即所谓"扳机点"以引起排尿动作。经过系统训练,约有 2/3 的患者可在伤后 3～6 个月拔除导尿管,少数约 1 年或更长时间才能恢复。有些患者即使已经拔除导尿管,还可能因某种原因,再次发生排尿障碍,需要重新放置导尿管。对此类患者应特别注意泌尿系统慢性炎症及肾功能障碍。对于某些炎症反复发作者,应考虑耻骨上膀胱造瘘。

　　4)膀胱管理良好的标志:不需要安放导尿管导尿,尿液可自行排出,通常称之膀胱平衡;经过泌尿系统检查;肾盂、输尿管、膀胱和尿道为正常范围;肾脏功能检查正常;无菌尿建立和维持无菌尿,表示泌尿系统无炎症,属于尿路稳定。

　　(4)科学的营养:颈脊髓损伤早期,由于消化系统功能受到影响,摄入减少,大量的消耗继续存在,导致患者营养不良,对全身状况恢复极为不利。因此,静脉给予十分必要,借以维持全身的正常代谢。急性损伤过后,消化吸收功能明显改善,高脂肪、高蛋白、高碳水化合物及丰富的维生素摄入,将有益于全身的恢复。

　　(5)理学康复:理学康复的目的为通过各种物理手段和医疗体育,使患者恢复基本活动能力。物理治疗主要采用光、电、水和热能等物理因子,对躯体或局部施以作用,以改善血运,增强肌力,防止粘连等;体疗包括各种器械和动力系统进行主动或被动的功能锻炼。后者对截瘫患者的康复治疗作用尤为重要。

【典型病案】

　　王某,男,35 岁,摔伤头颈部疼痛活动受限 3 小时入院。查体:颈后部压痛(+),叩击痛(+),右前臂、右手拇指、食指、中指感觉过敏,右手握力 I 级,双下肢肌力 0 级,自乳头以下皮肤感觉减退,四肢腱反射增强,Hoffmann 征(+ +)。MRI 示 $C_{5\sim6}$、$C_{6\sim7}$ 椎间盘信号减低并向后方突出,相应蛛网膜受压变窄,$C_5 \sim C_7$ 水平颈髓内示片状长 T_1 长 T_2 高信号影,$C_{1\sim7}$ 水平颈后软组织示片状长 T_1 长 T_2 高信号影(图 2 – 10 – 1)。诊断:颈髓损伤不全瘫。予行经后路单开门脊髓减压椎管成形术(图 2 – 10 – 2)。患者逐渐感觉减退恢复正常,双上肢、双下肢肌力 III 级。

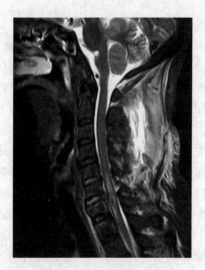
图 2 - 10 - 1　术前 MRI

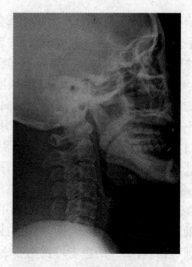
图 2 - 10 - 2　术后 X 线侧位片

第十一章 外伤性寰枕脱位

外伤性寰枕脱位(occipitoatlantal dislocation,OAD)是指由于外伤导致的寰椎和枕骨分离的一种病理状态,通常由剧烈的暴力如交通事故或高空坠落等因素所造成,是一种严重的寰枕部韧带损伤的疾病。

【发病机制】

外伤性寰枕脱位损伤机制复杂,除了轴向压缩、侧屈和轴转暴力可造成枕骨髁骨折而导致寰枕关节脱位外,最常见的是急剧减速或加速引起的颈部过屈和过伸所形成的牵拉损伤,即挥鞭样损伤,这是车祸中常见的颈部致死性损伤,由于速度变化过于猛烈,机体在惯性作用下,头颈部和躯干运动不协调,头颈部产生过度前屈或背伸运动,致使颈椎或脊髓损伤。最常见 C_5、C_6 椎体损伤,其次为 C_1、C_2 颈椎和寰枕关节,主要表现为颈椎关节脱位、颈椎骨折、颈髓损伤、寰枕脱位等,同时翼状韧带牵拉可造成的枕骨髁撕脱骨折。

【分类分型】

寰枕关节脱位分为前、后、纵向 3 型,以前脱位最常见。

【临床表现】

寰枕关节脱位患者的临床表现差异巨大,可以没有任何神经损伤的症状和体征,也可以表现为颈部疼痛和活动受限。颅神经损伤在临床也不少见,如外展神经、舌咽神经和副神经常常受累。四肢瘫是比较常见的损伤类型。Przybylsk 等学者综述文献发现,18%的患者没有神经损伤,10%存在颅神经损伤,34%为单侧肢体障碍,38%为四肢瘫。患者通常伴有头部外伤和意识不清醒。因此,对有严重外伤史的所有患者,应当考虑有寰枕关节损伤的可能,直到进行完整的评估以排除。意识清醒的患者主诉有枕下、枕部或头部疼痛或不能抬起头部的主观感觉。神经系统的检查包括颅神经功能检查以及躯干和末梢运动、感觉神经功能检查。深部腱反射的状况及病理反射的存在与否有助于诊断。

【辅助检查】

寰枕关节脱位的诊断方法比较常见的有以下几种:①DBI 法:直接测量齿状突尖到枕骨大孔前缘距离,超过 10mm 为异常(图 2 - 11 - 1)。②Power 比值法:由枕骨大孔前缘到寰椎后结节连线为 BC 线,寰椎前结节到枕骨大孔后缘连线为 AO 线,BC/AO 比值正常为 0.77,超过 1 为寰枕关节脱位(图 2 - 11 - 2)。③Dublin 法:测量寰椎前结节和枢椎体到下颌骨的距离,正常分别为 5mm 和 10mm 超过此值为异常(图 2 - 11 - 3)。④Kaufman

法:直接测量寰枕关节的距离,正常应小于5mm(图2-11-4)。⑤X线法:由枕骨大孔前缘中点到枢椎棘突根部连线,再由枕骨大孔后缘中点到枢椎体后下角连线,组成X形状,前者恰好与齿状突后上角相切,后者与寰椎后结节相切(图2-11-5)。⑥BAI-BDI法:由Harris等在1994年提出,分别测量枕骨大孔前缘中点到枢椎体后侧皮质连线的距离(BAI),和枕骨大孔到齿突尖的距离(BDI),BAI应小于12mm,BDI为2~15mm(图2-11-6)。虽然有上述测量方法,但有学者回顾以往病例时发现仅有部分病例可以采用上述方法进行诊断。相当多的患者不能用X线测量方法得到确诊。主要原因是由于寰枕交界区域解剖关系复杂,影像重叠,使得理论上的诊断指标在实际应用中遇到困难,复查颈椎侧位平片,并且反复对比,比单次颈椎侧位平片对诊断更有帮助。

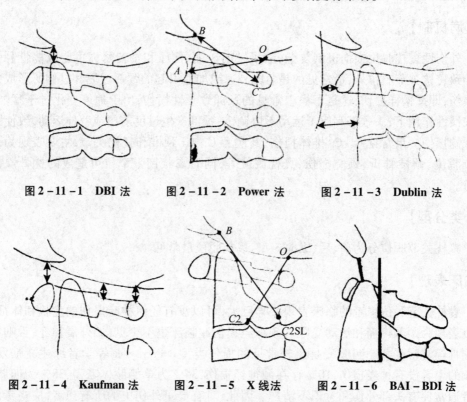

图2-11-1　DBI法　　　图2-11-2　Power法　　　图2-11-3　Dublin法

图2-11-4　Kaufman法　　　图2-11-5　X线法　　　图2-11-6　BAI-BDI法

三维CT重建特别是冠状面的CT对侧方脱位有决定性的诊断作用,重建中矢状面CT对前后脱位有决定意义。而MRI仅对脊髓损伤有诊断作用,对骨性结构的异常显示不十分清楚。

【应用解剖】

寰枕关节由枕骨髁和寰椎侧块组成,枕骨髁位于枕骨大孔下方,左右各一,呈椭圆形与寰椎侧块的上关节凹构成寰枕关节。两骨由纤维性关节囊和寰枕前、后膜连接。寰枕前膜是前纵韧带在结构上的延伸,连结枕骨大孔前缘与寰椎前弓上缘,寰枕后膜与黄韧带同源,连接枕骨大孔后缘与寰椎后弓上缘,这些韧带的损伤可导致寰枕关节的不稳定性。同时,枕骨与枢椎之间亦存在一些重要的韧带连接,主要有覆膜、翼状韧带、齿突尖韧带。

【治疗】

对于寰枕关节脱位患者,及时、正确的处置对于防止神经损伤的发生尤为重要。复位以后的治疗针对儿童和成人应有不同的选择,儿童因为愈合能力强,可以在 Halo-Vest 支架固定下保守治疗,成人选择非手术治疗后由于损伤后韧带的修复常不满意依然存在不稳定,为了保持颈椎的长期稳定和防止致死性的事件发生,多数患者应施行后路内固定术。虽然有手术后症状加重的报告,但大多数患者神经功能得到一定恢复。Przybylski 等综述文献发现,有 36% 没有获得正确诊断的寰枕脱位的患者由于不恰当的固定导致症状加重。早期正确固定可以防止症状加重。

1. 传统颈枕融合　传统后路固定的方法为颈枕融合,是在 C_2、C_3 和枕骨之间的固定融合,其缺点是手术范围大,损伤大,主要是固定了寰枢椎,严重影响了颈椎的旋转功能,颈枕融合后颈椎的旋转功能丢失,为一种致残性手术。

2. 寰枕融合术　患者取俯卧位,在颅骨牵引下,取枕颈后正中切口,沿寰椎后弓向两侧逐渐显露至寰椎后弓与侧块移形处,在显露过程中以棉片保护好寰枢椎椎弓间的静脉丛以及寰椎后弓外侧段上方的椎动脉。用开路锥在寰椎后弓与侧块移形处锥开骨皮质,以直径 2mm 长 25mm 的锥子外展 $5° \sim 10°$ 与寰椎椎弓平面平行的方向进入(钻孔时用巾钳提拉寰椎后弓,以防脱位加重而损伤脊髓),然后用直径 3mm 长 25mm 的锥子扩大通道,选取直径 3.5mm 长 25mm 的椎弓根螺钉拧入侧块内。枕骨重建钢板 Anoxe 按寰枕生理曲度塑形后,在 C 型臂 X 线机监测定位下,将其用 3.5mm 经双层皮质的皮质骨螺钉固定到枕骨粗隆上。用尖嘴咬骨钳或磨钻在枕骨、寰椎后弓的背面、上缘进行去皮质,准备好植骨床;同时取自体髂骨,修成 $1.5cm × 3.0cm$ 的半板髂骨两块及部分髂骨松质骨,先将松质骨粒铺于植骨床上,髂骨片置于寰椎后弓及枕骨基底部,皮质面朝外,以 10-0 号丝线通过两侧的钢板固定骨片。止血后伤口留置引流管,关闭切口。

寰枕融合的优点:寰枕关节是微动关节,寰椎后弓的表面积能够满足植骨的需要。寰枢关节的旋转功能占颈椎旋转功能的 46% 以上,在日常生活中的作用至关重要;寰枕融合避免了颈枕融合的不足,只固定脱位的寰枕关节,既固定了失稳的寰枕关节,又最大限度的保留了颈椎的功能,经临床观察,术后对颈椎的旋转功能无明显影响。

【述评】

外伤性寰枕脱位由于造成颈、延髓交界区的损伤,伤后生存者较为少见,所以很难留下临床资料。笔者复习相关文献,发现在交通伤死亡者中,约 6% ~ 8% 是由于外伤性 OAD 所引起的。本病约占颈髓损伤患者的 0.7% ~ 1.3%。大部分患者的年龄在 30 岁以下,总死亡率为 57.8%。死亡原因主要是颈、延髓交界区的损伤所造成的呼吸衰竭或严重的合并伤。这类患者病情重,致残率、病死率都很高,早期诊断和及时、恰当的治疗是提高生存率的关键。

寰枕融合的注意事项:寰椎椎弓根较细,个体差异大,术前进行寰枢椎的 CT 扫描及重建很有必要;如果发现寰椎的椎弓根很细不能植入椎弓根钉,则选用侧块螺钉;在植入侧块螺钉时应有 $10° \sim 15°$ 的外展角,以防止损伤椎动脉;对寰椎前脱位的患者,用椎子在寰椎上钻孔时,应以巾钳提拉寰椎后弓,以防脱位加重而损伤脊髓。由于寰椎后弓相对较细,在融合前用球磨对所需植骨融合的寰枕后弓背面及上缘的骨床仔细制造粗糙面,所植髂骨和粗糙的骨床要紧密接触。我们常用双 10 - 0 号丝线利用双侧的钢板对骨块加压捆绑的方法,增强植骨的有效性。

我们认为经后路寰枕固定融合是治疗外伤性寰枕脱位的一种可靠的治疗方法。能够直视下置钉、短节段固定、术中复位,固定可靠,融合率高,有利于上颈椎稳定性重建及脊髓神经功能恢复,有效避免了颈枕融合的缺点,最大限度的保留了颈椎的旋转功能,为寰枕脱位患者的治疗提供了一种较好的内固定术式。

【典型病案】

宋某,男,34 岁,交通伤后 1.5 个小时送至当地医院急诊科,诊断为右胫骨平台骨折,局部脑挫裂伤。于当地医院行右胫骨平台骨折内固定术、头皮裂伤清创缝合术。术后给予抗生素预防感染。术后 22 天因右侧颈部、右肩部至右上臂外侧疼痛麻木,右上肢无力,于 2008 年 12 月 14 日来我院就诊。查体:右侧颈部肿胀,右颈部至右肩部、右上臂外侧痛觉过敏,触痛明显。右侧下颌部及鞍区皮肤感觉减退,右上肢肱二头肌肌力Ⅰ级,右上肢其余诸肌肌力Ⅱ级,双下肢肌力正常。右侧 Hoffmann(+)。拍摄颈椎张口位、侧位 X 线片及寰椎 CT + MPR 重建。张口位 X 线片见影像重叠,侧位 X 线片未见异常,冠状面 CT 重建显示寰枕侧方脱位(图 2 - 11 - 7)。诊断:寰椎骨折并寰枕关节脱位。于 2009 年 1 月 17 日行寰枕固定融合术。卧床 3 周后带颈围领下床活动,3 个月后解除围领,进行颈部功能锻炼。术后 X 线片、CT 检查螺钉位置良好(图 2 - 11 - 8、图 2 - 11 - 9)。患者颈部、右上肢肢体疼痛及麻木症状明显改善,右上肢肌力明显增强。3 个月时随访右上肢近端肌力Ⅳ级,远端肌力Ⅴ级,6 个月时随访植骨已融合,未发现断钉(图 2 - 11 - 10)。颈部活动度基本接近正常,寰枕关节,侧屈约 80°,伸屈约 13°。

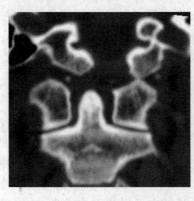 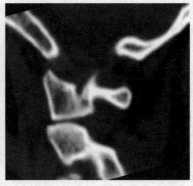

A   B

图 2 - 11 - 7 CT 重建

寰椎相对于枕骨向右侧移位,环枕关节错位,右侧间隙增宽。环枢关节未见明确异常,枕骨与寰椎间隙内示数个不规则形骨质密度影。枕骨及寰枢椎未见明显骨折线。

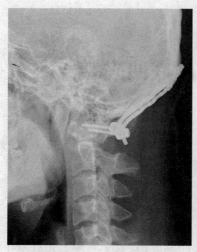
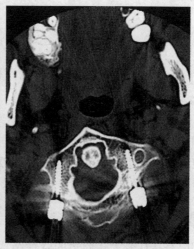

图 2 – 11 – 8　术后 X 线片　　　　　　　　　**图 2 – 11 – 9　术后 CT**

寰椎骨折并寰枕关节脱位术后,寰枕对应关系正常,弧线连续,可见钢板内固定,钢板水平有高密度植入骨片影,CT 见螺钉植入位置良好。

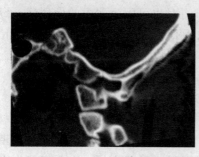
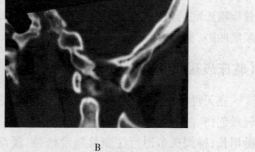

A　　　　　　　　　　　　　　　　　　　　B

图 2 – 11 – 10　随访 MRP

第十二章　颅底凹陷症

颅底凹陷是指枕骨大孔周围的颅底骨向上方凹陷进颅腔,并使之下方的寰枢椎,特别是齿状突升高甚至进入颅底。这种畸形极少单独存在,常合并枕骨大孔区其他畸形,如寰椎枕骨化、枕骨颈椎化、枕骨大孔狭窄及齿状突发育畸形等。

【发病机制及分类分型】

颅底凹陷是指枕骨大孔周边的骨性结构向颅腔内凹陷,寰椎与齿状突上移,突入枕骨大孔内,使脑干等神经结构受压。

颅底凹陷通常分为两类:原发性与继发性。前者指先天性畸形,较常见。常合并寰枢椎畸形,寰枕融合,寰椎前弓、后弓或侧块发育不良,齿状突发育畸形,以及所谓Klippel－Feil综合征等亦为常见的合并畸形。有时也可因为严重的佝偻病、骨质软化症、骨质疏松症、肾性骨病等因素造成颅底凹陷,因骨质变软,受头颅重力作用而下沉,引起颅底凹陷,称为继发性。本型极少见,其临床重要性远不如先天性。

【临床表现】

先天性颅底凹陷常在中年以后逐渐出现神经系统症状,通常在 20～30 岁以后,常因轻微创伤、跌倒,使脑干或脊髓受损。此时即使幼童也可能发病,然而多数患者往往因年龄增长,椎间关节退行性变及韧带松弛,逐渐发展而引起症状。主要症状为由于颅颈畸形使颅腔内腔狭窄,出现延髓、脊髓和小脑受压迫或相应血管受压迫所引起的症状和体征,继发性者则有原发病的症状和体征。有人根据有无症状分为两期:第一期为无症状期。第二期为症状期,此期分为六种:①高颈髓型:表现为四肢无力,肌张力高,腹壁反射减弱,腱反射亢进,病理反射阳性,有时出现感觉障碍。②小脑型:表现为眼球震颤,小脑性语言,肌张力低下,共济失调,步态不稳。③脑积水型:表现为头晕头痛或有恶心呕吐,脑脊液化验正常,脑室系统对称性扩大。④椎基底动脉型:表现为椎基底动脉供血不全症状,如头昏、TIA 发作等。⑤后组脑神经型:表现为声音嘶哑,吞咽困难,饮水呛咳和头肌萎缩。⑥混合型:上述两组症状和体征同时出现。

呼吸肌功能衰减常常使患者感觉气短说话无力,严重者可能出现不同程度的中枢性呼吸抑制,睡眠性呼吸困难等。

【辅助检查】

本症常伴有寰枢椎畸形或 Arnold－Chiari 畸形,此时神经受损的表现更为复杂。先天性颅底凹陷在未出现神经症状之前不易诊断,患者可能不到医院就诊。有时也因医师不能认识而被忽略。但部分患者伴有低发际,头面部发育不对称,斜颈或短颈畸形。这些表现常常引导医师作进一步的 X 线检查。以寰椎为中心颅颈侧位 X 线片可以做以下测量。

(1) Chamberlain 线:由枕骨大孔后缘至硬腭后端的上缘连线,齿状突尖位在此之上超过 3mm 为异常。有时枕大孔后缘常在 X 线片上显示不清,也可因颅底凹陷后缘也随之内陷,影响测量结果。

(2) McGregor 线:枕骨大孔后缘的最低点至硬腭后端连线。正常时齿状突尖位于此之上,但小于 4.5cm,大于此值则说明颅底凹陷。此线避免了 Chamberlain 线的缺点。

(3) McRae 线:枕大孔后缘至斜坡最低点的连线。此线无助于诊断而用以表明齿状突凸入枕大孔程度。据 McRae 观察,齿状突位于此线之下时很少出现症状。反之则多有症状。

有时由于面部畸形,硬腭的位置发生改变,或齿状突发育不良,上述测量准确性则受影响,在冠状面断层片上做下面的测量有助于诊断。

(4) Fishgold – Metzger 线:两侧二腹肌沟连线(即双侧乳突基部内侧面连线)。齿状突尖与此线距离小于 10.7mm,或与双侧寰枕关节连线之间距离小于 11.6mm 时,则表明颅底凹陷。

(5) Klaus 高度指数:由鞍结节向枕内粗隆作一连线,齿状突顶点向此线所作垂线的长度即为高度指数,正常为 40～41mm,36～40mm 为颅底扁平,小于 30mm 为颅底凹陷。

断层摄片及 CT 扫描对了解该部位骨性结构的形态、相互关系,确定其发育缺陷有一定的帮助。CTM 及 MRI 对了解神经受压的部位和程度是必要的。MRI 尚可以观察神经结构内部的病损状况,有时可以代替 CTM 及脊髓造影。

【应用解剖】

原发性颅底凹陷症由先天性枕骨和寰枢椎骨质发育不良及畸形所致,是枕骨大孔区最常见的畸形,占 90% 以上,主要是以枕骨大孔为中心的枕骨的基部、颏部、鳞部及颅底组织内翻,寰椎向颅内陷入,枢椎齿状突高出正常水平进入枕骨大孔,枕骨大孔前后径缩短和后颅凹缩小向上凹陷及齿状突上移畸形。由于在胚胎发生学上,神经管在寰枕部闭合最晚,所以本病常合并脑脊液和其他软组织畸形,如小脑扁桃体疝、脊髓空洞症及蛛网膜粘连等。同时,该病多合并有颅底颈椎交界区畸形,包括寰椎枕化与枕骨椎化、颈椎融合、寰枢椎脱位及齿状突发育不良。

【治疗】

无症状的颅底凹陷不需要治疗,但应定期随诊。有神经压迫症状的患者则需手术治疗。枕骨大孔后缘压迫则需行后路枕骨大孔扩大减压术。若同时行寰椎后弓切除则应同时行枕颈融合术。然而,脑干或脊髓腹侧受压比较常见,并且常伴有先天性寰枕融合或齿状突畸形。此时以前方减压为宜。口腔径路显露可以在直视下切除寰椎前弓、齿状突,必要时可将枢椎椎体及斜坡下部一并切除。但该手术途径显露并不十分清晰。还需特殊的自动拉钩、光源、气动钻等特殊器械,由于减压在前方,破坏较多的稳定结构,通常需要先行后路枕颈融合术。

【述评】

1917 年 Kanavel 首先采用经口咽入路处理颅颈交界区病变。由于手术操作困难、风险大、术后颅内感染等原因没有在临床广泛开展。随着解剖研究的深入及手术器械设备的发展,经口咽入路手术前路减压已经成为治疗颅底凹陷症常用的手术方式,取得良好效果。

患者取仰卧位,经口插管全身麻醉。沿中线切开软腭,确定寰椎前结节标志点。分层切开咽后壁黏膜、咽横肌及颊咽筋膜,直达寰枢椎表面,将前纵韧带向两侧剥离,显露斜坡下部、寰椎前弓及枢椎椎体。用长柄气动微形球磨钻在显微镜下磨除寰椎前弓 1.5 ~ 2.0cm 宽,自上而下切除齿状突,彻底剥离切除齿状突后增生的结缔组织,显露硬脊膜。此入路主要用于前路减压,有以下情况可使用于此入路:①临床表现以脑干、高位颈髓腹侧受压造成肢体运动障碍和呼吸肌麻痹者,查体以肌张力增高、腱反射亢进和病理反射阳性、锥体束受累为表现者。②MRI 矢状位所示颈延髓受压成角明显。③颅颈交界区侧位 X 线片及三维 CT 示齿状突脱位寰齿间距(atlanto dental inerval, ADI) > 5mm。Shaha 等认为经口咽入路可以充分暴露齿状突和 $C_{1~3}$ 椎体,并发症少。Menezes 报道了 733 例经口咽入路腹侧减压治疗枕颈部畸形患者,手术疗效满意,1 例出现口咽后感染,大多数患者有神经体征不同程度的改善。此入路也有以下不足之处:由于手术区深而狭小,病变显露欠清楚,可能发生定位错误;必须切除寰椎前结节后才能切除齿状突,破坏或加重了寰枢椎之间的稳定性;存在脑脊液漏及颅骨感染的危险;可发生神经功能恶化或猝死;减压后多数患者需一期或二期行后路固定融合。因此进行腹侧减压的非经口咽入路的术式有陆续报道,并取得较好的疗效,其中包括后外侧入路、颈侧方入路等。

1. 内镜辅助下的经口咽入路 术前准备完成后患者取仰卧位,肩胛间区垫高,颈部后伸,头部以头圈固定,防止旋转。消毒头面、鼻腔、口腔,铺无菌巾单。将细胶皮导管由鼻腔内置入,悬吊软腭及悬雍垂,Davis 开口器撑开口腔,显露咽后壁。正中纵行切开咽后壁,将颊咽筋膜及咽缩肌向两侧牵开,暴露椎前筋膜。向两侧剥离头长肌、颈长肌后即显露寰椎前弓及枢椎椎体。置入显微外科内镜下椎间盘切除术(microendoscopic discectomy,MED)用内镜工作通道、镜头及光源设备。固定后取出开口器,镜下即可显露寰椎前弓。长柄电刀剥离前纵韧带附着点,用长柄显微磨钻由下而上、由内而外磨除寰椎前弓。根据齿状突突入颅底多少向上切除斜坡基底 3 ~6mm,所开骨窗宽度约 16mm。可见深面增生的疤痕组织,沿齿突基底部向上清理瘢痕组织,显露齿状突尖。选用 4mm 长柄显微磨钻由齿状突尖部向下顺行磨除齿突。向外下方平移工作通道,显露寰枢侧块关节,切开前方关节囊,以 2mm 长柄显微磨钻打磨寰枢侧块关节面,打磨深度 10mm,宽度 8mm。内镜辅助下的经口咽入路与传统经口咽入路适应证类似,可用于颅颈区腹侧受压的病变。若术后有颅颈区的不稳,可二期行后路融合固定。内镜辅助下的经口咽入路较传统经口咽入路有明显的优点:首先脊柱外科的内镜技术创伤小,术后恢复快。另外在操作时可通过工作通道到达较为深在的术野,将术野结构放大后传至显示器上,对局部结构显露清晰。Frempong 等年内对 7 例患者行内镜辅助下的经口咽入路减压内固定手术。除 1 例患者围手术期间因心肌梗死死亡,其余 6 例患者手术顺利,术后神经功能均有不同程度的提高。陈新成等在尸体标本上测量了 60 具成人颅骨标本数据。认为该入路的定位标志主要为寰椎前结节、齿状突、咽结节、枕骨大孔前缘、IX ~ XII 对脑神经、椎动脉及其分支、延髓等。应用不同角度的内镜,仅切开软腭足以达斜坡下部至第 2 颈椎的范围。内镜辅助经口咽入路用于颅颈交界区病变,将外科微创技术应用于该区手术,为我们提供了新的选择,并可以明显减少术后并发症。

近年来国内外有内镜下经鼻腔至颅颈交界区手术入路报道,其较内镜下经口咽入路至颅颈交界区手术入路优点有:可不切开软腭及硬腭即可达全部斜坡及颅颈交界区域;对颅颈交界区域术后稳定性影响小。在以后的临床实践中我们如果能将这两者很好地结合起来,将会发挥更大的优势。

2. 后正中入路　自 1934 年开始倡导颅颈交界区畸形手术治疗以来,后正中入路减压固定一直是最常用的手术方式。国内开展较多,绝大多数患者是非常有效的。手术主要是通过咬除枕骨鳞部,增加后颅凹容积,松解环枕筋膜,解除对神经组织的压迫,改善其血液循环和脑脊液循环。在颅骨牵引下患者置于俯卧位。切开皮肤、皮下,用电刀及 Cobb 剥离器剥离肌肉,显露 $C_{3\sim4}$ 棘突与两侧椎板,达关节突外缘。将 C_2 棘突的两侧分叉分别切断。逐渐显露椎板与侧块的背侧面,然后用电刀自枕外粗隆下切开至骨膜,分别向左右骨膜下剥离,并将枕下肌群的附着处切断,向两侧推开,达 C_2 两侧显露的宽度。再用自动拉钩将切口向两侧牵开。用小刀将 C_1 后结节附着的肌肉止点切断,沿 C_1 后弓背侧切开。以小号骨膜剥离器,沿 C_1 后弓的后面分别向两侧做骨膜下剥离。减压范围:侧方可达到乳突后缘,上方扩大到横窦下缘,下方扩大至枕骨大孔边缘,寰椎后弓两侧距后结节不超过 15mm 将局部增厚的硬脑膜作星状切开以达到充分减压的目的。必要时分离或切除硬脑膜下的粘连物,合并小脑扁桃体下疝的可行小脑扁桃体下疝切除术。此入路主要用于颅底凹陷症的后方减压,枕颈或 $C_{1\sim2}$ 后方融合固定。没有明显腹侧受压表现的颅底凹陷症患者首选此入路。1986 年 Roy 报道了经后路枕颈间钢板固定技术,取得较好疗效,达到术后即时稳定,明显降低了枕颈不融合率,解除了患者长期使用头颈胸石膏固定的痛苦。宋跃明等随访了 1982 ~ 1989 年间因颅底凹陷症等颅底先天性畸形而施行枕骨大孔扩大术治疗的患者 12 例,平均随访 7.4 年。结果发现 12 例患者术后短期内神经症状均有不同程度缓解。随访结果分析表明:枕骨大孔扩大术是一种治疗上颈椎与颅底先天性畸形伴寰枢椎脱位的有效方法。其另一篇文献中提到,对于有明显腹侧受压的患者,传统后路减压术不仅不能解除脑干腹侧面的压迫,处理不当术中、术后易出现齿状突脱位加重压迫脑干,引起呼吸、循环骤停甚至危及生命。因此这类患者需行腹侧减压,切除压迫神经的齿状突才可以彻底减压。

3. 后外侧入路　经此入路治疗颅底凹陷症的临床报道较少,因技术要求较高,尚未广泛开展。此入路可分为以下 3 步:①显露切口。气管插管静脉复合麻醉。用头圈侧卧位,并向腹侧倾斜 10° ~ 15°,根据症状、体征决定右侧卧或左侧卧。一般以症状较重一侧在上方为宜。如已做颅骨牵引者,术中须维持牵引。自耳后乳突至枕外粗隆做水平连线,在该线中点向下做一纵行垂直线,长约 10 ~ 15cm。如需暴露枕骨粗隆,可将切口上段向后横行延长成倒"L"形。分别切开皮肤、皮下后,沿切口纵行切开分离斜方肌、头颈夹肌、头半棘肌等颈侧后方肌肉,锐性剥离骨膜即可充分显露枕外粗隆、枕骨大孔、寰椎后弓、C_{2-3}棘突及对侧椎板。②枕骨大孔扩大减压。对枕骨大孔狭窄、后缘陷入者,尤其是枕寰融合、后方压迫严重的患者,先用开颅钻在枕骨大孔侧后方开窗后,用尖嘴咬骨钳或薄型冲击式咬骨钳咬除枕骨大孔后缘和寰椎后弓以解除后方骨性压迫。枕骨大孔后缘和寰椎后弓处硬脊膜增厚者应做"Y"形或筛网状切开,使枕寰区后方达到充分减压。③齿突切除。将手术侧寰椎后弓向前切除至横突后方,从C_2椎板由后向前剥离至横突及术侧寰枢关节。此时可见由C_2横突孔出来的椎动脉向上走行经枕寰区硬脊膜侧方。用神经拉钩轻柔地将硬脊膜向后牵开,将椎动脉和C_2神经根向前牵开(C_2神经根无法牵开时可用锐利刀片将其切断),即可显露出C_2椎体、齿突后方及颅底斜坡。用直径为4mm的无极变速球形磨钻,由术侧逐渐向对侧磨切C_2齿突,如无寰枢椎脱位可只磨掉突入颅内部分的齿突上部,这样仍可保持寰枢关节的稳定性。此时便可完成枕寰区脊髓前、后方的充分减压。经后外侧入路可同时行前后路减压,一期后路内固定。因此腹侧或背侧受压的颅底凹陷症患者均可行此入路,尤其是对于腹背侧同时受压的患者,更能体现出此入路的优势。宋跃明等对8例患者均行枕骨大孔扩大+寰椎后弓切除+齿突切除术,其中5例同期行髂骨植骨枕颈融合。术后6~18个月随访时,对患者做神经功能检查及枕颈部摄片,8例感觉恢复接近正常,肌张力明显降低,肌力均有一级以上改善;3例小便困难消失;1例呛咳症状消失;X线片显示5例枕颈部植骨已融合。

4. 颈侧方入路 1921年Fiolle等提出侧方入路手术暴露椎动脉。1973年Henry对这一入路做了详细描述。此后,这一入路常被用来治疗创伤性椎动静脉瘘、切除压迫椎动脉和神经根的骨赘、突出的椎间盘、肿瘤或行C_{1-2}侧块关节融合等。1996年Al Mefty等介绍此入路治疗颅底凹陷畸形等颅颈区病变取得较好疗效。取侧卧位,头向对侧倾斜。切口以乳突为中心,由其后方6~8cm起,经过乳突,沿胸锁乳突肌前缘到达该肌的中部,将胸锁乳突肌和头夹肌的乳突附着处横断,向下翻转,在乳突前下方1cm处可触及C_1横突将附着在C_1横突上的肩胛提肌和深筋膜剥下,显露出横突。用咬骨钳打开横突,游离椎动脉,向后牵开,显露出C_1侧块。用高速磨钻磨去C_1侧块的后半部分,即可以暴露枢椎齿状突和枢椎体。用磨钻磨去齿状突或枢椎椎体上角,将紧邻硬膜的最后一层皮质骨用刮匙刮除,直至受压的硬膜膨起。沈健康等认为此入路的困难在于显露和游离椎动脉。Ture等认为此手术入路是安全有效的,无术后并发症及寰枕关节不稳定。熟悉此区域解剖结构,尤其是椎动脉的走行,是保证手术成功的关键。国内闫明等对9例C_{1-2}前脱位患者进行经颈侧方入路脊髓腹侧减压术。术后症状有改善的仅有3例,得出的结论是经颈侧方入路行脊髓腹侧减压术是一种不尽人意的治疗方法。我们认为此入路对椎动脉等血管的干扰较多,容易损伤椎动脉造成难以控制的大出血,另外需切除部分寰椎侧块,寰枕关节及寰枢关节的稳定性势必会受到影响,是否可在此入路减压术后一期行内固定融合术还没有相关报道,因此应用此入路进行颅底凹陷症等颅颈交界区畸形所致的脊髓腹侧的减压还需更多相关解剖、生物力学研究及临床经验的积累。

总之,颅底凹陷症的手术治疗一直是脊柱外科面临的难题,不同手术入路有各自的适应证。前侧受压症状为主及影像学表现前侧明显受压的患者宜使用前侧入路。如传统的经口咽入路，后侧受压症状为主及影像学表现后侧明显受压的患者宜使用后正中入路。前后均受压的患者则使用后外侧入路较好。近些年内镜等新技术的应用，更为不同手术入路拓展了新的思路，使颅底凹陷症的手术治疗趋于微创。相信随着内镜技术的普及，颅颈区解剖结构的研究进展，针对不同患者的更加合理的手术入路将会为广大脊柱外科医生所应用，临床疗效将会不断提高。

第十三章　胸腰椎骨折

胸腰椎骨折一般是由高能量暴力直接或间接作用于胸段椎体及其附件而产生的骨折(病理性骨折或骨质疏松导致的除外),常伴有不同程度脊髓、马尾或神经根损伤。

【发病机制】

目前,在我国造成胸腰椎骨折的主要原因依次为坠落伤、摔伤、挤压砸伤及交通事故伤。胸椎骨折多是由于间接暴力引起,如果将作用于脊柱的暴力分为垂直暴力和水平暴力,则垂直暴力是引起胸椎骨折的主要因素。分析受伤机制要根据患者的受伤史及 X 线摄片。造成脊柱损伤的力量主要有屈曲、过伸、轴向负荷、椎体内部切应力及侧方弯力,其中80%的病例是屈曲力及轴向挤压力,屈曲及来自轴向压力的瞬间分别形成压缩性骨折和部分的爆裂性骨折。屈曲压缩、垂直压缩、侧方压缩等力量易产生单纯的胸椎骨折。胸段遇到旋转、屈曲分离、平移等暴力易引起爆裂性骨折及脱位等。当躯干某处受暴力作用时,暴力沿脊柱传导,并常使脊柱的稳定和活动部位交界区的椎骨受到损伤。胸腰段($T_{11} \sim L_2$)有生理性后凸,既是身体轴向应力的移行部,同时其结构段处于胸廓与骨盆之间,所以胸段脊柱是最易受到损伤的薄弱带之一。

【分类分型】

胸腰椎损伤的分类目的是为选择合适的治疗方法,估计其预后。因此,任何分类均应包括临床、病理和损伤机制。目前,胸腰椎骨折的分类方法很多,但均不够完善。

(一)根据损伤后脊柱的稳定性分类

Denis 三柱学说认为,脊椎稳定性的关键是中柱的完整性。

1. 稳定性骨折

(1)所有的附件骨折,例如横突骨折、关节突骨折、棘突骨折等。

(2)椎体轻或中等程度的压缩性骨折。

2. 不稳定性骨折

Ⅰ度:在生理负荷下可能发生脊柱弯曲或成角者均属于机械性不稳定,包括严重的压缩性骨折和安全带骨折。

Ⅱ度:未复位的爆裂性骨折继发的晚期神经损伤。

Ⅲ度:骨折脱位和严重暴力骨折合并有神经损伤者。

(二)根据损伤机制分类

1. 屈曲压缩性骨折　临床最常见。压缩性骨折以椎体上终板受累最多,下终板较少累及。Ferguson 根据稳定性不同将屈曲压缩性骨折分为 3 型。

Ⅰ型：为单纯椎体前方楔形压缩，压缩不超过50%，中柱与后柱完好。

Ⅱ型：为椎体楔形压缩伴后柱韧带复合体破坏，并有棘突间距增宽、关节突骨折或半脱位，前、后柱损伤，中柱完好。

Ⅲ型：为椎体压缩，椎体后上缘骨折，骨折片突入椎管，前、中、后柱均损伤。一般无神经症状。

2. 爆裂性骨损伤　此型为压缩性骨折的一种特殊形式，是CT应用于临床后才被逐渐认识的。其最显著的特点是中柱损伤。伤椎前、中柱均崩塌，椎体后壁高度降低，骨块向四周分散，椎弓根距离增大，椎体后壁骨折片连同椎间盘组织突入椎管，常压迫硬膜囊。多发于胸腰结合部。Altas根据CT图像上椎体矢状骨折、附件骨折、椎弓根间距、椎体前缘楔变程度、椎管狭窄范围及是否合并其他部位的脊椎骨折，将脊椎爆裂性骨折分为5个主要类型。

A型：椎体上下终板骨折，椎体呈一致性压缩，椎体后缘突入椎管。

B型：椎体上半部压缩楔变并向后突出，椎板上终板完整。此型较少见。

C型：椎体下半部压缩楔变并向后突出，椎板上终板完整。此型较少见。

D型：骨折的椎体发生旋转、脱位，表现为后柱骨折。

E型：又称侧屈型，发生于胸腰椎侧屈时，轴线压缩力引起前中柱单柱受累。骨折的椎体呈明显侧方楔变。当后柱受累时，可有单侧小关节脱位，不稳定。常伴有神经症状。

3. 安全带型损伤　又称屈曲牵开型损伤。常见于乘坐高速汽车系安全带，在撞车的瞬间，患者躯体上部因惯性继续快速前移并屈曲，以前柱为枢纽，中、后柱受到牵张力而破裂张开。此即为Chance骨折。折线横行经过伤椎棘突、椎板、椎弓根和椎体，折线后方裂开。另外，如暴力经过韧带结构，亦可造成棘上、棘间韧带合并黄韧带断裂，关节突分离，椎间盘后部破裂。

4. 骨折脱位型　在各种暴力的共同作用下，脊柱产生骨折并伴有脱位或半脱位，前、中、后柱常同时受损，后果严重。根据致伤外力不同，又可分为4个亚型。

（1）屈曲旋转型：较常见，前纵韧带及骨膜可从椎体前缘剥离，前柱受到压力与旋转力，中柱与后柱受到牵张与旋转力，常导致关节突骨折、椎体间脱位或半脱位。下一椎体的上缘常有薄骨折片随上椎体向前移位，前纵韧带从下椎体前面剥离，后纵韧带亦常破裂，椎体后方骨折片可进入椎管。极不稳定，几乎均伴有脊髓或马尾神经损伤，常发生进行性畸形加重。

（2）剪力型：又称平移性损伤。椎体可向前、后或侧方移位。常因过伸使前纵韧带断裂，椎间盘前方撕裂，发生脱位而无明显椎体骨折。移位超过25%则脊柱的所有韧带均断裂。常有硬脊膜撕裂合并瘫痪。

（3）牵拉屈曲型：在安全带型的基础上，发生椎体间脱位或半脱位，可有单纯韧带损伤及合并撕脱骨折两类。

（4）牵拉伸展型：脊柱受到伸展拉力，前柱张力性断裂，后柱压缩。

（三）张雪哲脊柱损伤综合分型

1988年张雪哲等根据损伤机制、三柱理论和椎管占位情况首先提出CT综合诊断分类。该分类的优点是：概念明确，简单全面，影像与临床有机结合在一起。

1. 按损伤机制分类　C－单纯屈曲压缩性骨折;B－爆裂性骨折;S－安全带型骨折;F－骨折脱位;U－其他型损伤。

2. 按脊柱结构分类　a－前柱;b－中柱;c－后柱。

3. 按椎管梗阻程度 Wolter 法分类　0 度:椎管无占位;1 度:椎管占位不超过椎管矢状径的 1/3;2 度:椎管占位达椎管矢状径的 1/3 ~ 2/3;3 度:椎管占位超过椎管矢状径的 2/3。

【临床表现】

损伤局部疼痛,多较剧烈,翻身困难;伤处压痛明显,有叩击痛,可触及后突成角畸形。胸腰背肌肉痉挛,活动受限,重者不能站立或坐起;伴腹膜后血肿时,可因刺激自主神经而引起肠蠕动减慢,常出现腹痛、腹胀及便秘等症状;神经损伤时,损伤平面以下可查及感觉过敏、迟钝甚至消失;肌力减弱或消失。伤后早期损伤平面以下腱反射减弱或消失。恢复期,如系上运动神经元损伤,则损伤平面以下肌张力增高,腱反射活跃或亢进,出现病理征;如系下运动神经元损伤,则损伤平面以下肌张力减低,腱反射减弱或消失,可能出现大小便功能丧失。

【辅助检查】

1. X 线　X 线摄片对确定脊柱损伤部位、类型、程度,以及指导治疗有极为重要的价值。X 线侧位片上可见到椎体前上部有楔形改变或整个椎体被压扁,椎体前方边缘骨的连续性中断,或有碎骨片;粉碎压缩性骨折者,椎体后部可向后呈弧形突出;骨折合并脱位者,椎体与椎体间有前后移位,关节突的解剖关系有改变,或有关节突骨折。在正位片上可见椎体变扁,或一侧呈楔形,其两侧的骨连续线中断或有侧方移位。还可见到椎板、关节突或横突的骨折等变化。

2. CT　CT 检查比普通 X 线检查具有优越性。CT 可测量椎管横截面和矢状径,以判断其椎管的狭窄程度。还能显示骨折的特征,常见的有:①椎体上半部压缩性骨折。②椎体下半部压缩性骨折。③椎间盘损伤。④骨折片进入椎管。⑤椎板骨折。尤其对爆裂性骨折以及骨折片进入椎管者的诊断,为临床施行紧急手术提供了依据。

对胸腰椎骨折脱位合并脊髓损伤的伤员进行体感诱发电位检查,能为决定是否需要进行紧急手术探查以及预测能否恢复提供比较客观的依据。体感诱发电位检查,已作为直接反映脊髓活性的一个电生理指标,并已用于脊柱外科手术中以及脊柱畸形矫正术中的脊髓监护;还广泛应用于早期判断脊髓损伤后的脊髓功能状态,及其预后、手术疗效的预测以及各种脊髓病的辅助诊断方面。但体感诱发电位检查仅能反映脊髓后柱的功能状态,也即仅能反映感觉方面的变化,而不能观察与运动方面的变化。用电极刺激胫后神经或坐骨神经,兴奋通过脊髓感觉传导通路传至大脑皮层,诱发脑细胞活动产生生物电位,以脑电接受形式记录下来,应用计算机技术叠加体感诱发电位、活的体感诱发电位波形。凡为正常波形者,表示脊髓后部传导功能存在,为非完全性损伤,可望恢复;凡无诱发电位者,表示脊髓后部损坏,失去脊髓感觉通路传导功能,为脊髓完全性损伤而不能恢复。脊髓不全损伤者则表现为体感诱发电位潜伏期延长、波幅降低以及波形变异、波的持续期延长,随着病情的好转,体感诱发电位也有相应的恢复。

磁共振检查可提示脊髓损害情况,如脊髓是否中断、有无囊性变等,对病变是否有手术价值及其预后提供有力的依据。

【鉴别诊断】

1. 骨质疏松症　患者可由轻微外力发生脊柱骨折,出现胸背痛,症状出现缓慢,但逐渐加重,X 线检查可能出现椎体双凹征及椎体压缩情况,但很少楔形变。老年人多见,一般为骨质疏松引起的。

2. 代谢性骨病　椎体楔形变为代谢性骨疾病最常见的征象。鉴别的方法除 X 线外,实验室中亲钙激素,如甲状旁腺素,以及尿中钙磷的测定,碱性磷酸酶的测定等都可对诊断提供帮助。患有代谢性骨病的患者应详细询问病史,家族史,临床表现等可帮助诊断。具体鉴别如:甲状旁腺功能亢进症临床表现为高钙血症(如恶心、食欲不振、眼结膜钙化、四肢无力等)及相应的骨骼改变(如骨骼痛、牙齿脱落、病理骨折等),实验室表现为 PTH、碱性磷酸酶增高等;再如皮质类固醇性骨质疏松症其临床表现为皮质醇增多症(满月脸、水牛背、向心性肥胖等)及骨质疏松症,实验室检查尿 17 - 羟皮质类固醇升高、血清碱性磷酸酶升高,X 线椎体骨折楔形变,骨密度减低等。

3. 脊柱原发或继发肿瘤　对于脊柱原发或继发肿瘤引起的骨折,运用临床、放射、病理相结合的综合性诊断一般即可确诊。

【应用解剖】

胸腰椎每个椎骨分椎体和附件两部分。椎体前方有前纵韧带,后方有后纵韧带,棘突尖端有棘上韧带,这三条长韧带自颅骨底部至骶尾部联结各椎骨组成脊柱。以颈椎和腰椎的活动范围最大,而胸椎较稳定,活动度较小;骶椎融合为骶骨,其两侧与髂骨相连且较固定。当躯干某处受暴力作用时,暴力沿脊柱传导,并常使在脊柱的稳定部位和活动部位交界区的椎骨受到损伤。第十一、十二胸椎及第一、二椎交界区即为胸段脊椎,因该段处于生物力学上的剪力移行部,椎间关节面由胸椎的额状面向矢状面移行部位且该段脊柱活动较多,故最易受到损伤。

【治疗】

(一)牵引、垫枕、练功复位术

适应证为单纯屈曲压缩性骨折,压缩程度小于椎体高度 1/3。禁用于爆裂性骨折、严重的椎板骨折,特别是怀疑马尾神经被骨折椎板挤压者。

1. 操作方法　患者仰卧于硬板床上,骨折处垫一软枕或气囊托板,骨盆系兜带,牵引绳通过滑轮与秤砣相连,滑轮固定在床头,牵引绳在身体两侧并与床面平行,牵引重量约为患者体重的 1/15 ~ 1/10。每次牵引时间不定,一般半小时,每次间隔 10 ~ 15 分钟,每天牵引时间共 6 ~ 8 小时,牵引总时间为 4 ~ 6 周。伤后 2 ~ 3 天,待疼痛缓解后即可进行仰卧位背肌锻炼,如图 2 - 13 - 1。

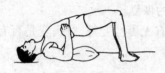
A 五点支撑法

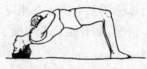
B 三点支撑法

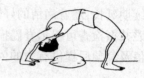
C 四点支撑法

图2-13-1　背肌锻炼法示意图

五点支撑法:患者用头部、双肘及双足作为承重点,用力使背部呈弓形挺起。一般在伤后1周内要达到此练功要求。

三点支撑法:用头及双足承重,全身呈弓形挺起,背尽力后伸。一般要求在伤后2~3周内达到此练功要求。

四点支撑法:用双手及双足承重,全身弓形挺起如拱桥。此练功方法难度较大,青壮年患者经过努力,在伤后5~6周内达到此练功要求。

练功次数要循序渐进,逐渐增加到200~300次/天。

2. 操作技巧　将气囊托板垫于褥子与床垫之间,软枕或气囊托板充气后的最高处应正对骨折处,每天调整牵引力线。

3. 术后处理　垫枕、牵引4~6周后戴充气式脊柱弹性固定支架下床活动。带支架至伤后3个月,然后去除支架。采用充气式脊柱外固定支架治疗,骨折复位良好,患者可早期下地活动(图2-13-2)。若无充气支架,则卧床8~10周后,带硬板腰围下地。

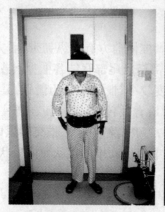
A 正面

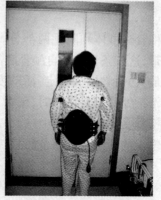
B 背面

图2-13-2　佩戴充气式脊柱弹性固定支架实例图

4. 注意事项　垫枕高度一般在10~15cm,牵引重量为患者自重的1/15~1/10,饭后半小时牵引,牵引力线应与身体纵轴平行。功能锻炼作为复位的一个重要方法,必须坚持早期开始、循序渐进、持之以恒,要持续直至骨性愈合。只要全身情况允许,一般伤后2~3天疼痛减轻后,即要指导患者进行功能锻炼,并向其讲明练功的必要性和要领。解除患者的思想负担,充分调动患者的积极因素。

(二)手法或器械复位

适应证为单纯屈曲压缩性骨折,压缩程度小于椎体高度1/3。禁用于爆裂性骨折、严重的椎板骨折,特别是怀疑马尾神经被骨折椎板挤压者。

1. 操作方法

(1)牵引过伸按压法:患者俯卧于硬板床上,两手抓住床头。一助手把持腋窝部,另一助手握住患者双踝,对抗牵引。牵引至一定程度以后,在保持牵引的基础上,助手逐渐将双下肢提起离开床面,使脊柱过伸。经充分的牵引和过伸,使肌肉松弛、椎间隙及前纵韧带被拉开后,术者双手重叠按压于骨折后凸部位,用力下压,借助前纵韧带的伸张力将压缩的椎体拉开,后凸畸形得以矫正,如图2-13-3。

(2)两踝悬吊复位法:患者俯卧于复位床上,将两踝悬吊起,使胸段脊柱过伸,此时前纵韧带被拉紧,使压缩的椎体得以复位,如图2-13-4。

(3)肾托复位法:让患者仰卧于手术台上,胸段置于肾托上,然后逐渐摇起肾托,将患者的胸腰段挺起呈拱桥形,复位原理同上,如图2-13-5。

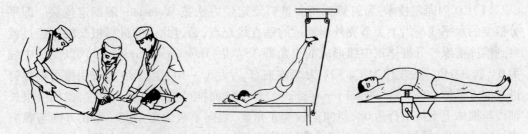

图2-13-3 牵引过伸按压法   图2-13-4 两踝悬吊复位法   图2-13-5 肾托复位法

(4)胸腰椎悬带牵引术:采用金属悬吊牵引弓,帆布带和两个铁环制成胸部悬带,患者仰卧在能升降的手术床上,两小腿固定于手术床上,头下垫枕。悬起胸部垫带,降下手术床,使伤员呈超伸屈,即可使胸腰椎椎体压缩骨折整复,并包缠石膏背心固定,然后解除悬吊牵引。

2. 操作技巧 操作前最好要进行伤椎后凸部定位。这样有针对性。

3. 术后处理 复位后应仰卧于硬板床上,腰背部垫气囊托板或垫子,以保持伸位。

4. 注意事项 手法应慢而轻柔,避免加重组织损伤。

(三)后路经椎弓根螺钉复位内固定术

适应证为爆裂性骨折、严重的椎板骨折,特别是怀疑马尾神经被骨折椎板挤压者。1963年Roy-Camille开始使用椎弓根系统治疗胸腰椎骨折,自此后CD-two、Dick、RF、AF等内固定技术先后出现。

1. 操作方法 后入路充分显露伤椎及上下相邻椎体的椎板、突间关节及部分横突。腰椎的理想钻孔点是横突中线的水平线与上下关节突关节面纵向连线的交点,恰在下关节突下缘,沿椎体矢状轴、水平轴直线钻入。Roy-Camille主张在下关节突下方1mm,而Fu-eate则主张切除下关节突下方5mm,使钻入点稍高3~3.5mm。由于椎弓根上、下方向大于其宽度。因此,上、下方向有3~5mm的容许范围,而水平方向操作时则需谨慎,尤其注意不能向上述焦点的内侧偏移。适用于Roy-Camille、Steffee等板系统椎弓根内固定器,因其受钢板结构的限制,螺钉必须与钢板垂直方向钻入。而对于Dick、CD、RF等钉棒系统内固定器,则宜使钻孔点外移动2~3mm在关节突外缘于横突中心线交点,以使螺钉向前、内侧倾斜15°~20°钻入。胸椎的解剖结构不同于颈椎,其钻入点在下关节突下缘,恰在横突中心线上。在下胸椎可切除横突尖端少许骨质,断面的下内方即为合适的钻入点。显露椎弓根背侧,咬开椎弓根后壁皮质,开路锥钻孔,椎弓根的进入点以横突中线上关节突外缘交界处为宜,向内倾斜约5°~15°,与椎体上缘平行。椎弓根探子顺椎弓根腔进入,椎弓根螺钉顺腔径置入,如系脱位,进行撬拨加大后成角,当下关节突尖端到达上关节尖端的背侧面后,将弧形手术支架向前调20°,此时轻轻按压伤椎下位椎体的棘突,可顺利复位。C 型臂 X 线机透视下分别于伤椎的上下椎弓根,常规置入椎弓根钉。根据术前 X 线、CT、MRI 检查,估计是否需要切除椎管前方后凸物。可根据需要,切除部分或全部椎板,以对脊髓进行充分减压。目前后路椎弓根螺钉的选择,一般要根据具体病情而定,对于单一椎体骨折,一般选用 Steffee、RF、AF、GSS 等;多椎体骨折选用 CD、加长 RF、双 RF 等,跳跃性骨折选用 CD、加长 RF、双 AF 等,胸椎骨折选用 CD。本节重点介绍 CD、RF 和 GSS 技术。

(1)CD 内固定技术:为钉棒系统。进钉点定位方法按 Weinstein 解剖定位法。即平分横突的水平线与沿上关节突外侧通过的垂直线交点,通过此点的椎弓根长轴与经过棘突到椎体前缘二分椎体正中线形成的夹角即 TSA 角(transverse screwangel),以此正中线为 0°,胸 SA 角一般规律为 T_{10}~L_1 为 5°左右,$L_{2~4}$ 为 5°~10°,以 TSA 角导引椎弓根螺钉进入前方椎体。SSA 角(sagital screw angle),即矢状面椎弓根螺钉植入角度,以椎弓根长轴线与椎体上下板平行为 0°,斜向上板为正角度,斜向下板为负角度。钻孔方向与棘突成 -5°~5°角,螺钉通道水平面上与椎体终板平行,注意钻入点不要内移。使用专用持钩钳拧入螺钉。调整 CD 棒弯度,将 CD 棒植入锥弓根尾部的凹槽内,拧上小螺丝钉,固定 CD 棒,左右对称放置好后,拧紧小螺丝钉,利用 CD 棒的钢度矫正脊柱的脱位畸形。放置横向连接装置,防止旋转。

(2)RF 内固定技术:进钉部位同 CD,不过 RF 椎弓根螺钉为角度螺钉,分别为 0°、5°、10°、15°螺钉,置钉前先将椎弓根探测器在钻入点进入探测前方椎体,丝锥攻丝,置入选择好的角度螺钉和推拉力螺钉,安置螺棒及横连接杆。拧紧椎弓根螺钉两侧螺帽,使角度螺钉上翘,使上下椎体向相反方向撑开,恢复伤椎前柱高度和生理前突,然后对称的将上下椎弓根螺钉向两端撑开。

(3)GSS(general spine systm)内固定技术:进钉点的选择为关节突外缘与横突中线交界点,胸椎同上。开路锥钻孔,椎弓根探子顺椎弓根腔进入,角度椎弓根螺钉顺腔径置入,C 型臂 X 线机透视,保证进钉的准确性。为方便连接棒的置入,椎弓根螺钉置入后调整钉尾凹槽在同一直线上,选择合适长度连接棒折弯放入槽内,拧入固定螺帽但不要拧紧,撑开器撑开椎弓根钉,充分减压后拧紧螺钉。

2. 操作技巧 伤椎定位要准确,必要时 C 型臂 X 线机透视定位。术前结合患者 X 线及 CT 的椎弓根的位置和椎弓根的粗细选择进钉点和合适的螺钉,椎弓根探子若进入椎弓根腔不顺时,即进入阻力很大则要调整进腔方向,切忌强行钻入,以免钻破椎弓根骨壁;置钉前必须用探针探测椎弓根骨壁,进钉的深度以伤椎体前缘皮质为限。

3. 术后处理 术后卧硬板床,及时拍片,适当背肌锻炼(如四点式背肌锻炼),注意辊轴样翻身,避免扭曲身体。术后 12 个月左右去除内固定,术后 2 周下地。

4. 注意事项 脱位的病例施行固定前一定要先行复位然后固定;椎弓根螺钉采用个

性化进入,以避免椎弓根螺钉误入椎管内,造成神经根或脊髓、硬膜囊的挤压而产生并发症。

(四)前路减压植骨内固定术

适应证为合并脊髓损伤者:不完全脊髓损伤,X线片显示前方确有压迫,而后方无骨块进入椎管者;前脊髓综合征,不论椎管梗阻是否完全。爆裂性骨折或前柱严重破坏者,而后部结构(如椎弓根)尚完整的不全瘫者;晚期并发瘫痪的病例或陈旧性爆裂性骨折者亦可适用。前柱、中柱分离者。施行后路手术后,减压不彻底,前方仍有压迫者。胸椎CT示椎管矢状径上压迫>50%或更多时适应前路手术减压。需要特别指出的是,由于外伤机制的复杂性,目前尚没有较公认的前路手术适应证,重要的是对每一例病例具体分析。常用前路内固定器械有 Armostrong 器械、Kaneda 器械、Dunn 器械、Kostuik – Harrington 器械Ventro – fix前路钢板和 Z – plate 前路钢板等。本节重点介绍 Z – plate 前路钢板和 Kaneda 器械。

1. 操作方法

(1)Z – plate 前路钢板:①麻醉:全身麻醉。②体位及入路:侧卧位,术侧向上。胸联合入路(肾切口)适用于 T_{11} ~ L_2 椎体及椎间隙的显露。③减压或清除病灶:将病变椎体及其上下椎间盘完整切除。注意勿损伤硬脊膜及脊髓,椎间盘务必清除干净,以免假关节形成。④置入螺栓:用深度规测量伤椎上下位椎体冠状面的直径,这个直径常用来决定螺栓和螺钉的长度。用咬骨钳或高速钻将椎骨末端面旁边突出部分椎骨切除,使之成为一个平坦的平面。将螺栓定位钻套与椎体边缘平行放置,用钻孔器沿螺栓定位钻套钻透对侧椎体骨密质。第 1 枚螺栓定位于病灶下方椎体,第 2 枚螺栓定位于病灶上方椎体,距椎体后缘和下缘在胸段各为 8mm,在胸段各为 4 ~ 5mm,平行椎体平面,由后外方向前内方倾斜角不超过 10°,使用开路器开孔。用起子和双向起子沿钉道拧入第 1 枚螺栓。同法在病灶上位椎体拧入第 2 枚螺栓。⑤复位:用椎体撑开器对上下方的椎体进行反向加压,将上下方的椎体末端向两边撑开。然后用撑开钳分别钳住上下螺栓顶部往反方向撑开。最后,随着撑开钳的撑开固定,取下椎体撑开器。⑥植骨:用卡尺测量撑开的高度,以此为依据去定植骨的长度。将椎体末端修整齐,为植骨做准备。在病灶中插入植骨条(柱)。胸椎部位可利用胸廓切开时切下的肋骨,也可用骨库骨做移植物。椎部则以大的髂嵴骨块进行移植。此过程中撑开钳一直撑在螺栓上,直到植骨块放入椎体间。⑦放置钢板:用钢板模板测量所需钢板的长度,模板有槽口的一端放在上方椎体。用0.48cm 的持板钳安放合适尺寸的钢板在已置入的螺栓上,槽口向上放置。为免伤及上面的椎间盘和考虑到最大限度的加压,尽可能选择长度最短的钢板。⑧置入螺栓:用带套起子将螺栓与已置入的螺栓旋紧。需要两个带套起子同时进行,将两个螺帽旋到螺栓上。先将一个带套起子的六角形尖端插入下方螺栓的六角头中,当逆时针方向转动手柄时,顺时针方向转动扳手,直到螺帽进入螺栓。同时,用手指边压边将螺帽拧紧,但不要完全拧紧也不要移开带套起子。螺帽的轴环必须与手柄的转动方向直接一致。同法在上方螺栓上置入第 2 枚螺帽。⑨加压:张开加压钳,转动两个带套起子进行加压。为保证在钢板上加压力度均匀,需要一个助手平行方向握住两个手柄直到加压完成。当逆时针方向转动手柄时,顺时针方向转动扳手,锁紧上方螺栓的螺帽。同法锁紧下方螺栓的螺帽。注意,加压必须维持到两个螺帽被锁紧后才能取下加压钳。再用扭距套板和 1.11cm 套板头将螺帽最后固定紧,这需要 36~45kg 的力量。⑩螺钉的置入:在钢板的钉孔上放置钻套,用钻孔器准备钉道。钻孔方向平行于椎体平面并向背侧倾斜10°,要求钻透对侧骨皮质。用起子和双向起子头置入已准备好位置的螺钉。注意为保证穿透对侧的骨皮质,选用的螺钉须比螺栓长 5mm。最后,用螺帽夹紧钳将螺帽夹扁固定。

(2)Kaneda 器械:患者侧卧位,肾桥置于伤椎水平,背腹联合切口,全切除第12肋骨,显露 T_{12}~L_2 三个椎体侧方及椎间盘节段血管,分离结扎节段血管。切除伤椎的椎体后侧 1/4~1/3。先用环锯钻孔,谨慎凿除椎体后壁稍前方的骨组织,使椎体后壁成为薄片,以后再刮除椎体后壁,如此对脊髓的扰乱较小。椎体后方切除范围包括上下椎间盘,应见到硬膜搏动恢复,如有需要也可切开硬脊膜进一步探查。复位、固定、植骨:在伤椎的上、下椎体侧方安置椎体板,在钢板孔上以 2mm 克氏针钻孔,然后钻入椎体螺钉 2 枚,螺钉尖端应稍穿出对侧皮质,采用外撑开器矫正椎体屈曲畸形,以后将已取下的髂骨或肋骨大块植骨,安置螺棒、螺帽。

2. 操作技巧 在选择手术入路上,要按脊髓受压部位和临床症状决定左右侧入路,如不能决定以左侧为宜,以防止损伤供应脊髓的 Adamkiewize 动脉。切除伤椎后侧 1/4~1/3 时,先用环锯钻孔,谨慎凿除椎体后壁稍前方的骨组织,使椎体后壁成为薄片,然后再刮除椎体后壁,这样对脊髓的扰乱小。钻入椎体螺钉时,后侧的螺钉必须前倾 10°~15°,以免进入椎管。

3. 术后处理 术后卧硬板床,及时拍片,适当背肌锻炼,注意辊轴样翻身,避免扭曲身体。术后橡胶引流管引流 48 小时。术后 2 月带腰围下地。对胸廓切开的病例,按常规关闭胸腔,保持胸腔闭式引流 2~3 天,至肺叶完全扩张。常规应用抗生素及营养支持药物。术后 3 天,患者可在支具的保护下下床活动。支具须保留至影像学上植骨已愈合。定期复查 X 线片及必要的辅助检查,仔细观察后凸畸形有无增加和是否有病灶活动的症状。

4. 注意事项 伤椎定位要准确,主要应用 12 肋、L_3 长横突等解剖标志,必要时可先行 C 型臂 X 线机透视定位。在前路手术时,先将椎体节段血管钳夹后切断。术中尽量避免损伤胸腹主动脉,一旦损伤,立即查找损伤部位,迅速吻合血管,术中要对损伤的胸膜及膈肌角进行修复。

由于脊柱毗邻均为重要血管,一旦损伤后果甚为严重。所以术者必须熟悉解剖关系,避免该并发症发生。在 T_{12} 椎体下面右侧,肋下静脉、升静脉与奇静脉汇合形成奇静脉,左侧形成半奇静脉,在剥离 T_{12} 椎体时,应采用骨膜下剥离,可避免损伤。胸段脊柱的左前方是胸主动脉。防止损伤胸主动脉的要点是在显露椎体时,切忌使用暴力和盲目剥离,应在骨膜下进行剥离。腰段脊柱左前方为腹主动脉,右前方为下腔静脉,在腰椎前路手术中直视下操作可避免大血管损伤。用湿棉垫保护好胸膜,一旦损伤按液、气胸处理。

【并发症及治疗失误的处理】

1. 术中定位错误 包括伤椎节段错误和椎弓根定位错误。主要原因为无定位的可靠手段和临床经验不足,术前 X 线片拍摄不全。胸段部位主要是误把 L_1 横突当作第 12

肋。椎弓根定位错误有位置和方向两种。主要原因为术前没有仔细阅片(尤其是 CT 片)以及临床经验少,当遇到特别变异或伤后变化时判断有误。处理方法:①熟悉解剖标志,掌握解剖结构定位方法:$T_{11} \sim L_2$ 一般以第 12 肋骨定位,充分暴露伤椎上下关节突及横突,结合 X 线片及 CT 片确定椎弓根与横突之间结合的中心点,利用 CT 片椎弓根与椎板的角度大小来确定椎弓根进钉方向。②利用伤椎的病理改变如脊柱畸形、骨的形态、结构异常等确定伤椎。③C 型臂 X 线机术中定位。④采用个性化椎弓根螺钉置入法。

2. 术中脊髓或神经根损伤　①明确病变,确定伤椎术前有无其他可以造成脊髓或神经根损伤的病史。神经损伤是脊柱手术中最严重的并发症,应力求避免。应做到术前仔细阅片,包括 CT 及 X 线片要确定伤椎部位有无椎板损伤及突入椎管的程度、方向等,以做到心中有数。胸段前路手术中,应避免损伤支配腹壁肌肉的神经,一旦损伤可引起腹肌软弱,在腰椎前路手术中,要注意避免损伤股神经等。②术中的每一步操作必须先行保护神经(或硬脊膜)后再行处理,要保护好脊髓及神经根,有粘连或折块挤压等要先行无损伤性剥离,确保硬脊膜囊、神经根与分隔组织,完全分离后并加以保护后再做减压、止血等处理。③恪守手术器械操作规范,双手操作锐器,咬除骨质及黄韧带时,要确保钳下无神经及硬脊膜,刀口应锋利,不能用力撕扯,千万不能将操作器械滑入椎管腔。④保持术野清晰,充分止血,避免盲目下刀。⑤遇有椎板骨折的患者应避免直接切除骨折的椎板,先用神经剥离子试探骨折部位与硬脊膜是否存在夹膜,若有则在减压后要绕开折线,使成孤岛,骨折块自动分开后,再取出。⑥遇到硬脊膜已经撕裂者,切勿用吸引器接触裂隙,以免将马尾神经吸出。⑦避免各种热传导引起的神经损伤,在对脊髓侧前方电凝止血后一定要将电凝调低,止住血立即注入冰生理盐水。其他若使用电磨钻头,也应避免热灼伤。⑧严禁椎间孔电凝止血,以免损伤神经根和伴行血管,一般采用压迫即可止血。⑨熟练掌握各种内固定操作及椎弓根螺钉置入技术,严禁内固定器械进入椎管或椎间孔,以免造成脊髓及神经根不必要的损伤。⑩正确使用神经剥离子、神经根拉钩,避免过度牵拉造成神经损伤。

3. 硬脊膜损伤　①硬脊膜与周围组织的粘连,由于陈旧骨折或椎管狭窄造成的压迫,使得硬膜囊与周围组织粘连,这时若强行剥离,不免造成硬脊膜破裂。此时则应采取"孤立法"即在粘连严重部位周围有空隙或剥离部位将椎板切开,使粘连部分形成孤立体,漂浮在硬脊膜上,压迫即可解除。②手术器械直接损伤,如使用椎板咬骨钳时,硬脊膜夹入钳口而损伤、破裂,或尖刀片切除黄韧带时刺穿硬脊膜。对于硬脊膜较小的撕裂。予 5 - 0 带针丝线进行缝合,缝合时要保护好囊内神经纤维及脊髓;对于较大的缺损,如不能直接缝合,可切取背筋膜片修复;若缺损太小,可用明胶海绵或止血灵封住缺口。凡有硬脊膜破裂的患者要严格缝合骶棘肌及胸背筋膜。同时为减轻胸部硬脊膜张力,术后床尾可适当垫高 10 ~ 15cm。

4. 术中复位不理想　病史时间长,局部瘢痕影响复位。不了解器械性能,手术操作不熟练。当骨折错位距离超过其复位距离时,无法完全复位。处理方法:①及时手术复位,复位时间一般不能超过 3 周。②熟练掌握手术器械的构成及应用。③术前认真阅片,弄清脱位机制。

5. 术中出血和血管损伤

(1)主要原因:①俯卧位手术时,腹部没有悬空,腹部受压,因腹内压增高,导致静脉血回流受阻,而使术野渗血增加。②组织剥离超范围、粗暴或方式不对。③骨质疏松时肌肉组织、骨组织的渗血增加。④椎板滋养动脉出血。⑤器械操作不当如后路进入椎间隙太深,伤及腹主动脉和胸主动脉,或严重脱位复位时操作不当引起大血管的撕裂伤。胸椎前路手术时肋间血管只进行了结扎而没有缝扎而造成的胸腔积血。

(2)处理方法:①俯卧位手术时,腹部悬空,避免腹压增高引起的渗血。②皮下、筋膜内注射肾上腺盐水 0.2mg/ml 促进血管收缩,注意此法禁用于高血压、心脏病患者。③对于松质骨出血或滋养动脉出血可用骨蜡涂压止血。④严格遵循骨膜下剥离,反对粗暴、超范围剥离,前路手术时先将椎体节段血管钳夹切断,后路手术时横突间的节段血管电凝止血。每剥离一段椎板即用纱布填塞止血,剥离完后,拉钩撑开创面,彻底止血。⑤胸前路手术时,若涉及切除肋骨时,对肋间血管应予缝扎,以免术后形成胸腔积血,在对 T_{12} 椎体进行剥离时,应避免损伤奇静脉和半奇静脉。椎前路手术时,一定要直视下操作。避免损伤脊柱左前方的腹主动脉。⑥后路手术时,器械探入椎体之间不能太深,以免损伤腹主动脉,特别是伴有局部炎症时,一些过分的椎体撑开动作牵拉有可能造成腹主动脉的损伤,因为此时血管很脆弱。

6. 其他脏器损伤　胸腰段椎体手术时,其他脏器损伤少见。如胸椎手术中损伤肺脏,腰椎手术中损伤肾脏、输尿管等。术中应在熟悉各部位解剖的基础上,正确操作,便可有效避免该并发症的发生。

7. 术后椎弓根螺钉折断、弯曲、固定棒断裂

(1)主要原因:①若术后 3 个月内发生者,一般认为是器械质量问题;或是与患者未在医师指导下进行适度功能锻炼,过早负重或卧床翻身姿势不良造成的。②若手术 3 个月以后发生者。可能是在骨折融合后与金属疲劳有关。另外,若术中植骨不充分,脊柱融合失败,所致脊柱稳定性全部依赖内固定器械,应力过度集中,也可导致器械弯曲甚至断裂。

(2)处理方法:①严把器械质量关,选择器械有保证过硬厂商的产品。②强调术中充分植骨。③正确指导患者术后功能康复,必要时使用外用支具。

8. 血肿形成　术后血肿形成对脊柱手术来说不但是增加感染的机会,重要的是压迫脊髓及神经根,加重神经损伤。血肿形成多见手术当日,主要原因是伤口内渗血而引流不畅。表现为患者刀口局部明显肿胀,伤口大量渗血,神经根受压症状重新出现等,处理原则为立即拆除缝线,伤口内彻底止血,清除积血,同时给予对症治疗。

9. 术后感染　脊柱手术一旦感染,后果严重。

(1)主要原因:①术前患者体质差,全身情况差,有潜在感染的可能,或者局部存在小的感染灶。②术中无菌操作不严格,伤口污染灶未进行有效处理。③术后伤口出血多,敷料渗透失去隔离作用,未及时换药。④伤口血肿形成,引流不畅,未予重视。⑤术前营养差,术后未进行全身支持治疗。

(2)处理方法:①一旦出现感染,单纯应用抗生素一般均难以达到控制感染的目的,必须在全身治疗、联合应用抗生素的同时,对伤口进行局部处理。若为浅层感染则立即拆除缝线,敞开伤口,引流脓液,脓液作培养、药敏试验,局部外敷敏感抗生素(包括全身

应用），待无分泌物后，无菌缝合。若为深层感染，深筋膜以下感染，一旦确诊均应进入手术室彻底清创。清除坏死组织，脓液培养，做药敏试验，大量抗生素盐水冲洗。创腔中安放 2 根引流管，距切口 5 ~ 10cm 处的正常皮肤引出，闭合创面。术后局部抗生素灌注冲洗，其中 1 根引流管位于伤口的上方一侧，另一根管位于创口下方的另一侧并行负压引流。冲洗灌注的时间没有具体规定。原则是体温正常 3 天后拔除双管。抗生素的使用要注意使用敏感型者，最好同时能透过血脑屏障的药物。②加强全身支持和对症治疗。

10. 术后假关节形成　主要原因是植骨不充分或植骨床清理不彻底，故在充分清理骨质渗血的基础上再充分植骨才能减少假关节的形成。前路手术椎体间植骨时也须将椎板一并清除干净，直至椎体皮质渗血为止，另外植入 Cage 的骨块，要选择优良的松质骨。

11. 褥疮　脊柱手术后尤其是截瘫患者，因长期卧床局部受压很容易患褥疮。应定期为患者翻身或局部按摩，若发现受压局部皮肤红肿、发硬，要及时采取控压措施。已经发生严重的褥疮，要及时清创，加强全身支持治疗。否则可致患者体内大量蛋白质流失，发生低蛋白血症，加重营养不良，从而继发感染引起毒血症、败血症甚至危及生命。

12. 术后神经瘤　脊柱手术后，很少一部分患者会出现刀口局部及臀部不适，甚至皮肤感觉过敏，烧灼感，有学者认为是神经根损伤，断裂处、末端产生神经瘤所致。处理方法可以理疗，也可手术切除。

【述评】

1. 单纯胸腰椎压缩骨折治疗　一般采取卧硬板床休息、器械牵引、体位复位、石膏模或支架固定等的保守治疗，患者伤椎后方通常垫一软枕。总的来看，单纯卧硬板床休息疗效不佳，常留有椎体后凸畸形，腿麻痛，活动受限等后遗症。垫枕疗法或使用肾托使胸背部过伸进行骨折复位治疗，其治疗原理主要是通过椎体前纵韧带的横向张力使损伤椎体复位，但垫枕的高度有限，大多数伤椎的高度不能得以恢复，常遗留胸背痛不适，肾托复位常能恢复伤椎高度。大多数学者认为骨折部位垫软枕，卧硬板床的同时结合长时间牵引疗效较好。器械牵引复位使患者骨折短期复位若配合长时间牵引治疗也能取得良好效果。支具的佩戴在缩短卧床时间方面起到一定作用。早期功能锻炼不但能使骨折复位，防止患者长期卧床引起骨质疏松，促进骨折愈合，而且可避免伤后背伸肌废用性萎缩和脊柱周围伤肌肿胀、渗出以及肌膜间粘连、骶椎关节粘连，增进血液循环，有利于保持脊柱功能活动，减轻和避免创伤后顽固性背痛的发生。胸腰椎骨折的保守治疗，要严格掌握适应证，保守治疗用于不伴神经损伤的稳定性骨折。在保守治疗的方法中悬吊过伸复位法，以及复位后的石膏背心固定已逐渐被淘汰。卧床时间一般 3 ~ 4 周，过早下地有畸形复发的可能。

2. 胸腰椎损伤治疗　胸腰椎损伤包含两个方面的问题，即脊柱骨性结构的损伤及由此而引起的脊髓的损伤。治疗也有两个方面的目的，即对因脊柱骨折脱位而导致的对脊髓神经的占位、压迫实行最大限度的充分减压，以挽救受损的神经功能；在此基础上重建脊柱的正常序列及重建脊柱的稳定，以恢复脊柱的支持运动功能，并防止远期背痛等并发症。因此，对治疗方法的选择和评价均应围绕以上两个方面进行。

最早开展的手术方式是后路椎板切除减压。随着脊柱椎弓根螺钉内固定方法在临床的应用,设计优良的短节段三维空间可调整内置物被越来越多的临床医师所选择。其优点为:后路手术简单易行;通过椎弓根螺钉仅对伤椎上下椎体进行固定,既固定了脊柱三柱又减少了固定节段,最大限度地保留了脊柱的运动功能。其缺点为:椎弓根螺钉及内置物因过度负荷而疲劳断裂,使伤椎上位相邻椎体椎间盘退行性变、狭窄;椎弓根螺钉过度负荷下的多次微动而在骨性融合前引起松动;部分术前未获明确诊断的骨质疏松患者,术后发生螺钉在松质骨内切割而致复位丢失;但因后路手术简单易行、费用较低、便于急诊开展,可使伤椎立即获得充分减压(直接或间接)及早期稳定,有利于患者迅速康复,随着椎弓根置入及植骨等综合技术的提高,后路短节段内固定术式更充分地发挥疗效,后路短节段内固定目前仍为绝大多数基层医院首选的术式。张恩忠等应用弧轨自锁矫形固定系统(ALPF)治疗胸腰椎骨折脱位,经远期随访,稳定性好,断钉率低。椎弓根螺钉断裂率为 1.6%,而 Yuan 等的对比结果为椎弓根钉断裂发生率为 2.6%。

前路手术在胸腰椎损伤的治疗中,近几年来占有越来越重要的地位。其优点为:对损伤节段的脊髓进行最直接最充分的减压;在损伤节段与上下相邻椎体之间(即脊柱前、中柱)进行确实可靠的植骨;钢板固定使减压植骨后的整体结构获得充分稳定,同时保留了后柱结构的完整性;远期随访后遗症低于后路短节段内固定术式。其缺点为:创伤大,对患者身体干扰大;费时长、出血多、损伤大血管及重要脏器的机会多,往往成为基层医院难以开展此术式的主要原因。

对于爆裂性脊柱骨折,不管用哪种方法,脊柱骨折的复位,大都是靠脊柱前、后纵韧带的完整和矫正撑开时使韧带紧张,才能牵拉或压迫骨折块复位。luque 装置、Steffee 装置撑开力较差,复位能力也较差。其他方法如 Harrington、CD 复位时可撑开复位,RF、AF和 Dick 等,均应先撑开复位后再进行加压固定;Fredrickson 认为:没有轴向撑开作用而只矫正后凸畸形的方法不能使突入到椎管内的骨块复位,同样如果前后纵韧带已严重破坏断裂,也会影响骨折复位,天津顾云伍等发现切断猴子的前纵韧带后无法用后伸脊柱法使脊柱骨折复位,当 CT 显示爆裂性骨折已突入椎管内 >40% 椎管前后径时,意味着合并有较严重的后纵韧带损伤,在作后路复位固定时采取一些附加措施,如在椎板切除减压后,将硬膜囊轻轻向中间牵开,经椎管侧方在椎管前侧放置镫子,将骨折块嵌回复位。或作前路、侧前方、侧后方入路切除压迫性骨块。

前后路联合手术适用于骨折与脱位均较严重,单纯前路或后路手术达不到既能复位又能减压目的者。此路手术既能增加脊柱序列的稳定性,又能充分达到减压目的,但前后路联合手术创伤较大,出血较多,而且增加了患者的经济负担。

【典型病案】

孙某,男,35 岁,高处跌伤胸背部致胸背部疼痛、活动受限 4 小时入院。查体:以 T_{11}、T_{12} 为中心皮肤轻微肿胀,无后凸畸形,叩击痛(+),胸部活动明显受限,余无阳性体征。该例患者 T_{11}、T_{12} 椎体前缘压缩不到 1/3(图 2 - 13 - 6),CT 证实椎管内没有明显梗阻,无神经体征,无机械性不稳。诊断:T_{11}、T_{12} 单纯压缩性骨折。不需手术治疗,故予以保守治疗。入院后予卧硬板床,腰背部垫气囊托板,骨盆牵引复位,伤椎后背加垫,练功 4 周后带充气式支具下地活动。3个月后去支具复查,椎体高度无丢失(图2-13-7),1年后椎体高度无丢失(图2-13-8),患者无不良主诉。

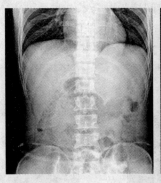 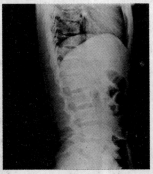

A 正位片　　　　　　　　B 侧位片

图2-13-6　术前X线片

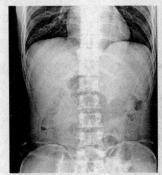 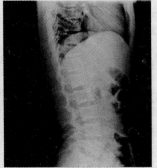

A 正位片　　　　　　　　B 侧位片

图2-13-7　3个月后复查X线片

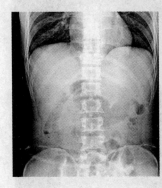 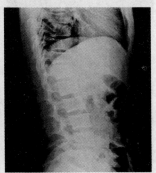

A 正位片　　　　　　　　B 侧位片

图2-13-8　1年后复查X线片

王某,女,22岁,高处跌伤背部肿痛活动受限2小时入院。查体:T_{12}为中心胸背部后凸畸形,轻度肿胀,叩击痛(+),胸腰段活动明显受限。左腿肌力Ⅱ~Ⅳ级,右腿肌力Ⅳ~Ⅴ级,右小腿外侧及右侧鞍区感觉障碍。X线示T_{12}椎体前缘压缩1/2,椎体后缘骨折块突入椎管,如图 2-13-9。CT:椎弓根断裂,椎体后缘骨折块突入椎管内造成Ⅱ度梗阻、椎板骨折,如图 2-13-10。诊断:T_{12}爆裂性骨折不完全瘫痪。故伤后 4 天在全身麻醉下行后路切开复位椎管减压 ALPF 内固定横突间植骨融合术。术后卧床休息 6 周后下地行走。术后鞍区感觉恢复正常,双下肢肌力恢复正常;术后椎体高度恢复接近正常,如图 2-13-11,1 年后椎体高度未丢失,如图 2-13-12。

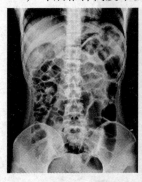

A 正位片   B 侧位片

图 2-13-9 术前 X 线片

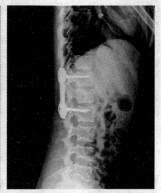

图 2-13-10 术前 CT 片

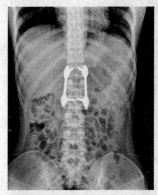
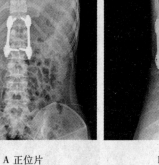

A 正位片   B 侧位片

图 2-13-11 术后 X 线片

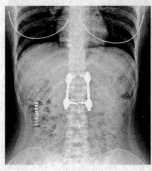
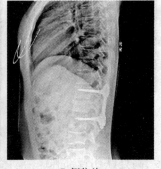

A 正位片   B 侧位片

图 2-13-12 1 年后复查 X 线片

第十四章　腰椎间盘突出症

腰椎间盘突出症是腰腿痛的常见原因之一,其发病引起的疼痛使人难以忍受,从而严重影响患者的工作及生活。

【发病机制】

椎间盘退行性变是椎间盘突出症的病理改变基础,而外伤则是其发病的重要原因。正常椎间盘富有弹性和韧性,具有强大的抗压能力。20岁以后椎间盘开始退行性变,髓核含水量减少,椎间盘的弹性和抗负荷能力随之减退。在日常生活中椎间盘反复承受挤压、屈曲和扭转等负荷,容易在椎间盘受应力最大处,即纤维环后部由里向外产生裂隙,随着应力积累,裂隙逐渐加大,在此基础上,由于一次较大的外伤或反复多次轻度外伤,使椎间盘压力增加,使已变性的髓核自纤维环薄弱处或破裂处突出,突出物刺激或压迫神经根产生下肢放射痛,或压迫马尾神经而产生大小便功能障碍。

【分类分型】

1. 根据髓核突出的程度分类

膨出型:纤维环部分破裂,表层完整。髓核经纤维环薄弱处突出,突出物呈弧形隆起表面光滑。

突出型:纤维环完全破裂,退变和破碎的髓核从纤维环的裂口突出,达后纵韧带前方。

脱出型:纤维环完全破裂,退变和破碎的髓核从纤维环的裂口脱出,并穿过后纵韧带抵达硬膜外间隙。

游离型:纤维环完全破裂,髓核碎块经纤维环破口脱出,穿过后纵韧带,游离于椎管内。游离的髓核碎块可远离受累间隙,位于上或下一个椎间隙平面。

2. 根据突出方向和部位分类

中央型:指突出物位于椎管前方正中央者,主要刺激和压迫马尾神经。临床表现为双侧下肢瘫痪和大小便功能障碍。

旁中央型:突出物位于中央,但略偏向一侧者。主要压迫一侧神经根和马尾神经或两侧均受压,但一侧轻一侧重。临床上以马尾神经受压症状为主,同时伴有根性刺激症状。

旁侧型:突出物位于神经根前方中部者,神经根后方挤压。主要引起根性刺激或压迫症状。

极外侧型:少数髓核突出位于椎间孔内或位于椎间孔外侧,压迫椎间孔内的神经根或挤出椎间孔的脊神经引起一侧腿部症状。

【临床表现】

1. 腰痛和下肢放射痛　大部分患者都有腰背痛,腰背痛可出现在腿痛之前,亦可在腿痛出现同时或之后出现。腰背痛可分为两类,一类为广泛的钝痛,起病缓慢,每当活动时加重,卧床休息后疼痛可减轻。另一类发病急骤突然,腰痛甚为严重,腰部肌肉痉挛,活动受限,影响工作和生活。病初为重,以后可减轻。前者多见,后者较少,前者多属椎间纤维环未全裂,而后者多为纤维环突然破裂,髓核突出。

多数患者先有腰痛,后出现腿痛。部分患者腰腿痛可同时出现;少数患者可只有腿痛而无腰痛。下肢放射痛沿神经根分布区放射。下肢放射痛可为一侧或双侧,也可交替发作。

2. 跛行　腰椎间盘突出症患者常有跛行,严重者需扶拐或不能行走;患者行走时躯干僵硬,向前或向一侧倾斜,患肢不能正常迈步及负重;伴有腰椎管狭窄者则有间歇性跛行。

3. 痉挛、疼痛　腰椎间盘突出症患者常有一侧或两侧腰肌痉挛,同时脊柱腰段生理前凸减少或消失。腰部前屈、后伸活动均可受限,前屈时可出现患肢放射性疼痛。

4. 压痛与放射痛　突出物多正对后方的椎板间隙,当手指在此处按压时,可使神经根紧压在突出物上,造成剧痛,并沿神经根分布区放射,此压痛点离中线偏外约 $2 \sim 3cm$,另一压痛点位于棘突间。

5. 压迫神经根产生相应的症状和体征

(1)感觉障碍:早期多为皮肤过敏,逐渐出现麻木、刺痛及感觉障碍。$L_{3 \sim 4}$ 椎间盘突出表现为小腿前内侧感觉异常;$L_{4 \sim 5}$ 椎间盘突出为小腿前外侧、足背前内侧和足底皮肤感觉异常;L_5、S_1 椎间盘突出为小腿后外侧和足背外侧皮肤异常;中央型者表现为鞍区麻木,有时可扩大到臀部、大腿后侧及腘窝。

(2)肌力减退和肌肉萎缩:L_5 神经根受压可使拇长肌肌力减弱,L_3 或 L_4 神经根受压可使股四头肌肌力减弱,病程长者可使肌萎缩。

(3)腱反射减弱或消失:L_4 神经根受压者,膝反射减弱或消失;S_1 神经根受压则跟腱反射减弱或消失。

(4)特殊检查:$L_{4 \sim 5}$、L_5、S_1 椎间盘突出者直腿抬高试验及加强试验(＋);股神经牵拉试验(＋)提示 $L_{3 \sim 4}$ 椎间盘突出;屈颈试验及仰卧挺腹试验(＋)提示椎管内压力增高。

6. 特殊体格检查方法

(1)直腿抬高试验:患者取仰卧位,检查者站在患者右侧,一手握患者踝上方,另一手置于大腿前方保持膝关节伸直,然后将下肢抬高。一般当角度小于 70°时为(＋)。

(2)直腿抬高加强试验:在上述直腿抬高试验的同一角度,再将踝关节用力被动背伸,使受累神经根进一步受牵拉,如神经根放射痛更为加剧,即为(＋)。

(3)股神经牵拉试验:患者俯卧位,髋和膝关节完全伸直,将下肢抬起使髋关节过伸,如出现患侧大腿前方放射痛即为(＋)。$L_{2 \sim 3}$ 和 $L_{3 \sim 4}$ 椎间盘突出时可为(＋)。

【辅助检查】

X 线检查显示腰椎曲度改变或出现代偿性侧弯,椎间隙狭窄。脊髓造影检查见椎间盘突出相应节段硬膜囊压迹,神经根受压时显示为根袖短或不充盈。CT 和 MRI 可以清楚显示椎间盘突出的大小、形态、位置和对硬膜囊及神经根的压迫程度。

【鉴别诊断】

1. 退变性腰椎失稳　退变性腰椎失稳多发生于 60 岁以上的老年人,常发生于 L_4 部位。早期病理改变为后关节退行性变,导致节段性不稳,并可累及椎间盘。X 线片显示椎体向前滑脱,但无椎弓峡部断裂。CT 可发现椎间盘向后突出进入椎管。

2. 腰椎管狭窄症　腰椎管狭窄症因腰椎管骨性或纤维性增生、移位导致一个或多个管腔狭窄,压迫马尾或神经根而产生临床症状。多见于 40 岁以上的中老年患者,起病缓慢,常先有慢性腰痛史,主要表现为间歇性跛行的症状。MRI 或椎管造影可明确诊断。

3. 椎管内肿瘤　随着椎管内肿瘤生长,体积增大,逐步压迫神经而产生症状,可表现为腰痛及相应的神经压迫症状。MRI 可发现椎管内占位的部位、大小、形态等而鉴别。

4. 胸腰椎骨折　当机体受巨大暴力作用,机体不能耐受,可发生胸腰椎骨折。表现为骨折部位的肿胀疼痛,压迫神经可产生不同的神经症状。X 线片或 CT 可发现骨折的部位及程度。

【应用解剖】

椎间盘是由软骨终板、纤维环和髓核等三部分构成。软骨终板有保护椎体、渗透的作用。纤维环连接相邻椎体,使脊柱在运动时作为一个整体。纤维环甚为坚固,紧密附着于软骨终板上,保持脊柱的稳定性。纤维环的主要功能之一是阻止髓核移动,防止髓核突出。髓核是一种富有弹性的胶状物质,水的含量可占 75% ~90%,具有可塑性,虽然不能被压缩,但可变为扁平,加于其上的力可以平均地向纤维环及椎体软骨终板各个方向传布。髓核具有支点作用,如同滚珠,随脊柱屈伸向后或向前移动。

椎管是由椎孔连接而成,为一骨性纤维性管道。其前壁为椎体后面、椎间盘后面及覆盖二者的后纵韧带,后壁为椎板和黄韧带,两侧壁为椎弓根内面和椎间孔。椎管内容纳脊髓、神经根及马尾。正因为椎间盘的后侧是构成椎管的一部分,当髓核向后突出时,压迫到硬膜囊、神经根时引起病痛,即是我们所说的椎间盘突出症。脊髓及马尾神经外有一层硬膜囊,包绕脊神经,硬膜囊后形成神经根,神经根在椎管内行走,从椎间孔穿出。

【治疗】

(一)手法复位术

1. 操作方法　俯卧牵引按压法,单腿后伸压腰法,屈髋、屈膝、伸腿、足背屈法,折腰法,提捏法等。

2. 操作技巧

(1)俯卧牵引按压法:患者俯卧,两手把住床头,助手用双手握住患者两踝部,作对抗牵引约 10 分钟。术者立于患者一侧,用手掌或指腹按压椎旁压痛点,按压力由轻渐重。此法可使椎间隙增宽、髓核部分还纳。

(2)单腿后伸压腰法:此法可紧接上法进行。患者俯卧,术者站于患者病侧,一手将患肢提起后伸,一手按于腰部压痛点,且将患肢作上下起落数十次,以解除神经根粘连并促进髓核部分还纳。

(3)屈髋、屈膝、伸腿、足背屈法:患者仰卧,术者立于患者病侧,一手扶膝,一手握住患者踝部,双下肢分别作屈髋、屈膝,再作髋内收外展,之后将患肢伸直上下起落,直腿抬高接近 90°时,猛将足背屈数次,可松解神经根粘连。

(4)折腰法:取坐位者,一助手固定患者骨盆,术者立于患者背侧,把握患者双肩作腰前屈、后伸、内外旋转等动作,幅度逐渐加大;取侧卧位者,术者一手把握住患者胸壁作后牵动作,一手扶住同侧髂部作前推动作,用力宜柔和有节律。此法可使脊柱在不同平面受到扭转,使肌肉解除痉挛及恢复小关节"错缝"。

(5)提捏法:即术者用示指和拇指提捏大腿内侧根部及大腿后侧肌肉,由上而下,揉力由轻到重,反复数次,可起到解除由坐骨神经刺激引起的肌肉痉挛和感觉异常。

3. 术后处理　各种治疗手法后,卧床休息 1~2 小时,重者卧床休息 1 周。指导进行五点式或三点式腰背肌功能锻炼。

4. 注意事项　各种手法力度适宜,不宜用力过猛,以免加重椎间盘损伤及脊柱小关节损伤。亦不能用力过轻,达不到治疗的效果。根据患者的体质,掌握好手法力度。

(二)手术治疗法

腰椎间盘突出症经非手术疗法可取得较满意的疗效,有 10%~20% 的患者需要手术治疗。因此应严格手术适应证。手术指征为:①腰椎间盘突出症病史超过半年,经过严格保守治疗无效,或保守治疗有效,但经常复发且疼痛较重者。②首次发作的腰椎间盘突出症疼痛剧烈,尤以下肢症状为著,患者因疼痛难以行动及入眠,被迫处于屈髋膝侧卧位,甚至跪位。③出现单根神经麻痹或马尾神经受压麻痹。④患者中年,病史较长,影响工作或生活。⑤神经症状虽不典型,但经脊髓造影或硬膜外及椎静脉造影,示明显充盈缺损,有压迫征象,或经椎间盘造影示全盘退行性变,有巨大突出。⑥椎间盘突出并有其他原因所致的腰椎椎管狭窄。禁忌证有:①腰椎间盘突出症影响生活和工作不明显。②腰椎间盘突出症首次或多次发作,未经保守治疗。③腰椎间盘突出兼有较广泛的纤维织炎、风湿等症状。④临床疑为腰椎间盘突出症,但影像学检查未能证实者。

临床上常见的椎间盘突出部位在 L_4、L_5 或 L_5、S_1 间。术前需要体表定位,其方法共有三种:①依据 X 线片,以两侧髂嵴连线通过腰背部中线,决定腰椎棘突。较常见的情况是此线通过 L_4、L_5 间隙亦非完全一致,此可作为参考。同时需注意腰椎先天变异,如 4 个腰椎或 6 个腰椎等。②患者近期作过腰椎间盘造影或脊髓造影,穿刺针眼可作为体表的定位标志。③亦有介绍为了准确定位,可带针头注射亚甲蓝(美蓝)摄片,但是根据棘突或椎板上的亚甲蓝染色定位,此法一般没有必要。皮肤消毒前确定 L_4、L_5 和 L_5、S_1 椎间隙,用亚甲蓝液分别画两条横线标志,再用 4% 碘酊涂度固定亚甲蓝色,可以帮助术时定位。

1. 后路开窗法髓核摘除术

(1)麻醉和体位:局部麻醉或局部麻醉加脊髓麻醉,侧卧位或俯卧位。

(2)切口:取背部正中切口,即临床诊断病变椎间隙上下各一腰椎。若病变为一个单侧椎间盘,一般切口长 4~6cm;若为两个单侧椎间盘,或为一个中央型椎间盘,则切口

$10 \sim 12cm$。

(3)剥离腰背部软组织:切开皮肤、皮下组织,单侧病变行单侧椎板暴露,中央型或双侧椎间盘病变则行全椎板暴露。在病变椎间隙上下棘突,正中切开棘上韧带,用利刀将棘上韧带从棘突膨大部向椎板方向剥离$1.0cm$,然后用骨膜剥离器将附于椎板上骶棘肌剥离,一直分离到关节突部位,椎板与肌肉间填塞干纱布压迫止血。按上述方法,依据术前诊断,暴露多个单侧椎板或全椎板。椎板肌肉剥离后,抽出干纱布,用骨膜剥离分别撬开两个关节空外侧,切断连于棘间韧带之间的肌肉,压迫止血,若仍有少量出血点,可用电灼止血。剪除破碎的肌肉及韧带,以免有碍手术野。

(4)暴露椎板:软组织剥离后,可用 Taylor 半椎板撑开器显露椎板。前者半椎板拉钩的尖端要固定在一个或两个关节空之外侧,依靠杠杆力量牵开肌肉。后者撑开器的长柄拉腰段骶棘肌,短柄固定在近棘突之椎板上。显露椎板时也要显露出关节突。全椎板暴露,可用一般脊柱自动拉钩牵开肌肉。

(5)暴露神经根:术前确定病变椎间隙和受压神经根部位。局麻手术时,可用手按压椎板间隙,寻找引起患者临床症状的痛点。此压痛点即为神经根受压部位,并与术前诊断核对。

由于神经根在椎管内,需进入椎管探查病变,寻找神经根与突出椎间盘。常用的方法有以下数种:①椎板间隙进入,适用于腋部偏中央椎间盘突出。术时患者取侧卧屈髋、屈膝位,或取胸膝卧位,加大腰椎后侧间隙。切除椎板之间的黄韧带,显露神经根与椎间盘。②单侧椎板切除,切除黄韧带并将单侧椎板切除,椎板切除范围从关节突内侧$0.5 \sim 1.0cm$到棘突基底部。③单侧椎板切除和关节突切除,一侧椎板切除加同一椎骨下行关节突切除;或一椎板切除加同一椎骨下行关节突切除,再加下一椎骨的上行关节突切除。④单侧上、下椎骨部分椎板切除。⑤全椎板切除,将两侧关节突内侧$0.5cm$之间椎板和棘突切除。⑥椎间孔扩大术,椎板外侧部分切除术,加部分关节突和椎弓根切除。另一类椎间孔扩大术适用于腰椎间盘突出并假性滑脱,神经根嵌于上一椎体的后下缘与下一椎体的上关节突之间。从前外侧入路切除椎体骨突和部分上行关节突。

(6)切除黄韧带:黄韧带的起点在上一椎骨椎板下$1/3$内面,止于下一椎孔上缘及椎板的上$1/3$浅面。因此切除黄韧带时,应从下一椎板的上缘用尖刀切开,注意深面即硬脊膜、蛛网膜下腔和马尾神经。进入硬膜外间隙时,要用硬膜剥离保护,尽量以较大而完整的方式将黄韧带切除。椎间盘突出时黄韧带肥厚,一般厚$3 \sim 4mm$,个别情况下可达$10mm$,为正常厚度的$4 \sim 5$倍。

(7)扩大骨窗:前述之椎板切除、关节突切除一般因椎板暴露较浅,可用咬骨钳或椎板咬骨钳扩大骨窗;关节突、椎弓根等部位较深,除用咬骨钳外,可用骨凿扩大骨窗。需注意关节突深面常为椎间盘神经根所在部位,若术者无经验,不能掌握骨凿应进深度,可能损伤神经根。骨窗边缘有渗血,应以骨蜡止血。

骨窗扩大重点在外侧。因突出之椎间盘常在关节突前,故骨窗向外侧扩大不够时,常常找不到突出的椎间盘。此外,充分暴露可避免向内牵拉神经根或硬膜囊时受到的过度牵扯,同时还有扩大椎间孔的作用,可使神经根得到充分减压。

(8)观察神经根与突出椎间盘的关系:进入椎管后,在病变椎间隙处能够发现突出的椎间盘组织与受压的神经根。它们一般有这样几种关系:椎间盘突出在神经根外侧,称为肩部突出;椎间盘突出在神经根内侧,称为腋部突出;椎间盘经后纵韧带向后突出,压迫马尾神经,称为中央型突出。

硬膜外脂肪一般都存在,但较正常处色淡而质厚。除椎间盘组织压迫脊髓、马尾神经外,还可见硬脊膜随血管搏动。病变部位以下椎管内静脉扩张,尤以 L_5、S_1 间隙处为著,可能因腰骶角比腰椎椎间关节角度大之故。受压神经根痛觉敏感,形态大多增粗、充血、水肿。但在神经根严重受压嵌于侧隐窝和关节突之间时,神经根受压部位变细,受压部以上仍然肿胀,形成假性神经纤维瘤。神经根的正常光泽消失变暗,病史长者常与周围结缔组织有粘连。

突出的椎间盘组织分两类,一为纤维环部分破裂,外观完整,呈圆形或卵圆形,大小从 0.5~1.5cm 不等,扣之有硬橡皮感,略有弹性,张力较大,难以用手或器械将其直接推回椎间隙内。另一类纤维环全部破裂,髓核组织在硬膜外间隙,个别情况亦可突入蛛网膜下腔。这种髓核组织较大,为整块的致密结缔组织,有如变性的韧带或腱性组织。部分髓核可仍留在椎间隙内,这在纤维环破裂口处清晰可见。完全突出的纤维环破裂口周围组织粘连较广泛,有疤痕形成。少数情况下突入椎管内的髓核组织可将神经包绕,导致寻找神经根很困难。

(9)摘除髓核:摘除髓核之前,必须明确髓核与神经根的关系。充分暴露髓核与受压神经根。通常情况为了避免损伤神经根,可用硬膜剥离器将神经根轻拉至椎间盘突出的内侧。这在肩上部、肩部椎间盘突出时较容易,但在腋部椎间盘突出时就较困难,尤其为较大突出时,可在腋部椎间盘突出部位就地摘除。

神经根牵拉后,突出的椎间盘即得以暴露。纤维环完整者,可用刀尖在纤维环隆起处作直径 0.5~0.8cm 的环形切开。椎间盘退行性变严重,椎间隙内压力大时,髓核可自行脱出一部分,剩余的部分可用长柄血管钳夹住取出。若髓核不自行突出,可用鼻息肉钳从椎间盘内取出。应用血管钳或鼻息肉钳夹取这些组织时,必须将器械插入椎间盘内再张口,而不能在椎管内张开钳夹,以免损伤神经根。这类髓核组织较软,呈白色黏胶状,取出的量较少。自行突入椎管内或切开纤维环膨出的髓核组织,由于损失大部分水分而呈致密状,取出的量就较大,也较完整,甚至可取出 5cm×1.5cm×0.3cm 的整个退行性变椎间盘组织。应耐心将变性之髓核组织尽量钳出。纤维环缺口可不予处理,日后疤痕组织填塞可自行闭合。若有骨性隆起,则应予以凿除。

(10)注意事项:对于术前定位、术中未发现椎间盘突出者,必须找出相应的神经根,观察神经根有无嵌压,有无神经纤维瘤和硬膜外囊肿等类似腰椎间盘突出症的疾病。如果无异常发现,则必须探查另一间隙。

椎间盘突出和合并椎管内改变的因素,如黄韧带厚、关节突肥大、侧隐窝狭窄、必须在摘除椎间盘的同时予以解决,特别对年龄在 40 岁以上、病史较长者。早期椎间盘压迫神经根是主要矛盾,后期神经根通道狭窄,也是一个不可忽视的因素。只有神经根充分减压,才能获得较好的术后效果。髓核摘除术应严格止血,硬膜外静脉出血一般可压迫止血,肌肉出血可用电烙止血。缝合肌肉后,硬膜外置橡皮条引流,24 小时拔除。术后卧床 3~4 周,注意腰背肌锻炼,3 个月后可恢复一般轻体力工作,但是禁止重体力活动。

2. 中后路显微椎间盘镜髓核摘除系统　1996年美国 SOFAMOR DANEK 公司推出了第一代中后路显微椎间盘镜髓核摘除系统(micro-endoscopic discectomy, MED)，使内窥镜下直视操作髓核摘除成为可能。应用该系统治疗腰椎间盘突出症是一种微创手术法。

中后路显微椎间盘镜髓核摘除系统主要包括:内窥镜、摄像系统(摄像机、摄像头、显示器等);光源(冷光源、光纤等);工具系列(自由固定臂、导针、扩张管、通道管、枪钳、髓核钳、神经拉钩、刮匙、解剖器、球形探头、双极电凝等);还可配备有录像机、彩色打印机等。

手术步骤:

(1)患者体位:患者应该俯卧在一个可透过X光的手术台上,腹部腾空,充分利用胸曲,使患者向后成为弓形。

(2)麻醉方式:可采用局部麻醉、硬膜外麻醉或全身麻醉等麻醉方法。

(3)定位针插入方法:用1支20号的克氏针在对应的椎体间隙水平距离脊柱中线1.5cm插入,使用C型臂X线机拍侧位片验证,将克氏针纠正到它确定处于椎体间隙上方。取走克氏针,在入针口切一个平行于中线的切口,长度与通道管直径相同,一般在16~18mm。定位针从切口插入,在侧位X线的辅助下,穿透腰背筋膜直达上一个椎体的椎板下缘。

(4)插入扩张管及通道管:沿着定位针插入第一个肌肉扩张管,一旦顶到椎板下缘,抽出定位针,使用C型臂X线机辅助定位。用此扩张管来刮椎板下缘,将附近的肌肉及软组织等刮到一边防止影响镜下视野。将扩张管置于骨膜平面,这种剥离出血少。第二、第三、第四个扩张管沿着第一个扩张管顺序插入,抵达椎板。通道管沿着扩张管插入抵达椎板,将自由固定臂先固定在手术台的导轨上,然后连接到通道管固定牢靠。取走扩张管系列,构成一个工作台通道,可以用C型臂X线机来验证位置是否正确。

(5)插入内窥镜:将内窥镜插入通道管,将其锁定,然后旋紧自由固定臂使其固定,内窥镜可以在通道管上下移动以获得不同的放大倍数,且可360°绕通道管旋转,在显示器中可获得内窥镜处于通道管中的位置。

(6)椎板及椎间隙的识别:使用髓核钳去除椎板上及椎板间隙的软组织,如果已经正确剥离,电凝可以用于软组织止血。使用一个小弯刮匙,可以把椎板边缘及黄韧带很容易地识别出来。用枪钳或高速气钻进行骨窗切除,侧位的X光片可以辅助确定需要切除多少椎板来获得手术入路。

(7)切除黄韧带及神经根剥离:使用一个弯形刮匙放在上一椎板的下方,此处韧带较薄,摆动刮匙,来剥离黄韧带,将其小心扯起,使用髓核钳或枪钳咬掉黄韧带,此时可上下移动内窥镜,获得更清晰的影像以便操作。显露此段椎管,识别硬膜囊及神经根后,可以使用一个神经剥离匙或拉钩型吸引管将其分离出来,扩展硬膜外空间,如果必须的话,可以使用双极电凝烧烙硬膜外静脉,然后用弯剪切开,充分显露后突椎间盘。

(8)切除后突椎间盘及关闭切口:识别突出的椎间盘,用带鞘小尖刀切开后纵韧带,同时使用神经拉钩保护神经根,然后使用髓核钳咬出突出的髓核,此时的手法与开放式手术一样,探查神经根并给予充分减压,然后冲洗椎间隙,止血,放松自由固定臂,慢慢抽出通道管。缝合伤口,用无菌纱布覆盖伤口。

采用中后路显微椎间盘镜手术同开放手术相比较：①伤口小，组织剥离少，出血少。②术后卧床时间短，恢复快，可以进行门诊手术。③视野清晰可调，光源亮度高，镜下视野可放大64倍。④可进行全程手术记录，方便进行术后分析。⑤手术时间短。⑥手术过程与开放式一致，医生较易操作。⑦麻醉方式同开放式一致，可全身麻醉、局部麻醉、硬膜外麻醉等。

中后路显微椎间盘镜手术适应证：①各种类型的腰椎间盘突出症，症状严重，经严格保守治疗无效或反复发作者，最佳适应证为单节段后外侧型腰椎间盘突出症。②明显的神经根受压症状，产生神经根功能障碍者。③合并侧隐窝或神经根管狭窄者。禁忌证：①复发性腰椎间盘突出症者。②合并马尾综合征者。③发育性腰椎管狭窄及椎间不稳者。

中后路显微椎间盘髓核摘除镜系统与其他内窥镜系统的手术途径及技术有着本质的不同，它是将传统开放椎间盘摘除技术与内窥镜技术的有机结合。后路椎间盘镜系统通过很小的创口，在内窥镜监控下完成传统开放式椎间盘摘除，同时完成椎板开窗、侧隐窝清理扩大及髓核摘除，硬膜囊与神经根获得充分减压，将手术创伤减至最小，保持正常的脊柱生物学结构，减少传统手术后出现的脊柱失稳、椎管内瘢痕粘连等问题。

3. 经腹入路腰椎间盘摘除术　由于后路椎间盘摘除术的某些缺点，如不能完全摘除病变的椎间盘，手术部位出血，血肿引起神经根粘连，以及后路骨窗使脊柱后侧结构不稳定等，因而提出经前侧入路行腰椎间盘摘除术。其优点在于：能良好地暴露整个椎间隙和软骨终板髁，同时处理 L_4、L_5 和 L_5、S_1 椎间盘；间盘摘除后植骨，可保持椎间隙宽度并能达到骨性融合；出血较椎管内椎静脉出血容易控制。

取硬膜外麻醉，作下腹部旁正中切口，从耻骨联合到脐上5cm，于中线旁2~3cm切开腹直肌鞘，将腹直肌拉向外侧，切开腹膜，将手术台略呈头低脚高位，使肠管移向上腹部。把乙状结肠拉向左侧腹部，找出输尿管。在腹主动脉分叉处（骶骨角位置），于中线切开盆壁的后腹膜，摇高手术台腰垫，使腰椎呈过伸位，向前凸向腹腔，以使腰椎间隙尽可能变宽，在主动脉分叉处以下3~5cm，即能用手扪及呈橡皮样弹性感的 L_5、S_1 椎间盘。钝性分离骶前交感神经纤维和静脉丛，并将其拉向一侧，可见突出于 L_5 椎间盘之上的前纵韧带。在 L_5 椎体下缘横行切开前纵韧带及纤维环。在骶骨上缘中线处垂直切开韧带及纤维环使呈"门"状。将此韧带翻下，即可显露髓核。用刮匙和血管钳取出髓核和软骨盘，只留下纤维环。纤维环向两侧和后方膨出较前方明显，因为前方的纤维环较后方或侧方厚几倍。取出髓核后，探查纤维环后侧有无薄弱或破损处，有无髓核向后突入椎管内压迫神经。用骨凿凿去椎体上下缘及软骨盘，椎体渗血予以压迫止血，最后取髂骨作此间隙的骨融合材料。

L_3、L_4 椎间盘暴露困难，但在直视下也能完成。这两个椎间盘位于主动脉和腔动脉的深面。沿脊柱的一侧向上延伸切开后腹膜，如果在右侧切开，则将输尿管牵向外，分开疏松的结缔组织，暴露下腔静脉的外界，将钝性拉钩置于下腔静脉之下，并连同腹主动脉一起拉向左侧，充分暴露椎间隙。如果在左侧切开，则在腹主动脉的外界切开后腹膜，将腹主动脉连同下腔静脉一起拉向右侧。按上述方法取出椎间盘和完成植骨术后，用丝线缝合前纵韧带和前侧纤维环，关闭腹腔。

术后患者卧硬板床1周,然后作石膏围腰,取轻度过伸位固定1个月,以后每隔1个月用X线腰椎摄片复查,直到腰椎融合为止。骨性融合的时间一般在4个月以上。

4. 前路腹膜外腰椎间盘摘除术 前路经腹入路椎间盘摘除并植骨,有一定优点。但因进入腹腔,术后易发生胃肠消化道功能紊乱,也有发生肠粘连者,为此可取前路腹膜外椎间盘摘除术和植骨融合术。

取硬膜外麻醉。患者仰卧,将椎间盘手术部位对准手术台能升高的腰垫处,作左侧旁正中切口20cm,切开左侧腹直肌鞘,将腹直肌牵向外侧,将腹膜外脂肪及输尿管由上向下轻柔的推向右上方,暴露髂血管和骶骨角,L$_5$椎间盘即位于腹主动脉和下腔静脉分叉的远端。将软组织拉向右侧,可见交感神经节位于椎体与腰大肌间沟,游离腰动脉,结扎骶正中动脉。将两枚 Steinmann 针套上橡皮管,分别以针尖固定于椎间盘上、下两侧腰椎椎体上,将脏器牵向右侧,充分暴露椎间隙,注意勿压迫髂总血管,于中线舌状切开纤维环,用线缝合两针,以便翻转纤维环和暴露椎间隙。进行 L$_4$ 椎间盘摘除时,由于腹直肌后鞘与腹膜粘连较紧,易于损伤腹膜而进入腹腔,故需在髂总动、静脉外上方,暴露 L$_4$ 椎间盘。结扎所遇到的腰动静脉,用垂体钳或鼻息肉钳取出髓核组织,用骨凿凿除软骨盘,并尽可能抵达椎体后缘,一般深度为3cm,暴露出松质骨。切除软骨盘时,需将手术台的腰垫摇起,以增加腰椎的前凸,也便于前路植骨。沿左侧髂嵴另作切口,暴露髂骨翼内、外板。按照预先测定的椎间隙宽度和厚度取出髂骨植骨块。由椎间隙前方将骨块嵌入,使植骨块的前缘在椎体前缘之后,然后将手术台腰垫放平,减少腰椎前凸,植骨块即能较牢固固定于椎间隙中。缝合纤维环,缝合手术切口。

术后严格卧床3个月,摄片复查椎体间骨性融合后,方可离床活动。手术后早期易发生肠麻痹,可注射新斯的明0.5mg,每隔半小时一次,共3次。为了预防下肢血栓性静脉炎,可用低分子右旋糖酐500ml静脉滴注,一日一次,共5天。

5. 中央型腰椎间盘摘除术 中央型腰椎间盘突出除可产生两侧下肢症状外,常因压迫马尾神经而致马尾神经麻痹。因此手术要求取出椎间盘组织,解除马尾神经压迫。

患者侧卧或俯卧,作脊背部正中切口。全椎板暴露,切除病变椎间盘上、下各一椎板,两侧关节突一般可保留,切除肥厚的黄韧带,即可发现椎间盘突出区域硬脊膜外脂肪减少,硬脊膜缺乏正常的搏动,有时可见硬膜外血管扩张纤曲,扪之硬脊膜前缘有如橡皮般的肿物,此即突出的椎间盘组织。中央型椎间盘突出可引起马尾神经麻痹,突出的椎间盘髓核组织较大,常突入椎管内,甚至可突入蛛网膜下腔中。

取出髓核分为经硬膜内和硬膜外两种。经硬膜内取髓核组织较方便,但易造成术后蛛网膜粘连;经硬膜外取髓核组织暴露较困难,强行将硬膜牵向一侧,反而易加重原马尾神经损伤,但是由于在硬膜外操作,术后不会发生蛛网膜炎。

(1)经硬膜外摘除髓核 手术操作与椎间盘突出典型手术相同。在髓核受压的神经根与硬膜囊之间取出。有时需先后从左、右两侧取出。

(2)经硬膜内摘除髓核 先在受压的马尾神经近端,于硬膜外填以明胶海绵压迫,以防切开硬脊膜和蛛网膜后,脑脊液流失过多。在硬脊膜的左右两侧,用0号线各缝两针牵引线,在牵引线之间切开硬脊膜和蛛网膜,流出脑脊液,可见马尾神经被前方肿物顶向后方。用尖刀将前方之蛛网膜和硬脊膜纵行切开,此时可见突出的椎间盘组织。中央型椎间盘突出,无马尾神经麻痹者,纤维环外层尚完整,需用尖刀切开纤维后取出髓核组织。椎间盘纤维环破裂,髓核组织突入椎管内者,切开前方硬脊膜,即可见髓核组织,此种髓核组织一般较大。取髓核组织后,前方之硬脊膜因缝合操作困难,且硬脊膜和后纵韧带粘连,可不予缝合。后方切开之硬脊膜可用 0 号线缝合,以避免术后发生脑脊液瘘,或形成腰骶脑脊液囊肿,硬脊膜外置橡皮引流管一根,24 小时后拔除,逐层缝合各层组织。

(三)注意事项

腰椎间盘突出症行椎间盘摘除术,要求术者牢固地掌握局部解剖基础,严格的无菌技术操作,轻柔而精细的手术技艺,以及能随机应变处理意外或非常情况的能力。只有这样才能顺利完成手术,取得较为满意的手术效果。然而,自开展椎间盘摘除术以来,时有并发症发生的报告,甚至有的患者因手术并发症而死亡。常见的手术并发症有以下几类:

1. 血管损伤 腰椎间盘突出症手术时血管损伤,主要发生在经后路手术摘除椎间盘。若经前路腹膜内或腹膜外摘取椎间盘,则由于暴露腹主动脉和下腔静脉或髂总动、静脉,不易误伤这些大血管。

血管损伤原因,多系用垂体钳过深向前方摘除椎间盘组织,结果穿过侧纤维环,钳夹了大血管,而造成血管撕裂伤。在 L_5 椎间盘平面较易损伤髂总静脉;若在 L_4 椎间盘平面以上,则左侧易损伤腹主动脉,右侧易损伤下腔静脉。

椎间盘摘除过程中,突然从椎间隙涌出较多的鲜血并伴有急骤的血压下降,提示有大血管损伤。若患者有休克症状和体征,同时腹部能扪及包块,则诊断大血管损伤无疑。

2. 神经损伤 腰椎间盘突出症时,受压神经根因椎间盘组织压迫及髓核物质化学性刺激,可有充血、消肿、粘连等不同程度的神经损伤,因此手术后有神经症状较前加重的可能,有的可因技术操作而引起神经损伤。

3. 脊膜假性囊肿 Pagin 首先命名椎间盘摘除术后脊膜囊肿为假性脊膜膨出,Miller和 Elder 报告了 10 例,其中 8 例因腰椎间盘突出症手术所致,多次手术者更易发生。一半患者是在术后 1 年内出现腰痛和坐骨神经痛,于手术处或腰骶部出现球形囊样肿物,与硬膜粘连。肿物囊壁薄而发亮,呈粉红色,边缘增厚,有微孔和椎管内硬膜下腔相通,压迫囊样肿物,可引起坐骨神经痛。肿物透光试验阳性,局部试探穿刺可抽得正常脑脊液。囊肿的形成与手术有关,如经硬膜内手术,硬膜缝合不严,或硬膜切口处不缝合,用明胶海绵覆盖硬膜切口,脑脊液经硬膜切口处漏至皮下组织,而形成囊肿。发现脊膜囊样肿物,应注意观察,防止破溃引起蛛网膜下腔感染,并应行硬膜修补。术后卧床,取头低足高位 7~8 天,待硬膜修补处愈合。

【并发症及治疗失误的处理】

1. 感染 对消瘦、营养不良、手术区皮肤疖肿、毛囊炎、糖尿病、免疫性疾病的患者,要采取重点防范措施,高度重视术前各项检查,术前使用抗生素,加强营养等;严格执行无菌操作技术及规章制度,正确使用抗生素。

2. 硬脊膜损伤及脑脊液漏 病程较长或硬膜囊、椎间盘粘连严重,分离时易发生硬脊膜损伤形成脑脊液漏。术中应注意小心操作，分清神经根、硬膜囊及椎间盘的关系，仔细分离。硬膜囊损伤时用 6 - 0 号缝线缝合，术毕用蛋白胶灌封刀口。

3. 神经根损伤　术中操作不慎，减压不彻底，强行复位，均可造成神经根损伤。预防的关键在于根据具体情况即滑移的程度、类型、病程长短及症状程度，行小关节部分或大部直至全部切除，对神经根管进行尽可能充分的减压，显露神经根并加以保护。

4. 椎弓根螺钉植入位置不良　椎弓根解剖的特殊性使椎弓根螺钉植入这门技术具有相当难度，椎弓根螺钉进钉技术不熟练，可导致椎弓根螺钉误植。因此除了熟悉解剖知识及手术技术外，还应注意患者术前均应进行 CT 扫描，主要观察欲植入螺钉的椎体的椎弓根平面，以获得个体化准确的定量解剖数据，为术中定位、定角及选择螺钉的直径、长度提供直接可靠的数据。

5. 椎间融合器脱位或下沉　发生此类情况主要是在处理椎间隙时，上下终板切除过多；椎间融合器选择不当等造成的。预防措施在于切除终板适当；选用器械配套齐全，系列化，植入椎体的深度一般要超过椎体前后径的 2/3，应和椎弓根螺钉合用。

【述评】

牵引、手法整复治疗腰椎间盘突出是治疗各种类型椎间盘突出的首选，对椎间盘突出较轻者治疗效果满意，对椎间盘突出较重者且不能接受手术治疗者，手法力度应适宜，治疗后患者应长期锻炼腰背肌，防止复发。对椎间盘突出较重或牵引、复位整复治疗效果欠佳者手术治疗，各种手术方法选择需慎重，根据椎间盘突出的类型及轻重程度选择手术方案。

各种手术方法各有其优缺点：各种后路手术能充分显示椎管、硬膜囊、神经根，可以充分摘除突出的椎间盘，但后路椎间盘摘除术也存在某些缺点，如不能完全摘除病变的椎间盘，手术部位出血，血肿引起神经根粘连，以及后路骨窗使脊柱后侧结构不稳定等，因而提出经前侧入路行腰椎间盘摘除术。其优点在于：能良好地暴露整个椎间隙和软骨终板髁同时处理 L_3、L_4 和 L_5、S_1 椎间盘；椎间盘摘除后植骨，可保持椎间隙宽度并能达到骨性融合；出血较椎管内椎静脉出血容易控制。前路经腹入路椎间盘摘除并植骨，有一定优点，可以完全的切除椎间盘，椎间固定融合好，但因进入腹腔，术后易发生胃肠消化道功能紊乱，也有发生肠粘连者，为此可取前路腹膜外椎间盘摘除术和植骨融合术。采用中后路椎间盘镜手术，该手术同开放手术相比较：伤口小，组织剥离少，出血少。术后卧床时间短，恢复快，可以进行门诊手术。视野清晰可调，光源亮度高，镜下视野可放大 64 倍。可进行全程手术记录，方便进行术后分析。手术时间短。手术过程与开放式一致，医生较易操作。

第十五章　腰椎峡部裂和腰椎滑脱症

脊柱滑脱(spondylolisthesis)首先由 Killian 于 1854 年提出,1855 年 Robert 首先指出椎弓的缺陷是此症的基本病变。1884 年德国人 Neugebauer 提出腰椎滑脱是由于先天性椎弓根发育不良所引起的,之后有人提出发育异常和创伤学说等。

【发病机制】

腰椎滑脱症的常见原因是椎弓不连(或称峡部裂),其好发于 L_5 及 L_4 椎体,其他腰椎少见。峡部裂的发生有先天及创伤两种常见因素。正常人的每个脊椎骨有 3 个原发成骨中心,即椎体 1 个,两侧椎弓各 1 个。椎弓骨化中心在胚胎第 7~8 周时出现,在 5~6 岁时与椎体原发骨化中心相融合。Schwegel 认为每侧椎弓各有两个骨化中心,一个形成椎弓根、横突及上关节突,另一个发展为下关节突、椎板及棘突的一半。如两者不相融合,即可形成峡部不连。

另外,由于急性外伤造成的峡部裂少见,多数学者认为疲劳骨折是导致此症的主要原因。直立行走或负重时,上半身的重量连同所负重物的重量均通过腰椎而传达至双下肢,故腰椎负重量大、遭受外伤的机会也明显增多。第 4 腰椎和第 5 腰椎均向前下倾斜,L_5 椎体有向前滑移剪力,其椎间盘与下关节突是对抗向前滑移的主要组织,其椎弓的棘突受背伸肌和韧带的向下拉力,增加了下关节突所受对抗滑移的压力,此二力汇合于峡部,故峡部负载应力极大,当其细小时即可能发生疲劳骨折(图 2-15-1)。又因 S_1 椎体的上面向前下倾斜,形成骶骨角,L_5 椎体在其上有向前滑脱的趋势,一旦峡部断裂,日久必然导致滑脱。

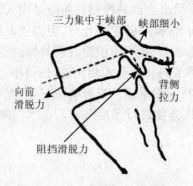

图 2-15-1　峡部裂原因示意图

【分类分型】

Wiltse 等根据病因将腰椎滑脱分为 5 类:(图 2-15-2)

Ⅰ型:即发育不良型,为S_1上关节突或L_5椎弓有先天性缺损。

Ⅱ型:即峡部型,病变在关节突间部。又可分为下列3类:A. 关节突间部的应力性骨折,骨折部有骨质吸收;B. 关节突间部延长,但仍可完整无骨折;C. 关节突间部的急性骨折。

Ⅲ型:即退变型,继发于已长期存在的退行性变关节炎,由于关节突关节和椎间盘的不稳定性而发生滑脱。

Ⅳ型:即创伤型,为椎弓根、椎板和关节突(不包括关节突间部)的急性骨折。

Ⅴ型:即病理型,继发于全身性疾病,如成骨不全、畸形性骨炎等的椎弓根病变。

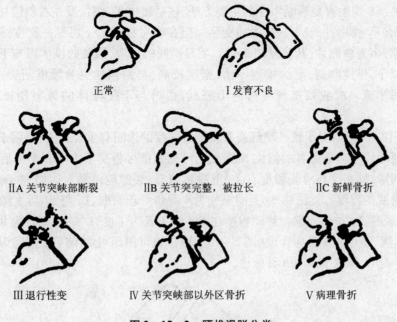

图 2 - 15 - 2　腰椎滑脱分类

【临床表现】

腰椎峡部裂以L_5为最多,其次为L_4,绝大多数为一个椎体,但也有多发。腰椎峡部裂患者可有下腰痛,痛点在正中或偏一侧,深在,活动后加重,休息后减轻。疼痛可向臀部或大腿后放射,很少在小腿,单侧或双侧。腰椎峡部裂的体征很少,主要有:游离椎弓的棘突压痛,左右推挤痛,峡部裂处深压痛,腰后伸痛。腰部活动常不受限。

多数腰椎滑脱症患者开始时有下腰痛,多为间歇性钝痛,有时为持续性的,偶尔放射到臀部或大腿,症状的发生与过度活动有关。开始时,症状并不严重,也不影响日常生活及正常工作。站立、行走或弯腰时症状加重,卧床休息后症状减轻或消失。疼痛涉及腰骶部,极少数患者可发生严重的尾骨处疼痛。患者往往由于外伤后症状加重,就诊时才发现腰椎有滑脱。如病情缓慢发展,随着滑脱的逐渐加大,临床症状日益加重。若伴有根性放射痛,常见于滑脱程度大的患者。峡部断裂处的纤维结缔组织或增生骨痂可压迫邻近神经根,滑脱时L_5或S_1神经根受牵拉,可发生向下肢的放射痛或麻木感,痛麻症状可出现在两侧,但因腰椎紊乱后的扭曲侧弯可使两侧受损程度不一,而症状表现轻重不等,有些只在单侧出现症状。马尾神经受牵拉时,患者下肢及鞍区感觉麻木,某些肌肉无力或肌肉萎缩,严重时可出现大小便失禁。腰椎检查可见腰椎前凸增大,滑脱明显时滑脱椎体棘突和上位椎体棘突间可触及台阶感,局部压痛,少数患者椎旁压痛伴下肢放射痛,但放射部位多达膝关节以上。如神经受累则下肢相应的神经支配区皮肤感觉减退,肌力减弱,直腿抬高试验(+),膝、跟腱反射减弱或消失。

【辅助检查】

1. X 线　X 线检查是诊断本症的主要方法,包括腰椎正、侧位及左右斜位片。

(1)正位 X 线片:一般不易显示病变区。但在椎弓根阴影下可见一密度减低的斜行或水平裂隙,多为两侧性,其宽度约 2mm。明显滑脱的患者,滑脱的椎体因与下位椎体重叠而高度减小,椎体倾斜,下缘模糊不清,密度较高,与两侧横突及骶椎阴影重叠,称为 Brailsford 弓形成。滑脱腰椎棘突可向上翘起,也可与下位椎体的棘突相抵触并偏离中线。

(2)侧位 X 线片:对于腰椎峡部裂及腰椎滑脱症的诊断有重要价值,是用于腰椎滑脱测量的重要手段。多数患者的侧位 X 线片上可见到椎弓根后下方有一个由后上斜向前下的透明间隙,其密度与滑脱程度有关,滑脱越明显,裂隙越清楚。运用 Meyerding 法可测定腰椎滑脱的程度。此法将 S_1 上面纵分为 4 等份。正常时,L_5 与 S_1 后上缘构成一连续弧线;滑脱时,L_5 椎体前移。移动程度在 1/4 以下者为 Ⅰ 度,1/4~1/2 者为 Ⅱ 度,1/2~3/4 者为 Ⅲ 度,超过 3/4 者为 Ⅳ 度(图 2-15-3)。也可用 S_1 上缘前后长度除以滑脱距离乘以 100% 表示,称为 Bosuorth 百分比。

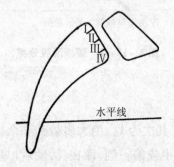

图 2-15-3　Meyerding 法示意图

(3)斜位 X 线片:正常椎弓及附近的图像形似一猎狗影,狗鼻表示同侧横突,狗眼为椎弓根,狗耳为上关节突,狗颈为峡部,前后腿为同侧和对侧的下关节突,狗体为椎弓。峡部断裂时,在"狗颈部"可见一透明间隙(图 2-15-4)。椎体滑脱时,可因横突和上关节突随椎体前移,相邻的上下关节突挤入缺损间隙内,将间隙掩盖。裂隙内常见有小的游离骨块。

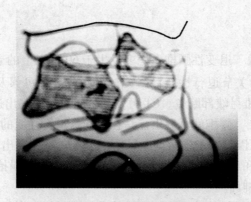

图 2 - 15 - 4　峡部裂斜位片

2. CT　椎弓崩裂在 CT 片上可见椎弓局部断裂,并可显示侧隐窝狭窄及神经根受压情况。另外,根据椎弓峡部断端是否硬化,我们可以区分是陈旧性峡部断裂还是新鲜损伤,如图 2 - 15 - 5。

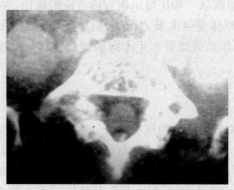

图 2 - 15 - 5　椎弓崩裂 CT

3. 腰椎滑脱症与应力滑移率　腰椎滑脱症的临床表现并非与滑脱程度成正比,而是与"应力滑移率"成正比。从 1992 年开始,谭远超等提出采用应力位(站立和拉伸位)摄片,引入应力滑移率(SSR)这一概念来说明腰椎滑脱程度与临床表现和治疗措施之间的关系。水平卧位摄正侧位及左右斜位腰骶部片,计算向前滑移百分率和 Meyerding 分度,并且确定峡部裂存在。站立位摄腰骶部侧位片,卧位给予 300N 轴向牵引力摄侧位片,称为应力位摄片,两次摄片分别计算向前滑移百分率,SSR =(1 - 轴向牵引滑移率/站立位滑移率)×100%。临床研究表明,当 SSR≥30%,滑脱椎体间稳定性较差,患者滑脱常表现进行性发展,很容易在短期内形成严重症状。SSR 是一种动态的腰椎滑脱椎体间活动度指标,临床应用发现 SSR 的大小与患者临床症状轻重呈正比,但与向前滑脱移位的大小无明显相关。以 SSR≥30% 作为手术治疗的重要指征之一,同时参考临床表现,如有顽固腰痛,一侧或双侧下肢神经压迫症状,即应手术治疗;如 SSR < 30%,无明显的神经根受压症状,则行保守治疗或门诊随诊。术前行应力位片摄片,计算 SSR,可以对术中复位起到指导作用。术中发现:SSR 数值越大,复位越容易。如果腰椎滑脱程度较重,但 SSR 较小,预示术中复位困难,因此,术中应广泛松解以获得较好的复位。

【鉴别诊断】

1. 退变性腰椎失稳　退变性腰椎失稳多发生于 60 岁以上的老年人,常发生于 L_4 部位。早期病理改变为后关节退行性变,导致节段性不稳,并可累及椎间盘。X 线片可显示椎体向前滑脱,但无椎弓峡部断裂。CT 可发现椎间盘向后突出进入椎管。

2. 腰椎间盘突出症　腰椎间盘突出症是在椎间盘退行性变的基础上发生的,而外伤则常为其发病的重要原因。由于椎间盘退行性变、损伤,髓核突出刺激、压迫神经根或马尾神经,可表现为腰痛和放射性下肢痛,跛行等症状,可查出直腿抬高试验(+),CT、MRI 显示椎间盘突出,压迫神经。

3. 腰椎管狭窄症　腰椎管狭窄症因腰椎管骨性或纤维性增生、移位导致一个或多个管腔狭窄,压迫马尾或神经根而产生临床症状。多见于 40 岁以上的中老年患者,起病缓慢,常先有慢性腰痛史,主要表现为间歇性跛行的症状。MRI 或椎管造影可明确诊断。

4. 椎管内肿瘤　随着椎管内肿瘤生长,体积增大,逐步压迫神经而产生症状,可表现为腰痛及相应的神经压迫症状。MRI 显示椎管内占位的部位、大小、形态等可作鉴别。

5. 胸腰椎骨折　当机体受巨大暴力作用,机体不能耐受,可发生胸腰椎骨折。表现为骨折部位的肿胀疼痛,压迫神经可产生不同的神经症状。X 线片或 CT 显示骨折的部位及程度。

【应用解剖】

腰椎峡部是指上下关节突之间的狭窄部分,此处骨质结构相对薄弱。椎弓是防止椎体向前滑脱的重要结构。椎弓呈半环形,与椎体后面围成椎孔。椎弓前部窄细为椎弓根,向前连接椎体后外侧,相邻椎弓根围成椎间孔;椎弓后部宽扁为椎板,约在椎弓根、板结合部,向上下及两侧伸出成对的上下关节突及横突。人在站立位时,第 5 腰椎与骶骨之间向前成角,呈一倾斜面,有向前滑脱倾向。正常人每一椎骨的椎体借椎间盘及上下两对关节突关节与相邻椎骨相连,椎间盘对剪力的抵抗力很差,如上下椎骨的关节突不能呈叠瓦状绞锁,仅以椎间盘相连,则不能防止椎体前移,极易引起椎体滑脱。

【治疗】

(一)手法按摩术

适应证为①椎弓崩裂程度轻微者或虽有轻度滑脱但无明显症状者。②病情初次发作,病程较短者。③SSR <30%,无明显的神经根受压症状者。

1. 操作方法　患者取俯卧位,屈膝屈髋,术者立于一侧,一手托抵腰骶部,并用力上提,另一手扶按双膝,下压至最大幅度,使腰椎呈后凸,与此同时,纵轴姿势反复滚动 3 ~ 5 次。

2. 操作技巧　手法应慢而轻柔,避免组织损伤。

3. 术后处理　加强三点式、五点式功能锻炼,牵引四周。

4. 注意事项　手法复位后,应配合休息、牵引及使用支具。腰痛明显的患者经卧床休息症状可缓解,急性期配合服用消炎止痛类药物,适当带腰围保护限制腰部活动。症状减轻消失后加强三点式、五点式腰背肌功能锻炼,逐渐恢复活动。保守治疗适用于所有的患者,而且多数患者均有不同程度的疗效。多数的椎弓崩裂、滑脱患者,尤其是慢性劳损者,可以长期停留在轻度滑脱的程度,只有少数腰痛程度持续、反复发生或保守治疗无效者才需手术治疗。

(二)空心加压螺钉内固定植骨术

适应证为存在腰椎峡部裂但无明显滑脱,MRI 检查椎间盘无明显退行性变者,但如果椎间盘有脱水突出等退行性变者宜考虑行椎间融合。

1. 操作方法　采用气管插管全身麻醉或硬膜外麻醉。麻醉生效后,患者俯卧于脊柱手术支架上,取腰背部后正中入路,显露双侧椎板、关节突及横突,根据病变椎体棘突的异常活动可确定峡部裂部位。用尖嘴咬骨钳咬除峡部裂处硬化组织及增生的纤维结缔组织,使骨端粗糙或有少许渗血。沿断端植入空心加压螺钉,然后于断端处植骨。检查无误后关闭切口。

2. 操作技巧　植入螺钉的方法有两种,一种选择伤椎椎体板下缘与下关节突内侧交点为进钉点,咬去少许骨皮质,用 1.5mm 的导针自两层皮质之间,与矢状面呈 20°～30°角向前、上、外方向经峡部裂处到达椎弓根后部,直视下可见导针通过峡部裂处,选择等长的导针测量长度,再选用合适长度的螺钉沿导针拧入。然后自髂后上棘处取自体骨植入峡部裂处,最后将螺钉的螺纹部分完全通过峡部裂处,以便旋紧螺钉时使峡部裂处轴向加压。另一种方法,进钉点选择在病变椎体棘突根的中部,螺钉从棘突的一侧进入,斜向前外拧入对侧同一椎体的上关节突处,同法拧入另一枚螺钉。这种方法要求进钉时两枚螺钉的位置必须设计好,以免在通过棘突时互相影响。

3. 术后处理　术后应用脱水、消肿、促进骨愈合等药物治疗,术后卧床休息 4～6 周后,戴腰围下床活动。

4. 注意事项　患者术前摄腰椎 X 线正侧位片及左右斜位片或 CT 检查,证实存在腰椎峡部裂,不合并腰椎滑脱;还需摄腰椎过伸过屈位片,证实椎体间不存在滑动或滑动小于 2mm;另外术前要行腰椎 MRI 检查,证实椎间盘无脱水、损伤及突出,不存在椎管狭窄及其他压迫征象。

(三)椎弓根钉系统加椎间融合器复位固定融合术

对于影像学检查发现存在腰椎滑脱,属于以下情况者:①持续顽固性腰背痛,经非手术治疗 3 个月以上无效者。②有下肢神经根受损症状及体征者。③SSR＞30% 者。无心肺等系统疾病,可耐受手术者均可行本法治疗。

1. 操作方法　采用硬膜外麻醉或气管插管全身麻醉方法。患者俯卧于脊柱手术支架上,腰部后正中纵形切口,切口长约 12cm,切开皮肤、皮下组织和筋膜,沿棘突两侧纵形切开骶棘肌,骨膜下剥离两侧椎板,纱布压迫止血,用自动拉钩向两侧拉开切口,显露椎板,关节突关节及横突。确定滑脱节段,自滑脱椎体及滑脱椎体下位椎体的两侧椎弓根部,用椎弓根探子沿椎弓根纵轴探入,将椎弓根钉置入,腰椎椎弓根钉植入方法参考胸腰椎骨折一节,S_1 椎弓根螺钉进钉点选择在第 1 骶骨上关节突外缘切线与上关节突下缘水平线的交点,采用与脊柱纵轴成 15°角,矢状面向头端成 35°～40°角,方向与一侧上下关节突后方隆凸连线垂直,与终板平行植入骶骨钉。进钉深度为 30～35mm。其中置入滑脱椎体为两枚提拉螺钉,然后安放事先预弯的钢板,先拧紧位于滑脱椎体下位椎体的螺钉,再做椎间隙适度撑开,拧紧提拉螺钉的螺帽两侧同步提拉滑脱椎体以达到复位效果固定。C 型臂 X 线机透视证实钢板位置正确,复位满意。咬去滑脱椎体的棘突、椎板、黄韧带等,行椎管、神经根管扩大减压,分别拉开保护硬膜囊及神经根,显露椎间隙,切开后纵韧带,摘除髓核,尽量将椎间盘组织清除,用铰刀扩孔,去除部分软骨板,用丝锥进行攻丝,将填满碎骨的椎间融合器拧入椎间。椎间融合器的置入有两种形式:一种是使用 2 枚,自两侧从后向前垂直置入;另一种是使用 1 枚,自一侧从后向前斜形置入,向后倾斜角 45°为宜。椎间融合器的尾部低于椎体后缘约 3mm。

2. 操作技巧 螺钉置入准确后,进行复位时,先拧紧位于滑脱椎体下位椎体的螺钉,再做椎间隙适度撑开,拧紧提拉螺钉的螺帽两侧同步提拉滑脱椎体才能达到良好的复位效果固定。另外,用铰刀扩孔时,仅需去除部分软骨板,不要绞除椎体骨性终板,以预防椎间融合器塌陷、下沉。

3. 术后处理 术后 2 周拆线,卧床 4～6 周,戴腰围下床活动。卧床期间适当行下肢被动抬高锻炼,预防马尾神经粘连,以 15～20 次/日为宜,并指导患者行双下肢主动锻炼。

4. 注意事项 术前应摄 X 线正侧、左右斜位片以明确腰椎滑脱的诊断,还应摄应力位片计算 SSR 以估算复位程度。对于脱位程度较重,脱位在 II°以上者,术前应行骨盆牵引,以增强复位效果。对于骨质疏松者,术中应适当增加螺钉直径以适当加大固定牢固程度,术后应用改善骨质疏松的药物。

【并发症及治疗失误的处理】

1. 硬脊膜损伤及脑脊液漏 病程较长或硬膜囊、椎间盘粘连严重,分离时易发生硬脊膜损伤形成脑脊液漏。术中应注意小心操作,分清神经根、硬膜囊及椎间盘的关系,仔细分离。硬膜囊损伤时用 6－0 号缝线缝合,术毕用蛋白胶灌封刀口。

2. 神经根损伤 术中操作不慎,减压不彻底,强行复位,均可造成神经根损伤。预防的关键在于根据具体情况即滑移的程度、类型、病程长短及症状程度,行小关节部分或大部直至全部切除,对神经根管进行尽可能充分的减压,显露神经根并加以保护。

3. 椎弓根螺钉植入位置不良 椎弓根解剖的特殊性使椎弓根螺钉植入技术具有相当难度。椎弓根螺钉进钉技术不熟练,可导致椎弓根螺钉误植。除了熟悉解剖知识及手术技术外,患者术前均应进行准备植钉椎体的 CT 扫描,观察椎弓根平面、横径及与横突等结构的关系,以获得个体化准确的定量解剖数据,为术中定位、定角及选择螺钉的直径、长度提供直接可靠的数据。

4. 椎间融合器脱位或下沉 发生此类情况主要是处理椎间隙时,上下终板切除过多;椎间融合器直径、长度选择过小或过大等造成的。术中应注意去除软骨终板,但尽量保留骨性终板;植入椎体的深度一般为融合器前端超过椎体前后径的 2/3,应同时进行椎弓根钉系统固定。

5. 椎体滑脱复发 多见于仅行后路固定,而未行椎间融合者。另外,椎弓根螺钉置入不牢固或椎间融合器置入位置不良者也容易发生。因此,应通过提高椎弓根螺钉及椎间融合器的置入质量来预防此类并发症的发生。

【述评】

腰椎峡部裂是引起腰痛的常见原因,及时有效的处理,可有效的防止症状的加重及滑脱的出现。以往,对于腰椎峡部裂症多主张保守治疗,行骨盆牵引、功能锻炼、避免过度运动及佩戴支具等。但因峡部裂时,其棘突椎板下关节突作为一个单位,受棘韧带及背伸肌的牵拉,使该峡部发生头尾端的异常活动,背伸肌肌肉收缩,前弯腰时拉紧韧带,后伸腰时挤嵌棘突,均引起此游离椎弓的头尾活动,这种异常活动的存在使峡部疲劳骨折难以愈合。故保守治疗难以从根本上解决问题,无法避免症状加重或滑脱的发生。因此,对于有持续性腰痛,病程较长的峡部崩裂者,如非手术治疗无效,可行手术治疗。采用椎弓根钉系统固定或同时行椎间融合或椎板间融合,虽固定牢靠,但却以牺牲脊柱运动功能单位为代价。单纯行椎板间融合者,椎板间活动度丧失,但椎体间仍有活动,应力集中,远期有再骨折的可能。文登整骨医院脊柱脊髓科曾收治1例10余年前行椎板间融合的峡部裂患者,又发生再骨折(图2-15-6)。所以,对于单纯峡部裂手术治疗的基本原则是峡部植骨融合加适当的内固定。

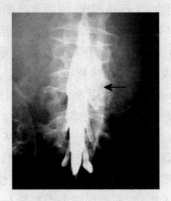

图2-15-6 椎板间融合后
再骨折椎管造影

1. 峡部植骨融合加内固定术 1970年Buck报道了切除腰椎椎弓峡部纤维组织后,自下关节突向上向外经过峡部至本椎上关节突,拧入1枚螺钉,使峡部固定并于峡部植骨。治疗患者6例,6例中有5例峡部连接,仅1例螺钉脱落,峡部未愈合。

朱通伯等采用螺钉(图2-15-7)内固定加植骨的方法治疗腰椎峡部裂。手术中能在直视下沿导针将螺钉拧过峡部裂,确保了手术的安全性,并且只在峡部裂处植骨。它不但保留了脊柱的活动性,避免了因椎间固定融合造成的固定邻近节段的应力集中,椎间盘退变加速。另外,发现伴有坐骨神经痛者仅在站立及行走时出现,卧床后即消失,这类患者与其站立时椎体前滑神经根受牵拉有关。只要将峡部处固定牢靠后,临床症状便会消失,故不作椎板减压。但是该法为有限固定,而非坚强固定,随访发现部分有植骨吸收现象。目前文献尚无大宗病例长期随访报告,远期疗效有待继续观察。

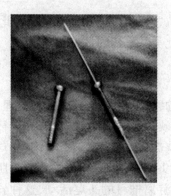

图 2 - 15 - 7　镙钉实物图

2. 腰椎滑脱手术治疗　对于滑脱程度较轻,症状、体征不明显,年龄大、体质差不能耐受手术者,要考虑用保守治疗。保守疗法可以减轻症状。但对于影像学检查发现存在腰椎滑脱,属于以下情况者:①持续顽固性腰背痛,经非手术治疗 3 个月以上无效者。②有下肢神经根受损症状及体征者。③SSR > 30% 者。无心肺等系统疾病,可耐受手术者应考虑手术治疗。

1953 年 Walkins 首先报告了后外侧入路横突间植骨融合术。但因横突骨面较少,刮除时易造成骨折。植骨接触面少,又不易固定,因而愈合率低。Stauffer 报告了 23 例患者中愈合率仅为 67% 。Wiltse 于 1961 年加以改进植骨床包括同侧椎板,疗效有所提高。20 世纪 60 年代 Harrington 报告了通过器械矫正畸形治疗严重的脊柱滑脱。虽然有各种类型的内固定物,如椎板下钢丝及钩结合连接棒或板等固定,但近年来椎弓根螺钉技术的应用越来越普及。West 和 Bradfod 报道使用 Steffee 椎弓根螺钉和钢板固定,随访 2 年,融合率高于 90% 。Markwalder 报道应用椎弓根螺钉治疗 Ⅰ°、Ⅱ°腰椎滑脱,优良率达 96% 。

对腰椎滑脱是否需要复位存在争议。贾连顺总结了 Walkins、Wiltse 以及国内陈之白采用横突、小关节突间大块植骨,螺丝钉内固定,5 例全部骨性愈合等经验,认为对于小于50% 的滑脱患者,不管滑脱类型、程度如何,一般只需行原位融合。但如果马尾神经卡压严重,可先行广泛的植骨融合术后,二期根据腰椎管造影行减压术,先行减压会使植骨融合极为困难,难以获得牢固愈合,除非同时或二期行前路椎体间植骨融合术。侯树勋等认为对小于33% 的滑脱,不需复位,大于33% 的滑脱,尽量复位。但现在大多数学者认为脊柱不稳是此症的主要病理解剖基础,特别是对重度滑脱的患者而言,如果滑脱的椎体不能复位,则无法解除因矢状径减小所致的椎管狭窄,也不能重建脊柱的正常序列和恢复其基本功能。另外,如果仅在滑脱变形的腰骶椎原位植骨,由于植骨块处于牵拉张力带中,植骨不易愈合。即使愈合,植骨块也会被逐渐拉长,使滑脱进展,原位融合也难以缓解严重的腰腿痛。因此,复位是治疗腰椎滑脱症的基础。Charles 认为通过复位,滑脱角的纠正重建了身体在骶骨上的中心轴线,从而大大减少了作用于腰骶部的前屈活动和张力。纠正滑脱的本身也恢复了通过腰骶间隙的轴向负荷,在此基础上,椎弓根内固定也就消除了剪切力。良好的复位有助于恢复椎管的容积,减少滑脱复位的应力和有利于植骨融合。腰椎滑脱畸形的完全纠正恢复了身体正常的力学和形态。腰骶后凸的纠正消除了患者为了维持最大腰前凸、骨盆倾斜或髋屈曲或矢状面平衡的需要,同时也自动的纠正了代偿性腰椎和胸腰段的过度前屈,减轻了肌肉疲劳,恢复了有效的步态。躯干高度的重建改善了椎旁肌和腹肌的长度 – 张力关系,从而使脊柱的功能更加有效。

　　文献报道远期随访发现仅行后路手术内固定或植骨融合术后出现植骨不融合、钢板松动、复发椎体滑脱等问题。其原因在于滑脱节段的椎间盘均有破坏、萎缩,复位后其椎间隙高度均有恢复,从而形成了一定的空壳,仅于后侧固定、植骨融合,当长期下床活动时,即使植骨已坚强融合,在长期反复剪切应力作用下,也可出现融合区拉长或疲劳骨折,使腰椎滑脱加重。陈永源等自 1999 年 4 月 ~2003 年 6 月采用全脊柱植骨 + RF 内固定治疗腰椎滑脱症 35 例,随访 1~3 年,平均 30 个月,优良率达 94.29%,故认为全脊柱 360° 植骨是理想的,椎间最好植入椎间融合器。这样,大大提高了脊柱骨性结构的强度,加强脊柱的稳定性,保证中远期的效果。张佐伦等报道自 1999~2001 年应用椎弓根钉系统 + TFC 治疗腰椎滑脱症 95 例,复位率为 98%,融合率也明显提高。谭远超等采用单钉 – 沟槽柱翼钢板加文登型椎间融合器(WDFC)治疗腰椎滑脱症 180 余例,优良率达 94.6%(图 2 – 15 – 8 ~图 2 – 15 – 11)。WDFC 设计基于"撑开 – 压缩"原理,通过螺纹或齿状结构,可产生很好的即时稳定作用,为椎间融合创造了良好的生物力学环境。单钉 – 沟槽柱翼钢板的复位固定为 WDFC 的融合提供了良好的条件,而 WDFC 的支撑作用及椎体间的融合又避免了应力过分集中于单钉 – 沟槽柱翼钢板的螺钉上,两者具有协同作用。使用 WDFC 可以很好地恢复椎间隙高度,促进载荷通过前柱传导,阻止了椎体向前滑移的倾向,增加了神经根管的容积,防止传统椎体间植骨发生的植骨块突出,椎间隙塌陷等并发症。

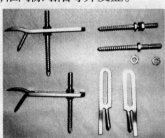

图 2 – 15 – 8　不同型号的单钉 –
沟槽柱翼钢板

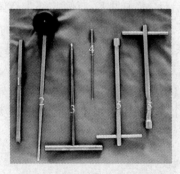

图 2 – 15 – 9　单钉 – 沟槽柱翼钢板
的置入器械

1 – 嵌入器;2 – 椎弓根探子;3 – 开路手锥;4 – 探球;5 – 拧入器

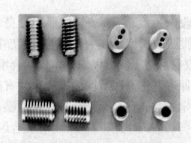

图 2 - 15 - 10　各种型号的 WDFC

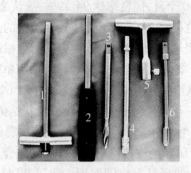

图 2 - 15 - 11　WDFC 置入器械
1 - 置入器;2 - 调整器;3 - 铰刀;4 - 丝攻;5 - 手柄;6 - 扩孔器

　　因此,经过减压、复位、内固定、椎间融合等措施可治疗腰椎滑脱症,恢复腰骶部生理弧度,消除异常剪力,解除致压因素,解除神经压迫症状,恢复患者正常生活。

【典型病案】

　　孙某,男,37 岁,因腰部摔伤疼痛 7 天入院。查体:腰椎曲度变直,L_5 压痛(+),双下肢肌力 V 级,感觉未见异常,双膝、跟腱反射(+ +),病理反射未引出。CT、X 线片显示 L_5 双侧峡部断裂,MRI 显示 L_5、S_1 椎间盘略有脱水,但无突出,未压迫神经(图 2 - 15 - 12 ~ 2 - 15 - 14)。诊断:L_5 椎弓峡部裂。因患者有明显的腰痛症状,术前 CT、X 线片证实存在椎弓峡部裂,无明显滑脱,MRI 显示椎管内无梗阻,椎间盘无退行性变,故行空心加压螺钉内固定加植骨手术治疗,术中见 L_5 双侧峡部为新鲜骨折,选择 L_5 椎板下缘与下关节突内侧交点为进钉点,咬去少许骨皮质,用 1.5mm 的导针自两层皮质之间,与矢状面呈 20°角向前、上、外方向经峡部裂处到达椎弓根后部,直视下可见导针通过峡部裂处,选择等长的导针测量长度,再选用合适长度的螺钉沿导针拧入。然后自髂后上棘处取自体骨植入峡部裂处,最后将螺钉的螺纹部分完全通过峡部裂处,以便旋紧螺钉时使峡部裂处轴向加压。术后随访 25 个月,峡部裂骨性愈合,螺钉无断裂,恢复正常劳动,如图 2 - 15 - 15、2 - 15 - 16。

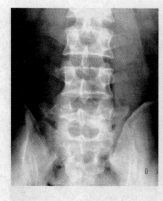
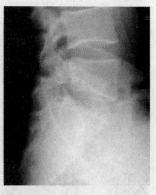

A 正位片   B 侧位片

图 2 - 15 - 12 术前 X 线片

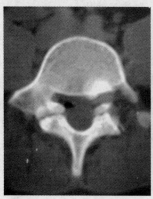
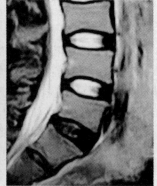

图 2 - 15 - 13 术前 CT   图 2 - 15 - 14 术前 MRI

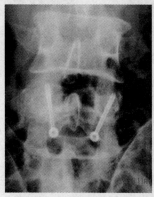
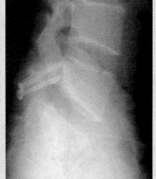

A 正位片   B 侧位片

图 2 - 15 - 15 术后 X 线片

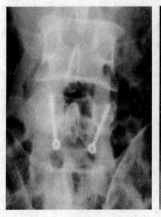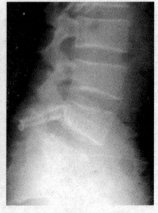

A 正位片   B 侧位片

图 2 - 15 - 16 随访 X 线片

王某,女,18 岁,腰背部疼痛、活动受限 5 个月入院。查体:腰椎曲度变直,L$_5$ 压痛(+),双下肢肌力 V 级,皮肤感觉正常,双跟腱反射(+),病理反射未引出。X 线片示:L$_5$ 椎弓峡部裂(图 2 - 15 - 17)。诊断:L$_5$ 椎弓峡部裂。患者有明显的腰痛症状,术前 X 线片证实存在椎弓峡部裂,无明显滑脱,椎间高度无改变,故行 L$_5$ 椎弓峡部裂症空心加压螺钉内固定加植骨术。术中见 L$_5$ 峡部断裂为陈旧性,断端硬化,清理断端,因患者椎板较薄,空心钉无法自椎板通过,故进钉点选择在 L$_5$ 棘突根的中部,螺钉从棘突的一侧进入,斜向前外拧入对侧同一椎体的上关节突处,同法拧入另一枚螺钉。术后随访 21 个月,峡部骨性愈合,螺钉无断裂,恢复正常劳动,如图 2 - 15 - 18。

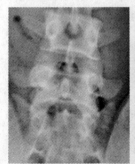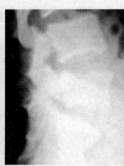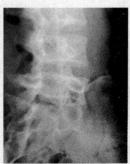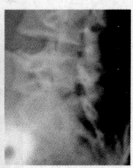

A 正位片   B 侧位片   C 左斜位片   D 右斜位片

图 2 - 15 - 17 术前 X 线片

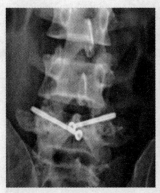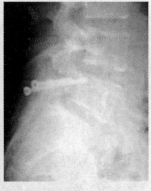

A 正位片   B 侧位片

图 2 – 15 – 18 术后 X 线片

陈某,男性,40 岁,因腰痛伴右下肢疼痛不适 3 年,加重 1 周入院。查体:$L_{4\sim5}$间可触及台阶感,压痛(+),叩击痛(+),向右小腿放射痛,右侧股四头肌肌力Ⅳ级,右小腿及足背感觉减退,右膝、跟腱反射(+),病理反射未引出。X 线片示:L_5 椎体向前Ⅱ°滑脱(图 2 – 15 – 19)。诊断:L_5 滑脱症。患者有明显的腰腿痛症状,查体有神经受压表现,X线片显示存在明显的椎体Ⅱ°滑脱,无明显手术禁忌证,故行单钉 – 沟槽柱翼钢板加 WD-FC 手术治疗。术中安放单钉 – 沟槽柱翼钢板复位固定后,发现椎体横径较大,故使用 2枚 WDFC,自两侧从后向前垂直置入融合。术后随访 12 个月。患者双下肢及腰部感觉及活动良好,肌力正常,可以从事正常体力劳动,如图 2 – 15 – 20、2 – 15 – 21。

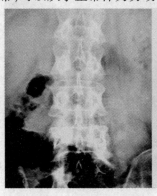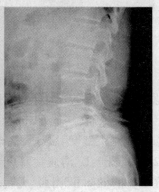

A 正位片   B 侧位片

图 2 – 15 – 19 术前 X 线片

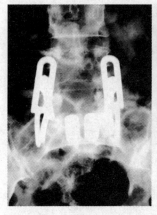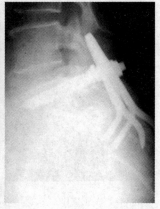

A 正位片   B 侧位片

图 2 – 15 – 20   术后 X 线片

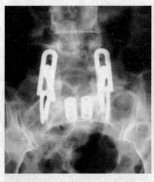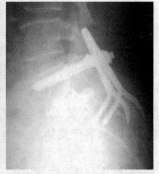

A 正位片   B 侧位片

图 2 – 15 – 21   随访 X 线片

董某,女,53 岁,因腰部摔伤疼痛伴双下肢麻木 2 小时入院。查体:脊柱生理前凸加大,$L_{4\sim5}$ 间有明显台阶感,压痛(+),叩击痛(+),无放射痛,双下肢肌力Ⅳ级,皮肤感觉减退,鞍区感觉减退,双侧跟腱反射减弱,病理反射未引出。X 线片显示 L_5 椎体向前Ⅱ°滑脱(图 2 – 15 – 22)。诊断:L_5 滑脱症。患者有明显的腰腿痛症状,查体有神经受压表现,X 线片示:存在明显的椎体Ⅱ°滑脱,无明显手术禁忌证,故行单钉 – 沟槽柱翼钢板加WDFC 手术治疗。术中安放单钉 – 沟槽柱翼钢板复位固定后,发现椎体横径较小,无法置入 2 枚 WDFC,故使用 1 枚,自一侧从后向前斜形置入,向后倾斜角为 45°。术后随访18 个月。双下肢及腰部感觉及活动良好,鞍区感觉、双侧跟腱反射正常,恢复正常体力劳动,如图 2 – 15 – 23、2 – 15 – 24。

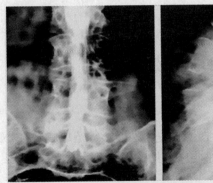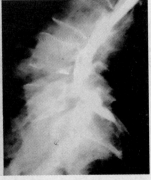

图 2 -15 -22　术前 X 线造影片

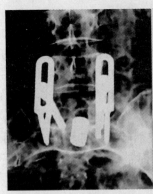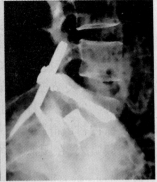

图 2 -15 -23　术后 X 线片

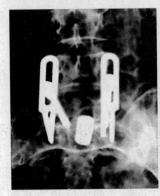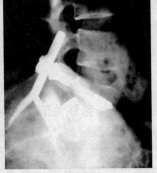

A 正位片　　　　　　　　B 侧位片

图 2 -15 -24　随访 X 线片

第十六章　胸腰椎小关节紊乱

胸腰椎小关节可因外伤、退行性改变及先天性畸形等造成胸腰椎小关节错位或错缝而引起腰背痛。胸腰椎小关节紊乱是临床常见的损伤性疾病,疼痛明显,对工作、学习影响较大。青壮年多见,男多于女。

【发病机制】

当遇到强大暴力时,可使伤椎的上关节突关节面与下关节突关节面之间发生旋转错移。如胸腰椎过度前屈或在前屈位背部突然受到外力打击,可使患椎的上关节突关节面向前旋转错移,下关节突关节面向后旋转错移。如胸腰椎过度后伸或在后伸位胸前突然遭到外力打击时,伤椎上关节突关节面向后旋转错移,下关节突关节面向前旋转错移。如胸腰椎遭到强大的旋转外力时,可使椎间小关节向侧方扭开。另外,椎骨各小关节为滑膜关节,外有关节囊包绕,内衬以滑膜。当突然转身或伸腰直立时,可使关节间隙一侧增宽,产生负压,将关节滑膜吸入,在腰部直立时被夹于关节面之间,使滑膜受到刺激引起剧烈疼痛。

【分类分型】

1. 按照发生部位　胸椎小关节紊乱及腰椎小关节紊乱。
2. 按照发病机理　关节突间关节错位及关节突间关节滑膜嵌顿。

【临床表现】

1. 运动过度及外伤史　患者有过度前屈或后伸肩背运动和受伤史。
2. 关节突间关节损伤　急性关节突间关节错位受伤后突然不能活动,被迫卧床休息。后背如负重物,疼痛涉及前胸,坐时需要经常变换体位,走路、咳嗽、打喷嚏等均可使疼痛加重。检查时发现椎旁肌肉紧张,伤椎及其相邻数个椎体有深压痛,棘突上或棘间韧带有压痛,棘突旁关节突部位压痛。伤椎处可摸到筋结或条索状物等软组织异常改变。弯腰及侧屈受限,直腿抬高试验(+),但直腿抬高加强试验(-)。
3. 关节突间关节滑膜嵌顿　常在日常生活中弯腰取物、刷牙洗脸、扭身泼水时或在整理床铺直腰的过程中,腰部突然发生剧烈疼痛,其程度远远超过一般扭伤,腰部立即变僵硬,表情紧张,不敢活动,甚至正常呼吸也可使症状加重。疼痛可位于腰部、腰骶部,有时放射到臀部或大腿后侧。检查可见患者脊柱保持在一种固定姿势或伴有后突或侧突等畸形,骶棘肌呈极度痉挛性紧张。腰骶部可有深部叩击痛。直腿抬高时因涉及腰部而大部分受限。下肢肌力感觉均无异常。
4. 压迫神经　胸椎小关节紊乱压迫神经根,表现为"岔气"、肋间神经痛、季肋部不适、胸闷、胸部压迫堵塞感,以及相应脊神经支配区组织的感觉和运动功能障碍。如刺激或压迫交感神经节前纤维,可引起相应的内脏植物神经功能紊乱。临床表现为受损交感神经支配区特异性疼痛综合征(顽固难忍的疼痛、疼痛广泛扩散及对各种刺激感受异常等),血管运动性、汗液分泌性及其他分泌性紊乱,营养障碍等。

【辅助检查】

X线片检查正常的椎体及关节突小关节外形规则、圆钝、边缘光滑,上下关节突之间、关节突与峡部之间有一定距离,上下关节突之间的间隙清楚。如有错位,可见两侧小关节突不对称,左右斜位片有时可见关节突相嵌于峡部及一些退行性改变的情况。滑膜嵌顿时除因肌肉紧张可引起脊柱弯曲度改变外,多无明显的其他异常发现。

【鉴别诊断】

1. 胸腰椎骨折 当机体受巨大暴力作用,机体不能耐受,可发生胸腰椎骨折。表现为骨折部位的肿胀疼痛,压迫神经可产生不同的神经症状。X线片或 CT 可发现骨折的部位及程度。

2. 腰椎间盘突出症 腰椎间盘突出症是在椎间盘退行性变的基础上发生的,而外伤则常为其发病的重要原因。由于椎间盘退行性变、损伤,髓核突出刺激、压迫神经根或马尾神经,可表现为腰痛和放射性下肢痛,跛行等症状,可查出直腿抬高试验(+),CT、MRI 可显示椎间盘突出,压迫神经。

3. 腰背肌筋膜炎 腰背部的急性损伤,使肌肉筋膜组织逐渐纤维化,瘢痕形成,经络气血运行不畅,产生软组织中过敏性病变而发生本病,长期的慢性积累损伤,虽然轻微,病变部位小,但在肌肉筋膜组织中产生纤维小结,引起较广泛的疼痛。

【应用解剖】

每两节相邻的椎体,由前面的椎间盘和后面两侧各一关节突构成三点。整个胸腰椎可分为支持结构和活动结构。支持结构包括椎体和椎弓根的一部分,活动结构包括椎间盘和上下关节突,而上下关节突是胸腰椎活动的支点。相邻两个椎体在椎间盘和韧带支持结构的允许范围内进行活动。前屈时,椎间盘前窄后宽,同时上一椎体的下关节突向上移位,减少上下关节突之间的对合面。后伸时椎间盘后窄前宽,上下关节突关节面紧密对合。在侧弯运动时,椎间隙一侧宽、一侧窄,不同部位的关节突关节可有轻度旋转运动。椎骨各小关节为滑膜关节,外有关节囊包绕,内衬以滑膜。关节囊上由多裂肌附着,有拉紧关节囊、防止关节滑膜嵌顿的作用。

【治疗】

手法复位术

1. 操作方法 常见方法有斜扳法、旋转复位法和俯卧推顶法等。

(1)斜扳法:患者取侧卧位,患侧在上,患侧髋、膝关节屈曲,健侧髋、膝关节伸直。术者站在背侧,一手扳肩,一手推臀,两肘相对用力,使上身旋后,骨盆旋前,令患者放松腰部,活动至最大范围时,用力做推扳动作。此时可听到一清脆的弹响声,疼痛缓解。

(2)旋转复位法:患者取坐位,两脚分开同肩宽。以右侧小关节紊乱为例。助手站在患者对侧,两腿夹住患者左大腿,双手压住左大腿根部,维持患者坐位。术者坐于患者身后右手从患者胸前向左扳患者左肩上部,左手拇指推伤椎。让患者做前屈、右侧弯及旋转动作,待脊柱旋转力传导至左手拇指时,拇指用力向左上方推顶,可感到指下有椎体轻微错动,并伴有响声,示紊乱小关节已复位。

(3)推顶法:患者取俯卧位,双上肢置于身旁,自然放松。术者站于患者左侧,右手掌根部按压伤椎棘突,左手置于右手之上。嘱患者深呼吸。在吸气末,术者用力向下按压,此时可闻及关节复位声响,示已复位。

2. 操作技巧　手法应慢而轻柔,避免组织损伤。

3. 术后处理　术后卧床4周,加强三点式、五点式功能锻炼。

4. 注意事项　无论采用何种手法复位,均应根据患者年龄、症状、体质等情况决定手法的种类和轻重;应使患者心情放松,避免紧张情绪,使患者配合术者治疗,这样才能使治疗效果好。

【述评】

胸腰椎小关节紊乱是临床常见病。本病诊断明确后,应早期行手法整复。手法治疗有解除滑膜嵌顿,缓解肌肉痉挛,纠正小关节功能紊乱,迅速消除疼痛,恢复正常功能的作用。实行手法治疗,可使临床症状迅速得到消除或缓解。临床采用何种手法治疗,主要根据患者病情,采用患者易于接受的体位,以及与其相适应的手法进行治疗,这样可缓解患者的恐惧心理,使肌肉易于放松,治疗中能得心应手,易于获得成功。

在急性期或手法复位术后疼痛加重者应适当卧床休息1~2周,可以减轻肌肉痉挛,有利于关节突间关节肿胀炎性病变的恢复。急性症状解除后,锻炼腰背肌,可适当下地活动。如果第1次手法复位后症状加重,可能与突间关节错位时间较久,复位后局部组织受到刺激有关,配合休息、局部热疗等可逐渐自行消失。

在急性期,患者疼痛较重,可适当应用消炎镇痛药物。中医认为急性期,治以活血化瘀,行气止痛。另外,可采用针灸理疗、封闭等疗法。

平时保持良好的姿势,避免无准备的突然性动作如弯腰、转身等,坚持适当的腰背肌锻炼,可增加肌力,预防复发。

第十七章 胸腰椎软组织损伤

胸腰椎软组织损伤是胸腰部肌肉、筋膜、韧带等的急性损伤,多系突然遭受外力所致。是骨科常见病,多发于青壮年和体力劳动者,平常缺少体力劳动锻炼的人,偶然参加劳动时,不慎也易发生损伤。

【发病机制】

胸腰椎软组织损伤多系突然遭受外力所致。搬运重物,腰部急剧旋转,突然失足落空,甚至咳嗽、打喷嚏等均可引起胸腰椎软组织急性损伤,可使胸腰椎肌肉附着点、骨膜、筋膜和韧带等组织撕裂,引起上述组织发生充血、水肿、渗出等急性炎症反应,刺激和压迫神经末梢而导致疼痛。

【临床表现】

多有明显的外伤史。患者突然感到明显的胸腰部剧烈疼痛,有时患者感到胸腰部有一响声或有组织"撕裂"感,胸腰部一侧或两侧剧烈疼痛,不能伸直、屈伸俯卧、转身起坐则疼痛加剧,整个胸腰部大多不能活动,呈强直状。胸腰部活动由于损伤组织的拉应力增加及疼痛加剧而明显受限,受损肌肉由于疼痛及其他各种病理因素而反射性引起痉挛,用手触之呈粗条状,一般均较明显。严重者不能起床,深呼吸、咳嗽、打喷嚏时疼痛加剧。

肌肉及筋膜损伤时,压痛点多在一侧骶棘肌,但范围较广。韧带损伤时,压痛点多在棘上、棘突间,少数患者可有放射到臀部的疼痛。肌肉痉挛可引起脊柱生理曲线的改变。

【辅助检查】

对于胸腰椎软组织损伤患者,可摄 X 线片检查。但一般无明显异常改变,可显示腰椎侧弯及腰椎生理前凸减小或消失。严重的棘上、棘间韧带损伤可显示棘突间距增宽。必要时可行 X 线造影。正常情况下,造影剂注射到棘突间一侧,由于棘间韧带的阻隔,造影剂透不到对侧去。若有棘间韧带断裂,造影剂就可渗透到对侧去而显影。

【鉴别诊断】

1. **胸腰椎骨折** 当机体受巨大暴力作用,机体不能耐受时,可发生胸腰椎骨折。表现为骨折部位的肿胀疼痛,压迫神经可产生不同的神经症状。X 线片或 CT 可发现骨折的部位及程度。

2. **腰背肌筋膜炎** 腰背部的急性损伤,使肌肉筋膜组织逐渐纤维化,瘢痕形成,经络气血运行不畅,产生软组织中过敏性病变而发生本病,长期的慢性积累损伤,虽然轻微,病变部位小,但在肌肉筋膜组织中产生纤维小结,引起较广泛的疼痛。

3. 腰三横突综合征　急性损伤时可使第 3 腰椎横突周围的肌肉筋膜被撕裂,出现损伤性炎症,若治疗不当,可引起横突周围瘢痕粘连,筋膜增厚,肌腱挛缩等病变。表现为腰痛或腰臀部弥漫性疼痛,亦可向大腿后侧至腘窝平面以上扩散,晨起或弯腰时加重。查体时在第 3 腰椎横突尖端有局限性压痛。

4. 腰椎间盘突出症　腰椎间盘突出症是在椎间盘退行性变的基础上发生的,而外伤则常为其发病的重要原因。由于椎间盘退行性变、损伤,髓核突出刺激、压迫神经根或马尾神经,可表现为腰痛和放射性下肢痛,跛行等症状,可查出直腿抬高试验(+),CT、MRI 显示椎间盘突出,压迫神经。

【应用解剖】

棘上韧带、棘间韧带和黄韧带是两椎体间构成纤维关节的重要结构。棘上韧带跨过各棘突顶点,纵贯脊柱全长。棘间韧带是连接两个相邻棘突的腱性组织,可分为三层。其前后两层为浅层纤维,由上一棘突下缘斜向前下,附着于黄韧带和下一个棘突上缘,中层纤维是由后上方走向前下方。棘上韧带和棘间韧带均有限制脊柱过度前屈的作用。整个脊柱的棘上韧带有 95% 终止于 L_3、L_4 棘突,止于 L_5 棘突的只占 5% ,而 L_5、S_1 间无棘上韧带。当极度弯腰时,下腰段和棘间韧带承担限制腰部过度向前弯曲的作用,其牵张拉力要比其他部位大得多。

【治疗】

手法整复术

1. 操作方法　患者俯卧,先将脊柱拔伸 3 次,用力不要过大,再自肩部起循脊柱两旁自上而下揉按,过承扶穴后则改用揉捏,下至殷门、委中、承山穴,重复三次。同时掌按命门、阳关,用分筋法按肾俞、志室、大肠俞等穴,然后提腿扳动,摇晃拔伸数次,两侧俱伤者,两腿同时扳动,最后将腿放下,再在脊柱两旁自上而下推拿揉捏、轻轻叩击腰部,并按揉数次。

2. 操作技巧　手法应慢而轻柔,避免组织损伤。

3. 术后处理　术后卧床休息 2 ~ 3 周,注意保暖。

4. 注意事项　操作中应使患者心情放松,避免紧张情绪,使患者配合术者治疗,这样才能保证治疗效果。

【述评】

对于胸腰椎软组织损伤诊断不难。治疗除进行手法整复外,制动是最基本而有效的方法。应卧床休息,然后行腰围固定。可口服解痉镇痛药,对于疼痛剧烈、肌肉痉挛显著者,可用 0.5% 普鲁卡因 20ml 痛点封闭。另外,理疗能促进局部血液循环和消除创伤代谢产物的积聚。电兴奋和针灸能缓解肌肉痉挛,均有一定作用。

功能锻炼必不可少,早期可在静止状态下,行肌肉自主收缩活动。伤后 2 ~ 3 周,开始腰背肌功能锻炼,以恢复肌力。

经正规治疗后,95%以上可完全愈合而不留任何后遗症。治疗不当时,则容易成为慢性损伤。此种损伤可以通过预防而避免发生。因此,应注意做好劳动前的准备工作,掌握体育锻炼的要领,量力而行,切勿勉强,做好胸腰部的保护。

第十八章 退行性腰椎失稳症

退行性腰椎失稳症也就是我们通常所说的假性腰椎滑脱症,是指因椎间盘退行性变而引起的腰椎运动节段刚度低下,使该节段的活动范围超过正常,活动性质和形式也发生改变,从而引起相应的临床症状并具有潜在的脊柱进行性畸变和神经损害的危险,即产生节段性不稳,由此引起的临床上腰部或下肢神经症状和体征称退行性腰椎失稳症。其表现为椎体在下位椎体上方既可向前滑移也可向后滑移。范围包括单纯的腰椎失稳,及腰椎失稳伴有腰椎间盘突出症和腰椎管狭窄症。30%的下腰痛为退行性腰椎失稳症所致。

【发病机制】

其最基本和直接的原因就是腰椎间盘的退行性变。腰椎退行性变的最重要的原因是椎间盘退化。近年来研究证实:退行性变椎间盘存在吸收与减少现象,从而导致椎间隙变窄。其病理机制是由炎性细胞吞噬、机体的自体免疫反应,组织降解酶增加以及椎间盘变性、坏死、脱水引起。退行性变的椎间盘中 MMPS、NO、PGE_2、$IL-1$ 含量比正常椎间盘组织中的含量增高,而蛋白多聚糖含量显著减少。而髓核的水分和蛋白多糖含量的减少以及胶原含量和比例的相应改变,致使髓核内压降低,所以椎间盘的力学功能必然受到影响。这一力学改变有三点临床意义:①椎间隙狭窄,关节及韧带松弛,腰椎节段性出现异常活动,同时相应出现椎间孔和侧隐窝变窄,由于腰椎节段异常活动刺激,势必引起纤维环组织、韧带断裂炎症反应,诱发腰椎间盘突出,并引起腰困胀酸痛。②由于椎体周边应力升高,加速了椎体边缘的骨重建过程,以达到新的稳定,这一过程产生椎体边缘骨赘以使腰椎获得重新稳定和新的应力平衡。由于椎体后缘、椎体上、下缘骨质增生继发腰椎管狭窄,加之黄韧带肥厚等因素,可出现间歇性跛行。③腰椎退行性滑脱使腰椎丧失稳定性,周围韧带组织松弛,小关节突关节关系异常,可导致腰椎后移位,下腰部 $L_{4\sim5}$ 间隙活动范围最大,所以以 $L_{4\sim5}$ 失稳最多见。一般将这一过程分为三个阶段。

1. 早期退变期 也叫功能障碍期。小关节囊稍有松弛,关节软骨纤维化。一般临床症状轻,即使有急性症状发作也可能很快恢复正常。

2. 不稳定期 小关节囊松弛度增加,关节软骨退行性变明显,椎间盘明显退行性变,并出现临床症状,动力性摄片可见椎体异常移位。

3. 固定畸形期 小关节及椎间盘周围骨赘的形成使脊柱运动节段重新获得稳定。出现固定畸形,常引起腰椎管狭窄。

【分类分型】

到目前为止,对退行性腰椎失稳的分类仍未有一个统一的方法,我们根据 Frymoyer

的方法将其分为4型：

Ⅰ型：轴向旋转不稳。Farfan 的研究显示，扭转应力可造成小关节的松弛和神经弓扭曲变形进一步研究发现退行性腰椎滑脱的患者常伴有扭转和侧弯畸形。动力 CT 检查也可发现患者被施加扭转应力时出现退行性腰椎失稳症的表现。

Ⅱ型：前移不稳。主要表现为伤椎向前滑移脱位，是退行性腰椎滑脱的重要特征。X 线片上棘突无偏外和椎弓无旋转，伤椎多为 $L_{4\sim5}$ 节段，这是因为 $L_5 \sim S_1$ 节段相对较稳固，活动少，致使 $L_{4\sim5}$ 节段应力增大。由于椎体向前滑脱、骨及软组织增生肥大，多数患者有椎管狭窄的症状。

Ⅲ型：后移不稳。最常见于 $L_5 \sim S_1$ 节段，男性下腰椎疼痛患者的 30% 可表现为后移不稳。后伸时症状最为明显，神经根症状于后伸时加重，前屈时减轻。主要的畸形是椎体后移，伴有小关节半脱位。患者常有侧隐窝狭窄的症状。

Ⅳ型：手术后不稳。造成手术后不稳的原因主要有两个：一是稳定结构破坏过多。椎间盘突出、椎管狭窄的手术广泛的减压常造成患者术后的脊柱不稳。生物力学显示，切除 30% ~50% 的小关节即可导致退行性腰椎失稳症。术后退行性腰椎失稳症主要表现为腰椎向前半脱位，并逐渐发展为固定畸形。二是应力集中。主要见于腰椎融合和行内固定的手术患者，邻近节段的腰椎发生代偿性活动增加，从而在固定和活动节段交界处产生应力集中，加速该处椎间盘和小关节退行性变，最终导致腰椎失稳。

【临床表现】

(一)症状

腰痛及坐骨神经痛是退行性腰椎失稳症的主要症状。其特点是：①急性发作，原来可有慢性腰痛史，发作时常有明显的外伤诱因，可有或无神经症状。②疼痛剧烈，持续时间短，经休息、制动及物理治疗后可在 4~5 天内缓解，但容易复发。③疼痛常为双侧性，但两侧疼痛的程度可不同。疼痛由下腰部和臀部向腹股沟及腿部放射，但很少波及膝以下。咳嗽及打喷嚏时腹压增高不会使疼痛加剧，但有时因椎体间的异常活动引起疼痛。④不稳绞锁现象，患者由于疼痛不敢弯腰，且在腰椎前屈位转为伸直位时完全受阻而出现"绞锁"。

(二)体格检查

1. 骶棘肌紧张的外形　如果站立时，骶棘肌紧张显索状，但俯卧时其硬度明显下降显松弛状态，说明退行性变节段不能正常负荷，只有通过随意肌的调节来支撑。这一体征对诊断有重要价值。

2. 腰部活动　观察腰部屈伸活动的整个过程，结合年龄、职业等因素进行分析，若表现为髋前屈或突然出现髋抖动或活动突然停止等，均说明退行性变节段已变得十分软弱，松弛的韧带和后关节囊在腰部前屈活动中已不能起到正常的制约作用。

3. 腰椎负荷　腰椎在不同体位其负荷是不等的，从坐、站立、行走到快步行走逐渐增大。对于一个硬度明显下降的节段，显然无法承受越来越大的负荷，临床上可以见到，患者在体位改变时，几乎都有疼痛感，且在短程奔跑后疼痛明显加剧。

4. 脊柱外形的异常　腰椎的旋转不稳定常使棘突排列异常,出现旋转侧凸并出现腰椎前凸减小。

5. 体征　时有椎旁压痛和放射痛,直腿抬高试验(+),下肢肌力减弱,皮肤感觉减退。

【辅助检查】

1. X线　X线对于退行性腰椎失稳症的诊断具有重要意义,尤以动力性和应力位摄片更具价值。常规摄片亦有一定的参考意义。

(1)常规腰椎平片:①牵张性骨刺:骨刺位于椎体的前方或侧方,呈水平方向突起,基底部距椎间盘外缘1.0mm。②椎间隙狭窄:孤立的椎间盘吸收,一个椎间隙的明显变窄并伴有邻近椎体的硬化。③小关节改变:小关节可出现退行性变,如关节突的增生及关节半脱位,小关节的改变常与椎间隙狭窄同时存在。④椎体进行性骨质溶解征:这种现象在减压术后引起腰椎失稳时尤为明显。⑤真空现象:在个别的X线平片上,可见椎间隙内有充满气体的透明裂隙,在腰椎后伸时出现或变得更明显。

(2)动力性摄片:①侧弯正位片示:向一侧弯曲程度明显高于另一侧;向一侧弯曲程度减低,同时向该侧旋转和倾斜的程度也减低;椎间隙高度异常;棘突及椎弓根排列异常;椎体向侧方异常位移。②屈伸侧位片:椎体出现向前异常位移,腰前屈时明显;椎体向后异常位移,腰后伸时明显;椎间孔及椎间隙变窄;椎弓根长度可有异常改变。

2. 椎体间相对位移测量　测量椎体间的相对位移,不仅可对退行性腰椎失稳症作出明确的诊断,还可对退行性腰椎失稳症的程度从量上进行评价,是诊断退行性腰椎失稳症的主要手段和依据。第四版美国医学会永久性损伤评价指南(american medical association guide to the evaluation of permanent impairment)对退行性腰椎失稳进行了定义:腰椎向前滑移达到或超过5mm,两个相邻节段的角度活动差异超过11°在$L_5 \sim S_1$相对$L_{4 \sim 5}$角度活动差异超过15°,即为退行性腰椎失稳症。

3. 腰椎造影　腰椎造影示椎管内可有梗阻、神经根压迹。

4. CT增强扫描　CT增强扫描示椎间盘膨隆,部分病例椎间盘中心有真空现象。黄韧带增厚骨化,其厚度多超过5mm,黄韧带的关节囊部骨化向外延伸则导致椎间孔狭窄,对神经根形成了压迫。小关节突肥大,关节面边缘骨赘以上关节突更为明显,并突入侧隐窝及神经孔,关节面硬化,关节间隙狭窄,关节囊及韧带钙化。椎管狭窄,椎管的前后矢状径小于12mm。

5. MRI　MRI可清楚的显示不稳定节段周围组织的肉芽增生、炎症和水肿。

【鉴别诊断】

脊椎滑脱:是指脊椎峡部崩裂以后,椎弓分为两部分,上部为上关节突、横突、椎弓根、椎体,仍与上方的脊椎保持正常联系,下部为下关节突、椎板、棘突,与下方的脊椎保持联系,两部分之间失去骨性连接,上部失去限制而向前移位,表现为椎体在下方椎体上而向前滑移,称为脊椎滑脱。其病因有先天性、遗传性、疲劳性骨折和慢性劳损、退变性和创伤性。其一般只表现为椎体在下位椎体上方向前滑移。所以说腰椎滑脱应当属于腰椎不稳的范畴而不应归类为退行性腰椎失稳。

【应用解剖】

腰椎的运动节段,即腰椎的功能性单位,是指两个相邻的椎体及其间的软组织。正常腰椎的稳定性有椎间盘、椎间小关节和韧带共同维持,并受周围神经、肌肉、腹压等因素影响。在腰椎运动过程中,椎体间活动范围取决于椎间盘,而活动方向取决于椎间小关节,小关节接近矢状位,椎体易发生前方移位,而与水平面的靠近,将增加背伸旋转范围。椎间盘,特别是纤维环的弹性强度是制约椎体终板间异常活动的重要因素。韧带有助于防止屈曲旋转或前方移位,黄韧带在中立位时对椎间盘施加预应力,可协助脊柱的内在支持。而小关节则在防止后伸旋转及前方移位中起重要作用。屈伸剪切及扭转负荷在椎间盘上产生的应力要比轴向挤压所产生的负荷大,易致小关节退行性变和增生。椎旁肌在防止最大伸张椎体的压缩中起重要作用,退行性变、损伤、劳损,可导致腰椎自损伤的发生。正常脊柱可以进行三维六个自由度的运动,在各方向运动时,均由不同结构分担负荷,提供制约,使脊柱既能在一定范围内灵活运动,完成正常的生理功能,又能限制其过度活动,以保护脊髓和神经根免受损伤。脊柱由其韧带和椎间盘提供内源性稳定,而肌肉给予外源性支持,考察脊柱稳定性时,不应忽视椎旁肌肉的作用。

【治疗】

对于退行性腰椎失稳症的治疗一般可分为两个步骤。

(一)保守治疗

首先都应作一般的保守治疗,内容包括:①避免腰部的旋转活动,以减少对不稳节段的剪力。②减肥防止过剩体重局限在腹部,以减少对脊柱前凸的拉力。③使用腰围制动,减少对不稳节段的压力。④训练和鼓励患者持久地进行腰背肌功能练习,以强有力的腰背肌恢复不稳定节段的稳定性,如保守治疗不能奏效,方可考虑手术治疗。

(二)手术治疗

退行性腰椎失稳症引起的慢性腰腿痛临床上并不少见。治疗的关键是在保留尽可能多的脊柱结构而达到减压解除脊髓神经根的压迫,同时要融合固定以维持腰椎的稳定性,以免术后再出现下腰痛。从生物力学角度出发,腰椎的稳定性由脊柱骨性结构及与之相关的肌肉韧带系统来维持,前者为静态稳定结构,后者为动态稳定结构。任何部分受到破坏或功能障碍都将产生腰椎失稳再出现腰腿痛及相关临床症状体征。

1. 后路融合术

(1)Hibbs脊椎后融合术:于正中行纵行切口,沿皮肤切开深筋膜和棘上韧带,依次自骨膜上剥离棘突、椎板及在小关节突上凿起小骨片,翻在旁边,并相互部分重叠,上面再植入适量自体骨,以增加其植骨量,促进融合,然后缝合筋膜。

(2)H形植骨融合术:显露椎板同前。切除要融合的脊椎的棘突间的软组织。若融合三节脊椎,则保存中间之棘突。椎板以小凿凿成粗糙面。按融合范围,先在骨骼外板测量好植骨块之长度和宽度,随即用骨刀取出该骨块。用咬骨钳将该骨块两头咬开使呈

"H"形骨槽。下降手术台上下两端,融合处的上、下棘突即可自行分开些。放入修剪成形之植骨块,用手向椎板方向压迫植骨块,同时回升手术台上下端,在其两旁和下面,植入小骨块以促进愈合。

2. 前路融合术　硬膜外麻醉或腰椎麻醉成功后,取左侧下腹部中线旁切口或左腹斜切口。由脐上约 3～4cm 处开始至耻骨上方,距中线约 2～3cm 处作中线旁纵行切口。沿腹直肌前鞘作直线切开。找出腹直肌内缘,向外侧拉开,显露腹直肌后鞘。在距中线 4～6cm 处,小心纵行切开腹直肌后鞘。注意勿切断或损伤位于深层的腹膜。提起腹直肌后鞘边缘,将腹直肌后鞘与腹膜向外钝性解剖分开。用裹纱布的手指行腹膜外分离到腹膜反摺处,将腹膜及下腹腔脏器向中央牵开。推开腹膜后脂肪,将腹膜自腰大肌筋膜上分开。在切口下段可显露髂总动静脉和跨过其上的输尿管。输尿管应随同腹膜拉向中线。小心保护血管和输尿管,继续向中线分开,即可显露腰椎和骶椎前外侧。

在椎间盘上、下软骨附着处之上、下椎体上用骨刀凿开,两端亦凿断。凿入约 2.5cm,将该部分椎间盘连同上下软骨板及薄层椎体松质骨一并取出,然后用刮匙刮除剩余之椎间盘组织,直至见到后纵韧带,切勿穿透。从髂前上棘向后沿髂骨嵴作切口,显露髂骨翼,作两侧骨膜下剥离。然后取有双侧皮质的全厚髂骨块,使髂骨翼的上缘即其嵴对向前方,双层皮质骨对向两侧,高度略高于椎间盘的高度,将植骨块紧密地锤入椎间隙内。

3. TFC 手术　TFC 手术适应证:①成年人,$L_2～S_1$ 可活动关节。②$L_2～S_1$ 有 1～2 处腰椎间盘退行性变或退行性腰椎失稳症者。③腰椎滑脱在 I°以内。④外伤或其他原因后路椎板切除过多所致的腰椎失稳症。手术禁忌证:① I°以上的脊柱滑脱,尤其 L_5、S_1 要特别慎重。②X 线片显示椎间终板明显硬化。③超重患者及曾患过蛛网膜炎者。④代谢性疾病如骨质疏松症等。

手术前准备:X 线片正位、侧位及过伸、过屈位。腰椎 CT 或 MRI。必要时作椎管内碘油造影。合理选择 TFC 的长度、高度为关键,一般通过 X 线片椎体矢状径测量,小于 32mm 者应用 TFC 环为 21mm,若大于 32mm 者应用 26mm。

硬膜外麻醉,下腰段后正中切口进入,C 型臂 X 线机透视下定位,暴露病变椎管,必要时凿掉下关节突,扩大神经根管,充分暴露椎体后缘及椎间盘组织并予以摘除,此时即可探明椎间隙具体情况及其方向,然后选择确定融椎器型号,用相应型号的环钻在椎间隙做一深度适宜的空洞,清除碎骨屑及软组织,再用相应型号的丝锥按骨洞方向和深度顺时针均匀一致地将螺丝切割出来,退出丝锥,将融椎器套插在旋入器上逐渐旋入空洞内。为防止压迫神经根,融椎器必须置入距椎体后缘表面以下约 3cm 深。同法将另一枚融椎器旋入同一椎间隙,经 C 型臂 X 线机透视证实位置满意,将术中取下的椎板和棘突等组织去掉软组织修剪成绿豆大小骨块,植入融椎器内,边置入边嵌插,充满后关闭后窗止血,清点器械敷料并关闭切口。

4. 后路椎间植骨椎弓根螺钉内固定术　采用全身麻醉,取俯卧位。①后部后侧结构的处理:常规剥离骶棘肌彻底暴露后侧结构,松解分离局部棘上、棘间、黄韧带小关节囊等组织,利于手术操作。②中央椎管的减压:探查松解硬脊膜,直至伤椎下上椎板处的粘连,并适当向上下椎板的上下缘减压,以利于扩大视野、椎间植骨的进行并达到减压目的。③外侧椎管减压神经根管松解:确定受压神经根并循神经根走行向外侧松解减压,必要时切除下位脊椎的上关节突内侧部分,清除纤维疤痕组织使其完全松解。④退行性变椎间盘的摘除和植骨床的准备:常规摘除椎间盘彻底切除软骨盘组织,充分暴露上下终板,并在椎体中心位置凿除薄层骨皮质,使其暴露松质骨。⑤置入椎弓根螺钉。⑥植骨块的切除:同一切口向外侧延伸至髂后上棘,取合适大小植骨块制成前缘高后缘低的骨块,早期采用中间稍凸的骨块。⑦置内固定器:先撑开椎间隙,将植骨块置入椎间隙,松质骨面贴合上下终板,再适当加压,使植骨块牢固嵌入植骨床。

5. 椎弓根螺钉系统加椎体间融合器治疗退行性腰椎失稳　患者俯卧位,采取下腰部后正中切口,暴露双侧椎板至横突根部,于相对滑脱的椎体椎弓根内拧入4枚椎弓根螺钉,拍定位片,切除相邻棘突及椎板各约1/3~1/2,切除部分关节突关节,行椎管及神经根管彻底减压后,安装复位系统(棒或板),轻度撑开椎间隙,悬吊脱位椎体,再拧紧提拉螺钉复位,最后拧紧所有螺钉。将硬膜囊及神经根牵向一侧,于拟定融合的椎间隙从椎管外侧壁向中线呈45°角击入定位器约2cm深,再用适当直径的空心钻向椎间隙钻入适当深度,术前测定约3~4cm,用髓核钳清除破碎的椎间盘及髓核组织,最后用配套丝锥攻丝,做好植骨床备用。将咬除的椎板和棘突碎骨块填入BAK或TFC融合器的空心内,并嵌紧,用旋入器将TFC按顺时针方向稍施压力旋入植骨床内。再次拍定位片,融合器位置居中(距椎体前后缘及左右缘相等),椎体复位满意后,冲洗伤口,彻底止血,明胶海棉覆盖裸露的硬脊膜,放置负压引流管,依次缝合伤口。

6. 人工椎间盘置换　1956年Vau Steenbruggle第一次提出椎间盘假体设想。1966年Fernstroem第一次报道了球状人工椎间盘假体的临床应用。置换后4~8年,12%患者维持了椎间隙的高度。1982年,Bueter - Janz等在柏林开始研究SB Charite椎间盘假体,1984年首次植入人体,早期材料为不锈钢,经过近20年的临床应用,取得了较好的疗效。在中国,由刘尚礼等首先报道人工椎间盘置换术是脊柱外科的又一大进展,它可以消除由于椎间盘退行性变所产生的炎症性和椎间盘破裂所引起的自身免疫性疾病,同时可以恢复脊柱的生物力学和负荷特性,消除疼痛,恢复脊柱的稳定性和运动能力。一个成功的ADR不仅可以消除由于假关节、植骨供区疼痛、器械相关疾病和病变近端节段融合所引起的不良效果,而且可以使患者缩短住院时间,更快恢复日常生活和工作,减轻融合术后长期功能欠佳和融合失败后需再次手术的机率。Zeegers对50例ADR术后的患者进行随访证明人工椎间盘置换可以恢复脊柱运动功能单位的稳定性和运动能力,由此可见人工椎间盘置换术与脊柱融合相比,更符合人体生理。但由于其基础和临床研究尚未作出积极肯定的评价,并且其治疗的范围比较窄,对技术的要求比较高,价格昂贵,故至今还没有得到普遍的推广。

【并发症及治疗失误的处理】

参见腰椎滑脱症有关部分。

【述评】

1. 腰椎失稳症的定义　自Kuntson发现部分腰痛患者屈伸动态摄片位像显示腰椎节段间前后过度活动,并提出退行性腰椎失稳症的概念至今已有半个世纪,退行性腰椎失稳症目前尚无统一的定义。但多数学者认为,这一概念主要应包括以下两方面的内容:①在生物力学上,腰椎失稳是指运动节段的刚度下降、活动度增加,与正常结构相比,不稳的脊柱在同样负荷作用下发生更大的位移。②在临床上,失稳腰椎的过度活动可导致疼痛,潜在的脊柱畸形可能导致脊髓及脊神经组织受压损伤。有的学者提出腰椎失稳和腰椎失稳症。关于腰椎失稳的定义,许多学者都有不同的表述:基于负荷与位移之间机械力学关系,Pope 首先提出脊柱失稳是正常负荷下脊柱出现异常变形、活动或病变。而有些作者认为 Pope 的概念撇开脊柱、脊髓、神经、血管之间的密切联系,故主张用临床不稳的概念来取代机械不稳的概念。关于腰椎失稳症,赵定麟提出,从腰椎退行性变到出现临床症状是一个漫长的病理过程,腰椎退行性变、失稳以及失稳症是不同的概念,是疾病的不同阶段,退行性变是普遍的,失稳是退行性变发展到出现异常位移,而失稳症则是出现临床症状。他认为腰椎节段的稳定性由稳定因素与负荷之间相互作用后的动态平衡状态决定,退行性变是这种动态平衡暂时丧失而引起短暂的临床症状,这时机体会随即产生相应的代偿以维持新的动态平衡而症状消失,这一退行性变-不稳-代偿-稳定过程是一个周而复始、相互交错的病理过程,临床上难以区分开来,只有当退行性变超出机体的代偿能力,使稳定因素不能维持新的动态平衡并产生持续性、渐进性的临床症状时,即为退行性变腰椎失稳症,而前者为退变性腰椎失稳。

2. 腰椎失稳症诊断标准 关于其诊断标准,1985 年 Nahemon 建议,具有以下几点可诊断为腰椎失稳症:①腰痛伴含糊不清的臀及大腿后外侧痛。②活动后疼痛重,休息及平卧后可以缓解。③"不稳绞锁"(catching)现象。④立位时骶棘肌痉挛,俯卧后骶棘肌松弛。⑤腰腿痛无明显神经根定位体征或有一过性神经根卡压体征。⑥牵引性骨赘(traction spur)、椎间隙狭窄、真空现象和小关节突半脱位。⑦椎体间相互水平位移大于 3mm 或角度位移大于 10°,过屈位移值大于或等于 6% ,过伸时大于或等于 9% 。目前国内诊断退行性腰椎失稳症有运用 Nahemon 的诊断标准的,但也有许多学者持不同观点。

在国内王文军根据 kirkaldy - willisd 对脊柱失稳症的表述制定了退行性腰椎失稳的诊断标准①明显、反复的腰痛及有严重的酸痛或无力感。②局限性腰痛和(或)伴下肢牵涉痛。③MRI 或 CT 等检查可发现有明显腰椎间盘、椎间关节等退行性变并排除其他疾病。④X 线片:椎体前缘有牵拉骨赘形成或椎间隙明显狭窄;在腰椎动力位片病变相邻 2 个椎体间滑移大于 3mm,伤椎不超过两个节段,病变 2 个椎体相对成角大于 11°。从上面可以看出其诊断标准各有不同,具体主要体现在诊断的界定范围不同。

3. 退行性腰椎失稳症的临床诊断方法 尽管关于退行性腰椎失稳症的诊断标准尚未统一,但在当前学术界其诊断方法却趋于统一:①有腰腿痛等临床症状。②查体可见有疼痛,压痛或神经症状。③最重要的一条,拍腰椎动力位片测量可见病变相连椎体间有水平位移。在这里我们诊断腰椎失稳的首要方法是拍腰椎动力位片,而诊断其临床症状或确定其椎管、神经根管有无狭窄则需要辅以影象学检查,如椎管造影和拍 CT 片等以确诊并了解其病变的位置和范围。

随着脊柱内固定器械的不断改进和新材料的应用,脊柱外科得到了快速的发展。如钛合金的应用,其生物组织相容性能好、强度大、韧性好、不易断裂,不影响 MRI 和 CT 检查。近来碳纤材料逐渐应用于临床,也取得好的临床效果。随着微创概念、理论和影像技术的提高,借助于特殊手术器械、内窥镜和影像仪器,微创脊柱外科(minimally invasive spine surgery,MISS)取得了许多成就。此类手术具有组织创伤小、出血少、对脊柱稳定性破坏小等优点,微创脊柱外科是目前脊柱外科的主要研究方向之一。人工椎间盘置换的基础与临床研究的深入和新的材料和技术的应用,将逐渐成为治疗腰椎疾病的重要的治疗方法。

【典型病案】

患者丁某,男,56岁,活动后腰痛伴双下肢活动受限6年余加重1年,于2007年9月12日入院。查体:腰椎曲度变直,叩击痛(+),左拇背伸肌肌力Ⅳ级,右拇背伸肌肌力Ⅲ级,余肌力正常,自双侧小腿起以下皮肤感觉减退,腱反射减弱。术前X线片示如图2-18-1。诊断:腰椎管狭窄症并失稳。于2007年9月15日行后路节段减压通用脊柱椎弓根钉棒矫形固定系统内固定,并椎间WDFC植入融合术。术后X线如图2-18-2。术后随访12个月。随访结果:腰部无明显疼痛,左拇背伸肌肌力Ⅴ级,右拇背伸肌肌力Ⅳ级,余肌力正常,自双侧小腿起以下皮肤感觉较前好转,已可下地活动,并参加体力劳动。X线片示内固定位置好,固定可靠,无断钉,如图2-18-3。

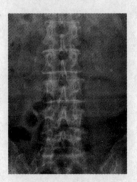 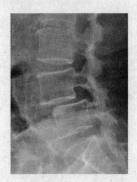

A 正位片   B 侧位片

图2-18-1 术前X线片

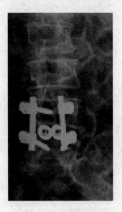 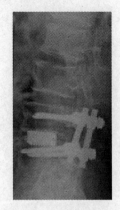

A 正位片   B 侧位片

图2-18-2 术后X线片

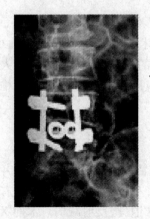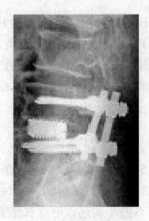

A 正位片 B 侧位片

图 2 - 18 - 3 随访 X 线片

第十九章　腰椎管狭窄症

腰椎管狭窄症(lumbar spinal stenosis,LSS)指各种原因引起的骨质增生或纤维组织增生、肥厚导致椎管或神经根管的矢状径缩短,刺激和压迫神经根或马尾神经而引起的一系列临床症状。与传统概念相比,突出强调以下方面:神经根管(包括侧隐窝)狭窄;构成椎管的软组织在病程变化中的作用和神经以外因素(血管)的作用;由于退行性变因素导致椎管狭窄的同时可能合并下腰椎稳定性的丧失。神经受压迫可能是局限性的,也可能是节段性或广泛性的,压迫可能为骨性的,也可系软组织所致。

【发病机制】

1. 发育性椎管狭窄　先天性短椎弓根及椎弓根内聚导致椎管矢状径及横径变小,但幼时没有症状,随着逐渐发育椎管和其内容逐渐不相适应,才出现狭窄症状。

2. 退变性椎管狭窄　是腰椎管狭窄最常见的原因。中年以后,脊柱逐渐发生退行性变,退行性变一般先发生于椎间盘,髓核组织的含水量减少,椎间盘变窄,其原有的弹性生物力学功能减退,不能将其承受的压力均匀地向四周传播。狭窄和生物力学改变引起关节紊乱,从而继发椎管骨及纤维性结构的肥大、增生性退行性变,引起椎管狭窄。

【分类分型】

(一)根据病因分类

1. 先天性(或称发育性)腰椎管狭窄症　椎管前后径的狭窄比横径改变明显,椎弓根缩短,狭窄累及节段较多。

2. 继发性腰椎管狭窄症　由脊椎退行性改变、手术、外伤、脊椎滑脱、黄韧带骨化等原因引起。

(二)根据病位分类

1. 中央部狭窄　常由于椎板和黄韧带肥厚及椎间盘退行性变或伴有椎间盘突出所致。腰椎管前后径小于 10mm 应考虑为腰椎管中央部狭窄。

2. 周围部狭窄　CT 扫描测定侧隐窝前后径小于 3mm,临床有症状者可肯定诊断。

【临床表现】

中年以上多见。多隐匿起病,发展缓慢,有腰背痛病史,偶尔于外伤或负重后加重。马尾性间歇性跛行在中央型椎管狭窄或狭窄较重者多见,其特点是行走一段距离后出现下肢痛、麻木无力,需蹲下或坐下休息一段时间症状缓解后,方能继续行走。随着病情加重,能行走的距离越来越短,使症状缓解需要休息的时间越来越长,但下肢血液循环是正常的。狭窄严重时,腰部任何姿势均不能缓解疼痛。随病情进展,疼痛位置可逐渐下移到小腿,并伴有局部感觉异常和麻木。部分患者可有鞍区麻木,胀热感和针刺样感觉。部分患者可有性功能与膀胱、直肠功能障碍。疾病中早期患者症状多,但体征少或较轻,特别在休息后更难查到阳性病理征,这是本病的特点。脊柱活动受限较少,直腿抬高试验通常为(-),下肢神经系统检查一般正常;只有在患者尽量行走并出现明显下肢症状后再检查才可能发现神经功能改变。弯腰试验多为(+),即嘱患者加快步行速度,则疼痛加重,如果继续行走,患者为了减轻疼痛多采取弯腰姿势,或坐位时腰部向前弯曲亦可减轻症状。但当疾病发展到一定程度时,临床检查患者常有脊柱侧弯,椎旁肌肉痉挛,腰后伸受限,腰部过伸试验(+)。受压神经支配区域的皮肤感觉减弱或消失,患者拇趾背伸力减弱,膝反射、跟腱反射减弱或消失,部分患者有下肢肌肉无力、萎缩,鞍区麻木,括约肌松弛。如合并有椎间盘急性突出并压迫神经根,则直腿抬高试验可为(+)。

【辅助检查】

1. X 线 脊柱生理前凸加大或缩小,可有脊柱侧弯;椎间隙变窄;椎体边缘骨质增生小关节突增生退行性变,密度增高,关节突肥大增生,关节突间距变窄;椎体向前、向后或向侧方假性滑脱;因黄韧带增厚、钙化,椎管后缘椎板间出现条状异常密度增高影;腰椎横径在矢状径≤17mm 应考虑椎管狭窄,当椎骨上切迹高度在 L_3≤6mm、L_4≤5mm、L_5≤4mm 时,可作为参考标准来诊断椎管狭窄,侧隐窝矢状径≤4mm 时,可诊断侧隐窝狭窄。

2. 脊髓造影 脊髓造影是确定椎管狭窄最有价值的方法,可了解狭窄的范围。造影显示为不同程度的硬膜囊充盈缺损和梗阻。部分梗阻者,显示硬膜囊局限受压变窄,造影剂柱通过缓慢,一般以突间关节水平为重;完全梗阻者,断面常呈幕帘状、笔尖状或毛刷状充盈缺损。测量硬膜囊矢状径≤10mm 时,为中内管狭窄的临界标准;神经根管直径≤4mm时,可诊断为神经根管狭窄。同时还可清晰显示神经根袖充盈造影剂的情况,从而判断有无神经根管的狭窄及其狭窄的程度。

3. CT CT 检查对该病诊断价值较大,不仅可直接看到椎管的骨性狭窄,而且可以看到椎间盘、黄韧带等软组织情况,并能对椎管、侧隐窝进行精确测量。CT 测量患者其椎管矢状径均 <15mm,并呈现椎管内缺乏硬膜外脂肪、多发腰椎间盘膨出或突出、后纵韧带钙化和骨化、黄韧带增厚、椎体后缘骨赘形成、严重椎间关节肥大等改变,属腰椎管中心性狭窄的表现。<10mm 则可明确诊断。侧隐窝位于椎管侧方,前为椎体和椎间盘后方,后为上关节突、椎间关节囊和黄韧带,外侧为椎弓根,内为硬膜囊,下方为神经根管口,CT 轴位测量其前后在 5mm 以上者为正常,3mm 以下为侧隐窝狭窄。如能行脊髓造影 CT 扫描(CTM)则更容易清晰显示蛛网膜下腔、马尾神经以及神经根受压的情况。CTM 显示硬膜囊横断面积≤100mm^2 时,为中央管狭窄的临界标准。

4. MRI 在该病诊断其价值不如 CT 扫描,在鉴别诊断上有一定意义,可以清晰的显示椎管内肿瘤、血肿等病变。腰椎管狭窄症的 MRI 特征表现为腰段蛛网膜下腔的受压变形,伴有或不伴有马尾神经和(或)神经根的受压改变。同时,MRI 可清楚显示椎间盘突出、椎体骨质增生、小关节突肥大增生、黄韧带肥厚等对脊髓、马尾神经及神经根的压迫程度,T_2 加权像上还可准确显示蛛网膜下腔的大小,直接观察到上述因素所致的椎管狭窄,反映出椎管及其内容物之间的相互关系。

【鉴别诊断】

腰椎管狭窄症的诊断主要依靠典型的病史和全面的脊柱影像学检查,异常体征通常不多。该病常与腰椎间盘突出等退行性疾病同时存在。应与周围血管性疾病、脊髓病变等引起的间歇性跛行鉴别,还应与椎管内肿瘤、神经根炎等疾病相鉴别。

【应用解剖】

1. 椎间盘   许多研究结果证实椎间盘是脊柱退行性变过程中首先发生变化的结构。人体椎间盘由3个基本成份构成:水、胶原及蛋白多糖。水份构成椎间盘重量的主要部分,其含量可随椎间盘承受压力的改变而变化,随年龄增长椎间盘的水份含量下降,髓核分散负荷的能力也随之减低,从而使纤维环的负载相对增加。胶原的主要作用是维持椎间盘的张力属性,髓核组织主要含有Ⅱ型胶原纤维,使髓核的水份含量维持在较高水平,这是髓核能够抵抗压缩负荷的物质基础。纤维环中含有等量的Ⅰ型和Ⅱ型胶原纤维,进入中老年阶段后,Ⅰ型胶原的含量逐渐增加。椎间盘组织中蛋白多糖有硫酸角质素和硫酸软骨素,其与椎间盘的抗压缩能力也有直接关系,髓核中的蛋白多糖含量高于纤维环。随年龄增长、退行性变过程的开始,椎间盘组织中的蛋白多糖含量会逐渐减少。在儿童及青少年时期纤维环呈胶状,随年龄增长逐渐纤维软骨化,内层板状结构中出现软骨细胞,髓核与纤维环之间原本非常清楚的界限开始模糊;髓核组织也随之空化、干燥和成纤维细胞增生,逐渐被纤维软骨样组织替代,导致椎间盘高度降低,纤维环膨出、向后突出的椎间盘及椎体后缘的骨刺随之出现,形成了椎管前方结构向椎管内扩张的因素。L_{4-5}、L_5、S_1是腰椎退行性变最易受累的节段。

2. 关节突关节   临床上常称为小关节,其退行性变过程与身体其他部位的滑膜关节相似。随人体老化,关节突的骨质密度减低,关节软骨脱落,导致关节间隙变窄。随着退行性变过程的进行,关节突增生肥大,关节囊松弛,由此可以导致上位椎体活动范围增加,进一步发展成椎体滑移。与椎间盘和小关节退行性变伴随发生的还有黄韧带肥厚、椎板增生等。这些因素均可导致中央椎管及侧隐窝或神经根管的狭窄。

3. 神经压迫   马尾神经及神经根受压导致疼痛的机理尚未完全清楚,多数研究显示间歇性跛行相关的症状、体征与压迫有明确的关系。有学者分别就此进行了观察,发现单纯压迫神经根不会导致疼痛。压迫正常的神经根可以出现感觉异常、肌力减弱、腱反射下降等,但不会出现疼痛,如压迫已经有炎症反应的神经根,则会出现明确的疼痛症状。上述研究表明只有压迫与炎症、机械刺激相结合才会引起神经根性的疼痛。椎管狭窄诸因素对神经的压迫可以形成机械性刺激,并使局部产生炎症。正常情况下,直腿抬高试验时神经根发生5mm以内的轴向滑动,而神经根受压活动受限时,下肢和脊柱的活动对受压的神经根牵拉可以增加神经纤维的张力,同时出现炎性反应。马尾神经的血流受阻是椎管狭窄时产生症状的另一个重要因素,血流受阻直接影响神经的供氧和脑脊液循环,导致神经水肿,并出现相应的电生理变化。

4. 节段性不稳定   由于椎间盘的弹性下降、高度减低,出现纤维环的松弛,小关节内关节软骨变薄或脱落也会引起关节囊松弛。这些变化使椎间异常活动增加,严重时可表现为椎体向前或后方滑脱,出现节段性不稳定。临床上退行性椎体滑脱最常见于 L_4,由于解剖位置特点,L_4、L_5 受到的轴向和剪切负荷最大,原因是位于髂骨和 L_5 椎体及横突之间的髂腰韧带在退行性变过程中出现挛缩,从而限制了 L_5 随其上段脊柱的活动,相应增加了 $L_{4~5}$ 间的异常活动,导致 L_4 椎体向前滑脱。

【治疗】

(一)非手术治疗

包括休息、减少活动,改善微循环药物、硬膜外类固醇药物注射、推拿按摩、使用弹力腰围等。适用于早期狭窄尚未形成持续性压迫者。

(二)手术治疗

适应证为①非手术治疗无效;②有马尾神经受压,出现括约肌功能障碍者;③持续性腰痛或坐骨神经痛影响工作或生活者。恢复椎管容积为解除神经及其供应血管压迫的唯一治疗方法。手术减压对脊柱稳定性的破坏越小越好。

1. 经椎板间孔减压棘上韧带棘间韧带重建术 从该症的病理特点和脊柱稳定性两方面考虑,自 1992 年始采取"经椎板间孔减压棘上韧带棘间韧带重建术"治疗腰椎管狭窄症,效果良好。手术方法如下:

(1)麻醉:患者取俯卧于脊柱手术支架上,尽量使腰椎呈屈曲位,采用连续硬膜外麻醉或局部麻醉。

(2)切口和显露:腰椎后正中纵行切口,沿一侧棘突旁切开腰背筋膜并保护棘上韧带和棘间韧带,切断一侧骶棘肌止点,骨膜下显露椎板,在病变范围的两端棘突间横切棘上和棘间韧带,将切断韧带之间的棘突从根部铲断,通过断端间隙骨膜下剥离另一侧椎板。

(3)经椎板间孔减压:将狭窄节段椎板间的黄韧带全部切除,特别要潜行切除黄韧带起点,必要时咬除上位椎板下缘 2~4mm,保留下关节突;切除黄韧带后,大部分可以解除脊髓和神经根的后外侧压迫因素。如果神经根管后壁的骨质对神经根有压迫,可顺神经根方向斜形切除部分骨质扩大根管。向中间牵开神经根及脊髓,充分显露椎管前外侧,若有突出的椎间盘、椎体后缘骨赘,直视下切除。对于迂曲膨胀的静脉结扎为妥,无法结扎的适当切除根管背侧骨质,减少对神经根的影响。牵动神经根有 5~8mm 的活动范围为宜。多节段腰椎管狭窄可自下而上逐个清除压迫因素,完全减压后可见全段硬膜搏动。

(4)棘上棘间韧带重建:减压完成后,用双 10-0 号丝线将切断的棘突断端打孔固定,棘上韧带棘间韧带用 7-0 号线缝合,切断的骶棘肌止点短腱缝合固定于棘突下缘与棘间韧带移行处,缝合腰背筋膜,留置引流管,关闭切口。

(5)术后处理:术后 24~48 小时拔除引流管,卧床 4 周戴皮革腰围下床活动,佩戴腰围时间以 3 个月为宜。

2. 有限减压腰椎后稳定结构重建术 根据腰椎管狭窄的因素多位于椎板、椎体间隙和关节突周围的特点,以及广泛腰椎后部结构切除所致医源性腰椎管狭窄和脊柱失稳两个方面考虑,根据有限手术原则设计了"有限减压腰椎后稳定结构重建术"治疗腰椎管狭窄症。手术方法如下。

（1）体位和麻醉：同前。

（2）切口和显露：腰椎后正中纵行切口，沿一侧棘突旁切开腰背筋膜并保护棘上韧带和棘间韧带，切断一侧骶棘肌止点，骨膜下显露椎板，纱布压迫止血，充分显露病变节段一侧的各棘突、椎板及关节突的内后侧，在病变范围的两端棘突间横切棘上和棘间韧带，将切断韧带之间的棘突从根部铲断，通过断端间隙骨膜下剥离对侧椎板，显露到关节突。

（3）椎板间孔开窗减压和神经根管扩大：将狭窄节段的上位椎板下缘，从中间在黄韧带后侧向上咬除 2～4mm，保留下关节突；彻底切除黄韧带，对黄韧带起点和关节突前方要潜行咬除，大部分可以解除脊髓和神经根的后外侧压迫因素。必要时可以潜行咬除下位椎板上缘的腹侧面或上关节突的内侧部分，向中间牵开神经根及硬膜囊，前侧有突出的椎间盘、椎体后缘骨赘，直视下切除。对于迂曲膨胀的静脉结扎为妥，无法结扎的可以扩大神经根管以减少对神经根的影响。牵动神经根有 5～8mm 的活动范围为宜。多节段腰椎管狭窄可自下而上逐个切段开窗清除各种压迫因素，节段减压彻底，可见全段硬膜囊搏动。

（4）腰椎后部结构重建：减压完成后，用双 10－0 号丝线将切断的棘突固定，如果多个棘突重建，必须先分别打孔，再逐个固定。棘上韧带、棘间韧带用 7－0 号线缝合，切断的骶棘肌止点短腱缝合固定于棘突下缘与棘间韧带移行处，缝合腰背筋膜，留置引流管，关闭切口。

（5）术后处理：术后 24～48 小时拔除引流管，卧床 4 周戴皮革腰围下床活动。

【并发症及治疗失误的处理】

参见腰椎滑脱症有关部分。

【述评】

腰椎管狭窄症是常见的具有重要临床意义的临床疾病之一。自从 1954 年荷兰医生 Henk Vebris 首次把腰椎管狭窄症作为一种独立疾病加以阐述，并提出除了骨性狭窄以外其他原因也可造成椎管狭窄以来，大量文献及著作研究描述了腰椎管狭窄症的症状、体征、发病机制、病理解剖及治疗情况。目前随着人口老龄化及影像诊断技术的发展，腰椎管狭窄症发病率明显增高，已成为老年人腰腿痛的重要原因，手术的目的是解除硬膜囊和神经根的压迫，重建脊柱序列。

腰椎管狭窄症通常可依据其病因和部位进行分类。目前使用最广的分类方法即病因学分类方法，包括先天性、发育性及获得性椎管狭窄。Lee 等则将腰椎管狭窄症分为中央椎管狭窄和神经根管狭窄，根据神经根管的解剖结构又分为入口区、中央区及出口区狭窄，此分类对临床手术方法的选择具有重要价值。Hansraj 等则将腰椎管狭窄症分为典型腰椎管狭窄症及复杂型腰椎管狭窄症，并据此指导临床治疗。典型腰椎管狭窄症既往无腰椎手术史，影像学检查无退行性腰椎失稳症征象，无不稳定的Ⅰ°以内退变性滑脱，且退变性侧弯 <20°。复杂型腰椎管狭窄症既往有腰椎手术史，影像学检查有退行性腰椎失稳症征象，既往手术的接合部狭窄，有 >Ⅰ°的不稳定性退变滑脱，且退变性侧弯 >20°。

1. 全椎板切除减压术　全椎板切除术被认为是腰椎管狭窄症的传统治疗方法,为标准的减压术。对于严重的腰椎管狭窄症,在选择手术治疗时主要是以全椎板切除为主的后路减压。尽管如此,国外文献报道术后仍然有高达15%的患者对治疗结果不满意。对于轻度或中度下肢疼痛的患者,采用该方法则有扩大手术适应证的嫌疑。Jolles等对77例腰椎管狭窄症行椎板切除,保留关节突关节及椎弓根峡部,同时行关节突基底部切除,认为手术减压安全有效。但有学者报道,远期全椎板切除后容易引起退行性腰椎失稳症或滑脱。唐运章等对成人尸体脊柱标本的解剖学观察发现,后部结构对维持腰椎的稳定性具有重要作用,特别是对前屈及轴向旋转运动后。越来越多的学者重视腰椎后侧结构保留,以维持脊柱的稳定性。

2. 半椎板切除减压术　1997年Spetzger等人报道了单侧椎板切除两侧减压的手术方法。吴叶等对38例轻或中度单侧腿疼的腰椎管狭窄症患者分别行单椎板切除两侧减压和保守治疗,随访2年,单椎板切除有效率达68%,而保守治疗组有效率仅33%,认为对于轻或中度单侧腿痛的腰椎管狭窄症,单椎板切除治疗的效果较保守治疗要好,而且可以避免因为全椎板切除而产生的并发症。

3. 多孔开窗减压术　长期以来,全椎板切除术一直是标准的减压术式,近年来由于意识到中央椎管狭窄压迫硬膜囊及神经根的结构大多位于椎间平面,而广泛椎板切除脊柱后柱,可引起腰椎术后不稳,使远期疗效下降。关于何种减压方式才是最理想的术式至今仍是争论的焦点。为了减少并发症,尤其是尽量保持脊柱的稳定性,采用具有更小侵袭性的手术减压方法成为近年来的主流,由此发展了多孔开窗减压术。Postacchini等应用多孔开窗术及全椎板切除术治疗67例,两组满意率分别为81%和78%,而前者术后腰痛症状减轻明显优于后者($P < 0.05$),术后患者无脊椎滑脱发生,但其手术时间较长,且易发生神经损害并发症。因此认为,多孔开窗术适用于轻、中度腰椎管狭窄症患者或脊椎无滑脱的病例。

4. 植骨融合　腰椎管狭窄症手术是否在椎管减压的同时还需行腰椎融合,目前仍存在较大争议。如果术前腰椎稳定,纯椎板切除同时行融合术并不能提高临床疗效,Herron等报道单纯减压有83%患者取得满意疗效,Breen等结合相关文献认为,存在明显的下腰痛、椎体滑脱、行广泛椎管探查减压以及相对年轻爱好体育运动的腰椎管狭窄症患者,行椎管减压时需行融合治疗。

5. 内固定　关于融合的同时是否还需要内固定辅助治疗是脊柱外科近年来争论的焦点。Thomsen等报告130例退行性腰椎滑脱和退行性腰椎失稳症手术中使用内固定的效果,发现内固定组除可改善日常活动时的脊柱功能外,其余各项指标如骨融合率、功能评分,与非内固定组比较均无明显差异。但Kornblum等通过平均7年8个月的随访发现,骨性融合组患者优良率为86%,而假关节组只有56%,认为虽然假关节的纤维组织短期可提供稳定,但随着时间推移则不能提供足够稳定性,因此建议融合的同时应加内固定;同时通过临床资料的积累,对照内固定辅助与非内固定辅助手术远期治疗效果,发现虽然短期随访内"骨性融合"相对于假关节的"纤维连接"没有显示出明显的优势,但远期随访结果发现骨性融合可以有效抑制腰椎进一步退行性变,内固定辅助的融合可以达到更高的骨性融合率。

6. 非融合性内固定术　Mulholland 等综合多篇文献后,提出了动力性固定的概念。动力性固定也可称为软固定或灵活固定,对腰椎只固定而不是融合。非融合性内固定的植入器械均为后路植入物,可以增加局部的脊柱前突,限制不稳定节段的运动范围,从而解除疼痛。因其允许固定节段有一定的活动,所以对相邻节段的运动不会有很大的影响,可能会避免邻近节段病变的发生。Sengupta 根据设计、作用原理以及植入部位的不同,将动力性固定物分为四类:棘突间分离装置,包括 Minns 硅酮分离装置、Wallis 系统、X - stop 系统;棘突间纽带装置,包括环形系统(loop system)、弹性纽带;经椎弓根钉纽带装置,包括 Graf 纽带、Dynesys 系统、FASS(fulrum assisted soft stabilization)系统;经椎弓根钉半硬式金属装置,如动力性稳定系统(dynam ic stabilization system,DSS)。

7. 棘突间分离装置　X - stop 系统由椭圆形衬垫、组织扩张器、挡翼组成,材料为钛合金,主要适用于治疗因后柱结构尤其是软组织退行性变肥厚而引起的腰腿痛及神经源性间歇性跛行(neurogenic intermittent claudication,NIC)。术中将 X - stop 穿过棘间韧带塞入棘上韧带和黄韧带间,并尽量靠近椎板后部,椎板和挡翼可防止前移,棘上韧带可为器械提供遮挡,防止后移。它分散了脊椎间的压力,使脊椎处于轻度屈曲位,允许患者保留相对正常的体位而非过度的屈曲。虽然它并没有同棘突等骨质相连接,但是该衬垫可在矢状面上限制脊柱的活动,起到了稳定脊柱的作用,且无需去除任何软组织和骨组织,不会带来神经损伤,具有创伤小、恢复快的优点。Siddiqui 等对采用 X - stop 患者术前术后进行 MRI 测量后得出,X - stop 能明显增加椎管以及两侧神经根管的面积,无论腰处于屈曲位、中立位还是后伸位都是如此,于后伸位时增加最为显著。对症状较重的腰椎管狭窄症患者,以往主张行椎板切除减压手术。作为对传统手术的补充,X - stop 专用于治疗继发于腰椎管狭窄症的 NIC 患者。Zucherman 等对 100 例行 X - stop 置入治疗的腰椎管狭窄症患者和 91 例保守治疗的腰椎管狭窄症患者随访 2 年,发现 X - stop 组满意度为73.1%,对照组为35.9%,认为置入 X - stop 能明显改善患者的症状和恢复功能,优于保守治疗,其疗效与椎板切除减压无明显差别。Kondrashov 报道了行 X - stop 治疗的 18 名患者,以 Oswestry 功能障碍指数(oswestry disablity index,ODI) 作为唯一评价指标,随访 4 年的成功率为78%,与 Zucherman 的结果具有一致性。

8. 棘突间纽带装置　Garner 等提出了一种张力带装置,称为环形系统,由编织的聚乙烯索和锁定夹组成。聚乙烯索穿过棘突来固定脊柱,比金属绳索更易操作,而且与骨表面相容性更好,从而具有更强的抗负荷能力;生物力学实验比较其最大扭转负荷、疲劳张力、静态张力和结构刚度等数据,认为环形系统具有更高的抗疲劳强度,承受张力的能力接近钛缆。

9. 经椎弓根钉纽带装置　1992 年 Graf 首先提出了 Graf 系统,由椎弓根钉和连接于钉尾的聚酯带构成。该系统以关节突为支点,通过拉紧聚酯带使固定节段稳定于完全后伸位,可消除腰椎的异常活动,但该系统以关节突为支点增加了上述结构的负荷,易导致侧隐窝狭窄和神经根卡压,建议应用于有足够腰背肌力量及腰椎小关节轻度退行性变的年轻患者。Hashimoto 等通过临床研究表明其与融合效果相似。

Dynesys 系统又称为动态中和固定系统,由椎弓根钉和连接于钉尾的聚酯带以及包裹聚酯带的中空间隔物构成,可维持或恢复腰椎节段的正常或接近正常的运动。与 Graf

系统相比,Dynesys系统在连接带间增加了一个较硬的管状袖套,在聚酯带拉紧的情况下,屈曲时Dynesys系统可以消除腰椎的异常活动,将后方聚酯带的压缩力转变为前方的分离力,从而减轻椎间盘负荷,在后伸时间隔物可以抵抗压缩力。Dynesys系统虽然减轻了关节突负荷,但因间隔物的撑开作用,导致了腰椎前突的丢失。Stoll等通过临床研究认为该系统治疗腰椎管狭窄症是安全有效的。

Graf系统增加了关节突的负荷,并导致侧隐窝狭窄和神经根卡压,而Dynesys系统可导致腰椎前突的丢失。为了克服上述缺点,Sengupta等设计了FASS又称为杠杆辅助的软固定系统。该系统在椎弓根钉和聚酯带之间置入一高密度聚乙烯弹性支撑棒,拉紧聚酯带时支撑棒将后方的压缩力转变为前方的拉应力,可加大前方椎间隙,降低椎间盘压力,维持腰椎前突,并限制异常活动。在FASS系统,椎间盘负荷的改善情况依赖于支架和韧带产生的张力和压力,但由于该系统承担了较大的拉应力,所以存在松动的可能。

10. 经椎弓根钉半硬式金属装置 DSS由借助椎弓根螺钉连接椎体的钛环组成,包括两种类型,但均未投入临床应用。DSS-Ⅰ系统由椎弓根钉及其后方3mm的"C"型弹性钛棒构成,DSS-Ⅱ系统由椎弓根钉及其后方4mm的弹性钛线圈构成。DSS-Ⅰ系统在腰椎屈曲时能合适地分散椎间盘负荷并限制脊柱的运动,在腰椎后伸时椎间盘负荷减少,完全伸直后几乎完全限制了脊柱的运动,椎间盘的负荷也减到最小。DSS-Ⅱ系统的最佳瞬时旋转轴(instant axis of rotation,IAR)可接近正常运动节段,从而在腰椎的屈伸运动中能够更均匀地减轻椎间盘的负荷。但目前关于DSS系统临床应用的报道尚少。

DSS系统的独特优势在于预置的张力负荷可减轻椎间盘负荷,与椎体内的融合装置联合使用时又可以对椎间盘施加弹性负荷,从而避免内置物移位,同时对抗腰椎前方融合后纤维环活动导致的腰椎伸直时的不稳定。

11. 微创椎管减压术 近来又出现不少新的术式,均倾向于以较小的创伤而取得较好效果的原则。随着内窥镜的广泛使用,临床上也开始应用于脊柱手术。1997年Foley和Smith研制出经腰椎后正中入路的椎间盘镜手术(microendoscopic discectomy,MED)系统,最初由Schreiber和Suezawa运用于临床,是内镜和常规椎间盘手术相结合的脊柱显微手术,大多数仅局限于椎间盘髓核摘除术。但随着术式和器械的更新,其适应范围日渐扩大。Khoo等认为内镜下椎管减压与开放手术有类似的手术效果,且可以保留棘突、棘上及棘间韧带等结构,尤其适用于老年患者。王文军等回顾性分析43例退行性变腰椎盘源性疾病在MED下行椎间盘摘除、Btwin椎间融合术的临床资料,平均随访18个月,症状改善优良率达90%。该术式具有创伤小、植骨融合率高且临床症状恢复可靠的优点。周跃等在椎间盘镜(METRx)下对56例退行性变腰椎管狭窄症患者施行经单侧椎板间隙入路双侧中央椎管和侧隐窝减压,不但保留了棘上、棘间韧带和对侧的骨性椎板,而且不影响对侧软组织,手术创伤小,安全有效。

12. 疗效及其影响因素 对于椎管狭窄的手术疗效各家报道不一,随访4年满意率大致分布于62%～100%之间。一般说来,对手术疗效起到负面影响的因素主要有:女性患者、糖尿病、肥胖、吸烟、膝关节炎、术前腰椎骨折史或手术史、术前神经根阻滞史、术后脊柱不稳及减压不充分、跛行的距离、病程的长短(>33个月)、骨质疏松症以及抑郁状态等。

随着对腰椎管狭窄症认识的不断加深,患者对治疗的要求和期望也不断提高,在治疗时要全面、客观地分析腰椎管狭窄症临床症状、体征及影像学检查结果,对每一患者要因人而异,同时必须结合临床医生的诊治经验和手术技术,选择最有利于患者康复的治疗方案,才能获得满意的临床疗效。目前,微创手段日渐丰富,动态非融合性内固定日趋完善,对于如何选择最佳术式以降低手术并发症、提高疗效仍有待进一步深入研究。

【典型病案】

王某,男,40 岁,进行性腰腿痛 2 年,加重伴间歇性跛行 1 个月,一次行走距离小于 500 米于 1996 年 1 月 2 日入院。术前 X 线片示如图 2 - 19 - 1。诊断:腰椎管狭窄症。于 1996 年 2 月 1 日手术治疗,减压节段为 $L_{3\sim4}$、$L_{4\sim5}$、$L_5\sim S_1$,重建棘突为 L_3、L_4、L_5。术后 X 线如图 2 - 19 - 2。术后 17 个月,棘突骨性愈合时间为 4 个月。术前 JOA 评分 6 分,术后复查 JOA 评分 15 分,疗效评定 JOA 法:优,如图 2 - 19 - 3。

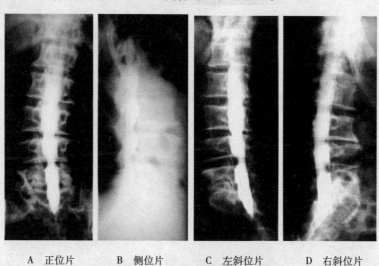

A　正位片　　　B　侧位片　　　C　左斜位片　　　D　右斜位片

图 2 - 19 - 1　术前 X 线椎管造影

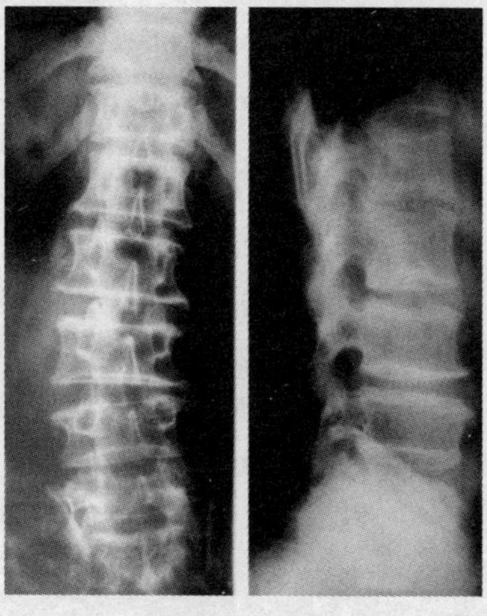

A 正位片　　　　B 侧位片

图 2 - 19 - 2　术后 X 线片

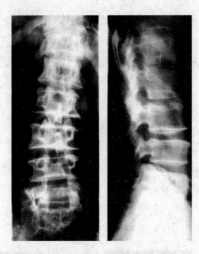

A 正位片　　　　B 侧位片

图 2 - 19 - 3　随访 X 线片

第二十章　脊柱结核

脊柱结核是肺外结核常见部位,占全身骨关节结核的首位,发病年龄以 20～30 岁的青年为高峰。其中绝大多数为椎体结核,如诊治不及时,极易累及椎管,产生脊髓、神经压迫。因而脊柱结核早期诊断在整个骨关节结核的防治中占有重要地位。

【发病机制】

(一)感染途径

1. 血行感染　结核杆菌从原发病灶进入血流时,形成大量的细菌栓子,其中绝大多数被机体的防御系统所消灭,少数未被消灭的结核杆菌形成小的病灶,并被纤维组织包绕,病灶可呈静止状态。当机体抵抗力减弱时,潜伏的病变可重新活跃起来,并迅速繁殖。纤维组织的包膜如被破坏,大量结核杆菌进入血流,即从血行途径播散到全身各处,同时造成多处活动性病灶。

2. 淋巴途径感染　胸膜腔的结核病灶可通过淋巴管将结核栓子传播到脊柱,并在椎管内发展。

3. 局限蔓延　脊柱附近的软组织如胸膜、颈部淋巴结等处的病灶破溃后,坏死组织直接蔓延到椎体边缘。

(二)病理改变

大约90%病例的椎体病灶只有一处。约10%椎体病灶在两处或两处以上,每处病灶之间有比较健康的椎体或椎间盘隔开,这类病变通称为跳跃性病变。也有少数病变十分广泛,甚至大部分脊柱被波及。由于脊柱的椎体为松质骨,其病例改变主要为组织坏死,增生不明显。在病变早期,坏死骨质与周围正常的组织不易区分。病变继续进展,结核性脓肿穿破椎体,侵犯椎间盘或椎体周围组织。结核性脓肿可对脊髓产生压迫,椎体和椎间盘遭到破坏后,可使脊柱发生畸形。

【分类分型】

1. 椎体结核

(1)中心型椎体结核:多见于 10 岁以下的儿童,好发于胸椎。病变进展快,整个椎体被压缩成楔形,一般只侵犯一个椎体,也可穿透椎间盘而累及邻近椎体。儿童的椎体很小,外面无一层很厚的软骨外壳包围,其中心部分很小,因此,无论其原发病灶位于椎体正中或偏于一侧,病变均属于中心型。儿童的椎体病变发展较快,常很快波及整个骨化中心,并穿破周围的软骨外壳,侵入椎间盘和邻近椎体。

(2)边缘型椎体结核:多见于成人,腰椎为好发部位。病变局限于椎体的上下缘,很快侵犯至椎间盘及相邻的椎体。椎间盘破坏是本病的特征,因而椎间隙很窄。

(3)骨膜下型椎体结核:此型少见,多发生在椎体前缘,其病理改变以骨质破坏为主,容易向周围软组织扩散。其病灶也可发源于椎体边缘,也可因椎体外的结核病变所致。此型常无明显死骨。

2. 结核性脓肿　椎体破坏后形成的寒性脓肿可以有两种表现:①椎旁脓肿,脓液汇集在椎旁,可在前方、后方或两侧。以积聚在两侧和前方比较多见。脓液将骨膜掀起,还可以沿着韧带间隙向上或向下蔓延,使数个椎体的边缘都出现了骨腐蚀。它还可以向后方进入椎管内,压迫脊髓和神经根。②流注性脓肿,椎旁脓肿积聚到一定数量后,压力增高,会穿破骨膜,沿着肌筋膜间隙向下方流注,在远离病灶的部位出现脓肿。各段椎体有其特征,它所产生的脓肿及其规律如下。

(1)颈椎椎体结核:其所产生的脓液常突破椎体前方骨膜和前纵韧带,汇集在颈长肌及其筋膜的后方。C_4 以上病变,脓肿位于咽腔后方,故称咽后脓肿,C_5 以下病变的脓肿多位于食管后方,故称食管后脓肿。咽后或食管后脓肿都可向咽腔或食管穿破,使脓液、死骨碎片及干酪样物质由口腔吐出,或被咽下。椎体侧方病变的脓液也可在颈部两侧形成脓肿,沿椎体前筋膜及斜角肌向锁骨上窝流淌。

(2)颈胸段病变:其脓肿可由颈长肌下降到上纵隔两侧,使上纵隔阴影扩大,易误认为纵隔肿瘤或胸骨后甲状腺肿;T_{1-3} 病变的脓肿可沿颈上肌上行,在颈根部形成脓肿。

(3)胸椎结核:容易形成广泛的椎旁脓肿。有的呈球形,多见于儿童或脓液渗出较快的早期病例。这种脓肿的张力较大,称张力性脓肿。有的呈长而宽的烟囱形,多见于病程较长者。有的脓肿介于上述两者之间,呈梭形,其左侧因受胸主动脉的搏动冲击,使上下扩展较远。

(4)胸腰段椎体结核:胸腰段椎体结核脓肿典型形态是葫芦型或哑铃型,即上方一个较小的胸椎椎旁脓肿与下方的腰大肌脓肿相连,因重力关系,一般上方脓肿较小,下方脓肿较大。下胸椎病变的脓肿可沿膈肌角下降到 L_{1-3} 前方。腰大肌脓肿也可下坠到大腿外侧。

(5)腰椎结核:不易形成广泛的椎旁脓肿,而是向椎体两侧发展,侵入附着在椎体两侧的腰大肌。脓液穿破骨膜后,即汇集在腰大肌鞘内。如椎体一侧破坏,则仅该侧腰大肌内有脓肿;如椎体两侧破坏,则两侧腰大肌内可能都有脓肿。脓肿可因重力而沿腰大肌下注至小粗隆,再绕过股骨上端后方,转移到大腿外侧,进而沿阔筋膜流注到膝关节附近。腰大肌可穿破髂腰滑囊,该滑囊如与髋关节相通,就可引起髋关节结核。腰大肌深层的脓肿可穿越腰筋膜而流注到腰三角,腰三角脓肿与腰大肌脓肿相通,呈哑铃型。

腰大肌脓肿有深浅之分。浅者位于腰大肌的浅层纤维间,或位于腰大肌前方肌鞘内,这类脓肿不妨碍患侧髋关节的伸直。深在的脓肿位于腰大肌深层,紧张的腰大肌脓肿可引起患侧髋关节屈曲挛缩。

(6)腰骶段椎体结核:可同时有腰大肌脓肿及骶前脓肿。骶前脓肿可腐蚀骶骨前方,也可向乙状结肠或直肠内穿破。晚期骶前脓肿可钙化。

(7)骶椎结核:脓液汇集在骶骨前方的凹面,形成骶前脓肿。脓肿内压力增加时,脓液也沿梨状肌经坐骨大孔流注到大粗隆附近,或经骶管流窜到骶骨后方。

3. 脊柱畸形　椎体结核最常见的脊柱畸形是脊柱后凸,即驼背。侧弯畸形比较少见,而且多不严重。产生后凸畸形的机制有:①病变椎体受压后塌陷,使相邻椎前缘相互凑近。②受累椎间隙狭窄或消失。③椎体的次级骨化中心被破坏,椎体的纵向生长受到阻碍。④后凸畸形发生后,躯干的重心前移,椎体前缘的压力加大。按压力大骨骺生长减慢的原理,病灶附近健康椎体前缘的生长也受到阻碍,以致这些椎体都可能变为前窄后宽的楔形,使后凸畸形增加。

胸椎原有生理性后凸弧度,再加上病理性后凸畸形,外观上畸形明显。颈椎和腰椎原有生理性前凸,一部分后凸畸形被生理性前凸所抵消,因而外观上畸形就不明显。受累椎体数目少,但破坏严重时,后凸畸形比较尖锐,呈角形驼背。受累椎体数目多,但破坏比较轻时,则呈圆形驼背。后凸畸形严重者,脊柱呈锐角屈曲,胸骨向前突出,呈鸡胸畸形,肋骨紧挤在一起。患者躯干缩短,发育迟缓,心肺功能不佳。

4. 脊髓受压　脊柱结核合并瘫痪的发病率大约在10%左右,出现束带感,束带感的部位和病变节段一致,是神经根受刺激的结果,然后出现瘫痪。最早出现运动障碍,大小便功能障碍最迟出现。也有大量脓液涌入椎管内产生急性脊髓受压,表现为脊髓休克所致的下肢弛缓性瘫痪,待休克过去后,仍发展成痉挛性瘫痪。在颈椎结核病例中,则还有伤肢运动障碍。在检查时可以测试出与病灶一致的感觉缺失平面。大小便障碍中以排尿障碍为主。大便功能障碍一般较轻,有便秘和腹胀,大便失禁者少见。

【临床表现】

(一)全身症状

起病缓慢,有低热、疲倦、消瘦、盗汗、食欲不振与贫血等全身症状。早期症状不典型,有时被呼吸系统、神经系统的疾病所掩盖。儿童常有夜啼、呆滞或性情急躁。可发现同时存在的肺、胸膜结核以及其他部位的结核等。

(二)局部症状和体征

1. 疼痛　早期可出现疼痛,程度不同,持续性钝痛是脊柱结核的主要特征。疲劳时加重,休息时减轻,但不会完全消失。病程长者,夜间也会疼痛。颈椎结核多为轻微疼痛,局限在颈肩部或双上肢。颈部后伸时可引起双上肢麻木、疼痛,咳嗽、打喷嚏时疼痛会加重。神经根受压时疼痛剧烈。寰枢椎结核可有顽固性颈部疼痛,使颈部采取前屈头低垂的强迫体位,不能平卧,需半坐位。坐或行走时以双手托扶下颌。咽痛、吞咽疼痛及张口受限。胸椎和腰椎可有局限胸背部或腰骶部的疼痛,也可因刺激神经根而具有神经放射痛。应当注意的是,胸腰段病变的疼痛有时表现在腰骶部疼痛。

2. 活动受限　视病变部位不同,可频繁发生相应的脊柱节段活动障碍。颈椎结核表现为颈部僵硬、斜颈、头颈转动受限或明显障碍,头不能抬起,夜间不能平视,头颈部失去了正常的运动功能。由于结核渗出物的炎性刺激,使腰肌痉挛,屈伸受限。胸腰段或腰椎结核的患者在站立或行走时,头与躯干向后倾斜,以减轻体重对伤椎的压力。患者拾物时需挺腰、屈膝、屈髋,即拾物试验阳性。胸椎的活动度很小,不易观察伤椎活动受限的区域。

3. 畸形　由于相邻的椎体缘楔形破坏或椎体楔形压缩,脊柱的生理弧度发生改变,以向后成角畸形为多见,侧弯畸形少见。胸椎原已有后凸,病变时则后凸尤为明显,而腰椎后凸不明显。成角后凸的上下脊柱段常有代偿性前凸。

4. 叩击痛　叩击伤椎棘突可引起疼痛。

5. 寒性脓肿与窦道

6. 脊髓受压症状　出现束带感。最早出现运动障碍,接着出现感觉障碍,大小便功能障碍最迟出现。

【辅助检查】

1. X 线　脊柱结核在发病数月椎体骨质受累达一定程度后常规 X 线片才能显现出来,因而 X 线对脊柱结核早期病变的诊断是有限的。即早期 X 线片上骨质结构可为正常,只显示脊柱生理曲度的改变。但脊柱结核病变多位于椎体上下骨骺附近,当病变累及到椎间盘组织后,X 线片则开始呈现椎间隙变窄,随着病变加重,椎间隙狭窄明显甚至消失。但在中心性椎体结核的早期,椎间隙多无明显变窄,很难与椎体肿瘤相鉴别。由于结核为感染性疾患,伴随病变发展可出现椎旁寒性脓肿。在颈椎 X 线片上椎前可显示有表面光滑的局限隆突阴影,或较大的前突弧形阴影,在胸椎中段椎旁可呈梭形肿胀,而在胸椎上下端多为三角形阴影;在腰椎的椎旁由于有腰大肌附着,脓肿多沿腰大肌引流,X 线片呈现一侧或双侧腰大肌阴影局限性隆突或普遍增宽,甚至外缘模糊或消失;在骶椎常呈骶前软组织阴影增大。寒性脓肿大,密度高,说明病变活动;反之,病变较稳定。

2. CT　CT 扫描已是目前骨科临床常用的检查手段。CT 扫描能较早地发现骨骼细微改变,如椎体内早期病灶或脓肿的形成,特别对寰枢椎、颈胸交界和外形不规则的骶椎等常规 X 线片不易获得满意影象的部位更有价值。尤其是螺旋 CT 的应用,可在三维图象中更加清晰地从整体判断脊椎的破坏程度。溶骨性及虫蚀状骨质破坏为脊柱结核的最基本 CT 表现,在 CT 图像上主要表现为斑片状、蜂窝状低密度灶,边界较清楚,有的可见边缘硬化,骨质破坏的部位大多位于椎体的中部及前部,少数位于后部,椎体后部的破坏常伴随病灶向后突入椎管压迫硬膜或脊髓,造成椎管狭窄,相邻两个椎体的破坏,可同时伴有椎间盘的破坏,表现为椎间盘密度不均。骨质增生及硬化在 CT 图像上表现为斑片状高密度影,椎体内骨质结构失常,有时可见骨小梁结构明显增粗肥大,其中可见骨质破坏区或硬化的骨质包绕在破坏区的周边。死骨表现为在骨质破坏区内出现小片状及点状高密度影,常常多发。椎旁脓肿及腰大肌脓肿的早期 CT 表现为椎旁软组织及(或)腰大肌的肿胀,其密度为软组织密度,可表现为椎前或椎旁软组织肿胀或双侧性腰大肌肿胀。晚期表现为椎旁软组织及(或)腰大肌内低密度区(脓肿),其内可见钙化影,增强扫描可见环状厚壁强化影。

3. MRI　MRI 对脊柱结核早期诊断比其他任何影像学检查更为敏感。脊柱结核的典型 MRI 表现包括椎体骨炎、椎体周围脓肿、椎间盘改变以及椎管受累表现。临床症状出现 3 个月后,X 线片无异常或 CT 扫描不明显的早期病变,MRI 即可清楚显示有受累脊椎及椎旁软组织的信号改变,不仅可显示受累椎体的个数及病变的范围,而且可显示脊柱结核的不同病理改变。如椎体破坏产生脊柱畸形,可同时显示受累椎体对硬脊膜囊和脊髓的压迫情况。椎体受累后在 T_1 加权像为低信号，T_2 加权像为高信号。早期脊柱结核 MRI 影像可分为三型:①椎体炎症型,T_1 加权像显示病变处为低信号,T_2 加权像显示信号有增强。②椎体炎症合并脓肿,除椎体炎症外,椎旁脓肿在 T_1 加权像显示为低信号,而 T_2 加权像呈较高信号。③椎体炎症合并脓肿及椎间盘炎症。文献报道脊柱结核在 5 个月内不引起椎间盘的改变,椎间盘受累往往在脊柱结核的较晚期。椎间盘炎症在 T_1 加权像呈现低信号变窄的椎间盘,在 T_2 加权像上正常髓核应有的横行细缝隙消失。

4. CT 引导下脊椎穿刺活检　近年来由于结核杆菌耐药菌株的增加、临床及影像学表现的变异,非典型病变单纯依靠临床检查,X 线片,甚至 CT 扫描和 MRI 检查也难以确定病变性质时,须依靠病理组织学检查。通常应用的细针,穿刺不能进入骨组织,欲取得足够量组织标本需用粗针穿刺或特殊的穿刺针,如 Akerman 氏穿刺针。但脊椎部位深在,椎管内及其周围有许多重要组织。目前采用 CT 引导下脊椎穿刺活检是一种安全、可靠且阳性率高的穿刺活检方法。穿刺前对患者进行常规化验,包括出、凝血时间,血小板计数及凝血酶原活动度等。颈椎穿刺采用前入路,患者取仰卧位,从咽和颈动脉之间进入。胸、腰椎椎体穿刺术患者取俯卧位,如为 $T_2 \sim T_{10}$ 水平,进针点一般在棘突旁 4cm,$T_{11} \sim L_5$ 水平在棘突旁 6.5cm,并以金属标志定位。胸椎最好从右侧入路,以避免损伤主动脉。然后 CT 扫描,局麻后按 CT 所示光标穿刺,并在 CT 扫描下使穿刺针尖到达病变最易截取组织处。穿刺后卧床 24h 严密观察,如有并发症应及时处理。抽吸的标本作涂片,置于无水酒精中固定,针内的组织标本置于 10% 福尔马林中固定,留作病理学检查。

5. 寒性脓肿穿刺术　除上述脊椎穿刺活检术外,还有寒性脓肿穿刺术,既可明确诊断,也可作为治疗的手段。如巨大脓肿短期不易吸收,而患者又不具备马上行病灶清除手术的条件,脓肿穿刺术可减少结核全身中毒症状,减轻脓肿引起的血管或神经卡压征;避免脓肿破溃,形成窦道造成继发感染;或巨大脓肿术前穿刺减压,以期减少术中大面积渗血。多次穿刺抽吸同时注入抗结核药物可作为保守治疗的措施。

6. 结核菌素试验(PPD)　90 年代以前均采用旧结核菌素称 OT 试验,目前多已采用特异性敏感性更高更强的结核菌纯蛋白的衍生物 PPD 作结核菌素试验。PPD 的结果观察,观察时间为皮内注射后 48 ~ 72 小时,结果以 72 小时为准。以测量触摸到的注射部位皮肤硬结区平均直径为准,结果以 mm 为单位记录。

阴性的判定:注射区无硬结或硬结平均直径 <5mm;阳性:硬结平均直径 ≥5mm;一般阳性:5 ~ 9mm;中度阳性:10 ~ 19mm;强阳性:硬结平均直径 ≥20mm(3 岁以下儿童 ≥15mm);如硬结平均直径 <20mm,但有水泡或溃破,双圈等均应判为强阳性。

PPD 阳性的临床意义:一般阳性和中度阳性不能作为诊断目前患有结核病的依据。仅可解释为机体曾经有过结核感染或幼时曾作过卡介苗的接种。但 3 岁以下的婴幼儿未作过卡介苗接种的,可考虑为目前有活动性结核病。非结核分枝杆菌 PPD 可呈交叉反应阳性,通常平均直径 <10mm。还应当注意有过敏性疾患(如荨麻疹、哮喘)或有其他抗酸杆菌感染(如麻风、放线菌)均可出现假阳性反应。出现强阳性反应,成年人有助于支持结核病的诊断,或考虑为近期有结核感染,但尚未发病;儿童特别是 5 岁以下可作为结核诊断的依据。

PPD 阴性的临床意义:未曾受过结核菌感染;虽有结核菌感染,但因下述原因而目前可呈阴性反应:①变态反应前期。通常机体受结核菌感染4~8周后,才能建立免疫,此前PPD均阴性。②免疫功能低下者。如重症结核患者,慢性消耗性疾病(糖尿病、慢性肾炎、恶液质),肿瘤晚期,艾滋病,结节病,结缔组织病,高龄体弱者等。③免疫系统受干扰者。急性传染病,高热,免疫制剂应用者(器官移植患者)。④结核菌素质量及注射技术等问题。

7. 血沉检查　血沉对机体病理变化不具有特异性,因此不能用以诊断疾病,但有时对疾病的鉴别有辅助意义。

血沉增速的意义。生理性改变:妇女经期可有血沉增快。妇女妊娠自10~12周开始增速,以后可逐渐增高,至产后3~4周左右恢复正常。病理性:①急性感染高热,感冒发热,局部炎症或全身性感染。②慢性感染:慢性非特异性感染,慢性骨髓炎等;慢性特异性感染,结核、梅毒。③血液病:白血病、贫血。④中毒疾患:酒精中毒、铅中毒、砷中毒。⑤其他:冠状动脉血栓形成(心肌梗死)、风湿、甲亢、肾炎、重症肝脏疾患、进展的恶性肿瘤。血沉减慢或正常的意义:正常人、贫血(镰刀细胞性)、酸中毒、糖尿病、疟疾发作期等。

血沉虽不能作为诊断标准,但定期检查血沉,常可帮助推断某个疾病的发展状况。骨、关节结核常定期复查血沉,从血沉的变化可以推断病情的发展。

【鉴别诊断】

1. 强直性脊柱炎　多见于男性青年,40岁以上者发病少见。早期时疼痛可局限于骶髂关节及髋关节,以后逐渐沿腰椎向胸、颈部发展,可累及整个脊柱,使脊柱强直、固定。症状严重者可有发烧、纳差、消瘦、呼吸幅度减小。X线片具有特征性改变,骶髂关节面模糊,髂骨侧关节面有小囊状骨质破坏,关节间隙变窄、硬化。脊柱骨质疏松,椎体间有骨桥形成,椎旁韧带钙化,呈"竹节样脊柱"。组织相容抗原HLA－B$_{27}$阳性。

2. 椎间盘突出症　椎体后缘结核早期可侵犯椎间盘,产生神经根刺激症状。椎间盘突出症患者无发烧等全身症状,X线片上无椎体边缘破坏,血沉正常。

3. 脊柱肿瘤　转移性肿瘤多见于老年人,腰痛严重,夜间加剧,全身情况较差。X线片可发现椎体破坏、压扁。原发性恶性肿瘤有网织细胞肉瘤等,良性肿瘤有血管瘤等。一般肿瘤不侵犯椎间盘,椎间隙可正常,无寒性脓肿及死骨,伤椎可发生病理性骨折。碱性磷酸酶可升高。

4. 嗜酸性肉芽肿　早期可出现伤椎处疼痛。X线片呈单一椎体压缩变扁。不侵犯椎间盘,无脓肿阴影。血嗜酸性粒细胞计数升高。

5. 化脓性脊柱炎　急性患者则发病急,进展快。全身症状明显,有高烧、严重腰背痛、局部有明显压痛。早期血培养可为阳性。X线片在早期可见椎间隙狭窄,以后椎体硬化,椎体边缘增生及相邻椎体融合。

6. 退行性脊柱炎　多见于中年以后,表现为颈肩痛或腰背痛。有的患者合并有神经根刺激症状,疼痛可扩散到肢体,少数可有脊髓压迫症状,全身状况尚好。X线片可见椎间隙狭窄,椎体边缘骨质增生,但无骨质破坏及脓肿形成。

7. 先天性融合椎　见于颈椎,偶尔也可发生在胸、腰椎。患者可有颈部、腰背部不适及轻度疼痛。X 线片上见相邻椎体融合,但融合椎体的骨小梁清晰,同时棘突也可伴有融合畸形。

【应用解剖】

1. 椎间盘及软骨骺的解剖结构　椎间盘是脊柱感染最常见的部位,但最近研究证明,干骺端和软骨终板是血源性感染的起始部位。目前认为椎间隙仅为直接接种性感染的开始部位。Coventry,Ghormley 和 Kernohan 在 1945 年描述了椎间盘和软骨骺板的显微解剖结构,其结论为:30 岁以上的成年人椎间盘获取营养的主要途径是通过组织液,而不是直接通过血液供应来获得。他们发现在椎体的终板有许多微孔与髓腔相通,分别排列在 3 个不同的部位,即:①布满小孔的中心区;②有几个较大孔的周边区;③围绕着椎体终板的骺环。骺环叠盖于椎体外面并与凹形的中心区和周边区连接。紧贴着骨质终板为透明软骨的软骨板,在骨与纤维间盘之间形成内衬。1981 年 Inoue 发现椎间盘的纤维环紧紧的黏附在椎体的终板上;其 2/3 的纤维垂直于终板。中心区的纤维平行排列,与终板附着不太紧密。这一结构有利于营养通过孔洞输送到椎间盘的中心区,而不干扰其结构的完整性。

2. 椎体血供　有关椎体的血供情况,一百多年来已有很多人作了大量的研究工作。1959 年,Wiley 和 Trueta 发现兔子的颈、胸、腰椎的动、静脉血供与人体十分相似。各部位的椎体有椎动脉、肋间动脉或腰动脉的滋养血管进入椎体内。脊椎动脉后支通过各神经孔进入椎管内。这些血管分为升支和降支,并且在各平面与相应的分支吻合,这后面的血管网在中心部连接,并进入到一个大的后滋养孔内。

Whalen 等人对胎儿尸体和幼兔椎体终板的微循环进行了解剖学研究,他描述了血管的走行是在软骨内斜行至椎间盘。还发现这些血管源于软骨膜外面的动脉丛所滋养的环状血管或附近干骺端的骨髓血管。静脉血管的流径也相同。他们的结论是椎间盘是无血管的,即使是婴儿。相比之下,椎间盘周围的软骨组织具有丰富的血运。他们发现除非在病理状态下,这种情况并不随生长发育而改变。因此,无论年龄大小,软骨终板似为动脉供血的终端解剖区。椎间盘中央无血管,营养靠弥散传送。

3. 椎体终板微循环解剖　椎体终板是动脉循环的终点也是静脉微循环的起源。小静脉或静脉血管起始于水平方向,走行与终板平行。水平的静脉系统通过小的穿过终板的垂直静脉回流,并与水平血管在靠近终板处松质骨内连通。此外,附属的垂直静脉回流到椎体静脉血管系统,然后集中形成前内静脉丛的 1~2 个分支。这些静脉丛然后向外回流到外部静脉丛。这些血管在外部与椎前内静脉、椎后内静脉以及后根静脉汇合。椎内静脉向走行到硬膜囊的后方靠近椎板处。前内静脉位于椎管两侧底部的外侧部分。在行椎间盘切除的手术过程中,这些静脉可被损坏。随着内侧静脉接近椎体的中点,它们逐渐向中央汇集,通过滋养孔引流骨间系统的静脉回流。前内静脉也引流关节突静脉,关节突静脉沿着神经根走行,在椎管外与腰升静脉连接。一系列相互连接的静脉从骶骨延续到达头颅。

Hodgson 通过肾静脉注射结核菌实验可引起脊柱结核发病,故认为结核感染是静脉传播所致,且常在肾静脉水平。此观点已被结核病的感染频率所证实。类似的感染频率尚未见于细菌感染。细菌感染可迅速累及椎间盘。此外,结核菌和非细菌性感染,常限于椎间盘。这一病理特征有助于手术时确认感染菌。

【治疗】

(一)非手术疗法

1. 一般疗法

(1)加强营养:给患者提供富含蛋白质、糖和 VitB 及 VitC 的饮食。可酌情服用中药阳和汤等方剂,以改善患者的症状,增加食欲,增强抵抗力。

(2)呼吸新鲜空气:患者多伴有肺结核等原发灶,故患者的住房应有充足的阳光照射,并保持空气流通。病情轻的患者可适当参加户外活动。

(3)处理原发病灶:采取多种方法治疗原发结核病灶,尤其是肺结核,使之得到有效的控制。

(4)其他:增强患者对长期治疗的信心,积极配合治疗。

2. 制动

(1)卧床休息:在病变活动期应强调卧床休息,减少体力的消耗,有利于健康状况的改善,也可避免脊髓及神经根受压的加重。但过多地卧床会增加患者的思想负担,影响食欲。动静结合的治疗原则优于以往强调的严格制动。

(2)保护性支架:颈围、腰围和躯干支架适用于病变已趋于稳定或融合术后该处尚未牢固愈合者。

(3)牵引固定:对颈椎或上胸段病变较重者或脊柱的稳定性受到影响者,可施行头部或骨盆牵引。牵引能使颈部处于相对固定状态,使颈部肌肉松弛,恢复颈椎的生理曲线,减轻颈椎局部水肿、充血及渗出等。颈椎结核因局部血液循环丰富,在牵引的同时再进行系统、合理的抗结核药物的治疗和支持疗法,疗效一般较好。颌枕带牵引或颅骨牵引适用于不同程度的颈椎不稳定者。牵引重量以 2.5kg 为宜,颈椎结核已有骨质破坏者禁用颈椎大重量牵引。对年迈、反应迟钝、呼吸功能不全、身体虚弱及睡眠时,作颌枕带持续牵引时应防止呼吸梗阻或颈动脉窦反射性心跳骤停。

3. 药物治疗

脊柱结核是个全身性疾病,全身抗结核治疗是根本疗法。脊柱结核与肺结核的药物治疗一样,应遵循早期、规律、全程、联合、适量的原则。

早期:早期发现,早期开始药物治疗,即治疗应早抓,抓紧。

规律:按照规定的化疗方案用药,不可任意改变治疗方案,用药要持续不间断,不可断断续续。否则非但不能达到治疗的目的,反而会使治疗失败,甚至使细菌产生耐药菌株。

全程:即药物治疗在整个脊柱结核治疗全过程中,足疗程治疗不应间断。骨、关节结核化疗在利福平问世前标准化疗全程为 1.5~2 年,随着利福平及近年来新抗结核药物的临床应用,目前化疗全程约 9~12 个月。手术前后均应不间断化疗。

联合:抗结核药物治疗,药物不可单用,而要联合使用。通常脊柱结核药物治疗对于早期、初治或病变不甚严重的病例,可采用三联法即三种抗结核药联用如:H、R、E。若为复治的、晚期的、病变复杂或较重的则应考虑采用四联法或四种以上多种抗结核药物联用,如 H、R、Z、E 或 H、R、Z、E、S(分别为异烟肼、利福平、吡嗪酰胺、乙胺丁醇、链霉素等的缩写)。在化疗方案药物的配伍中,至少应有 1 个半杀菌药,否则难以达到杀灭结核菌的作用。临床常用的杀菌药有异烟肼、利福平(全杀菌药)、链霉素和吡嗪酰胺(半杀菌药)等。

联合用药即多种药的联合(三种以上抗结核药)杀菌药与抑菌药的联合;针对细菌内菌群的药与针对细胞外菌群药的联合。联合用药可提高疗效,降低耐药的出现,减少药物的的毒副作用。

适量:即每一种抗结核药根据每个个体的体重、年龄,给予合适的剂量,使每一种抗结核药能发挥最大效果,而又不引起毒副作用为适量。

术前化疗至少应保证在 4~6 周以上,这样才能基本上达到一致和控制体内结核菌的活动,使骨病变趋于静止或相对稳定,使机体体质有所恢复,有利于手术治疗的实施和病变的治愈。否则非但手术治疗失败,还可因结核病变未得到控制,加上手术打击,体质过差等造成结核菌在体内播散,发生结核性脑膜炎或诱发其他部位结核。

（二）手术治疗

1. 适应证 ①出现脊髓受压症者,应尽早行病灶减压术,促进脊髓功能的恢复。②骨质破坏明显,有寒性脓肿形成,或伴有死骨存在及窦道形成,非手术疗法难以奏效者。③病灶虽小,但经长期治疗无明显改善者。④需行伤椎融合者。⑤后凸畸形需矫形者。

2. 手术治疗时机

脊柱结核手术治疗前,除常规术前准备外,一定要做好充分的全身基本条件准备:术前正规化疗 2~4 周,患者全身结核中毒症状明显减轻或较轻,血沉 <60mm/h,血红蛋白 >100g/L;肺结核或其他肺外结核处于静止或相对稳定;骨病灶基本稳定,脓肿不再进一步增大;体温正常或仅有低热,混合感染得到控制;对于合并巨大寒性脓肿的患者,虽经术前正规化疗 2~4 周,但血沉常常很难降至 60mm/h 以下,可在术前 B 超或 CT 引导下行脓肿的穿刺或引流,一方面可以对标本进行细菌培养,另一方面穿刺可以使患者的血沉快速下降;对于合并明显的脊髓神经症状甚至出现截瘫且化疗无效的患者,应尽早进行手术治疗。

3. 手术方法

（1）前路病灶清除术

颈椎病灶清除术:①胸锁乳突肌斜切口,此术式用于 $C_{2~7}$ 椎体结核。可采用局部麻醉或全身麻醉。患者仰卧,头转向健侧。沿胸锁乳突肌前缘做斜切口,切开皮肤、皮下组织及颈横肌,游离胸锁乳突肌,将之向外牵开,应防止损伤副神经,切断肩胛舌骨肌的中心腱,显露出血管神经鞘。血管神经鞘内有颈总动脉、颈内静脉和迷走神经。$C_{2~4}$ 有病变,则可将血管神经鞘向外牵开,即可显露出隆起的食管后脓肿。在脓肿处穿刺抽出脓液后,再切开排脓。②锁骨上横切口,$C_{6~7}$ 椎体结核的脓肿较大并向颈部外侧突出时,在锁骨上做横切口行病灶清除术,此法较方便。③经口腔途径的切口,此术适合 $C_{1~3}$ 椎体结核病灶清除。先在局麻下作气管切开,插管后全身麻醉,用开口器将口牵开,悬雍垂用丝线缝在软腭上。用压舌板将舌根往下压,用小纱布条将食管和气管堵闭,以防脓血流入。在咽后壁正中隆起的脓肿处纵行切开 3~4cm,将脓液吸尽。

(2)脊柱固定术

椎间植骨可以即刻恢复脊柱的稳定性。但是植骨块易被吸收导致植骨失败,尤其是超过 2 个椎体病灶被清除后。而且单纯植骨并不能矫正原有后凸畸形,植骨块对前柱的支撑力不够,当植骨量不足,植骨块骨折,移位或吸收后,会加重后凸畸形,发生迟发性神经损伤。Moon 等的研究发现单纯前路植骨融合不能矫正原有后凸畸形,也不能有效阻止后凸畸形的发展进程。植骨后一般需强调石膏床固定制动达 3~6 个月,而长期护理过程中并不能做到真正的局部制动,而局部绝对制动有利于感染的控制及组织的修复。且结核患者的体质差,长期卧床易引起较多的并发症,因此有的学者认为病灶清除,促进结核痊愈已不再是脊柱结核手术治疗的目的。手术治疗的主要目的是解除脊髓压迫,恢复脊柱的稳定性,矫正畸形和阻止畸形的发展。

长久以来许多学者对在感染病灶中植入内固定物持保留态度,认为有可能产生异物反应造成植骨溶解,加剧结核病灶蔓延。但 Oga M 等的研究同时也发现与表皮葡萄球菌相比,结核杆菌在材料表面的黏附极少。Boachie 等提出在活动性结核病灶内植骨和应用内固定是可行的,具有较好的应用前景,在结核病灶两端,以内固定稳定脊柱,可以直接有效地维持脊柱稳定性,植骨块骨折、滑脱、塌陷及吸收。

1)脊柱后路植骨融合术:颈、胸和腰椎后融合:1911 年 Albee 和 Hibbs 各自用不同方法作脊柱后路融合术。Albee 植骨方法为劈开棘突,将有适度弯度的胫骨坚质骨作植骨片,夹在劈开的棘突之间。Hibbs 的植骨方法是先在椎板和棘突上凿成粗糙面,再将骨松质碎片放在骨创面上。还有"H"形植骨法和回旋植骨法。Hibbs 法较为常用。后路植骨融合虽可减少或预防脊柱后凸畸形,但假关节发生率较高,故应用逐渐减少,其适应证是:胸椎、胸腰椎及腰椎和腰骶椎中,椎体病变已静止,但稳定性不够;前路植骨失败,或前路植骨不够坚固;病灶清除时发现脊柱不稳,而又未做前路植骨者;椎间隙狭窄、病变局限、无死骨脓肿病灶。手术固定节数,一般应包括病灶上、下一个健康椎体。手术必须准确定位,如定位错误,将影响手术效果。手术一般在局部麻醉下进行,取自体髂骨做植骨材料。

寰枢椎及枕颈后融合:寰枢椎结核常破坏寰枢椎间稳定性,发生寰椎向前脱位。因此,寰枢或枕颈后融合的方法要求能保持寰枢椎的复位,防止寰椎或枕颈前脱位;植骨稳定利于融合。

2)脊柱前路内固定:全身麻醉气管插管。T_{12} 以上的病例采用经胸膜外入路,含 L_1、L_2 的病例采用肾切口。均从破坏严重侧进入。完成切口暴露后,先完全吸净脓液,刮除破坏的椎体及椎间盘组织,彻底清除结核病灶直到正常骨质为准。相邻椎体也暴露到正常骨质,完成椎管内脊髓的减压。以前路钢板系统适当撑开椎体,矫正脊柱后凸畸形,用双氧水、稀释碘伏,生理盐水反复冲洗创面后,切取合适的自体髂骨或肋骨块嵌入椎体骨缺损处。然后去除撑开器,植入合适钢板,加压固定,使上下椎体卡住植骨块。局部应用链霉素 2g,局部不放置引流管。

3)脊柱后路内固定:单切口双入路手术步骤:全身麻醉后侧卧位,病灶侧在上。后正中纵弧形切口,切口上下端位于中线上,弧顶位于伤椎肋横突关节处。后正中切开腰背筋膜和棘上韧带,显露两侧椎板和关节突,在 C 型臂 X 线机透视下按常规安放椎弓根螺钉,利用椎弓根内固定系统的撑开原理缓慢矫正后凸畸形。椎弓根螺钉一般置于正常的椎体内,如果伤椎椎弓根和椎体上部无破坏,则螺钉可置入病椎内。有时病灶位置较高或椎弓根较细,上位椎弓根螺钉可用椎板钩代替。脊柱后凸矫正后缝合棘上韧带和腰背筋膜,确认伤椎肋横突关节,经肋横突胸膜外入路进入病灶。吸净脓液,刮除脓壁,彻底清除病灶,露出健康创面。完成脊髓减压后,用切下的肋骨做椎间植骨材料。

双切口双入路手术步骤:全身麻醉,椎弓根内固定手术为俯卧位,前路病灶清除手术为侧卧位。先行后路椎弓根固定和矫形,一期或二期经肾切口入路或腹部倒八字切口入路行病灶清除椎间融合,植骨材料为切下的肋骨。

单切口单入路手术步骤:全身麻醉后俯卧位。后方显露两侧椎板和关节突,经椎弓根固定矫正后凸畸形;切除一侧或两侧关节突和椎弓根后,从后外侧清除病灶内的死骨和椎间盘;取自体髂骨经后路一期行椎间植骨融合。

【疗效评价标准】

治愈的标准为:①全身情况良好,体温正常,食欲良好。②局部症状消失,无疼痛,窦道闭合。③X 线表现脓肿缩小乃至消失,或已经钙化;无死骨,病灶边缘轮廓清晰。④3 次血沉都正常;起床活动已 1 年,仍能保持上述四项指标。

【并发症及治疗失误的处理】

1. 窦道 由于忽视了药物及全身治疗而造成术后窦道形成。
2. 粘连、出血、感染 由于脓肿的侵蚀作用而造成血管壁及腹膜粘连,组织变脆,术中致血管损伤,导致大出血,或造成腹膜损伤,导致腹腔污染,甚至感染。
3. 畸形 术后由于植骨不融合而形成后凸畸形。

【述评】

继往结核是引起脊柱感染的主要原因。在有效的抗痨药物出现之前,休养和手术是治疗结核性瘫痪的唯一选择。最初用椎板切除术治疗瘫痪,但是其结果令人失望,直到 Menard 意外地切开脓肿,患者症状才得以改善。不幸的是,许多按这一方法治疗的患者死于继发性的感染,因而这种方法被放弃了。Hibbs 和 Albee 报告的脊柱后路融合术成为推崇的手术方法,此法通过内固定防止了脊柱畸形发生,并促进了病变愈合。1934 年,Ito、Tsuchija 和 Asami 报告了第一例脓肿病灶彻底清除和植骨融合手术。随着有效抗痨化学药物的出现,采用了更为积极的手术,包括肋骨横突切除并植骨术,以及如 Hodgson 推广的病灶清除和植骨术。目前,结核性骨与关节感染占所有结核性分支杆菌感染病例的 2% ~3%。脊柱结核占骨关节结核的 1/3 ~1/2。脊柱胸腰段是结核的最常见感染部位。感染的发病率随年龄的增长而升高,但男性与女性发病率几乎相等。

1. 脊柱结核的病理 结核的病理特点是抗酸染色阳性,有或无脓的干酪性肉芽肿。结核结节由单核细胞和上皮样细胞组成,中心干酪化并有朗罕氏巨细胞形成小的结节,此结节是显微镜下的典型表现。脓肿沿着阻力较小的路径扩散,内有死骨碎片。皮肤窦道形成后引流通畅,病灶可以自行愈合。骨对于感染的反应各不相同,有的极强,有的无反应。在脊柱中感染不累及椎间盘,脓肿可沿前纵韧带和后纵韧带之下蔓延。硬膜外感染似更易引起永久性神经损伤。

2. 症状及体征　慢性进展的全身症状是发病早期阶段的主要表现,包括乏力、周身不适、盗汗、发热和体重下降。晚期则有疼痛伴骨质塌陷和瘫痪。颈椎受累时,由于颈前脓肿压迫导致喉返神经麻痹,可以引起声音嘶哑、吞咽困难和喘鸣(被称为 Milar 哮喘)。这些症状可由于颈前部脓肿形成所致。颈部疾患如果侵蚀大血管可发生突发性死亡。神经体征通常发生于晚期,并可以时轻时重。运动功能和括约肌张力存在是预后良好的预测因素。Jain 等计算出在 CT 片上,椎管可以被占据76%的容积而不出现神经系统功能的异常。据 Seddon 报告,有 60% ~ 90% 的 Pott 截瘫患者,在空气清新的医院中,经长时间卧床休息而康复。

3. 辅助检查及诊断　实验室检查为慢性病表现,如贫血、低蛋白血症和轻度血沉增高。皮肤试验可能有用,但无诊断意义。对曾有过结核感染的患者皮肤试验是禁忌的,因剧烈反应者,有发生皮肤剥脱的危险,故而对疑为有过结核病的患者不应做皮肤试验。

早期 X 线片可见 1 个或多个椎间隙轻度变窄和局限性骨质疏松。晚期可见椎体塌陷,Seddon 因其形似手风琴而称之为"手风琴样塌陷"。X 线检查发现软组织肿胀及其晚期的钙化是有诊断意义的。使用或不使用造影剂的 CT 扫描可更好地显示病变的病理过程和神经受压程度。MRI 可以进一步的显示其病理改变过程。Gupta 等报道脓肿形成和碎骨块出现可能是 MRI 的唯一发现,但有助于脊柱结核与肿瘤的鉴别。然而,这些检查没有一个能确诊结核。Gorse 等人认为镓扫描对于诊断播散性结核最有用。

确诊有赖于培养出结核菌和病变组织的活检。在 CT 和 X 线透视引导下行经皮穿刺活检是最恰当的方法。Francis 等报道对 29 例怀疑有脊柱结核的患者进行检查,上皮样肉芽肿见于 89% 的病例,83% 的病例抗酸杆菌培养阳性,52% 的病例抗酸杆菌涂片阳性。Dusmet、Halkic 和 Corpataux 报道经皮胸腔镜或腹腔镜下的活检术是另一种选择。如果穿刺活检有危险、经皮穿刺活检没有取到组织,或因其他原因需要手术时,应行切开活检。

因为需要长期治疗而化学药物又具有毒性,所以由活检组织细菌培养来确诊至关重要。如果需切开活检,Hodgson 等建议在行清创植骨手术的同时进行活检。1960 年,Hodgson 等人报告了对 412 例脊柱结核患者行前路彻底的病灶清除和脊柱融合固定术。虽然他们的手术方法较 Roaf、Kirkaldy－Willis 和 Cathro 的手术切除更多骨组织,但死亡率仅为 2.9%,且病灶局限、病程短、无肺部累及的病例无死亡发生。手术后无 1 例患者出现截瘫。Hodgson 等主张对于所有的早期脊柱结核都用这种手术治疗,并认为对大多数患者也应以此手术代替保守疗法。他们对所有的患者,甚至晚期患者都做了手术。他们对起初进行的 100 例手术患者随访 2 ~ 4 年,其中 93 例患者椎体融合牢固,椎间形成了坚强的骨桥融合,同时结核病灶痊愈。Yilmaz 等报道了 22 例因脊柱结核而出现中度到重度局部后凸畸形患者的治疗情况,通过前路病灶清理、骨移植和单独的前路内固定获得成功的治疗。他们的结论是这种治疗方法比后路内固定在恢复脊柱稳定和畸形矫正方面更有效。

4. 脊柱结核的治疗　有关手术和非手术治疗脊柱结核的问题,美国医学资源工作委员会(medical resource council working party)做了深入的评价。他们的报告指出根治手术加药物治疗对骨畸形、复发、瘫痪的进展和症状的解除等方面效果都较好。截瘫的恢复不取决于手术。长期卧床休息,不论用或不用石膏固定都是没有效果的。若无根治手术条件,应首选药物治疗,但不需卧床。他们最近报道用异烟肼和乙胺丁醇或异烟肼和对氨基水杨酸6个月疗效不如异烟肼和利福平联用的效果。他们还强调对患者采用适当的监督和管理有助于取得治疗的成功。Upadhyay 等报道了相似的结果。Leibert 等对 26 例 HIV 阳性的脊柱结核患者进行药物治疗,取得良好的疗效。

对无神经症状的脊柱结核的手术适应证的看法有很大的差异。椎体受累1个以上,大大增加了椎体塌陷和脊柱后突畸形的危险性。对这些患者行开放手术活检、病灶清除、植骨使用或不使用前路内固定,可提供一个最直接的治疗方法。对化疗药物产生抗药性和疾病复发是根治手术的另一适应证。Yau 和 Hodgson 列出了早期和晚期脊柱结核的手术适应证,包括:严重后凸畸形伴活动性结核,有脊髓受压的症状和体征,进行性肺功能损害及后凸畸形等。手术的主要禁忌证是心脏和呼吸功能衰竭。

在前路减压、植骨术后,为了防止晚期椎体骨质塌陷和植骨块应力性骨折,对椎体破坏超过2个以上及未采用前路内固定者,适合行脊柱后路融合术,可用或不用脊柱固定器械。此种情形下很少适合单纯后路融合。单纯使用后路融合术,手术后失败和晚期后凸畸形进展的发生率很高,可伴有或不伴融合处的疲劳骨折。三面皮质的髂骨崎是优先选用的植骨材料,只要长度足够,可用于脊柱的各节段。虽然 Rajasekaran 和 Shanmu-gasundaram 及其他研究者报道,采用肋骨作为植骨材料常常失败,但如果肋骨较坚固,可在胸椎使用肋骨作为自体骨移植材料。如果清创后缺损区过大,髂骨移植物太短,肋骨又不够坚强时,可能需采用腓骨作为移植材料。应用肋骨和腓骨作为移植材料,增加了晚期应力性骨折的发生率。在病灶清除和骨移植术后,患者应作外固定。颈椎和颈胸段术后用 Halo – Vest 支架固定3个月。通常胸或胸腰段手术之后,用可拆卸或不可拆卸的装置进行胸腰固定,直到植骨完全愈合需9～12个月或更长些时间。下腰部手术后应做腰骶骨盆固定,固定范围应包括至少一侧下肢的髋膝关节,时间6～8周,接着进行胸腰骶部固定,一直到植骨愈合和感染消退。

颈椎结核是一种少见的疾患,并发症发生率高。Hsu 和 Leong 报告了 40 例颈椎结核,有脊髓受压的占 42.5%。10 岁以下的儿童更易发生脓肿,较大儿童常发生截瘫。抗痨治疗和引流术适用于较小儿童。对较大的儿童患者则建议在进行前路病灶彻底清除的同时行脊柱支撑植骨融合术,并用药物疗法。颈椎椎板切除术可增加脊柱后突、半脱位和神经损伤的发生率。后路颈椎融合术后可导致持续疼痛、脊柱后凸畸形和神经功能障碍,因此需做前路清创和支撑骨移植。颈椎半脱位时,应先行颅骨牵引复位,然后做前路减压和支撑植骨。

Lifeso 建议对三个不同阶段分期的 C_{1-2} 结核感染采用不同治疗方法。1 期感染有很少的骨质和韧带破坏,手术治疗包括经口活检、减压和支具固定。2 期感染有韧带破坏,骨损失很少,C_1 在 C_2 上向前脱位,此期的治疗方法包括经口活检和减压,然后用 Halo – Vest 环作牵引复位,再行 C_{1-2} 后路融合。3 期感染有骨和韧带明显损坏,C_{1-2} 脱位,此期建议的治疗方法包括经口活检、减压,继而用颅骨牵引进行牵引复位,然后进行后路枕骨至 C_3 的骨融合术。

胸椎和腰椎段脊柱结核感染更为常见。Rajasekaran 和 Shanmugasundaram 将结核发病时及应用抗生素治疗后,脊柱后突畸形的发展与骨塌陷的程度作了比较。他们采用公式来预测最后发生驼背畸形的程度,这一公式准确率达 90%。骨塌陷公式为:$y = a + bx$,y 为测得最后驼背成角畸形的度数,x 为最初的椎体骨丢失,a 和 b 是常数,$a = 5.5$,$b = 30.5$。将每个受累的椎体分为 10 等份以确定最初的骨丢失。本公式可用于确定最易发展为明显后突畸形的患者。

【典型病案】

姜某,男,57 岁,因胸背部疼痛活动受限半年入院。查体:脊柱以 $T_{8\sim9}$ 为中心后凸畸形,压痛(+),叩击痛(+),无放射痛,双下肢感觉肌力未见明显异常,四肢腱反射亢进,双侧 Hoffmann 征(+),双下肢 Babinski 征(+),MRI 示:T_8、T_9 椎体变扁,椎间盘连同椎体均可见不均匀异常信号影,T_2 加权像呈高低混杂信号,T_1 加权像呈等低混杂信号影,相应椎体前缘可见弧形相似信号影,相应椎体前后缘略向后突出,相应水平硬膜囊受压变形(图 2 - 20 - 1)。胸椎 CT + MPR 重建示:$T_{7\sim9}$ 椎体周缘有骨赘形成,T_8、T_9 椎体明显变扁,密度增高,椎体相对缘骨质呈虫蚀样改变,骨块略向后突。附件未见明显改变,椎体周围呈梭形高密度影。$T_{8\sim9}$ 椎间盘显示不清,示软组织密度及气体密度影,椎管未见狭窄。诊断考虑 T_8、T_9 椎体结核并椎旁脓肿形成(图 2 - 20 - 2)。给予后路脓肿清除植骨并钢板内固定术(图 2 - 20 - 3)。术后 1 年随访 X 线片示 $T_{8\sim9}$ 椎间隙消失,椎体融合,两椎体总高度变小,椎体后缘排列整齐,后路内固定物位置好,无松动,脊柱曲度自然,邻近椎间孔变小,部分棘突及椎板切除(图 2 - 20 - 4)。术后随访 1 年 CT + MPR 显示:$T_8 \sim T_9$ 椎间隙消失,附件部分缺如。$T_{7\sim10}$ 水平示金属内固定。$T_7 \sim T_{10}$ 椎体边缘示骨质增生,以右缘为著,部分可见骨桥相连(图 2 - 20 - 5)。

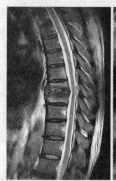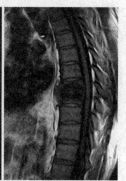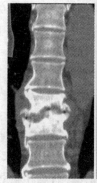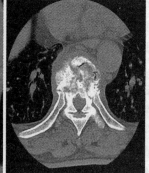

图 2 - 20 - 1　术前胸椎 MRI　　　　　　图 2 - 20 - 2　术前胸椎 CT + MPR

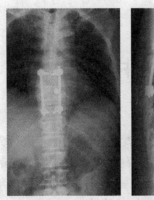
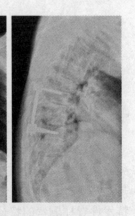

A   B   A   B

图2-20-3　术后X线正侧位片   图2-20-4　随访X线正侧位片

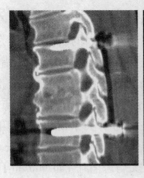
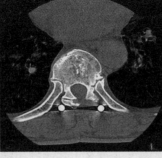
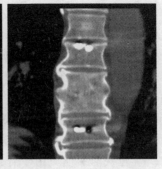

A   B   C

图2-20-5　随访CT+MPR

第二十一章　青少年特发性脊柱侧弯

脊柱侧弯研究学会(SRS)推荐特发性脊柱侧弯应该根据患者确诊时的年龄进行分类。幼儿特发性脊柱侧弯发病年龄是从出生后到 3 岁。儿童特发性脊柱侧弯发病年龄是 4 ~ 10 岁。青少年特发性脊柱侧弯发病年龄是在 10 岁到骨骼发育成熟之间。青少年特发性脊柱侧弯的特征是脊柱三维畸形包括侧方的弯曲还有椎体的旋转。

【发病机制】

1. 遗传因素　在大多数特发性脊柱侧弯中,胸椎都是前凸和后凸不足。这一点在病因学中可能很重要。Lowe 和 Peters 指出,目前对特发性脊柱侧弯病因的研究,已经发现了一些可能的致病因素。许多研究者,包括 Beals、Cowell 等、Dickson 和 Harrington 指出,遗传是进展型特发性脊柱侧弯的病因之一。Lowe 等推断,根据对当前人群的研究,把特发性脊柱侧弯定性为单基因遗传病,遵循孟德尔遗传定律,包括各种外显性和异质性。Dubousset 和 Machida 研究了褪黑激素水平降低和进展型脊柱侧弯的关系得出结论:单纯缺少褪黑激素不是脊柱侧弯的病因,但是,褪黑激素可能是防止侧弯进展的一种方法。

2. 其他疾病影响　由于脊柱侧弯通常发生在结缔组织疾病患者中,如 Marfan 氏综合征,所以许多学者包括 Pedrini、Talor、Oegema 和 Roberts 等人研究了椎间盘胶原的构成。Echenne 和 Hadley – Miller 也研究了弹性纤维系统。现在大多数学者认为,上述任何结缔组织的改变只是畸形的结果而不是畸形的病因。同样道理,通过对骨骼肌异常方面的研究,也表明骨骼肌的改变是特发性脊柱侧弯的继发变化。

Yarom 和 Robin 指出,特发性脊柱侧弯患者椎旁肌中钙含量增加,这表明钙泵机制细胞膜缺陷。Kindsfater 明确指出,增加进展型特发性脊柱侧弯患者钙调节蛋白含量可以显示细胞膜缺陷。

尽管脊柱侧弯经常发生在神经系统紊乱患者中,但通过对神经学方面病因的多项研究,并没有找到任何一项明确的神经学检查对诊断和预测特发性脊柱侧弯的进展有帮助。然而,中枢神经系统缺陷在特发性脊柱侧弯的发生和发展中仍然具有重要意义。

3. 结构异常　学者们也提出了各种力学方面的原因。因为特发性脊柱侧弯通常伴有后凸不足,所以,后方结构和前方结构生长不平衡被认为是原因之一。脊柱生长的大体控制机制还没有完全清楚,因此,特发性脊柱侧弯的生长缺陷还正在探索。

特发性脊柱侧弯确切的病因目前还不清楚。多数认为具有遗传倾向,实际上原因是多方面的。

【分类分型】

1. Ponseti 和 Friedman 分型系统　Ponseti 和 Friedman 首次将特发性脊柱侧弯分成 5

种主要类型。Moe补充介绍了第6种类型的侧弯。

(1)单一腰椎主弯型:腰弯的顶点在L_{1-2}椎间盘和L_4之间。这些侧弯导致腰部不对称,使对侧臀部突出,患儿的父母往往认为是由于弯曲侧的腿短引起的。

(2)单一胸腰段主弯型:胸腰段侧弯的顶点在T_{12}或L_1。这种侧弯往往较其他侧弯产生更大的躯干不平衡。这种偏离中线的失代偿往往会产生严重的外形畸形。

(3)胸、腰椎双弯型(双主弯):对称性的双主弯产生的外观畸形通常都比较轻,因为上下侧弯的角度几乎相等,躯干一般平衡较好。

(4)单一胸椎主弯型:这类侧弯一般是凸向右侧。由于侧弯位于胸椎,受累椎体的旋转可能很明显。这种侧弯使凸侧肋骨凸起,凹侧肋骨下陷,一侧肩膀抬高,导致不美观的畸形。

(5)单一上胸椎主弯型:在Ponseti和Friedman的报告中只有5例这种类型的侧弯;尽管这种侧弯没有变得很大,但由于肩部抬高和胸廓变形而很不美观。侧弯的顶点通常位于T_3,侧弯的范围自C_7或T_1至T_4或T_5。

(6)双主胸弯型:这种类型由Moe所描述,包括一个短的上胸椎侧弯,通常自T_{1-5}或T_6,椎体的旋转较大,并有其他的结构变化,伴有自T_{6-12}或L_1的下胸椎侧弯。上部的侧弯通常凸向左侧,下部的侧弯凸向右侧。这种侧弯患者的畸形通常不像单弧胸椎侧弯那样严重,但是,由于上位侧弯产生的颈部不对称,这种侧弯的变形比胸腰椎双弯更为严重。对于这种类型的侧弯,如果不使用14×36英寸的片子,X线片没有包括下颈椎,上胸弯的严重变形可能被忽略。如果只通过下胸椎融合和内固定矫正下胸弯,那么,由于上胸弯不够柔软,将无法自动矫正姿势,结果是外观难以接受。

2. King分型系统　King等的分型系统适用于胸弯。Cummings等和Lenke等发现,在使用这种分型系统时,观察者本身和观察者之间存在很大差异。使用King分型鉴别侧弯类型时,要从详细查体开始,而且应该注意到胸椎肋骨畸形的位置和角度,以及腰椎旋转隆起情况,还有肩膀高低情况。X线评价应该包括站立位正侧位X线片和侧弯位X线片。侧弯位X线片用来确定每个患者侧弯的柔软度。

(1)I型侧弯:因为腰弯比胸弯更明显,所以I型侧弯很容易辨认。偶尔胸弯与腰弯几乎相等,但在侧弯位X线片上,腰弯柔韧性更小。临床检查腰椎旋转隆起大于肋骨畸形。

(2)II型侧弯:II型侧弯比其他型侧弯更难鉴别。根据King的定义,II型胸椎特发性侧弯是一种胸腰椎联合侧弯。在X线片上,胸弯大于或等于腰弯。腰弯必须越过骶骨中线。在脊柱侧向弯曲位片上腰弯比胸弯更柔韧一些。临床检查胸椎肋骨畸形大于腰椎旋转隆起。

(3)III型侧弯:为单胸弯,腰弯不越过骶骨中线。在脊柱侧弯位X线片上,腰弯非常柔软。临床检查胸椎肋骨畸形非常明显,而腰椎旋转隆起很小或者没有。

(4)IV型侧弯:为长胸弯型,L_4倾斜与胸椎长型侧弯相延续,L_5位于骶骨正上方。

(5)V型侧弯:为结构性双胸弯,在X线片上,T_1椎体倾斜与上胸弯的凹侧相延续,在侧弯位X线片上显示为结构性的。临床检查经常显示左肩高于右肩。向前弯曲检查时,可见左侧上胸椎肋骨畸形和右侧下胸椎肋骨隆起。

3. Lenke分型系统　Lenke等以脊柱冠状面、矢状面、轴位三维因素为基础提出了Lenke分型系统。根据冠状面结构性弯的位置进行分型。根据腰弯顶椎与骶骨中线的关系,对腰弯进行修订。最后,又增加了对胸弯矢状面畸形的修订。将侧弯类型、腰弯修订和胸弯矢状位修订三者结合起来,对一个具体侧弯类型进行分析,可以清楚显示胸椎矢状位轮廓(表2-21-1)。

表2-21-1 弯曲类型、结构弯标准和顶椎位置

侧弯类型				
类型	上胸弯	主胸弯	胸腰弯/腰弯	侧弯类型
1	非结构性	结构性(主弯)	非结构性	主胸弯(MT)
2	结构性	结构性(主弯)	非结构性	双胸弯（DT）
3	非结构性	结构性(主弯)	结构性	双主弯（DM）
4	结构性	结构性(主弯)	结构性	三主弯（TM）
5	非结构性	非结构性	结构性(主弯)	胸腰弯/腰弯(TL/L)
6	非结构性	结构性	结构性(主弯)	胸腰弯/腰弯－结构性主胸弯 （腰弯＞胸弯≥10°）

结构弯标准		顶椎位置（SRS标准）	
上胸弯:	侧方弯曲像 Cobb≥25°	弯曲部位	顶椎
	T_2-T_5 后凸角≥＋20°	胸椎	T_2-T_{11-12}椎间盘
主胸弯:	侧方弯曲像 Cobb≥25°	胸腰段	$T_{12}-L_1$
胸腰弯/腰弯:	侧方弯曲像 Cobb≥25°	腰椎	L_1、L_2椎间盘－L_4
	T_{10-12}后凸角≥＋20°		

修　订				
腰椎修订	CSVL与顶椎的关系		胸椎矢状位轮廓 T_5-T_{12}	
A	CSVL在椎弓根之间	A　B　C	－	＜10°
B	CSVL位于顶椎边缘		N	10°－40°
C	CSVL位于中线		＋	＞40°

弯曲类型(1-6)＋腰椎修订(A,B,or C)＋胸椎矢状位修订(－,N,or＋)
分型(例如1β＋):_____

【流行病学研究】

了解特发性脊柱侧弯的自然病史和流行情况,对于确定是否需要治疗和何时治疗是很必要的。有三个重要的问题必须回答:①总人群中特发性脊柱侧弯的流行性如何? ②需要治疗的脊柱侧弯患者侧弯发展的可能性如何? ③如果脊柱侧弯不治疗且侧弯继续发展,成年后会有什么问题?

1. 脊柱侧弯的发病　据估计,在16岁以下儿童中,特发性脊柱侧弯超过10°以上者为2%~3%。Nachemson设计的计算表显示弯曲角度越大,发生率越低(表2-21-2)。发生率研究的重要意义在于表明轻度的脊柱侧弯较普遍,而较大弯曲角度的脊柱侧弯较少见。侧弯10°或10°以上,需要治疗者不到10%。

表 2 - 21 - 2　青少年特发性脊柱侧弯的发病情况

Cobb 角(°)	女性:男性	发病率(%)
>10	(1.4~2):1	2~3
>20	5.4:1	0.3~0.5
>30	10:1	0.1~0.3
>40		<0.1

2. 脊柱侧弯疾病的发展　一旦发现儿童有脊柱侧弯,就应该测量侧弯的角度以估计侧弯发展的可能性。大多数学者将进展型侧弯定义为经过 2~3 次就诊,确定 Cobb 角加大超过 5°的侧弯。不了解的是侧弯加重是否还会继续发展,以及弯曲最终将达到什么程度。3%的青少年特发性脊柱侧弯可以自发地改善,其中大多数的侧弯小于 11°。侧弯的发展更多地见于女孩。青少年特发性脊柱侧弯发展的时间通常是在月经开始前的生长快速期。随着患者年龄的增长,侧弯发展的发生率降低。Lonstein 和 Carlson 证实,在髂骨骨骺骨化的进展程度(Risser 征)0 级即无髂嵴骨骺骨化的患者中,36% 显示侧弯有发展,而在 Risser 征 4 级的患者中,侧弯发展的发生率为 11%。Bunnell 发现,Risser 征 0 级的患者中侧弯加重达 10°或 10°以上者为 68%,而在 Risser 征为 3 级或 4 级的患者中,侧弯进展发生率为 18%。学者们也发现侧弯的发展与侧弯的类型有关。总的来说,双弯比单弯更容易加重,并且单胸弯较单腰弯更容易加重。侧弯的角度越大,侧弯加重的发生率越高。Bunnell 估计,20°侧弯的加重危险性为 20%,而 50°侧弯加重的危险性为 90%。

Suh 和 MacEwen 单纯研究了男性特发性脊柱侧弯的自然历史,因为男性的胸弯发生率明显高于女性。Risser 征是骨骼成熟度的重要指标。自 Risser 征出现至 Risser 征 4 级的过程中,平均脊柱侧弯的加重速度为每年 3°。侧弯持续发展,直至 Risser 征 5 级时(髂嵴骨骺完全闭合)停止,某些患者需要到 18~19 岁时才能出现髂嵴骨骺完全闭合。对于女性,Risser 征 4 级以上的特发性脊柱侧弯可以看作是成人侧弯。侧弯达 40°~50°的男性在 Risser 征 5 级以上时就不再出现加重的表现,与此相反,其他的研究结果显示侧弯在一生中每年增加 1 度。

3. 未经治疗的脊柱侧弯的影响　一些研究人员,包括 Ponseti 和 Friedman、Nilsonne 和 Lundgren、Nachemson、Ascani 等,Weinstein 和 Ponseti 研究了未经治疗的脊柱侧弯的发展对成年人的影响。对于经历了青少年特发性脊柱侧弯的自然发展而未经治疗的成年患者,应主要考虑五个方面的问题:①腰背痛;②肺功能;③心理影响;④死亡率;⑤侧弯的发展。

在总人群中,腰背痛的发生率在 60%~80% 之间,与特发性脊柱侧弯发生率相当。Weinstein 等经过 40 年以上的随访研究,发现 80% 的患者主诉某种程度上的腰背痛。在年龄、性别相当且无脊柱侧弯的 100 例患者的对照组中,有 86% 的患者主诉腰背痛。在频发日间腰背痛的发病率方面,脊柱侧弯组稍高于对照组。腰段或胸腰段侧弯的患者,尤其是那些侧弯下段有剪切性移位的患者,腰背痛的发生率略高于其他类型侧弯的患者。这些患者的腰背痛永远不会致残,而且与 X 线片上的骨关节炎改变无关。任何脊柱侧弯患者的腰背痛,尽管比无脊柱侧弯成年人更严重,但腰背痛很少能致残。

Weistein 等在对相同患者近 50 年的随访研究中,使用了更具体更实用的问卷调查表,发现侧弯患者腰背痛的发生率是 77%,而对照组则是 37%。慢性腰背痛的结果:侧弯组 61%,对照组 35%。然而侧弯患者从事日常生活和工作的能力和对照组相似。Kolind – Soresen、Machemson 和 Nisonne、Lundgren 长期随访瑞士患者,超过 90% 的被随访者表现在劳累一天或非正常活动后出现侧弯患者最普通的症状——腰背痛。经过休息疼痛通常会缓解。疼痛的部位通常和侧弯的位置和角度大小有关。

Kostuik、Bentivoglio 和 Robin 等证实,腰弯和胸腰段弯会在成年后增加并导致严重的腰背痛和不适感。退行性脊柱侧弯不能与自然发展、未经治疗的青少年特发性脊柱侧弯相混淆。最终在采取治疗决策前,很重要的一点就是确定疼痛是否与侧弯相关。

Weistein 等发现,成年特发性脊柱侧弯患者的死亡率似乎与 100° 以上的胸弯有关,即并发的肺心病。在他们长达 40 年随访研究中,死亡率是 15%。仅有 1 例患者是侧弯继发肺心病导致死亡。在他们接下来 50 年的随访研究中,死亡患者的数量如预期那样增加而且与患者出生同一年精确预计的死亡率没有分别。Pehrsson 等研究发现,在青少年特发性脊柱侧弯初期没有患者死于呼吸衰竭。特发性脊柱侧弯对呼吸系统的严重影响发生在 5 岁前。

Apter、Clayson、Eliason 和 Richman、Fallstrom 和 Nathan 等许多学者研究了侧弯对患者心理的影响。肋骨隆起畸形造成患者难看的外观。Weistein 等发现,侧弯对患者心理方面的影响,中年患者比青少年更具有忍耐力。但是,许多未经治疗的青少年特发性脊柱侧弯的成年患者寻求治疗的最主要原因仍然是希望获得更好的外观。

Ascani、Edgar 和 Mehta、Weistein 等人的研究表明,侧弯将在整个成年期继续发展。根据他们 50 年的纵向研究结果,Weistein 等人确认多种因素预测在骨骼成熟后侧弯是否继续进展(表 2 – 21 – 3)。总的来说,骨骼成熟时小于 30° 侧弯,无论是何种类型,到成年时均不发展;较大的侧弯在整个成年期更易发展,尤其是 50° ~ 75° 的胸弯。

表 2 – 21 – 3　骨骼成熟时大于 30°侧弯的进展因素

胸椎	腰椎	胸腰段
Cobb 角大于 50°	Cobb 角大于 30°	Cobb 角大于 30°
顶椎旋转大于 30°	顶椎旋转大于 30°	顶椎旋转大于 30°
Mehta 角大于 30°	弯曲方向	躯干水平位移
	L_5 与髂嵴线的关系	
	躯干水平位移	

【患者评估】

对患者的初步检查应包括完整的病史、体格检查和神经学检查、脊柱放射线检查。全身检查后,应仔细检查脊柱,记录畸形的特征。测量和记录患者的站高和坐高;测量结果应和以后的结果相比较,来确定患者的整个身高以及这些变化是否由下肢的生长或躯干的增长或缩短所引起。应该进行全面的神经学检查,来确定侧弯是否由脊柱内肿瘤或神经异常引起的。应特别注意腹壁反射,因为这可能是某些椎管内病变的唯一神经学变化。

【辅助检查】

应该拍摄患者站立时的脊柱前后位和侧位 X 线片,包括近侧的大部分颈椎和远侧的髂嵴。包括髂嵴和颈椎的 X 线片通常需要用 14×36 英寸的片盒。最易受射线照射损害的是发育中的乳腺,而照后前位 X 线片可使辐照系数减少 5~11。快速 X 线片和稀土屏幕也能减少患者受到的辐射。只有当患者准备手术或配戴支具时才拍左或右侧弯 X 线片。如果站立位 X 线片不能很好地观察到腰骶关节,则应该拍摄腰骶关节侧位点片,以排除脊柱滑脱症的存在。

Deacon 等研究表明,脊柱标准的前后位 X 线片能明显地低估侧弯的程度。同样,当更标准的侧位 X 线片给出错误的脊柱后凸的印象时,真实的侧位 X 线片则显示脊柱前凸。Stagnara 介绍一项放射线技术来消除侧弯的这种旋转成分。拍摄这种侧位 X 线片时,片盒应平行于旋转肋骨凸起的内侧面,射线与片盒成直角。与此成 90°角拍摄的 X 线片可显示真正的侧弯侧位像,使人们能够更好地测量侧弯的大小和评价椎体的解剖。

当青少年经历青春期时,尽管还没有绝对准确的方法用于确定骨骼成熟的程度,但是多种 X 线片指标都可用来评估骨骼成熟的程度。最常采用的是拍摄手或腕部的 X 线片,或 Risser 征来确定骨龄。另一种方法是观察椎体环状骨骺的骨化程度,但在常规 X 线片很难看到和识别。Little 和 Sussman 发现作为一个预测骨龄的指标,在预测骨龄时,Risser 征不如实际年龄更能反映出骨龄,因此建议对于大多数患者,Risser 征不能完全取代手或腕部的 X 线片。Biondi 和 Scoles 等认为,使用 Risser 征结合临床观察患者第二性征的变化,可以准确判断骨骼成熟程度,而不需要拍摄手或腕部的 X 线片。因为正常后前位 X 线片不能显示髂骨骨骺全长,因此,笔者结合手或腕部的 X 线片、Risser 征以及如乳腺发育和阴毛发育等身体成熟征象来确定骨龄。对于年龄较小的患者,椎体三角环形骨骺是提示骨骼未成熟的一个有用指标。

许多学者报道,身高高峰生长速率(peak height velocity,PHV)是比 Risser 征、实际年龄、月经初潮年龄更好的评价骨骼成熟的指标。PHV 是通过连续测量身高高度,计算并以每年增加的厘米数来表示。PHV 的均值女孩 8cm/年,男孩 9.5cm/年。Little 等研究了120 例侧弯的女孩,发现 PHV 可以准确预测生长停止时间(PHV 后 3.6 年占 90%)和侧弯最可能的进展时间。60 例处在 PHV 期超过 30°侧弯患者中,50 例(83%)患者侧弯度数进展到 45°或更大度数。28 例处在 PHV 期 30°或小于 30°侧弯患者中,仅 1 例(4%)患者侧弯度数进展到 45°或更大度数。Little 等发现,相同的结果同样出现在男孩侧弯患者中,并且报道预测侧弯度数进展到 45°或更大度数的准确率是 91%。无论男孩还是女孩,他们发现评价骨骼成熟的指标 PHV 优于 Risser 征、实际年龄、月经初潮年龄。Sanders 等评价后路器械固定融合后 PHV 与曲轴现象发生的关系,发现以前做过三角软骨未闭手术或在 PHV 期的患者最可能发生曲轴现象。

(一)侧弯测量

脊柱侧弯研究学会术语委员会建议采用的 Cobb 角测量法包括三个步骤:①确定上端椎;②确定下端椎;③划出上端椎椎体上面和下端椎椎体下面所引出的垂线,两条垂线的夹角即是侧弯的角度。如果终板不清楚,可用椎弓根替代。端椎是指向所测量的侧弯凹侧倾斜角度最大的脊椎。总的来说,自侧弯的顶椎开始,下端椎下方或上端椎上方的椎间隙在侧弯的凹侧开始增宽。在侧弯范围内,凸侧的椎间隙常常宽于凹侧。当椎体楔形变明显时,椎体本身而不是椎间隙出现凸侧宽而凹侧窄。Carman 等和 Morrissy 等发现,在 Cobb 角的测量中,观测者之间和观测者本身可能出现 5°~7° 的偏差。当确定一个侧弯是否在加重时,应考虑到这些数据。

(二)椎体旋转

确定椎体旋转的两个最常用的方法是 Nash – Moe 法及 Perdriolle – Vidal 法。在 Nash – Moe 方法中,如果椎弓根距椎体两侧距离相等,则没有旋转(0°旋转)。最高为Ⅳ级,即椎弓根越过椎体中心。Perdriolle 旋转计量表是在脊柱 X 线片上测量旋转角度的模板。标记出椎弓根阴影的距离和椎体的边缘,然后用椎弓根旋转计量表测量。由于多钩节段性内固定系统的出现和认识到脊柱侧弯伴有旋转,人们对术后测量旋转的兴趣越来越大。因为两种测量方法均存在测量误差,因此,必须小心地根据 Nash – Moe 法或 Perdriolle 旋转计量法来评价术后旋转情况。从理论上讲,CT 扫描是测量旋转的更准确的方法,但 CT 扫描在常规测量脊柱侧弯方面不合适。Sanders 等发现,在术后监测“曲轴现象”引起的旋转畸形加重方面,凸侧肋椎角是最一致的。

【治疗】

(一)非手术治疗

到目前为止,对于青少年特发性脊柱侧弯采取了许多治疗方法,包括:物理治疗、手法治疗和电刺激治疗,但没有任何科学证据证明治疗的有效性。尽管一些学者怀疑支具治疗的效果,但是,对于特发性脊柱侧弯,最广泛接受的非手术治疗方法仍然是观察和矫形支具治疗。

1. 观察 在总体人群中,尽管某种程度的脊柱侧弯是普遍存在的,但需要治疗的却是非常少。遗憾的是目前还没有一种可靠的准确预测方法,来判断初诊患者的侧弯是否会进一步发展,因此,观察就成了所有侧弯最开始的治疗方法。目前,脊柱的 X 线片是唯一可以明确记录侧弯大小和发展的方法。人们一直试图通过观测肋骨驼峰畸形,用“侧弯测量仪”测量脊柱旋转角,使用云纹图或 ISIS 扫描等方法来监测外形的变化。这些方法在一些角度较小的侧弯和低风险的患者中有用,但定期拍摄 X 线片仍然很有必要。

总的来说,侧弯小于 20°的年轻患者可以每 6~12 个月检查一次。侧弯较大的青少年患者,应该每 3~4 个月检查一次。对于侧弯小于 20°的骨骼成熟的患者,通常不再需要进一步检查。骨骼尚未成熟的侧弯大于 20°的患者,检查次数应该多一些,一般每 3~4 个月检查一次站立位前后位 X 线片。如果发现角度大于 25°的侧弯有发展(每 6 个月增加 5°以上),应考虑矫形支具治疗。对于骨骼未成熟的 30°~40°脊柱侧弯患者,在初诊时就应该考虑矫形支具治疗。侧弯为 30°~40°的骨骼成熟患者一般不需要治疗,但是,最近的研究结果表明,这种程度的侧弯在成年后也仍然有发展的趋势,这些患者应该每年拍摄站立前后位 X 线片,直至骨骼成熟后 2~3 年,而后在一生中每 5 年检查一次。

2. 矫形支具治疗 许多年以来,一直使用 Milwaukee 支具全天佩戴治疗青少年特发性脊柱侧弯,但随着新型臂下支具的成功使用,Milwaukee 支具应用得越来越少。各种臂下支具(TLSOs)包括 Boston 支具和 Wilmington 塑料背心都已经面世。支具治疗脊柱侧弯的基本原理是通过使骨盆前倾来控制腰椎前凸,通过在平直的腰椎前凸部分施加外力,以及通过衬垫施加外力作用于椎旁肌或者与椎体相连的肋骨,通过上述外力对脊柱施加负荷。这些负荷的实际生物学效应和其如何改变侧弯的历史进程,到目前为止仍不清楚。

通过对 Milwaukee 支具的治疗效果总结,发现通常配戴支具 6 个月左右侧弯可以矫正 50%,随后矫正效果逐渐减弱。停戴支具后,平均侧弯略好于配戴支具前,但随访 5 年后,平均侧弯大约与开始治疗时相同。

TLSOs 的治疗效果基本相似。Emans 等发现,顶点在 T_7 及以下的侧弯患者配戴 Boston 支具控制特发性脊柱侧弯的有效率为 80%。Wiley 等报道了 50 例 Cobb 角 35°~45° 的青少年特发性脊柱侧弯患者,使用 Boston 支具治疗。平均随访 9.8 年,结果显示每天使用 Boston 支具 18 小时或 18 小时以上能够有效预防较大侧弯的进展。Bunnell、Bassett 与 Bunnell 和 Hanks 等发现,Wilmington TLSOs 支具有相似的成功率。Piazza 和 Bassett 在一个随访研究中发现,其患者停戴支具后有 21% 的侧弯加重了 5°。在配戴支具期间有发展的结构性双弯在停戴后很有可能继续发展。

Charleston 侧弯支具是一种低腰身、前开襟、重量轻的热塑支具,只在夜间睡眠时配戴,通常用于单弯。这种支具使脊柱弯向侧弯的凸侧来过度矫正特发性脊柱侧弯。Katz 等研究了 319 例使用 Boston 支具或 Charleston 弯曲支具治疗的侧弯患者,发现 Boston 支具在预防侧弯进展和减少手术必要性方面比 Charleston 支具更有效,最显著的区别是在 Cobb 角 36°~45° 的患者。使用 Charleston 支具治疗 Cobb 角 36°~45° 的患者,其中 83% 的患者侧弯进展超过 5°,相比之下使用 Boston 支具治疗,只有 43% 的患者加重。学者们推论 Charleston 侧弯支具只适用于弯曲较小、单胸腰弯、单腰弯患者。

许多研究者质疑支具治疗是否对进展型特发性脊柱侧弯有效。Leatherman 和 Dickson 认为,在特发性脊柱侧弯形成过程中,作用于脊柱力产生最初的前凸,继之产生侧弯。如果某种支具不能在正确平面上发挥作用,就不能逆转特发性脊柱侧弯的形成过程。Goldberg 等对爱尔兰都柏林市用支具治疗的 32 例和不用支具治疗的 32 例脊柱侧弯患者的效果进行了比较。所有患者在确诊时的 Risser 征均为 0 级。结果表明,在侧弯进展的任何指标方面,两组患者均无显著性差异。然而,其他学者认为支具治疗有效。Lonstein 和 Winter 比较了 1020 例使用 Milwaukee 支具和 729 例未使用支具治疗的患者,统计学结果表明,支具治疗对于青少年特发性脊柱侧弯有积极作用。在胸弯 20°~40°、Risser 征 0~1 级、女性高危人群组中,支具治疗的失败率是 43%,而按照自然发展病程预计,失败率将为 68%。Rowe 等对许多文献进行荟萃分析研究,也认为支具治疗是有效的。

患者和家属的配合,对于支具治疗的效果是非常重要的。DiRaimondo 和 Green 报告,配戴支具治疗的配合率为 20%。他们报告,患者一天配戴支具的时间每天不超过 9~12 小时。TLSOs 支具的配合率通常好于笨重的 CTLSOs 支具。不过,在是否配合的问题上,还应该考虑到其他因素,如家庭环境、父母失职、精神病家族史、患者智力低下及酗酒和吸毒等。

起初,人们希望矫形支具能一天23小时地配戴。出于对配合的考虑,才考虑采用部分时间配戴支具的治疗方案。大多数部分时间配戴支具的方案要求每天配戴大约16小时或更少。Kahanovitz、Price和Green等研究表明,尽管还没有长期的结果,但部分时间配戴支具和全天配戴支具在控制侧弯发展方面相似。在最近的研究中,Rowe等发现,23小时佩戴支具治疗比其他方案控制更有效。部分时间配戴支具不要求患者戴支具去学校,因此患者更愿意配合。如果侧弯小于35°,并且未发现明显的椎体楔形变,首先考虑部分时间戴支具肯定是合理的。如果在部分时间配戴支具时发现弯曲有明显增加,就应该改为全天配戴。

青少年特发性脊柱侧弯矫形支具治疗的适应证为:生长期的病儿,侧弯角度20°~30°,柔韧性好,有资料证明侧弯增加5°或更多;侧弯角度在30°~40°的生长期病儿,在初诊时就应开始支具治疗;当生长期的病儿侧弯角度达到40°~50°时,通常适合手术治疗,但在某些情况下,一些侧弯也应考虑支具治疗,例如外形可以接受的40°~50°的双弯。支具治疗不能用于50°以上的脊柱侧弯患者。

3. 牵引治疗　随着脊柱内固定术和脊髓监测技术的提高,辅助牵引治疗严重僵硬性侧弯及监测未麻醉患者的脊髓和肺功能的必要性已大大降低。1959年,Perry和Nickel介绍了一种能够起到稳定固定的头环(Halo-Vest)技术,使用起来患者也会感到很舒适。目前,对于一些特殊病例,头环技术仍然是有用的:①对于颈椎和上胸椎畸形患者手术后,在脊柱融合前,手术本身不能提供充分的稳定性以维持矫正效果,此时,可以采用头环技术提供附加外固定。②颈椎骨折患者也可以采用头环技术固定。

Mubarak等介绍了一种婴儿使用的头环技术。这种多钉Halo-Vest支架在钉的数量、位置和力矩方面,明显不同于从前为较大病儿设计的。由于使用了多个钉,力矩明显减少,对颅骨太薄的部位也可以有更大的施钉面积。在年龄小于2岁的患者中,使用头颅环技术时,颅骨发育是应该考虑的重要问题。颅骨缝闭合可能不完全,18个月以下的儿童的前囟门可能未闭,6个月以下的儿童的后囟门可能未闭合。

头环重力牵引:过去,头环牵引采用头环-股骨牵引或头环-骨盆牵引。但现在已不再被广泛使用。目前,头环重力牵引是使用头环牵引的主要方式。这种技术的可能适应证是严重脊柱畸形继发肺心病。如果侧弯的矫正可以逆转肺衰竭,就要行脊柱稳定术。

4. 石膏

(1)臂下石膏:随着新的内固定技术的出现,术后已经很少采用石膏固定。如果术后需要制动,矫形师常常制作一个可与术后石膏相媲美的TLSOs支具。与石膏不同,TLSOs允许根据需要加紧或放松,并且可以修整以减轻局部压力。不过,如果没有矫形师,而术后又需要制动,那么就需要术后臂下石膏。

(2)臂下石膏的应用:将患者置于Risser台上,从头顶至膝戴上袜套。在肩的上部放置可去除的交叉杆。用毛毡垫在患者躺的帆布带上,将细棉布带缠于腰部的袜套外,在对侧大转子处系紧。然后将带子穿过台子末端的滑轮并给予轻度牵引。在髂嵴处垫上毛毡。使用超高强度的树脂强化的石膏,前面达到胸骨,后面达到背上部。在骨盆和髂嵴处石膏塑型要好。在石膏固化过程中,修整前面耻骨联合部的边缘,向上达髂前上棘水平,以便髋关节可以屈曲100°。在后面,臀部的边缘修整至大粗隆水平。然后向上修整以去除骶骨突的压力。腹部开窗,露出上腹部、肋弓下缘和剑突。

（二）手术治疗

在过去的 10 年里,手术治疗青少年特发性脊柱侧弯发生了显著的变化。笔者对侧弯自然发展史的认识、畸形带来的相关问题、畸形的三维矫形以及新型器械的发展都促进了这种变化。手术矫正脊柱畸形的目的是以畸形自然发展史和患者成年后畸形带来的潜在后果为基础的。对于畸形发展史的研究,如 Edgar、Mehta、Weinstein 的研究,都陈述了严重畸形和疼痛带来的潜在后果。患者肺部并发症主要源自于非正常的畸形和早期出现的疾病。对于儿童和青少年患者,如果预计成年后侧弯很可能带来很大的问题,需要考虑手术治疗。尽管大多数学者建议达到 50° 的侧弯需要手术治疗,但也应该考虑其他因素。较小的腰弯和胸腰弯可能导致严重的躯干移位、冠状面失代偿和外观畸形。在外观上,50° 的双弯不如单弯那样难以接受。如果骨骼成熟期患者侧弯进展,那么很可能是渐进性的。相反,对于骨骼未发育成熟的患者,根据临床表现,在 40°~50° 之间的侧弯也要考虑手术治疗。对于使用支具治疗仍然进展的患者,比未使用支具治疗的患者更要考虑手术。对于儿童和青少年侧弯患者,如果发生腰背痛,要进一步进行更广泛的评估,如果没有找到引起腰背痛的其他原因,也可能是脊柱融合指征。在决定手术治疗时,Dickson 等非常强调矫正胸椎前凸的重要性。胸椎前凸对肺功能是一种损害,而支具治疗往往会加重胸弯前凸。因此,当青少年进展型脊柱侧弯伴有胸椎前凸时,更可能是手术治疗的指征。青少年特发性脊柱侧弯手术治疗的一般适应证:①生长期儿童的侧弯不断加重。②青春期的严重畸型(>50°)伴有躯干不对称。③非手术方法不能缓解的疼痛。④胸椎前凸。⑤明显的外观畸形。

1. 术前准备 一旦决定行脊柱融合手术,就应该采取一些基本的预防措施或进行试验,以使患者做好术前准备。术前应该停止使用含阿司匹林的药物或非甾体类抗炎药物,因为这些药物可能增加术中失血。术前一个月应该停止服用避孕药丸,这些药丸可能增加术后血栓性静脉炎的发生。术前必须拍摄融合节段的 X 线片。如果有必要,要拍胸部前后位和侧位 X 线片。有时可根据需要行特殊的影像学检查,如 CT、MRI 和脊髓造影以排除脊髓空洞症、脊髓纵裂和脊髓栓系症。

对于麻痹性脊柱侧弯、特发性脊柱侧弯或先天性脊柱侧弯而有严重的弯曲或脊柱后凸或脊柱前凸的患者,通常需要检查肺功能。除非特殊情况下需要,笔者不对 Cobb 角少于 50°~60° 的特发性脊柱侧弯患者进行特殊的肺功能检查。Nickel 等建议,对麻痹性脊柱侧弯患者和肺活量不足预计正常值 30% 的患者,术前行气管切开。笔者发现,如果患者于术后的几天中可以住进人员设备齐全的 ICU 内,保留气管插管,可以连续监测肺功能,并且有良好的机械辅助呼吸条件,那么就可以安全地限制气管切开的适应证。不过,在具备以上条件的情况下,如果患者肺功能仍有疑问,那么最好在术中行气管切开。

建议对所有适合的患者进行术前采集自体血,以备术中使用。同种异体输血的危险包括传染性疾病,如肝炎(尤其是非甲和非乙型)、疟疾、巨细胞病毒感染、HIV 感染,以及同种异体免疫排斥反应和移植组织与受体之间的反应。Bailey 和 Mahoney 证明,在进行择期脊柱侧弯手术的患者中,85% 可以通过自体输血来避免输入同种异体血。MacEwen 等发现,体重低于 45.5kg 的病儿进行自体输血是替代换血的安全方法,63% 的病儿不需要同种输血。可给患者口服铁制剂,1天3次。大一些的孩子可以1周抽血一个单位。每次供血前检查红细胞压积,必须大于34%。如果红细胞压积太低,可让患者下周再复诊。MacEwen等建议,对于较小的病儿,每次可取少量血。随着采集和储存技术的提高,血液可以以液态保存45天。Oga等研究表明,自体血冷冻保存也是为脊柱侧弯手术准备充足血液的有效办法。血液冷冻保存需要在-85℃储存,以甘油作为冷冻保护剂,但是,设备较昂贵,不易普及。而且,血液解冻后,必须去除甘油。血液一旦融化和清洗后,必须在24小时内使用。自体供血的冷冻保存方法为获取手术用血提供了更多的机会。Roye等表明,红细胞生成素是增加红细胞数量,减少同种输血的有效方法。

2. 术中准备　无论手术采用前路、后路或者前后路联合手术,手术时充分准备是很重要的。由于脊柱手术需要广泛解剖,可能导致大量出血,有必要建立大的静脉输液通道。动脉插管有助于连续监测血压。留置尿管有助于监测尿量。心电、血压计和食管镜是常备监测系统。动脉插管可附加脉搏氧分压表。

自从1997年Nash报道使用本体感觉诱发电位(SSEP)以来,电子脊髓监测设备应用越来越广泛。在刺激远侧感觉神经监测手术区域近侧高位颈椎或大脑皮层导联时,可以提醒手术医生可能存在的脊髓传导变化。术前测得"基线"有助于术中进行比较。使用这种脊髓监测技术时,应避免使用一些吸入麻醉剂如氟烷或异氟醚,以及安定和达哌啶醇。SSEP是监测脊髓功能的辅助手段,但并不绝对可靠。有人报导在使用中可出现假阳性或假阴性结果。SSEP的一个重要局限性就是它只能监测感觉功能的完整性。

总的来说,如果使用SSEP,必须使用多个纪录点,包括大脑皮层,皮层下和周围位点。近年来,运动诱发电位(MEP)使用率增加。根据脊髓内原始运动和敏感区域,结合使用SSEP和MEP可以得到重要信息。如果想知道单个神经根功能方面的信息,有必要选择神经生理方法。对于青少年特发性脊柱侧弯和神经肌肉型脊柱畸形矫形手术,笔者常规监测SSEP和MEP。

首次使用的脊髓监测技术是由Vauzelle、Stagnara和Jouvinroux于1973年介绍的Stagnara唤醒试验。在这个试验中,当脊柱畸形矫正后,麻醉就减量或逆转。患者进入清醒状态,让其活动双下肢。一旦观察到了主动活动,麻醉返回适当深度,完成手术。Engler等指出,唤醒一个俯卧位、气管插管的麻醉患者可能引起损害。Brown和Nash也指出,这种试验只能证明试验时脊髓功能没有受到明显损害,且不能连续监测脊髓。笔者常规使用Stagnara唤醒试验是在所有患者手术完成时进行,以及对术中数值改变或减小的患者进行。对神经损伤高危患者,即使信号没有改变,也要考虑作唤醒试验。随着结合使用SSEP和MEP,唤醒试验使用率越来越少。

近来主张采用低血压麻醉作为减少术中出血的有效方法。动脉压保持在65mmHg。在这种麻醉状态下,保持动脉通道很重要。在降低血压时一定要小心,以保证不出现脊髓缺血。心脏病和脊髓受压患者不应该使用低血压麻醉,因为减少动脉血供会限制已经缺血的脊髓血流。

血细胞收集器可以节约大约50%的红细胞数量,减少了术中输血量。细胞收集器只收集健康血,过滤掉老化和破碎的细胞。细胞收集器确实增加了手术费用,但如果估计术中失血量较大,这仍然是一个合理的选择。Mann等报告,在脊柱手术中红细胞回收量为40％,低于其他手术,因为脊柱手术没有"湖泊样"失血。手术技术包括随时用海绵填塞止血。术中用小直径的吸引器头会损伤更多的细胞,因此回收率更低。禁忌对恶性肿瘤和感染患者进行血液回收。手术医生应该在术前估计到,如果需要回收足够量的细胞,值得采用血液回收。

快速正常容积血液稀释也一直用于减少红细胞丢失。在手术室进行静脉穿刺,抽出最大量的血液,使血红蛋白稀释后降低至9g/L或稍高一些。采用晶体液替代保持循环血量。手术在正常血压下进行。在手术结束时,通过利尿排除多余的液体,回输自体血。尽管稀释的血液的携氧能力较低,但血液黏稠度的降低,增加了组织灌注,保证了组织的氧交换。这要求麻醉师对血液稀释有兴趣且技术熟练。

在所有减少同种输血的方法中,使用预先收集的自体血可能是最安全和经济的。笔者的意见是当不能获取足够自体血时,根据输血技术的费用和潜在危险的分析,对有挑选的患者可以使用其他技术。

3. 手术目的 手术治疗脊柱畸形的目的是在矫正或改善畸形的同时,维持脊柱矢状面平衡,保护或改善肺功能,最低限度降低病死率或减少疼痛,最大限度地增加术后功能以及改善或至少不损害腰椎功能。为使特发性脊柱侧弯患者实现这些目标,手术技术包括前路、后路和前后路联合手术方法。手术指征、手术方法及手术操作过程分成前路和后路两部分。

(1)后路手术:脊柱后入路方法是最普遍使用的方法。所有骨外科医生都很熟悉,这是一种安全和可以延展的手术方法,可以显露整个脊柱。

1)手术方法:患者俯卧于Relton - Hall架上,仔细支撑好胳膊、并在肘下垫上衬垫。患者在手术台上合适的体位是非常重要的。Relton和Hall首先强调腹内压对术中失血的重要意义,他们设计了一种手术架可以降低腹内压,减少出血。不要使肩关节外展超过90°,以防止臂丛神经受压或牵拉。仔细在受压点垫上衬垫。手术架上方的衬垫应该放在胸部而不应该放在腋窝,防止任何臂丛发出的神经受压。患者被置于手术架时,髋关节弯曲,腰椎前凸部分消失。如果要融合到下腰椎,抬高患者双膝和大腿使髋关节受力以维持正常腰椎前凸。

用手术肥皂液刷洗患者的背部5～10分钟,然后用消毒液消毒患者皮肤。铺手术巾,用手术贴膜封闭术区。自预定融合节段上1～2个椎体至下一个椎体做直切口。直线疤痕有助于改善术后背部外观,开始只切开真皮。用肾上腺素(1:5000000)浸润皮内和皮下区域。向深方切至棘突水平,使用Weitlaner自动牵开器牵开皮肤,电凝止血。确认棘间韧带,其常为一白线。随着切口的加深,保持Weitlaner自动牵开器张力,以利于显露术野和止血。然后尽可能靠近中线切开棘突表面的软骨帽。中线因棘突的旋转而变位。软骨棘突韧带被推向一侧后使用Cobb剥离器骨膜下显露棘突。显露几个棘突后,将Weitlaner自动牵开器插入更深层次,始终保持撑开的张力和止血。所有的棘突均显露完毕后,拍摄定位X线片。另外也可用T_{12}肋骨和T_1横突来定位。在X线片显影的同时,重新打开切口,继续在骨膜下显露欲融合的整个区域,始终保证牵开器在撑开状态。由于脊柱短旋转肌和韧带的斜行附着,从尾侧向头侧分离更容易一些。首先经骨膜下分离至一侧小关节,然后分离另一侧,根据需要加深牵开器。向两侧继续分离直至横突的末端。在每个小关节外侧电凝结扎各节段血管的分支。将自动牵开器深置,使整个切口打开并显露。可用浸润1:5000000肾上腺素溶液的海绵维持止血。从中线向两侧,用刮匙或垂体咬骨钳彻底清除棘间韧带及小关节表面的韧带附着点和关节囊,以减少刮匙滑脱刺入椎管的可能性。至此已从一个横突向另一个横突完全显露脊柱,已去除所有的软组织,准备根据所选择的手术方式进行脊柱内固定或脊柱融合。

2)脊柱后路融合:任何治疗脊柱侧弯的手术治疗的远期成功均依赖于牢固的融合。脊柱融合可以是关节外的,也可以是关节内的。经典的 Hibbs 手术是关节外融合,已经被包括小关节的关节内融合所替代。脊柱融合的成功取决于多种因素:①融合部位的手术准备。②全身和局部因素。③骨移植材料刺激愈合过程的能力和放置移植骨块的生物力学特点。为获得最好的融合环境,应该尽量减小软组织损伤。应该从植骨区去掉无血运的组织。应该去掉骨表面和小关节表面的骨皮质,为血管长入提供最大的外露面并可传递更多的骨祖细胞。通过加强营养和控制任何医疗问题尽可能地改善患者的条件。已经发现吸烟能明显阻碍融合,应该在术前停止吸烟。笔者认为取自髂嵴的自体骨仍然是最好的移植材料,具有骨生成、骨诱导和骨传导特性。另一个自体骨的极佳来源是取自胸廓成形术的肋骨。同种骨具有骨诱导和骨传导作用,有资料表明同种异体骨在年轻患者中也可以产生与自体骨几乎相似的效果。在某些情况下,如麻痹性脊柱侧弯患者,需要大量的移植骨,而髂嵴又非常小或用于内固定术时,常规使用同种异体骨。几种替代材料,包括磷酸三钙、羟基磷灰石和脱钙骨基质具有骨传导性,目前正在研究。骨形态发生蛋白有骨诱导性,也正在研究中。这些材料的发展方向是具有骨诱导和骨传导的复合功能。在放置骨移植材料时,应该记住压力比张力更有利于愈合。融合区距瞬间旋转轴越远,融合防止或减小旋转的效果越好。

随着手术方法的进步和关节内融合的加入,以及横突周围的仔细解剖,青少年特发性脊柱侧弯的假关节率已降至2%或更低。

(2)小关节融合术

1)手术方法:如前述方法显露横突的尖端。在椎板基底部起始处切开头侧关节突,沿横突一直切至几乎达横突尖部。将骨块弯向外侧使之搭在横突之间,尽可能不要将其折断。彻底去除上关节突的软骨。用 Cobb 圆凿再凿开上关节突,由内向外制成另一个不折断的骨瓣。将松质骨放入形成的缺损内。在腰椎,小关节更接近矢状面方向,最好用小骨凿或尖咬骨钳去除邻近关节表面来完成小关节融合。这样关节间就形成了一个缺损,用松质骨填满。

用 Cobb 圆凿去除整个已显露脊椎的骨皮质,从中线开始向两侧,以防圆凿滑脱进入椎管。然后填加松质骨。如果是为脊柱侧弯进行融合,且现有骨量有限,应将骨质集中放在侧弯的凹侧,因为凹侧受到压力,而凸侧是受到张力。胸腰段和腰段假关节发生率最高。

首先用圆凿锐性切断下关节突,去除骨块而显露上关节突软骨。锐刮匙去除软骨,去除上关节突的表层皮质骨形成骨槽,填入松质骨。如 Moe 方法去除骨皮质。

融合完成后,用可吸收线关闭深部软组织,在皮下或深层组织留置引流管,组织引流管与植骨处的引流管要分开,以便观察切口处的引流量。用 2－0 号可吸收线缝合皮下组织,用皮肤钉缝合皮肤或用可吸收线连续表皮下缝合,厚无菌敷料包扎。

2)术后处理:患者从手术台转移到床上。继续静脉输液直至患者能够经口摄入,不再需要静脉营养。术前、术中和术后预防性应用抗生素。大多数患者术中插入 Foley 尿管,可于术后48～72小时左右撤掉。其他术后处理,如石膏、支具或行走,可根据具体手术使用的内固定类型而定。

(3)骨移植

1)手术方法:在髂嵴上做切口如果原始切口向远端延长至腰椎,可以通过皮下解剖的方法利用同一个切口显露髂嵴。用1:5000000肾上腺素溶液浸润皮内和皮下。显露覆盖髂嵴后部的软骨骺,在中间劈开。用 Cobb 起子骨膜下显露髂骨。臀上动脉从坐骨切迹穿出来,在取骨时应避免损伤。如果要取双皮质髂骨,就要显露后侧髂嵴的内侧,用大圆凿凿取2～3条双皮质髂骨。否则,在髂骨外侧骨板上凿取皮质骨松质骨块。将骨块放在弯盘中,用浸润生理盐水或血液的海绵覆盖。用骨蜡或明胶海绵控制髂嵴出血。以可吸收线将髂后嵴软骨帽对位缝合。取骨区留置负压吸引管,连于单独的吸引瓶,以与脊柱融合区的术后出血相区别。

2)骨移植的并发证:后侧髂嵴取骨最常见的并发症是由于臀上神经损伤引起的臀部一过性或永久性的麻木。臀上神经支配臀部的大部分感觉。这些神经穿过腰背筋膜,在距髂后上棘起始外侧8cm处跨过后侧髂嵴。Kurz 等建议采用限定的切口,距髂后上棘8cm以内,这样可以避开臀上神经。

臀上动脉通过坐骨切迹最高点出骨盆进入臀部,发出大量分支进入臀部肌肉。将牵开器插入坐骨切迹时应小心。臀上动脉损伤可引起大出血,而且动脉缩回至骨盆内。控制出血常常需要去除大块骨质以充分显露。可能有必要塞紧伤口,将患者翻过来,让普外科医生确定和结扎髂内动脉。坐骨切迹处牵开器的尖端会造成输尿管损伤。骶髂关节的稳定大部分是由后侧韧带复合体提供。去除这些韧带所造成的骶髂关节损伤临床表现为不稳定或脱位。Coventry 和 Topper 以及 Lichtblau 认为骶髂关节脱位是后侧髂骨取全厚骨块的一个并发证。如果要取全厚骨块,不应该离骶髂关节太近。

【述评】

在脊柱侧弯矫形手术中,使用内固定器械的作用是尽可能地矫正畸形,并使脊柱稳定在矫正后的位置上,直到脊柱发生坚固融合。与未进行矫正的脊柱相比,矫正良好的脊柱融合骨块受到的弯曲力矩和张力要低的多。

理想的脊柱器械内固定系统要具有安全性和可靠性,不经常发生内固定器械失败和断裂。应该有足够强度,可在无外部支持的情况下对抗各个方向的负荷,容易使用而几乎不增加手术时间,能够恢复脊柱在冠状面、矢状面和水平面的正常轮廓,并且在使用时不应该产生新的畸形。它也应该是经济的内固定系统。目前可供使用的内固定物非常多,但是还没有一种能满足理想内固定系统的全部标准。对每一位医生或每一位患者来说,没有哪一种器械是最好的选择。

1. Harrington 系统 1962年,Harrington 报道了第一种治疗脊柱侧弯的有效内固定系统。在此后的30多年间,应用 Harrington 撑开棒,结合完全的后路脊柱融合,术后使用石膏或支具制动6~9个月,这种方法一直是治疗青少年特发性脊柱侧弯的标准外科治疗方法。采用这种手术方法时,神经损伤发生率低于1%,假关节形成率不到10%。Harrington内固定系统的主要矫正力为撑开力。

尽管采用Harrington系统已经获得了很大的成功,但是,仍然有几个缺点。采用Harrington系统治疗青少年特发性脊柱侧弯时,平均矫正率大约仅为50%。随着侧弯被撑开矫正,矫正的度数越大,矫正能力也随之降低。Dunn的研究表明,在矫正90°的特发性脊柱侧弯时,约有70%的撑开力起到了矫正侧弯的作用;但是在矫正45°的侧弯中,只有35%的撑开力起到了矫正作用。使用Harrington撑开棒时,撑开力只作用于放置撑开钩的2个椎板上。如果负荷超过了椎板的强度,就会导致骨折和矫正角度的丢失。

在撑开力的作用下,脊柱延长的结果是导致脊柱侧弯在冠状面和矢状面的减小。冠状面弯曲是病理性的,而矢状面弯曲是生理性的。如果用直的撑开棒将脊柱固定于下腰椎,正常的腰椎前凸则减小。为克服腰椎前凸变平的问题,Moe改良了Harrington撑开棒,方法是将棒的下端和下端钩相应的孔做成方形。这样,在棒塑形后能够有助于保持腰椎前凸,同时又能预防棒出现旋转。另外,可以将下两个节段的脊椎棘突用钢丝捆在一起,以使得在撑开过程中帮助保持腰椎前凸。尽管有这些方法,在撑开腰椎时,还是不可避免地要导致腰椎前凸角度部分丧失。Harrington撑开棒不能矫正青少年特发性脊柱侧弯所伴发的胸椎后凸不足或旋转畸形。

2. 脊柱节段性内固定系统 后路节段性脊柱内固定系统可以进行多点脊柱固定,并且可以在同一个棒上产生加压力、撑开力和旋转力。采用这些节段性内固定系统治疗时,术后通常不需要外部制动,在某种程度上,可以提供更好的冠状面矫正和矢状面控制,能够减少胸椎后凸不足,当器械内固定延伸至腰椎时可以保持腰椎前凸。脊柱节段性内固定系统对横断面(椎体旋转)的矫正能力还有一些争议。Gray等发现,采用CD棒、钩系统矫正脊柱侧弯时,脊椎旋转畸形并没有发生明显的变化。Lenke等也提出,在侧弯顶椎端处,进行去旋转操作更可能是水平移位操作,并不能矫正脊椎的旋转。这些系统的内固定失败率和假关节发生率通常比Harrington器械低。与Harrington器械相比,节段性内固定系统本身的缺点是内植物数量多、系统复杂和初学者要经过一定时间的训练才能掌握这项技术。同时,也比传统的Harrington撑开棒系统更加昂贵。另外,与Harrington棒相比,是否能够矫正轴向旋转畸形仍然是一个值得争论的问题。不过,这些新系统的优点还是超过了缺点。笔者在临床上已常规使用节段性脊柱内固定系统代替Harrington撑开棒系统治疗青少年特发性脊柱侧凸。

有三种设计可以用于后路节段性器械的固定:钢丝或缆索、钩和螺钉。在以前,绝大多数系统使用钢丝、缆索或者钩。最近,由于椎弓根螺钉能够获得更牢固的脊柱固定,越来越多地使用椎弓根螺钉进行脊柱矫形固定。

【典型病案】

崔某,女,14岁,因发现脊柱侧弯畸形1年于2007年9月10日入院。查体:背部呈剃刀背畸形,脊柱胸段向右凸畸形,双下肢感觉及肌力正常,病理反射未引出。术前X线片示如图2-21-1。诊断:特发性脊柱侧弯。于2007年9月15日行后路切开通用脊柱

椎弓根钉棒矫形固定系统矫形固定并融合术。术后 X 线片如图 2 - 21 - 2。术后随访 13
个月,结果示:背部无明显不适,双下肢感觉肌力正常可恢复正常活动。X 线片示脊柱畸
形明显矫正,内固定无松动,无断钉,如图 2 - 21 - 3。

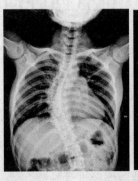

A 正位片   B 侧位片
图 2 - 21 - 1 术前 X 线片

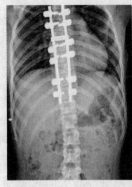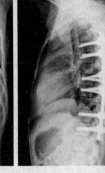

A 正位片   B 侧位片
图 2 - 21 - 2 术后 X 线片

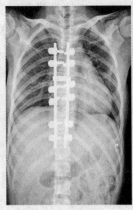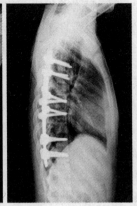

A 正位片   B 侧位片
图 2 - 21 - 3 随访 X 线片

第二十二章　椎管内肿瘤

椎管内肿瘤是指生长于脊髓本身及椎管内与脊髓相临近的组织结构(如神经根、硬脊膜、脂肪组织及血管等)的原发及转移肿瘤的统称。椎管内肿瘤包括髓内肿瘤、髓外硬膜内肿瘤和硬膜外肿瘤。其中髓外硬膜内肿瘤最为常见,约占整个椎管内肿瘤的65%,最多见的是神经鞘膜瘤及脊膜瘤,少见的有先天性肿瘤。髓内肿瘤约占10%,最多见的是星形细胞瘤,室管膜瘤,少见的有脂肪瘤。硬膜外肿瘤约占25%,最多的是恶性肿瘤,如转移瘤或肉瘤,少见的有血管肿瘤,先天性肿瘤及椎骨肿瘤。

髓外硬膜内肿瘤

髓外硬膜内肿瘤常见的是神经鞘膜瘤及脊膜瘤。肿瘤的发病率随年龄的增加而升高,女性约为男性的2倍,椎管内脊膜瘤有好发于老年女性的倾向。肿瘤多为良性。

【病理与分类】

1. 神经鞘膜瘤　是实质性包膜完整的起源于神经鞘细胞的良性肿瘤,颅内多发,脊神经次之,但也是常发部位。感觉神经常被累及,而运动神经则很少受累。神经鞘膜瘤位于硬膜内,对脊髓本身造成压迫,同时可离开硬脊膜沿神经根向外延伸,同时出现椎体、椎间孔、椎板及附近肋骨的侵蚀性变化。肿瘤一般包膜完整,表面光滑,质硬韧,与脊髓组织分界明显。切面均匀,乳白色半透明。当肿瘤较大时可见淡黄色小区及小囊或可有出血。肿瘤常与神经根紧密粘连,有时神经根可穿过肿瘤组织。

2. 脊膜瘤　起源于蛛网膜毛细胞,含有丰富的血管和纤维组织。通常在靠近神经根穿过的突出处。肿瘤与蛛网膜附着很少。也可起源于软脊膜和硬脊膜的间质成分,一般与硬脊膜紧密附着。少数呈侵袭性,可穿破软脊膜进入脊髓,甚至穿过椎间孔呈哑铃状。椎管的脊膜瘤最多见于胸段,其次是颈段,上颈段多于下颈段,腰段少见。肿瘤包膜完整,与脊髓分界清楚。表面光滑或呈结节状。其血液供应来自脊膜,故肿瘤附近的脊膜血管可增粗。

【临床表现】

疼痛是最常见的症状。疼痛可呈放射性或是局限性,因脊髓受压所致的中枢性疼痛少见。此种情况下,疼痛常累及躯干和下肢。患者常述疼痛于夜间或卧床时严重。约有1/3的患者主诉行走乏力,约有25%出现感觉或括约肌功能障碍,约有5%发生阳痿。

神经系统检查中通常均有异常发现,如肌力减退、步态异常、反射亢进、Babinski 征(＋)。感觉异常的表现类型包括与所累神经平面一致的节段性感觉消失,斑片状区域感觉减退或与肿瘤侵及范围相对应平面的感觉减退,后者常并发有明显运动障碍。

少数情况下,患者会出现急性疼痛和神经症状。诊断性检查发现椎管内出血或髓内出血,而患者既往无任何病史,此种情况提示可能有椎管内肿瘤。

【辅助检查】

1. X线 大多数髓外硬膜内肿瘤患者的脊柱平片是正常的。在髓外硬膜内肿瘤中,X线平片的重要价值在于观察是否存在脊柱不稳、脊柱畸形或隐匿性神经管闭合不全,这些情况常与硬膜内肿瘤伴发,尤其是在儿童病例中。

2. 脊髓造影 脊髓造影可见椎管内有肿块或出现明显的梗阻。肿瘤将脊髓向对侧推压,脊髓变扁。典型者呈偏心性小而浅的杯口状改变。

3. CT 未强化的 CT 扫描与 X 线片相似,常不能发现髓外硬膜内肿瘤。CT 对观察肿瘤发生后的骨性解剖变化是有用的,尤其有助于哑铃形肿瘤的详细了解。

4. MRI 目前,MRI 是用来检查硬膜内肿瘤的首选办法。脊膜瘤在 T_1 加权像呈等或略低信号,在 T_2 加权像呈中等或略高信号,可见受压水肿的脊髓及肿瘤的相互关系。有的肿瘤呈等 T_1、T_2 异常信号,肿瘤难与正常脊髓的信号区分,故增强扫描是十分必要的,肿瘤多呈均质性中度强化,可见到"脊膜尾"征。神经鞘膜瘤一般包膜完整,T_1 加权像常为低信号,信号略高于脑脊液。T_2 加权像常表现为明显高信号。由于肿瘤易出现坏死及囊变,可表现为不均质的混杂信号。增强扫描见肿瘤明显强化,而无明显的"脊膜尾"征。

髓内肿瘤

据估计,髓内原发肿瘤每年的发病率为 2.5 人/10 万人,患病率为 12.9 万人/10 万人。最常见的为室管膜瘤和星形细胞瘤。室管膜瘤占髓内肿瘤的 55%～65%,常见于20～60 岁之间,男性多见。星形细胞瘤占髓内肿瘤的 25%,常发生在 20～50 岁之间,男性稍多。

【病理与分类】

1. 室管膜瘤 是由脊髓中央管上皮细胞分化而成,故肿瘤多发生于脊髓中央管或生长于终丝,半数位于圆锥终丝部。病变多位于脊髓后部。尽管少数室管膜瘤呈恶性,但绝大多数呈良性表现,呈膨胀性生长,由此造成对临近脊髓组织的压迫。终丝室管膜瘤主要压迫马尾神经根。室管膜瘤两个引人注目的病理特点是种植性转移与空洞形成。

2. 星形细胞瘤 起源于脊髓星形细胞,呈膨胀性或浸润性生长。肿瘤质地柔软,色灰红,可有出血。纤维性星形细胞瘤系良性的肿瘤,常见于颈段与胸段,以胸段为多。其他组织类型的星形细胞瘤介于良恶性之间或偏恶性。肿瘤可波及几个节段,少数可累及脊髓全长。

【临床表现】

1. 室管膜瘤症状 室管膜瘤症状隐匿,进展缓慢。根据肿瘤的大小和部位不同,临床上可出现各种不同的表现,如背痛、颈痛、软弱、坐骨神经痛、感觉异常和膀胱、直肠功能障碍等。

2. 星形细胞瘤症状及体征　星形细胞瘤生长极其缓慢,早期缺乏神经方面的症状和体征。晚期表现神经功能障碍。

【辅助检查】

1. X 线　X 线检查对于室管膜瘤来说可发现肿瘤本身对附近骨质所造成的改变。肿瘤较小时,可无阳性表现。巨大病变有些可延伸数节神经根。附近脊椎的上关节面和椎弓的侵蚀性变化很明显。当侵犯数节椎体时,特别是在腰部椎管,椎体前后径减小和其高度相对增高,X 线片表现类似于"狗脊柱"。颈部的室管膜瘤可使椎管明显增宽,脊柱侧弯或背屈。而星形细胞瘤大多不引起骨质缺损。当肿瘤较大时,可压迫椎管的侧壁,有时也可侵犯骨质并使局部的椎弓根间距增宽。

2. 脊髓造影　脊髓造影可显示脊髓外形膨大,造影剂流动困难,可完全阻塞蛛网膜下腔,出现杯口状充盈缺损,也可表现为偏心性。

3. MRI　室管膜瘤可发生在脊髓的任何节段,包括圆锥与终丝。当被发现时,往往已累及几个节段。室管膜瘤常由实性部分与囊性部分组成。实性部分为肿瘤存活部分,与邻近正常脊髓信号强度比较,T_1 加权像呈低信号,T_2 加权像呈高信号。由于肿瘤周围脊髓水肿部分在 T_2 加权像也呈高信号,故 T_2 加权像异常信号的大小要比肿瘤的实际大小大。囊性部分为肿瘤内部的坏死液化,以及肿瘤以上与以下部分脊髓继发空洞所致。星形细胞瘤常引起脊髓的梭形增粗,在 T_1 加权像甚为明显。肿瘤亦可有囊性部分,其MRI 表现同室管膜瘤相似。肿瘤的实性部分以及周围脊髓水肿在 T_2 加权像呈高信号,其下端可呈蛇舌状。增强扫描可见星形细胞瘤多数呈不均匀,明显异常对比增强,并有延迟增强现象。

硬膜外肿瘤

硬膜外肿瘤是指肿瘤位于椎管内硬脊膜外,通常以转移瘤或淋巴瘤多见。

【病理与分类】

1. 转移瘤　肺癌、肾癌、乳腺癌、前列腺癌、甲状腺癌常发生转移,胸椎常受累。转移灶除发生在椎体外,常有临近软组织肿块,但椎间盘不受累。受累椎体在 MRI 可表现异常信号,在 T_1 加权像表现为边界清楚的低信号,在 T_2 加权像呈等信号或高信号,质子密度高,有异常对比增强。常见部位为 $T_{4\sim11}$,受累椎体有时塌陷,但椎间盘未见异常。

2. 淋巴瘤　椎旁非霍奇金淋巴瘤由椎间孔侵入椎管内时,病变在硬膜外蔓延,形成髓外硬膜外转移灶。硬膜外淋巴瘤组织在 T_1 加权与 T_2 加权像中均呈中等信号,其脊髓侧的线条状低信号代表硬脊膜。由于占位效应,硬脊膜向硬膜囊或脊髓方向移位。

椎管内肿瘤生长会压迫脊髓及血管引起功能障碍,其病程可分为三段:①刺激期,肿瘤初期刺激神经根及传导束,出现神经根痛、感觉过敏或感觉异常。②脊髓压迫期,肿瘤长大,从不同角度压迫脊髓的感觉运动束,出现感觉迟钝或消失,运动无力。③麻痹期,肿瘤的晚期压迫脊髓传导束,使其传导功能中断,蛛网膜下腔发生梗阻,受压平面以下感觉、运动、自主神经功能发生障碍,出现截瘫或四肢瘫。

总之,疼痛、感觉障碍、运动障碍、反射异常及植物性神经功能障碍为椎管内肿瘤的常见症状与体征。但由于脊髓内传导束的排列关系,肿瘤的压迫部位不同,出现特殊的临床征象如脊髓半损害综合征及脊髓中央损害,对肿瘤定位有一定意义。脊髓半损害综合征是脊髓外侧肿瘤压迫脊髓同侧的传导束,出现病变侧运动障碍,深感觉消失,对侧痛温觉消失、双侧触觉减退,症状是由下向上发展。而脊髓中央损害是脊髓内肿瘤向周围膨胀性生长压迫传导束,出现病变区痛温觉丧失而触觉减退,为浅感觉分离现象,症状是自病变处由上向下发展。故有持续存在的颈背或腰痛,疼痛向肢体放射,逐渐加重,继之出现感觉和运动障碍,查体有神经体征,应考虑椎管内肿瘤,并根据体征可初步确定病变的部位。最终诊断依赖于病理结果。

【鉴别诊断】

1. 颈椎病 系颈椎退行性改变,多见于中老年人,表现为颈肩痛伴双手麻木,严重者可有上肢无力,查体可见双手肌力减弱,小鱼际萎缩。X 线侧位片见颈椎多处唇样增生,椎间隙变窄。MRI 可明确诊断并排除颈髓肿瘤。

2. 腰椎间盘突出症 $L_{3\sim4}$ 及 $L_{4\sim5}$ 间为常发部位,表现为腰痛伴一侧腿痛,痛在腰部及大腿后侧及小腿外侧,休息后好转。X 线片见腰椎间隙狭窄,脊髓造影及 MRI 可见椎间有软组织向后突出,压迫脊髓。

3. 脊髓空洞症 表现为脊髓中央出现囊性改变,多见于颈段及上胸段,常出现慢性上肢或胸部及背部痛觉减退,受损节段性平面痛触觉分离现象。进展缓慢,可长达数年或数十年稳定不变,常有手部肌萎缩和进行性肌纤维颤动,很少影响运动括约肌功能。MRI 是目前最好的诊断方法。

4. 非压迫性脊髓病变 包括急慢性脊髓神经根炎,脊髓变性,肌萎缩侧索硬化,脊髓缺血性损害等,均可出现运动感觉及植物神经功能障碍的症状及体征,严重者可出现截瘫。脊髓造影及 MRI 可以排除肿瘤。

【治疗】

椎管内肿瘤以手术为主要疗法,髓外良性肿瘤大都可以完全切除获得良好效果,特别是神经纤维瘤、脊膜瘤,先天性肿瘤如能早期诊断,应争取做全切除,多能获得良好效果。

硬膜外恶性肿瘤或转移瘤,如患者全身状况良好,骨质破坏局限,且没发生截瘫时,应当进行手术,切除椎板进行减压,切除肿瘤组织,术后进行放化疗,减轻患者痛苦。

髓内肿瘤多数是浸润性生长的胶质瘤,与正常脊髓无明显界限,无法全切除。决定对有严重神经缺陷的患者进行手术时,要有比较现实的目标。运动和感觉完全障碍的患者,外科手术并不能使功能恢复,这些患者不适合手术治疗。可是对某些患者,手术可阻止神经功能状况恶化,提高运动和感觉功能。虽然手术切除髓内肿瘤要冒加重神经损害的风险,可是一旦运动功能障碍出现,进行性的症状加重就不可逆转,因此冒风险而手术最终比让其病程自然进展更有价值。所以手术对所有髓内肿瘤都是基本的方法。

脊髓肿瘤手术，操作要十分轻柔、细心，对正常脊髓必须妥善保护，不宜牵拉、直接吸引和电灼，只做显微电凝。术后护理极为重要，要定时翻身，活动肢体，鼓励咳痰，防止并发症的发生。

【误诊误治原因分析】

由于临床症状不典型而误诊为椎间盘突出，术中由于肿瘤与神经粘连，导致切除困难或神经损伤，蛛网膜下腔出血造成神经根粘连。

参考文献

[1] Marotta TR, White L, TerBrugge KG, et al. An unusual type of Hangman's fracture[J]. Neurosurgery, 1990, 26(5): 848 - 850.

[2] Moon MS, Moon JL, Moon YW, et al. Traumatic spondylolisthesis of the axis: 42 cases [J]. Bull Hosp Jt Dis, 2001 - 2002, 60(2): 61 - 66.

[3] 贾连顺. 临床颈椎外科学[M]. 上海: 上海科学技术文献出版社, 2002: 123 - 125.

[4] Brooks AL, Jenkins EB. Atlanto - axial arthrodesis by the wedge compression method[J]. J Bond Joint Surg(Am). 1978, 60: 279 - 284.

[5] 王超, 阎明, 周海涛, 等. 后路经关节螺钉固定颗粒状植骨融合治疗寰枢椎关节不稳定[J]. 中国脊柱脊髓杂志, 2004, 14(1): 5 - 8.

[6] 王超, 尹少猛, 阎明, 等. 使用枢椎椎弓根螺钉和枕颈固定板的枕颈融合术[J]. 中华外科杂志, 2004, 42(12): 707 - 711.

[7] Dickman CA, Apostolides PJ, Karahalios DG. Surgical techniques for upper cervical spine decompression and stabilization[J]. Clin Neuro Surg, 1997, 44: 134 - 160.

[8] Hadley MN, Dickman CA, Browner CM, et al. Acute traumatic atlas fractures: Management and long term outcome [J]. Neurosurgery, 1988, 23: 31 - 35.

[9] Kesterson L, Benzel E, Orrison W, et al. Evaluation and treatment of atlas burst fractures (Jefferson fracture) [J]. J Neurosurg, 1991, 75: 213 - 220.

[10] Silveri CP, Nelson MC, Vaccaro A, et al. Traumatic injuries of the adult upper cervical spine A [J]. Surgery of Spinal Trauma M, 2000: 182 - 187.

[11] Jeanneret B, Magerl F. Primary posterior fusion C_{1-2} in odontoid fractures: indications, technique, and results of transarticular screw fixation[J]. J Spinal Disord, 1992, 5(4): 464 - 475.

[12] 谭远超, 鞠传广, 孙秀琛, 等. 单钉 - 沟槽柱翼钢板加 WDFC 治疗腰椎滑脱症的生物力学实验[J]. 中国骨伤, 2008, 21(8): 566 - 569.

[13] 谭远超, 刘峻, 张恩忠, 等. 脊柱失稳相关疾病的治疗研究[J]. 中国中医骨伤科杂志, 2008, 16(7): 1 - 3.

[14] 谭远超, 张卫, 张恩忠, 等. 应力滑移率对腰椎峡部裂并滑脱症的诊疗价值[J]. 中华骨科杂志, 2008, 28(2): 145 - 148.

[15] 谭远超, 杨永军, 张卫, 等. 椎弓根钉矫形固定系统在治疗颈椎损伤失稳中的应用[J]. 中国中医骨伤科杂志, 2007, 15(1): 5 - 8.

[16] 谭远超, 张恩忠, 刘峻, 等. 单钉 - 沟槽柱翼钢板联合自行研制的椎间融合器治疗腰椎滑脱症[J]. 中国脊柱脊髓杂志, 2005, 15(7): 401 - 404.

[17] 谭远超,刘峻,张恩忠,等.前路颈椎自锁钢板加椎间融合器治疗颈椎骨折脱位及失稳[J].中国脊柱脊髓杂志,2005,15(2):126.

[18] 谭远超,刘峻,邵诗泽,等.双凤尾钢板植骨内固定治疗胸腰椎爆裂骨折的生物力学测试[J].医用生物力学,2005,20(1):28-31,36.

[19] 谭远超,张恩忠,邵诗泽,等.WDFC加椎体钢板固定治疗颈椎骨折脱位及失稳[J].中国中医骨伤科杂志,2002,10(6):17-19.

[20] 谭远超,王建华,杨永军,等.改良 TFC 植入治疗颈椎骨折脱位及失稳[J].中国脊柱脊髓杂志,2001,11(5):272-274.

[21] 谭远超,王建华,杨永军,等.WDFC 植入治疗颈椎不稳的生物力学研究分析报告[J].医用生物力学,2001,16(3):187-189.

[22] 李超,倪斌.寰椎横韧带损伤[J].骨与关节损伤杂志,2003,18(3):214.

[23] 尹庆水,刘景发,夏虹,等.寰枢椎脱位的临床分型、外科治疗和疗效评定[J].中国脊柱脊髓杂志,2003,13(1):38-41.

[24] 谭明生,张光铂,王文军,等.寰枢椎脱位的外科分型及其处理对策[J].中国脊柱脊髓杂志,2007,17(2):111-115.

[25] S Terry Canale,James H Beaty.坎贝尔骨科手术学[M].王岩,译.第9版.济南:山东科学技术出版社,2001:2656-2666.

[26] 党耕町,王超,刘忠军,等.使用颗粒状自体松质骨的寰枢椎后路融合术[J].中华骨科杂志,1997,17(9):544-546.

[27] 谭明生,王惠敏,张光铂,等.寰椎后弓侧块螺钉固定通道的 CT 测量[J].中国脊柱脊髓杂志,2003,13(1):28-31.

[28] 阎明,王超,党耕町,等.经寰椎侧块和枢椎峡部内固定的解剖学基础[J].中国脊柱脊髓杂志,2003,13(1):25-27.

[29] 王超,党耕町,刘忠军,等.前路经枢椎体寰椎侧块螺钉固定术[J].中华骨科杂志,1999,19(8):457-459.

[30] Resnick DK,Benzel EC. $C_1 - C_2$ pedicle screw fixation with rigid cantilever beam construct:Case report and techincal note [J].Neurosury,2002,50(2):426-428.

[31] 马向阳,钟世镇,刘景发,等.寰枢椎后路椎弓螺钉固定的生物力学评价[J].中国脊柱脊髓杂志,2003,13(12):735-738.

[32] 金大地,汪建明,瞿东滨,等.介绍一种新的颈椎后路内固定装置-APOFIX 系统[J].中国脊柱脊髓杂志,1999,9(5):280-281.

[33] Hajek PK,Lipka J,Hartline P.Biomechanical study of $C_1 - C_2$ posterior arthrodesis techniques [J].Spine,1993,18(2):173-177.

[34] 闫德强,谢志军,于有德,等.颈椎弓根螺钉内固定的解剖学研究[J].中华骨科杂志,2002,22(11):657~662.

[35] 马向阳,尹庆水,吴增晖,等.枢椎椎弓根螺钉进钉点的解剖定位研究[J].中华外科杂志,2006,44(8):562-564.

[36] 艾福志,尹庆水.经口咽前路寰枢椎钢板内固定[J].中华骨科杂志,2004,24(5):

313 - 314.

[37] 尹庆水,艾福志,章凯,等.经口咽前路寰枢椎复位钢板内固定植骨融合治疗上颈椎疾患[J].中国脊柱脊髓杂志,2006,16(1):33 - 37.

[38] 章凯,王智运,尹庆水.难复性寰枢椎脱位经口咽入路手术治疗进展[J].中华创伤骨科杂志,2006,8(12):1175 - 1178.

[39] 李家顺,贾连顺.当代颈椎外科学[M].上海:上海科学技术文献出版社,1997:80.

[40] Mcbride AD,Mukherjee DP,Kruse RN,et al. Anterior screw fixation of type II odontoid fractures:a biomechanical study[J]. Spine,1995,20:1885.

[41] Vieweg U,Meryer B,Schramm J. Differential treatment in acute upper cervical spine injuries: a critical review of a single - institution series [J]. Surg Neurol, 2000, 54(3):203.

[42] Mitchell TC,Sadasiven KK,Ogden AL,et al. Biomechanical study of atlantoaxial arthrodesis:transarticular screw ixation versus modified posterior wiring[J]. J Orthop Trauma, 1999,13:7.

[43] 党耕町,王超,阎明,等.后路寰枢椎侧块钉板固定植骨融合的临床初探[J].中国脊柱脊髓杂志,2003,1:7 - 10.

[44] Schmelzle R,Harms J,Stoltze D. Osteosynthesen im occipito - cervicalem übergang vom transoralen zugang aus. In: X VII SICOT World Congress Abstracts [J]. Munich: Demter - Verlag,1987:27 - 28.

[45] 尹庆水,艾福志,章凯,等.经口咽前路寰枢椎复位钢板治疗难复性寰枢椎脱位[J].脊柱外科杂志,2004,2:2.

[46] Oda I,Abumi K,Sell LC,et al. Biomechanical evaluation of five different occipito - atlanto - axial fixation techniques[J]. Spine,1999,24(22):2377 - 2382.

[47] Bohler J . Schraubenoste osynthese von frakturedes. Dens xis [J]. Vnfallheilkunde, 1981,84: 221.

[48] Alfieri A. Single screw fixation for accute type II odontoid fracture[J]. J Neurosurg Sci, 2001,45 (1): 15 - 18.

[49] 刘晓岚,罗为民,刘社庭,等.齿状突骨折并寰枢椎脱位的手术治疗[J].中国骨与损伤杂志,2005,20(2):79.

[50] Apfelbaum RI,Londer RR,Veres R,et al. Direct anterior screw fixation for recent and remote odontoid fractures[J]. J Neurosurg,2001,95:158.

[51] 金大地,陈建庭,瞿东滨,等.经前路中空螺钉直接内固定治疗齿状突骨折[J].中华骨科杂志,1999,19(8):453.

[52] 杨双石,刘景发,吴增晖,等.齿状突II型骨折加压螺丝钉内固定的实验和临床研究[J].中华创伤杂志,2000,16(1):20.

[53] Arand M,Lemke M,Kinzl L,et al. Incidence of complications of the screw osteosynthesis of odontoid process fractures[J]. Zentralbl Chir,2001,126(8):610.

[54] Muller EJ,Wick M,Russe OJ,et al. Anterior screw fixation for odontoid fractures[J].

Unfallchirurg,2000,103:38.

[55] Etter C,Coscia M,Jaberg H,et al. Direct anterior fixation of densfractures with a cannu-lated screw system[J]. Spine,1991,16: 25.

[56] Horgan MA,Hsu FP,Frank EH. A novel endoscopic approach to anterior odontoid screw fixations: technical note[J]. Minim Invasive Neurosurg,1999,42: 142.

[57] Kazan S,Tuncer R,Sindel M,et al. Percutaneous anterior odontoid screw fixation tech-nique: a new instrument and a cadaveric study[J]. Acta Neurochir (Wien),1999,141: 521.

[58] 池永龙,王向阳,毛方敏,等.经皮颈前路螺钉内固定治疗齿状突骨折[J].中华骨科杂志,2004,24:91.

[59] 林斌,郭林新,陈可俭,等.内窥镜辅助下中空螺钉内固定治疗齿状突骨折[J].中国脊柱脊髓杂志,2004,14(7):434.

[60] Fuji E,Kobayashi K,Hirabayashi K. Treatment in fractures of the odontoid process[J]. Spine,1988,13(6):604-609.

[61] Campanelli M,Katter KA,Stroink A,et al. Posterior C_1 - C_2 transartienlar screw fixation in the treatment of displaced Type II odontoid fractures in the geriatric population:review of seven cases[J]. Surg Neurol,1999,51(6):596-601.

[62] Suzuki F,Nakajima M,Matsuda M,et al. Antterior screw fixation combined with posterior interlaminar fusion for fracture of axis:report of two cases[J]. No Shinkei Geka,1999,27(1):95-100.

[63] Levine AM,Edwards CC. Traumatic lesions of the occipito atlanto axial complex[J]. Clin Oxthop Relat Res,1989(239):53-68.

[64] 刘景发,吴增晖,徐国洲,等.寰枢椎骨折与脱位的外科治疗[J].中华创伤杂志,1998,14(3):167-171.

[65] 瞿东滨,钟世镇,徐达传.枢椎椎弓根及其内固定的临床应用解剖[J].中国临床解剖学杂志,1999,17(2):153-154.

[66] 马向阳,钟世镇.枢椎椎弓根螺钉固定的应用解剖学[J].中华创伤杂志,2003,19(5):274-276.

[67] 李明,侯铁胜,石志才,等.CD-cervical 内固定系统在枕颈融合中的应用[J].中国脊柱脊髓杂志,2001,11(1):36-37.

[68] 倪斌,贾连顺,杨永林,等.枕颈CD环内固定在枕颈融合术中的应用[J].中国矫形外科杂志,2001,8(8):745-748.

[69] 谭军,贾连顺,侯黎升,等.C_2 椎弓根拉力螺钉选择性治疗 Hangman 骨折[J].中华骨科杂志,2002,22: 653-656.

[70] Ebraheim NA,Haman ST,Xu R,et al. The anatomic location of the dorsal ramus of the Cervical nerve and its relation to superior articular process of the lateral mass[J]. Spine,1998,23(18):1968-1971.

[71] Muller EJ,Wick M,Muhr G. Traumatic Spondylolisthesis of the axis:Treatment rational

based on the stability of the different fracture types[J]. Eur Spine J,2000,9:123 – 128.

[72] 夏虹,钟世镇.寰椎侧块后路螺钉固定的可行性研究[J].中国矫形外科杂志,2002,10(9):888 – 891.

[73] Ebraheim NA,Xu R,Yesting RA. The location of the vertebral artery foramen and its relation to posterior lateral mass screw fixation[J]. Spine,1996,21(11):1291 – 1295.

[74] Coric D,Wilson JA,Kelly DL Jr,et al. Treatment of traumatic spondylolisthesis of the axis with nonrigid immobilization:a review of 64 cases[J]. J Neurosurg,1996,85:550 – 554.

[75] 曹正霖,尹庆水,刘景发,等. Hangman 骨折的外科治疗[J].中国脊柱脊髓杂志,2003,13(1):35 – 37.

[76] 昌耘冰,尹庆水,夏虹,等.前路椎体螺钉内固定治疗 Hangman 骨折[J].骨与关节损伤杂志,2003,18(9):580 – 581.

[77] Wolter D. 对脊柱损伤分类的建议[J].德国医学:中文版,1986,3:190 – 192.

[78] 郭世绂.骨科临床解剖学[M].山东:山东科学技术出版社,2001:10 – 17.

[79] 谭远超,张恩忠,徐卫国,等.单钉 – 柱翼钢板的研制与临床应用[J].中医正骨,1999,11(3):3 – 6.

[80] 谭远超,张恩忠,徐卫国,等.前路减压植骨双凤尾挡板固定术治疗胸腰椎骨折伴不完全性截瘫[J].中国脊柱脊髓杂志,1999,9(2):63 – 66.

[81] 谭远超,张恩忠,徐卫国,等.胸腰椎爆裂型骨折前路减压植骨双翼挡板固定[J].中华骨科杂志,1999,19(6):382 – 383.

[82] 谭远超,张恩忠,王建华,等."单钉 – 沟槽柱翼钢板"治疗腰椎滑脱症(附 16 例报告)[J].中国脊柱脊髓杂志,1997,7(4):148 – 150.

[83] 谭远超,张恩忠,王增梅,等.单钉 – 沟槽柱翼钢板的生物力学实验研究[J].医用生物力学,1997,12(3):190 – 193.

[84] 谭远超,张恩忠,孙文学,等.经椎板间孔减压棘上与棘间韧带重建治疗腰椎管狭窄症[J].中国脊柱脊髓杂志,1996,6(3):109 – 110.

[85] 张卫,朱正兵,谭远超,等.单钉 – 沟槽柱翼钢板联合 WDFC 治疗腰椎滑脱症[J].中国矫形外科杂志,2005,13(21):1642 – 1644.

[86] 鞠传广,谭远超,张恩忠,等.弧轨自锁弓根螺钉内固定系统治疗胸腰椎骨折脱位的疗效分析[J].中国骨伤,2005,18(5):266 – 267.

[87] 邵诗泽,谭远超,张卫,等.后路侧前方减压植骨双凤尾档板固定术治疗胸腰椎爆裂骨折[J].中医正骨,2005,17(5):46.

[88] 张恩忠,鞠传广,谭远超,等.弧轨自锁椎弓根矫形固定器的研制及应用[J].中国脊柱脊髓杂志,2002,12(1):44 – 46.

[89] 朱通伯,戴尅戎.骨科手术学[M].北京:人民卫生出版社,1998:186 – 187.

[90] 孙宇,王超,党耕町,等.颈椎侧块钢板螺钉治疗下颈椎骨折脱位[J].中华骨科杂志,2000,20(3):150.

[91] 张左伦,刘立成,周东生.脊柱外科手术及并发症学[M].济南:山东科学技术出版

社.2002:75-81.

[92] Mahale YJ,Silver JR,Henderson NJ. Neurological complications of the reduction of cervical spine dislocations[J]. J Bone Joint Surg(Br),1993,75:403-409.

[93] 任先军,张年春,张峡,等. 大重量颅骨牵引复位下颈椎小关节突脱位的机理[J]. 骨与关节损伤杂志,2002,4:241-243.

[94] 张传开,宋一平,童讯. 大重量牵引加手法复位法治疗下颈椎脱位并关节突绞锁[J]. 颈腰痛杂志,2003,6:346-348.

[95] 饶书城.脊柱外科手术学[M]. 北京:人民卫生出版社,1999:175.

[96] Greg Anderson D,Voets C,Ropiak R,et al. Analysis of patient variables affecting neurologic outcome after traumatic cervical facet dislocations[J]Spine,2004,4(5):506-512.

[97] John MO,Timothy AG,Michael JS. Biomechanical analysis of facet and graft loading in a Smith-Robinson type cervical spine model[J]. Spine,1994,19:2540-2544.

[98] 陈秀庄. 推拿治疗颈部挫伤21例[J]. 广西中医药,1994,1:14-15.

[99] 郭平兰. 透穴针刺治疗颈部软组织损伤[J]. 山西临床医药杂志,1997,6:387-388.

[100] 李敏峰,黎俊民.穴位按摩治疗颈部软组织损伤60例[J],广西中医药,2007,2:41-42.

[101] 黄孝宽,曹其鉴,章诗银,等.毫米波治疗颈肩部软组织损伤疗效观察[J],中华理疗杂志,1997,20:38.

[102] 郑耀媛.针灸推拿疗法治疗落枕[J]. 内蒙古中医药,2004:36.

[103] 郑岩. 推拿疗法治疗落枕88例[J]. 实用中医内科杂志,2004,1:76

[104] 周蜜娟. 针灸按摩治疗落枕临床研究进展[J]. 河北中医,2006,4:316-318.

[105] 陈发祥. 手法治疗颈椎胸椎小关节错缝并颈肩背肌筋膜炎22例[J]. 湖北中医杂志,2000,22(2):22.

[106] 时宏富,陈清汉,张树桧. 颈丛一点阻滞法治疗颈肌筋膜炎25例报告[J]. 河南外科学杂志,1998,4:344-345.

[107] 侯铁胜,刘洪奎,贾连顺.急性颈椎间盘突出症的诊断与治疗(附36例报告)[J]. 中华创伤杂志,1996,12(4):230-232.

[108] 刘志伟,孙有声,孙晓亮,等.颈椎前路减压钢板内固定治疗外伤性颈椎间盘突出症[J].脊柱外科杂志,2003,6(1):340-342.

[109] 陈勇,张峡,梅芳瑞,等.外伤性颈椎间盘突出症(附19例报告)[J].骨与关节损伤杂志,1997,12(1):6-8.

[110] 侯铁胜,刘洪奎,贾连顺,等.颈椎间盘突出症的诊断与手术治疗[J].第二军医大学学报,1997,18(6):516-518.

[111] 边杰,杨笑宏,金淑贤,等.经皮颈椎间盘切割术治疗颈椎间盘突出症的初步探讨[J].中国脊柱脊髓杂志,1996,6(2):94.

[112] Hacker RJ,Cauthen JC,Gilbert TJ,et al. A prospective randomized multicenter clinical evaluation of an anterior cervical fusion cage [J]. Spine,2000,25:2646-2655.

［113］Lippman CR,Hajjai M,Ahshire B,et al. Cervical spine fusion with hioahsorhahle cages［J］. Neurosurg Focus,2004,16(1):1 - 9.

［114］Cruff MW,Sriliaran S,Lee SM,et al. Partial curpeclcmy for cervical spondylsis［J］. Spine,2003,28(1):14 - 20.

［115］孙宇,潘胜发,张凤山,等.颈椎人工椎间盘置换术治疗颈椎间盘疾患的早期临床观察［J］.中国脊柱脊髓杂志,2006,16(2):85 -89.

［116］宋应超,付鹏军.急性单纯性颈椎间盘突出合并脊髓损伤的外科治疗［J］.河南医科大学学报,1997,3(1):129 - 130.

［117］张威江.外伤性颈椎间盘突出41例MRI诊断［J］.南通医学院学报,1997,17(1):99 - 100.

［118］郑燕平,宫良泰,刘新宇,等.内窥镜下前路颈椎间盘切除及椎间融合术［J］.中华骨科杂志,2004,24(2):80 - 83.

［119］金正帅,张宁,吴庆,等.多节段颈椎间盘突出症的前后路手术疗效比较［J］.中国修复重建外科杂志,2004,18(6):482 - 484.

［120］杨有庚,刘钦毅,白云深.多节段颈椎间盘突出症的外科治疗［J］.中国脊柱脊髓杂志,2003,13(7):424.

［121］Eiji W,Shozo S,Atsunori K,et al. Subtotal corpectom versus laminoplasty for multilevel cervical spondylotic myelopathy:along-term follow-up study over 10 years［J］. Spine,2001,26:1443.

［122］Hirabyashi K,Satomi K. Operative procedure and results of expansive open-door laminoplasty［J］. Spine,1988,13:870.

［123］蔡钦林,党耕町,杨克勤,等.单开门椎管扩大术治疗颈椎椎管狭窄症疗效观察［J］.中华骨科杂志,1990,10(5):325.

［124］张长明.颈椎管扩大术疗效探讨［J］.颈腰痛杂志,1995,16(1):17.

［125］Uematsu Y,Tokuhashi Y,Matsuzaki H. Radiculopathy after laminoplasty of the cervical spine［J］. Spine,1998,23(19):2057 - 2062.

［126］Maezumi H. Cervical radiculopathy after the posterior decompression of the cervical cord［J］. Kanto Journal of Orthopedics and Traumatology,1989,20:324.

［127］王涛.外伤性寰枕脱位三例［J］.中华创伤杂志,2003,19(11):676.

［128］Papadopoulos SM,Dickmann CA,Sonntag VK,et al. Traumatic atlanto - occipital dislocation with survival［J］. Neurosurg,1991,28:574 - 579.

［129］Przyhylski GJ,Clyde BL,Fitz CR. Craniocervical junction subarachnoid hemorrhage associated with atlanto - occipital dislocation［J］. Spine,1996,21(15):1761 - 1768.

［130］Matava MJ,Whitesides TE,Davis PC. Traumatic atlanto - occipital dislocation with survival:serial computerized tomographyas an aid to diagnosis and reduction:a report of three cases［J］. Spine,1993,18(13):1897 - 1903.

［131］王健,倪斌,寰枕关节损伤的诊断及治疗进展［J］.中国脊柱脊髓杂志,2005,15(9):565 - 567.

[132] Dickman CA, Papadopoulos SM, Sonntag VK, et al. Traumatic occipitoatlanto dislocations[J]. J Sponal Disord, 1993, 6(4):300 – 313.

[133] Farley FA, Graziano GP, Hensinger RN. Traumatic atlanto – occipital dislocation in a child[J]. Spine, 1992, 17(12):1539 – 1541.

[134] Lorenzo DN, Fortuna A, Guidetti B. Craniovertebral junction malformation. Cranioradiological findings, long term results and surgical indications in 63 cases[J]. J Neurosurg, 1982, 57(5):603 – 608.

[135] Oge Hk Erbengi A. Congenital malformations of the craniovertebral junction: classification and surgical treatment [J]. Acta Neurochir(Wien), 1994, 127:180 – 185.

[136] Goel A. Treatment of basilar invagination by atlantoaxial joint distraction and direct lateral mass fixation[J]. J Neurosurg Spine, 2004, 1(3):281 – 286.

[137] 李宗平, 游潮, 万衡, 等. 复杂寰枕畸形的手术减压和内固定选择[J]. 华西医学, 2006, 21(4):668 – 669.

[138] Goal A, Bhatjiwale M, Desai K. Basilar invagination: a study based on 190 surgically treated patients[J]. J Neuosurg, 1998, 88(6):962 – 968.

[139] 梁春阳, 戴宜武, 沈春森, 等. 复杂颅底凹陷畸形的外科治疗[J]. 临床神经外科杂志, 2009, 6(2):66 – 68.

[140] 肖其华, 黄思庆, 毛伯镛, 等. 原发性颅底凹陷症的临床特征[J]. 华西医学, 2007, 22(2):348 – 350.

[141] Kanavel AB. Bullet located between the atlas and the base of the skull: technique of removal through the mouth[J]. Surg Clin Chicago, 1917, 1:361 – 366.

[142] Menezes AH. Primary craniovertebral anomalies and the hindbrain herniation syndrome (Chiari I): data base analysis[J]. Pediatr Neurosurg, 1995, 23(5):260 – 269.

[143] Youssef AS, Guiot B, Black K, et al. Modifications of the transoral approach to the craniovertebral junction: anatomic study and clinical correlations [J]. Neurosurgery, 2008, 62(3):145 – 154.

[144] Shaha AR, Johnson R, Miller J, et al. Transoral – transpharyngeal approach to the upper cervical vertebrae[J]. Am J Surg, 1993, 166(4):336 – 340.

[145] Menezes AH. Surgical approaches: postoperative care and complications "transoral – transpalatopharyngeal approach to the craniocervical junction" [J]. Childs Nerv Syst, 2008, 24(10):1187 – 1193.

[146] Mcgirt MJ, Attenello FJ, Sciubba DM, et al. Endoscopic transcervical odontoidectomy for pediatric basilar invagination and cranial settling report of 4 cases[J]. J Neurosurg, 2008, 1(4):337 – 342.

[147] Leng LZ, Anand VK, Hartl R, et al. Endonasal endoscopic resection of an os odontoideum to decompress the cervicomedullary junction: a minimal access surgical technique [J]. Spine, 2009, 34(4):139 – 143.

[148] Frempong BD, Faunce RG. Endoscopically assisted transoral – transpharyngeal approach

to the cranio – vertebral junction[J]. Neurosurgery,2003,52(6):1511 – 1512.

[149] 陈新成,刘宁,朱凤仪.内镜下经口咽入路至颅颈交界应用解剖学研究[J].解剖学研究杂志,2005,27(4):287 – 304.

[150] Husain M,Rastogi M,Ojha BK. Endoscopic transoralsurgery for ctaniovertebral junction anomalies. Techuical note[J]. Neurosurg Spine,2006,5(4):367 – 373.

[151] Alfieri A,Jho HD,Tschabitscher M. Endoscopic endonasal approach to the ventral cranio – cervical junction:anatomical study [J]. Acta Neurochir (Wien),2002,144(3):219 – 225.

[152] Magrini S,Pasquini E,Mazzatenta D. Endonasal endoscopic resection of an os odontoideum to decompress the cervicomedullary junction:a minimal access surgical technique [J]. Spine,2009,34(4):139 – 143.

[153] 刘钢,翟翔,张海,等.鼻内镜下经口咽入路处理颅颈交界区腹侧病变[J].中华耳鼻咽喉头颈外科杂志,2007,42(5):334 – 336.

[154] Aghakhani N,Parker F,David P,et al. Long – term follow – up of chiari – related syringomyelia in adults:analysis of 157surgically treated cases[J]. Neurosurgery,2009,64(2):308 – 315.

[155] 吕学明,袁绍纪,张荣伟,等.小脑扁桃体下疝切除术治疗 Chiari 畸形并脊髓空洞 [J].中国临床神经外科杂志,2010,15(3):174 – 176.

[156] 宋跃明,饶书城,代禧祚.枕骨大孔扩大治疗上颈椎与颅底先天性畸形伴寰枢关节脱位的远期疗效[J].中国脊柱脊髓杂志,1995,5(3):108 – 110.

[157] 宋跃明,黄思庆,龚全,等.经枕颈后外侧入路行畸形齿突切除术[J].中华骨科杂志,1999,19(10):581 – 584.

[158] Karam YR,Menezes AH,Traynelis VC. Posterolateral approaches to the craniovertebral junction[J]. Neurosurgery,2010,66(3):135 – 140.

[159] Fiolle J,Delmas J. The surgical exposure of the deep seated blood vessels[M]. London:William Heineman,1921:68 – 82.

[160] Dickman CA,Spetzler RF,Sonntag VK. Surgery of the Craniovertebral Junction [M]. New York:Thieme,1998:535 – 544.

[161] Kratimenos GP,Crockard HA. The far lateral approach for ventrally placed foramen magnum and upper cervical spine tumours[J]. Br J Neurosurg,1993,7(2):129 – 140.

[162] Al – Mefty O,Borba LA,Aoki N,et al. The transcondylar approach to extradural non-neoplastic lesions of the craniovertebral junction[J]. J Neurosurg,1996,85(4):1 – 6.

[163] 沈健康,殷玉华,周玉濮.远外侧枕下入路临床应用的初步经验[J].中华外科杂志,2001,39(3):209 – 211.

[164] Ture U,Pamir MN. Extreme lateral – transatlas approach for resection of the dens of the axis[J]. J Neurosurg,2002,96(Suppl 1):73 – 82.

[165] 闫明,王超,周海涛.对经颈侧方入路行脊髓腹侧减压治疗寰枢关节前脱位的评价 [J].中国脊柱脊髓杂志,2005,15(8):471 – 474.

[166] 张恩忠,鞠传广,谭远超,等.弧轨自锁椎弓根矫形固定器的研制及应用[J].中国脊柱脊髓杂志,2002,12(1):44-46.

[167] 谭远超.特色骨伤科[M].北京:人民卫生出版社,2005:392-398,570,588,677.

[168] Yuan HA,Garfin SR,Dickman CA,et al. A historical cohort study of pedicle screw fix-ayion in thoracic, lumbar, and sacral spinal fusions [J]. Spine, 1994, 19 (20): 2279-2296.

[169] Dick W. The "Fixatuer Intene" as a versatile implant for spine surgery[J]. Spine,1987, 12:882-889.

[170] Yahiro MA. Comprehension literature review:Pedicle screw fixation devices[J]. Spine, 1994,19(20):2274-2278.

[171] 周天健,李建军.脊柱脊髓损伤现代康复与治疗[M].北京:人民卫生出版社. 2005:338.

[172] 贾连顺.现代腰椎外科学[M].上海:上海远东出版社,1995:251,323.

[173] 潘之清.实用脊柱病学[M].济南:山东科学技术出版社,1996:461,858.

[174] 饶书城.脊柱外科手术学[M].北京:人民卫生出版社,1993:324.

[175] 胡有谷.椎间盘突出症[M].北京:人民卫生出版社,2001:125.

[176] Keith H. Bridwell,Ronald L. Dewald.脊柱外科学[M].胡有谷,党耕町,唐天驷,译. 北京:人民卫生出版社,2000:1141.

[177] 陆裕朴,胥少汀,葛宝丰.实用骨科学[M].北京:人民军医出版社,1997:1183.

[178] 叶启彬,邱贵兴.脊柱外科新手术[M].第2版.北京:中国协和医科大学出版社, 2001,338.

[179] 胥少汀.腰椎峡部裂与脊椎滑脱[J].中国矫形外科杂志,1994,1(2):103.

[180] 朱通伯,戴尅戎.骨科手术学[M].第2版.北京:人民卫生出版社,1999:1975.

[181] 鲍磊,周雪峰,海涌.经椎弓根单椎体复位固定系统治疗腰椎峡部裂[J].中国矫形外科杂志,2005,13(21):1640.

[182] 宋一平,高崇敬,张发惠.多孔面螺钉固定腰椎峡部裂的解剖测量及临床应用[J]. 中国脊柱脊髓杂志,2002,12(2):155.

[183] 张恩忠,谭远超,孙文学,等."应力滑移率"在腰椎峡部裂并滑脱的临床应用研究[J].中国脊柱脊髓杂志,1996,6(5):200.

[184] 贾连顺.腰椎滑脱和腰椎滑脱症[J].中国矫形外科杂志,2001,9(8):518.

[185] 侯树勋.腰椎滑脱手术治疗适应证和术式选择[J].中华骨科杂志,1998,18:707.

[186] 陈永源.全脊柱植骨融合内固定治疗腰椎滑脱症[J].中国矫形外科杂志,2005, 13(1):23.

[187] 邵宣.实用颈腰背痛学[M].北京:人民军医出版社,1994:319,324.

[188] 孙树椿.中医筋伤学[M].第2版.北京:人民卫生出版社,2005:201,205.

[189] 赵定麟.脊柱外科学[M].第2版.上海:上海科学技术文献出版社,2000:367.

[190] 柳百智.棘上韧带损伤[J].中国临床医生,2001,29(8):450.

[191] 柳百智.棘间韧带损伤[J].中国临床医生,2001,29(10):581.

[192] Lee CK, Rauschning W, Glenn W. Lateral lumbar spinal canal stenosis: classification pathologic anatomy and surgical decompression[J]. Spine,1988,13 (3): 313 –320.

[193] Hansraj KK, Cammisa FP Jr, O'Leary PF, et al. Decompressive surgery for typical lumbar spinal stenosis[J] . Clin Orthop RelatRes,2001,384: 10 –17.

[194] Silvers HR, Lewis PJ, Asch HL. Decompressive lumbar laminectomy for spinal stenosis [J]. J Neurosurg,1993,78(5):695 –701.

[195] Jolles BM, Porchet F, Theumann N. Surgical treatment of lumbar spinal stenosis[J]. J Bone Joint Surg(Br),2001,83(7):949 –953.

[196] Ycesoy K, Crawford NR. Increase in spinal canalarea after inverse laminop lasty: an anatomical study[J]. Spine,2000,25(21): 2771 –2776.

[197] 唐运章,丁义良,刘梅,等.单节段腰椎后部结构逐级切除对脊柱三维运动稳定性的影响[J].中华实验外科杂志,2005,22(7):845 –846.

[198] Spetzger U, Bertalanffy H, Reinges MH, et al. Unilateral laminotomy for bilateral decompression of lumbar spinal stenosis. Part II:Clinical experiences[J] . Acta Neuro –chir(Wien),1997,139(5):397 –403.

[199] 吴叶,李家顺,贾连顺.单椎板切除双侧减压和保守治疗腰椎管狭窄疗效的比较[J]. 颈腰痛杂志,2003,24(4):210 –213.

[200] Thomsen K, Christensen FB, Eiskjaer SP, et al. 1997 Volvoaward winner in clinical studies. The effect of pedicle screw instrum entation on functional outcome and fusion rates in posterolateral lumbar spinal fusion: aprospective, randomized clinical study [J]. Spine,1997,22(24):2813 –2822.

[201] Kornblum MB, Fischgrund JS, Herkowitz HN, et al. Degenerative lumbar spondylolisthesis with spinal stenosis: aprospective long term study comparing fusion and pseudarthrosis[J]. Spine,2004,29(7):726 –733.

[202] Mulholland RC, Sengupta DK. Rationale, principles and experimental evaluation of the concept of soft stabilization[J]. Eur Spine. 2002,11(Suppl 2):198 –205.

[203] Sengupta DK. Dynamic stabilization devices in the treatment of low back pain[J] . Orthop Clin North Am,2004,35(1):43 –56.

[204] Gillespie KA, Dickey JP. Biomechanical role of lumbar spine ligaments in flexion and extension: determination using a parallel linkage robot and a porcine model[J]. Spine, 2004,29(11):1208 –1216.

[205] Siddiqui M, Nicol M, Karadimas E, et al. The positionalmagnetic resonance imaging changes in the lumbar spine following insertion of a novelinterspinous process distraction device[J]. Spine,2005,30(23):2677 –2682.

[206] Zucherman JF, Hsu KY, Hartjen CA, et al. Amulticenter, prospective, randomized trial evaluating the X –STOP interspinous process decompression system for the treatment of neurogenic intermittent claudication: two year follow up results [J]. Spine, 2005, 30(12):1351 –1358.

[207] Kondrashov DG, Hannibal M, Hsu KY, et al. Interspinous process decompression with the X – STOP device for lumbar spinal stenosis: a 4 year follow up study[J]. J Spinal Disord Tech, 2006, 19(5): 323 – 327.

[208] Garner MD, Wolfe SJ, Kuslich SD. Development and preclinical testing of a new tension – band device for the spine: the Loop system [J]. Eur Spine J, 2002, 11 (Suppl 2): 186 – 191.

[209] Hashimoto T, Oha F, Shigenobu K, et al. Midterm clinical results of Graf stabilization for lumbar degenerative pathologies aminimum 2 year follow up [J]. Spine J, 2001, 1(4): 283 – 289.

[210] Stoll TM, Dubois G, Schwarzenbach O. The dynamic neutralization system for the spine: amulticenter study of a novel nonfusion system [J]. Eur Spine J, 2002, 11 (Suppl 2): 170 – 178.

[211] Sengup ta DK, Mulholland RC. Fulcrum assisted soft stabilization system: a new concept in the surgical treatment of degenerative low back pain[J]. Spine, 2005, 30(9): 1019 – 1029.

[212] Sengupta DK. Dynamic stabilization devices in the treatment of low back pain[J]. Neurol India, 2005, 53(4): 466 – 474.

[213] Khoo LT, Fessler RG. Microendoscopic decompressive laminotomy for the treatment of lumbar stenosis[J]. Neurosurgery, 2002, 51(Suppl 5): 146 – 154.

[214] 杨永军, 王建华, 谭远超, 等. 改良 Halo – Vest 支架配合颈前路手术治疗颈椎骨折脱位[J]. 中医正骨, 2001, 13(3): 46.

[215] 王建华, 谭远超, 杨永军. 改良 Halo – Vest 支架治疗中下段颈椎骨折脱位[J]. 中国脊柱脊髓杂志, 2001, 11(1): 47 – 48.

[216] 张恩忠, 孙文学, 赵锦民, 等. 充气弹性脊柱固定牵引系统治疗胸腰椎骨折 568 例 [J]. 中国骨伤, 1998, 11(2): 20 – 22.

[217] 张恩忠, 谭远超, 孙文学, 等. 有限减压腰椎后部结构重建治疗腰椎管狭窄症[J]. 中国矫形外科杂志, 1997, 4(5): 372 – 374.

[218] 张恩忠, 谭远超, 孙文学, 等. "应力滑移率" 在腰椎峡部裂并滑脱的临床应用[J]. 中国脊柱脊髓杂志, 1996, 6(5): 200 – 202.